応用人間学としてのパトス

—臨床から精神病理学へ—

著

庄田　秀志

星　和　書　店

Seiwa Shoten Publishers

2-5 Kamitakaido 1-Chome
Suginamiku Tokyo 168-0074, Japan

Pathos as an applied anthropology

From clinical view points toward the psychopathology

by

Hideshi Shoda

目次

原著論文

第Ⅲ章 心気・強迫症の精神病理 227

原著論文

第Ⅳ章 想像力の精神病理 …… 305

総 説

病者の語り・小説の言葉

人は風土や生活習慣や歴史を背景にして、一人佇んでいる。その一人ひとりはムラ社会・都市空間、砂漠地帯・モンスーン地帯、土俗性・コスモポリタニズム、個別性・グロバリズム、太古・現代、平和・戦乱……などと便宜上二元的に整理される対概念の間の重層的なグレイゾーン、要するに森羅万象のどこかに漂っている。

ムラとそこに住む人々との関係は郷土史研究家のモチーフになり、ムラの風土・習俗・民話は、フォークロア研究家のモチーフになる。これらは政治・経済・文化の流れを受けて、時代とともに変遷する。歴史研究家の主題である。時空間尺度の次元を高めると、その流動もまた日常感覚を越えた宇宙的な流れとして感受され、人は世界の中に投げ出されて在ることのはかなさを思う。芥川龍之介は精神的に行き詰った時期、斎藤茂吉に「この頃又半透明なる歯車あまた右の目の視野に回転することあり……」と書簡を送り、作品『歯車』を書いた。夜の日本橋付近で主人公は得体の知れない気配にさいなまれ、「僕は高い空を見あげ、無数の星の光の中にどのくらいこの地球の小さいかということを、したがってどのくらい僕自身の小さいかということを考えようとした。しかし昼間は晴れていた空もいつかもうすっかり曇っていた。僕は突然何ものかの僕に敵意を持っているのを感じ、電車線路の向こうにある或カッフェへ避難することにした」と草している。作中主人公は観念操作で自分を相対化し、万象の網目の中に自分の落ち着き場所を見つけようとし

2

て、見つけられない。村上春樹は既成の文学には宇宙論がないとして、デビュー作『風の歌を聴け』を書いた。

……

「何故人は死ぬの？」

「進化してるからさ。個体は進化のエネルギーに耐えることができないから世代交代する。もちろん、これはひとつの説にすぎないけどね。」

「今でも進化してるの？」

「少しずつね。」

「何故進化するの？」

「それにもいろんな意見がある。ただ確実なことは宇宙自体が進化してるってことなんだ。そこに何らかの方向性や意志が介在してるかどうかってことは別にしても宇宙は進化してるし、結局のところ僕たちはその一部にすぎないんだ。」僕はウィスキー・グラスを置いて煙草に火を点けた。

「そのエネルギーが何処から来ているのかは誰にもわからない。」

「そう？」

「そう。」

彼女はグラスの氷を指先でくるくると回しながら白いテーブル・クロスをじっと眺めていた。

「ねえ、私が死んで百年もたてば、誰も私の存在なんか覚えてないわね。」

「だろうね。」と僕はいった。

（『風の歌を聴け』）

前世紀後半、レヴィナスは、たとえ世界に人がいなくなっても、il y a《イリヤ》の夜は残ると述べた（レヴィナス著、西谷修訳『実存から実存者へ』講談社学術文庫）。三島由紀夫は「……ベナレスで本多が見たものはいわば宇宙の元素としての人間の不滅であった……卓の下へ落ちたビーズがない限り、卓上のビーズの数は不変であり、……我とは、そもそも自分で決めた、従って何ら根拠のない、この南京玉《ビーズ》の糸つなぎの配列の順序だったのである」（『豊饒の海』）と書き、安部公房は砂を隠喩の起点にすえ、世界と人の関係を「流動そのものが砂」（『砂の女』）であると、トポロジカルに描いた。

食欲や性欲がなければ、種の存続はありえない。同作品で安部は「枯れはじめた笹は、あわてて実を結ぶ……飢えた鼠は、移動しながら、血みどろな性交をくりかえす……アメーバーからつづく、何十億年もの歴史をひかえた性欲」（『砂の女』）としたため、ダーウィンは「人間の作り出したものは、〈自然〉が全地質時代を通じて蓄積したものと比較してみたとき、いかに貧しいものに過ぎないことか」と長いタイムラグの中に人類史を位置づけ、友人あての書簡に「不器用で、無駄で、間違いだらけで、卑しくて、おぞましいほどに残酷な自然の営みについて書くなんて、悪魔の伝道師の書くものだ」と草している。そこを生き延び、身体的存在でありながら、神経のネットワークを発展させ、言語のメタファー機能を駆使して抽象的なことまで考え始めた人間。

「何故人は死ぬの？」

「進化してるからさ。個体は進化のエネルギーに耐えることができないから世代交代する。もちろん、これはひとつの説にすぎないけどね。」

というさりげない男女の会話が、人の心を打つゆえんである。

自然や人の精神生活の変わりやすさに、日本人は「もののあはれ」を感受する習性をもっている。フランスの詩人で外交官でもあったクローデル・Pは大正時代、日本大使として日仏文化交流に大きく貢献し、

「もののあはれ」に相当するフランス語がないとして、Oëté des Chosesと造語し、日本人の感覚を母国に伝えようとした。われわれの心を動かす花鳥風月も、異文化圏では受け取られ方が違う。グロバリズムに洗脳された現代人には、花鳥風月もまた御大層である。

●人の心を動かす不可解な力（エス）

ニーチェ・Fは人がディオニュソス神の住まうカオスのただなかから立ち上がってこられるのは、アポロ神がprincipium individuationis（個体化原理）にのっとって人をロゴスの世界に導いてくれるためであり、この原理が壊れて初めて、日常の目に端然と見えるアポロ性がディオニュソス的野生の魔力に根をもっていることに気づくと述べている。ニーチェはさらに人の経験的存在は根源的一者からそのつど生み出される表象であるから（＝ディオニュソス的なものの意志による表象）、夢は仮象の仮象であり、ある種の芸術家はディオニュソス神の根源的欲望ゆえ、より上位の仮象を求めずにはいられないのだという（西尾幹二訳『悲劇の誕生』世界の名著四六　ニーチェ（手塚富雄編）、中央公論社）。

一七世紀の近代人デカルトは心身二元論を徹底させ、脳をもつ自我が何事かについて考えるという思考体験を、人の精神性（魂）の根拠とした。一九世紀後半、西洋一神教世界を揺さぶらずにいられなかったニーチェからすると、「我思う……」どころか、Es denkt（それが考える）という表現さえもが言いすぎであった。我とはそもそもディオニュソス神で比喩される暗黒の力を元手にしたprincipium individuationisによって成り立っているとの見解ゆえである。グロデック・Gはニーチェのこの文脈にヒントを得て「それによって生きられている力であるエス」という考えを書簡でフロイトにしたためたといわれる（互盛央著『エスの系譜』講談社）。ニーチェのいう根源的一者とはグロデックのいうエス、すなわち「エスについてできるのは、口ごもることだけ」とした概念（野間俊一著『身体の哲学』講談社選書メチエ）や、昨今構造主義の立場

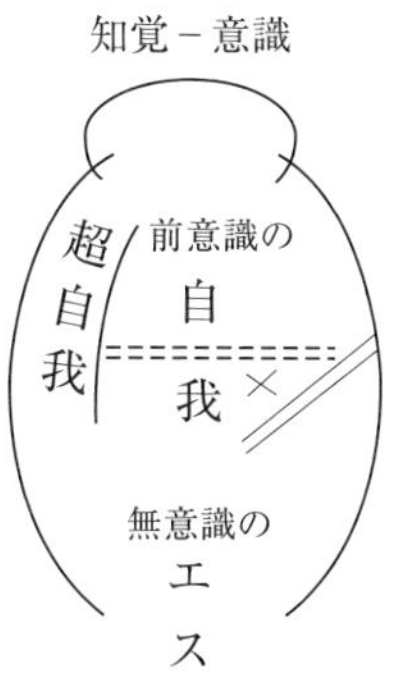

図1　フロイト自身が見直したエスの概念
（懸田克躬編「世界の名著49　フロイト」中央公論社）

これはフロイトの局所論《トポグラフィー》的な心的装置＝人格構造の模式図である。

『自我とエス』執筆当初、超自我は自我機能の一部として自我の閉鎖系心的装置に閉ざされ、自我を支えるエスもその中に図示されていた。9年後出版の『続精神分析学入門』（1932年）では、エスは図のように心的装置の下方に開放系でイメージされ、測り知れない巨大な外界につながっているとされている。


から出される対称性という概念に照応している。

近代自我の覚醒者フロイト・Sはこのグロデックの考えをいちはやく取り込み、精神分析理論の中で緻密に概念化した。当初局所論的な心的装置の下位にエスを閉ざしてイメージし（『自我とエス』一九二三年）、後に自我ともエスともつながりつつ独立した超自我という概念を導入し、無意識野の底に置かれたエスが外部に開かれているとイメージしている（図1）。エスが閉鎖系では説明できない巨大な領野であると見直された（『続精神分析学入門』一九三二年）がゆえであった。いずれにせよエスは無意識野に息づいており、生を肯定しつつ、いくら理性で押さえても拮抗してくる悪の温床を育みもする。

フロイトは幼児の心を観察し、自己分析を重ね合わせ、複数の未統一な欲動のまま快を求める幼児の多型倒錯的欲望は将来、性倒錯や神経症的自我のリスクをもつものの、良質な主題に結びつけば、昇華という創造的営みにもなりうると概念化した。象徴能力をもつ人間の欲望が、科学的原理の発見や芸術作品の成立に不可欠であると首肯されるゆえんである。以来われわれは、超自我と個人の無意識野に息づくエスとの拮抗を、抑圧という概念でイメージするようになった。フロイトは晩年「モーセ」に関する重要な論文を書き終え、ナチスの迫害を逃れて備忘録のメモを書きながら、一九三八年六月六日、ロンドン到着。上顎癌が悪化していた。同年一一月一〇日、後のホロコーストへの伏線であったとされる「水晶の夜」事件発生。備忘録には「ドイツでユダヤ人大量虐殺」とメモ。一九三九年九月一日、ドイツ軍の周辺諸国への侵攻がポーランドに及び、第二次世界大戦勃発。九月三日、英仏両国の対独宣戦布告。フロイト最後の備忘録メモが「戦争のパニック」という短い言葉であった。宗教を信じず、同年九月二三日、許容量以上のモルヒネを使って安楽死を選んだ。フロイトはエスの領域に由来する人の破壊衝動のおぞましさを、死の直前に及んでつぶさに体感した思想家でもあった。

これを個人の心の最深部に想定される集合的無意識（ユング・C・G）と超越的なモノとの関係に置き換えると、個の心と世界との関係はおのずと宇宙的になる。

「ねえ、私が死んで百年もたてば、誰も私の存在なんて覚えてないわね。」
「だろうね。」と僕はいった。

村上春樹は言葉のメタファー機能によって、人間の無力な存在様態をさりげない日常会話に置き換えている。ホロコーストで同胞を根絶やしにされたレヴィナスは、一人ひとりの死がかくも匿名的なのはどういうことなのかと問い、**il y a**（≠Es gibt das Sein）こそが災厄であり、イリヤゆえに、世界には無数の死が隠蔽され、世界内では「あらゆる涙が乾いてゆく」と思弁の駒を進めた（熊野純彦著『レヴィナス入門』筑摩書房）。

掟と懐疑

「……百年もたてば、誰も私の存在なんて覚えてない」だろう。共同体と自我意識との葛藤を生きてきた近代人がいくら頑張っても、一人ひとりは集合的無意識に濾過されて消えていく定めを逃れることができない。レヴィナスがいうように、悲惨にも人は偶然この世に投げ出されているのであり、その認識を通して初めて、他者への通路が開ける。

とはいっても、その通路にはさまざまな約束ごとを示す標識が立っている。病んで初めて人は不可解な掟に呪縛されていることを知り、世間が自明とするそれを知ろうとして迷路を彷徨する。シュープの時期、統合失調症の病者は掟の標識がわからなくなり、カオス化した世界が自分を圧殺しようとしていると体験する。寛解期、このような体験が背景化しても、とりわけ内省型の病者は、人があたりまえのように生きている世間の掟がわからず、それを知ろうとして内省の蟻地獄をさまよう。上記のような病者と同様、カフカにとっても掟は迷路であり、それを知るため、その門前で命の火が消えるまで門番の許しを待つしかなかった。掌編小説『掟の門前』（池内紀訳『変身ほか』カフカ小説全集四、白水社）ではいまわのとき、男は門番に、「掟の門前」で扉が開くのを待ち続けた「掟の門」が、そもそも男だけのものでしかなかったと教えられる。門の中にあるはずの掟とは無であり、この場合の掟とは規範一般を超えた実存の深淵のことであった。男の死で門番はお役御免になり、そこを去る。これは有名なカフカの長編小説『審判』（池内紀訳　カフカ小説全集二、白水社）の作中虚構であり、『審判』の主人公Kは理由のわからない逮捕、裁判官のいない裁判の後、掟で刑死が決まったとの前提のもと、刑執行直前、「掟の門前」というこの寓話を教誨師《きょうかいし》に聞かされる。Kは、この寓話に出てくる男は門番に欺かれていたのだと主張する。教誨師はそれを正し、あの話で門番は単純ではあっても職務に忠実だし、男に親切だったと事の数々を説明。百歩譲っても、門番が掟に欺かれているとすれば、単純さという一点でしかないと説諭する。教誨師はそれが自分にもあてはまるとは、つゆ考えない。門番の心は男にも移るはずだから、単純さという掟違反は重大であり、門番こそ職務追放されるべきだとのKの抗弁も虚しく、掟が上位に屹立《きつりつ》している以上、その尊厳性を承知している分、門番は正しく流れをつかんでいると教誨師は断言する。教誨師自身、Kの裁判理由もそのプロセスも一切知らず（あるいは承知でとぼけているのか）、門番同様ただ職務に忠実なだけである。掟を疑わない人々によって、逮捕も告訴も審判もすべて理由不明のまま、Kは、犬のように処刑される。門番（そのアナロジーである作品『審判』の人物群像＝監視人、監督、予審判事……教誨師）は掟の自明性を疑わなすぎる人々のメタファーであり、不条理の数々が自分に見えない掟ゆえと感じつつ、Kにはそれらを確かめるすべも、それらに抗うすべもわからない。作品『審判』作中虚構『掟の門前』は、門番によって閉ざされているという禁止のみが、掟の深淵の存在をほのめかす。Kが掟の門をくぐるということは、実存の深淵を直視して膝を屈するか、それによって惹起される不安の大きさに圧倒されて狂気に陥るかのいずれかであろう。市井《しせい》の人の多くは両者の間のグレイゾーンを生きている。

ブランケンブルグが述べているように「自明性と非自明性が弁証法的な動きにおいて相互に強化しあう」という精神生活の形式（ブランケンブルク著、木村敏・岡本進・島弘嗣共訳『自明性の喪失』みすず書房）は人の心を潤すであろうし、人間学的不均衡によって非自明性が解離してしまえば、内省型の病者の受苦になる。自明性を疑わなすぎるのも病であり、疑いすぎるのも病である。森島はこのあたりの病理を「裡なる制度」として論じ（『アントナン・アルトーと精神分裂病―存在のブラックホールに向かって』関西学院大学出版会）、津田は制度の諸力と病者の主体性がせめぎ合う様態をパトス的とし、人間学的にそれを描き出している（『統合失調症探求―構造の中の主体性―』岩崎学術出版社）。

記述現象学と精神科診断学

記述現象学は人の表出を通して知ることのできる客観的情報と、人の語りを通して知ることのできる主観的体験を先入見なしに記述することにつとめた。われわれは「患者が現実に体験する精神症状をまざまざと我々の心に描き出し、近縁の関係に従って考察し、できるだけ鋭く限定し、区別し、厳格な述語で名前をつけること」（ヤスペルス著、内村祐之・西丸四方・島崎敏樹・岡田敬藏訳『精神病理学総論』岩波書店）という記述現象学の方法で、病者の訴えを整頓する。

人は子供がInfantia（言葉をもたない素裸の状態）のまま発する「それは何？」という素朴な疑問にでくわし、自分の経験に書き込まれた解剖図譜をめくる。子供は「それは……というコトだよ」と教えられ、人が連綿と書き直し続けてきた共通感覚（sensus communis）というアトラスを参照せねばならないことを知る（鈴木國文「広汎性発達障害概念が統合失調症の病理学にもたらしたもの」『臨床精神病理』二九、三〇五－三一七頁、二〇〇八年）。このような経験によって人は、感覚的にしかとらえることのできなかった心の働きを、認識的に把握できるようになる。

とはいえ、人の心が体験する「コト」は言語によるメタファー間の影響関係があまりに大きいので、指示性をもって用いられたキーワードといえども、のべつ見直され続けねばならない。作家が方法としてのエラボレーション（推敲）を強調したり、「消しゴムで書く」（安部公房）と述べる理屈と同じである。既存の指示的概念は、多くの人に推敲され、時代の共通感覚に通用する概念か否かを問われ、普遍性に耐えうるそれのみが痕跡として地層に残っていく。臨床的現実を前に、フロイトは病者の心的現実をつかみ、その成り立ちを説明しようとした。ヤスパースは記述現象学の方法で人の精神生活の形式をありうる限り定義し、体系化した。

前世紀後半、ＤＳＭやＩＣＤはグロバリズムの力技で、次元の異なるキーワードの数々を脳科学寄りの要請にそって編成し、多次元因子を組み合わせた集合の数々として類別化し、診断のためのガイドラインとした。精神分析的説明概念を含む強迫神経症は強迫性障害と名づけられ、ヒステリーも障害という名のもと、解離性・身体表現性障害や人格障害の一つに解消されていった。病が人の精神生活の本質を開示するとの誘惑も、計量精神医学のプラグマティズムに押され、なりをひそめてしまった。

とはいえ、臨床においてわれわれは病者の語りをできるだけ注意深く聴き（zuhören）、周辺情報にも目を向け、いったんは受動に徹して、無限に退いたところから病者やその周辺の人々の気持を把握し、記述し、臨床家としての態度をとらねばならない。ＤＳＭやＩＣＤの基準も、さしずめ役立つそのときどきの参照枠にすぎない。

身体医学では、ある兆候を経験に照らし合わせて、ある疾患を推定できる。精神医学でも、せん妄症状から急性の脳病変を推定し、それを文字どおり症状精神病と呼んでいる（シュナイダー・K著、平井静也・鹿子木敏範訳『臨床精神病理学』文光堂）。ＩＣＤ－10には、症状精神病の診断基準がF0で示されており、身体医学の症状学に準じている。F0～F4のF0を身体的、F4を心的とし、便宜上経験的心身二元論の対極とイメージすると、精神科診断学の概念見取り図は**表1**のように整理される。

精神医学が症状と言い習わしている症状様のものの身体医学的根拠は、F0＞F1＞F2・F3＞F4の順に薄れ、心的領域に近づけば近づくほど、身体医学が科学的因果律で説明する症状からは遠ざかる。症状精神病の症状を除くとわれわれが精神症状と言い習わしているものは、さまざまなカテゴリーやデメンジョンを背景にした心の表情であり、F4の領域にいたっては「心・脳」問題そのものである。認知機能が環境とともに進化したとされる人の心は、何ゆえにみずからの存在について、さまざまなレベルの不安を体験し、その本質を問いたがるのであろうか。

表1　経験的心身二元論による精神科診断学の見取り図

身体因性		心因性
器質性　症状性	内因性	性格因性　反応性
外因性		
F0、1 F0＝症状性を含む器質性精神障害 F1＝精神作用物質使用による精神および行動の障害	F2、3 F2＝統合失調症、統合失調型障害および妄想性障害 F3＝気分障害	F4＝神経症性障害、ストレス関連障害および身体表現性障害
精神病		神経症

前世紀、作家安部公房の述べた「人は技術を発明する逆進化の生物である」という言葉の極限、すなわち人の心がすべて認知科学の説明する情報処理システムに解消され、技術が極限まで肥大したとき、人は逆進化の究極である無機物に成り果てるしかない。認知科学が全体主義の轍《てつ》を踏まないためにも、生命体である人の心の多様性が環界との相即関係で変化してやまないという形態円環《ゲシュタルトクライス》〔Weizsäcker：Der Gestaltkreis.（木村敏・濱中淑彦訳『ゲシュタルトクライス』みすず書房）〕概念には、現代的意義があろう。

さしずめ脳還元主義に対する筆者の危惧を述べたうえで、精神科臨床上もっとも重大と考えられる内因性精神病という概念について、シュナイダーの見解を確認しておきたい。

シュナイダー・Kは内因性精神病（F2：統合失調症、F3：気分障害）ではたとえ未だ解明されない症状精神病を想定するとしても、その病像は人格特徴によって広範囲に形成される（Die Psychose ist von ihren Zügen weitgehend geformt）とし、われわれが精神症状と言い習わしているものは、精神病理学的には状態・経過形成のうえで特色をもち、反復して見出される性質にすぎず、精神医学的な要請から臨床単位を想定するのだと述べている。精神医学的な要請という言葉は、誤解されがちである。古城はシュナイダーが生物学的精神医学の進歩によってF2・F3が早晩F0になるであろうといっているのではなく、F0とF4の間に内因という概念を置いて精神病理学の中心を想定したのであり、精神生活を営む人間という生命体の本質を考えさせるにふさわしい奥の院を示していると主張する。因果論的線形思考で脳の機能が解明されればされるほど、古城の指摘どおり、病んだ人間存在の全体を考えるという精神病理学の今日的意義はクリアーになりつつある（古城慶子「ドイツ語圏の精神病理学における内因性」『臨床精神医学』四〇、一〇一三－一〇二〇頁、二〇一一年）。F4が人の根源的不安の回避様態（抑圧と神経症）であり、F0、F1が意識混濁も含め、脳の器質的要因に規定されているカテゴリー群であるとすれば、F2、F3、とりわけF2発症時の妄想気分や世界没落体験といわれる事態は、自由を剥奪されたまま死への存在がじかに開示される底のない不安様態であり、病ゆえの逸脱や歪形が人の精神生活の根拠そのものを照らし出すのだともいえる。

内因性精神病における不安の意義

近代人の自我意識と不安の関係は切り離せない。過日の日本精神病理学会シンポジウム「不安の精神病理」（第二七回大会、小諸、平成一六年）では「不安の曖昧な対象」（高橋徹）、「躁うつ病患者における疎隔と不安」（津田均）、「統合失調症と不安」（五味渕隆志）、「不安の存在と不安の関係」（新宮一成）のタイトルのもと、各先生方にご登壇いただいた。抄録集の表紙に示した文字の迷宮カリグラフィー（図2）、萩原徹也医師が引用した旧約聖書外典の「海の砂　雨のしずく　永遠の日の数などを　だれが　数えることができよう」との言葉から推し量って、古来、人は自身の存在理由を考えては迷宮入りし、人知では追いつき得ない巨大な無を前にしながら、人の心の存在理由を考え続けていたということになろう。

大宮司信・内海健先生に、司会の労をおとりいただいた。飛脚の担ぎ手にかこつけて古く国鉄の言葉で呼び習わされていた前棒と後棒。前棒役の大宮司先生が、この迷宮カリグラフィーと旧約聖書外典の言葉を取

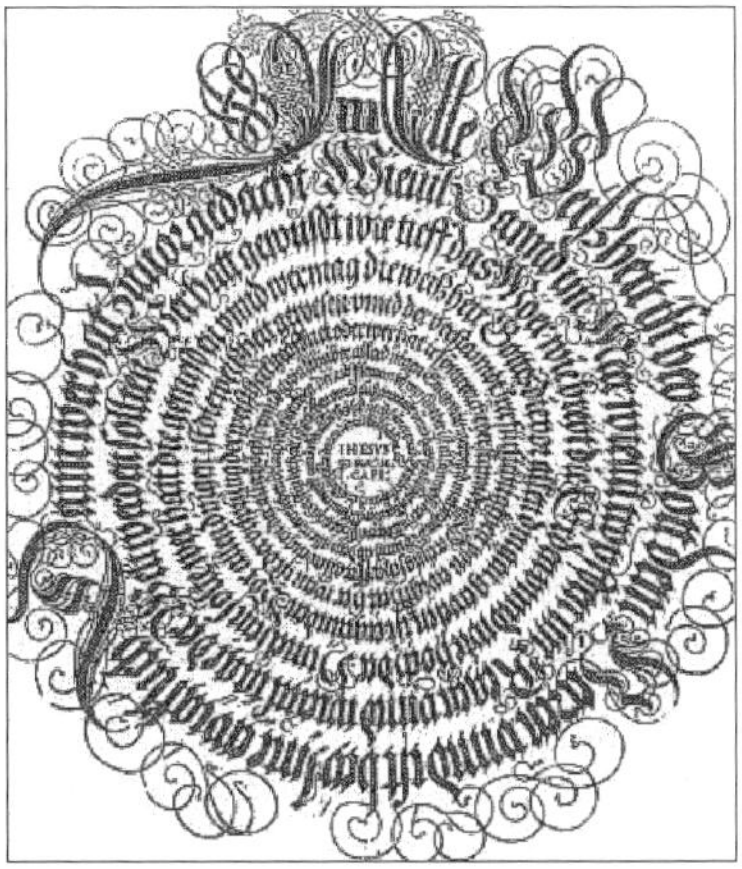

図2　1656年、チューリッヒで製作された木版画の文字迷宮
（Zentralbibliothek Zürich蔵）

カリグラフィーによる螺旋状迷宮。右上Alle Weißheit……に始まり、「知は　すべて　主から　出で……」「海の砂　雨のしずく　永遠の日の数などを　だれが　数えることができよう」という旧約聖書外典の言葉が書き込まれている（萩原徹也解説）。

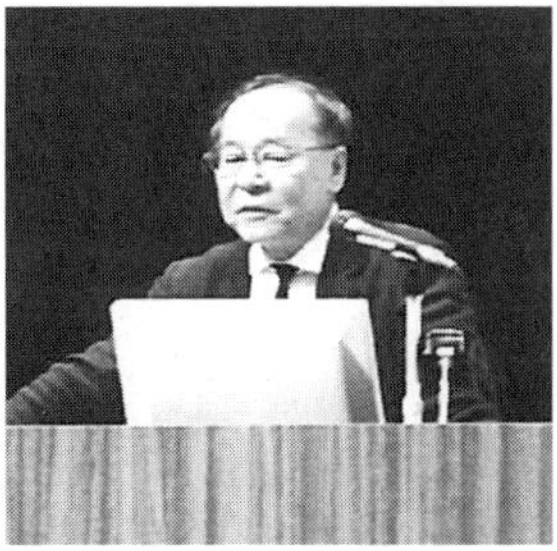

写真1　シンポジウム「不安の精神病理」登壇筆頭に立った高橋徹の発表風景

高橋は「不安の曖昧な対象」と題し、Angst anxiété anxietyというドイツ語、フランス語、英語のニュアンスの違いに触れ、不安が苦痛なのはその不定形性ゆえであり、人は甲斐なくその対象を求めてパニックの無間地獄を体験するとの趣旨。

り上げ、シンポジウムの幕があがった。

最初に登壇した高橋（写真1）は「不安の曖昧な対象」と題し、anxietyという言葉そのものが、民族や国によって違ったニュアンスをもっていると述べ、安永浩の言葉を援用。もっとも強烈な統合失調症における不安の深達様態について、病者は異質で超越的な要素の侵襲に困惑し、知り得ない確かな対象を知ろうとして背理性の無間地獄を体験すると解説。西丸四方の「【哲学的定義では】不安は対象のない恐れをいい、無に直面した限界状況を味わってはじめて、真の人間存在がわかる」という言葉を引用した。限界状況とい

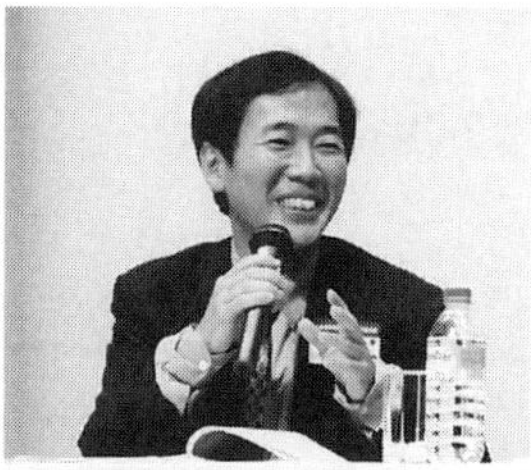

写真2　「躁うつ病患者における疎隔と不安—『執着』と『享受』の病理—」について語った津田均の、質疑に対する応答のひとこま

津田はゲープザッテルのいう「離人うつ病での疎隔」という概念、レヴィナスのいう「享受」という言葉、いずれもぴったりあてはまるのが躁うつ病の病理であると語り、病者は「享受の形で外界と交わり自己の領域を形成しようとする」。結果、病者には「その領域に侵入してくる他性を受け入れることの困難が存在する」と述べた。フロアーから出た、うつ病における自殺との関係はどうなるのかとの質疑に対しては、「内省する自己と内省される自己との間の疎隔を埋めようとして起こってくる不安・焦燥」のためではないかとの答であった。

う概念を意識していたのはヤスパースであった。ヤスパースは、人は世界の秩序や規則や因襲に従いつつ、みずからそれを作り出すこともできる。にもかかわらず、限界状況で人が感じる実存的不安は現象学的把握の可能性を超えていると草し、実存と限界状況の関係を強調した〔Jaspers, K.: Allgemeine Psychopathologie.（内村祐之・西丸四方・島崎敏樹・岡田敬藏訳『精神病理学総論』岩波書店）〕。状況意味を見失うということと人の不安様態とは切り離せない。否でも応でもそれに直面せざるを得ないのが内因性精神病における不安であろう。

次に登壇した津田（写真2）は「躁うつ病患者における疎隔と不安—『執着』と『享受』の病理—」で、病者が語る主観的体験は病との近さのうちに、内省する自己と内省される自己が成り立って奇跡的にわれわれに伝えられるのであるから、病者の置かれた限界状況下での実存的不安の読解可能性を、われわれは恵みとして受け取るべきであるとし、シュナイダーの指摘したTransponierungの意味を深めた。この前提に立って津田は、ゲープザッテルのいう「離人うつ病での疎隔」という概念、レヴィナスのいう「享受」という言葉、いずれもが一番ぴったりあてはまるのが躁うつ病の病理であり、病者は「『享受』を通じて自我という『同』を維持」しようと執着するため、「他」の受け入れに弱点をもち、病相期、享受不能という不安様態を体験することになるとの見解を語った。総合司会役の内海は、この発表の「離人うつ病での疎隔」について、人は原風景の抑圧を通して素裸の自分自身に対する根本的へだたりを自明と感じているのに、うつ病者ではそのへだたりが自明でなくなるため、生誕時の原不安が開示されるとの趣旨でこれを解説し、日常生活で人が忘れ去っているもっとも根源的なannihilation anxiety（絶滅不安）に触れた。これは生誕以来人が無意識裡に感じ続けている「よるべなさ（Hilflosigkeit）」の前景化ともいえよう。結果、うつ病では生成の障害が生じ、死の欲動が身近になる。これは「死への存在」を不安問題から分析したハイデガーの実存的覚醒様態と背中合わせである。

三番目に登壇した五味渕（写真3）は「統合失調症と不安」という主題でその基本障害から見た不安について松本雅彦の論文を引用。人は存在の根拠そのものである「世界との親しさ」に生きているが、「この『世界との親しさ』そのものが崩壊すれば、不安をはらむ存在の根拠は、そのままもろに『不安』として噴出してくる」。妄想気分とは「この私と私を取り巻く世界をアプリオリにかつ親しく成立せしめている『自然な差異』を動かしている差異化の網目がバラバラになってしまうような事態」であると説明。存在不安とでもいうべきこの妄想気分が収斂《しゅうれん》し、臨界期、寛解期にいたっても、病者の心身には不自然な差異がつきまとってしまうため、そのまま生活者としての不安につながっていくのだと

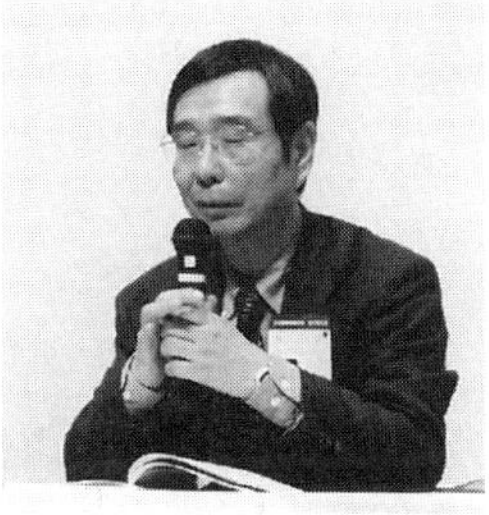

写真3　「統合失調症と不安」について語った五味渕隆志の、フロアーからの質疑に答えるひとこま

五味渕は統合失調症について、ミンコフスキーの「現実との生ける接触の障害」、ブランケンブルグの「自然な自明性の喪失」、木村の「個別化原理の危機」、安永の「ファントム理論」、中井の「寛解理論」、コンラートの「トレマ、アポフェニー、アポカリプス体験」など、臨床家に馴染みの言葉で語ったので、フロアーからも急性期や慢性期での病者の不安という具体的臨床に触れた質問が多かった。とりわけ入院を余儀なくされた病者が退院や日常生活に戻るに際していだく回復不安に対して、医療、福祉、行政といった多職種による連携サポートシステムが重要との主張は、昨今の病院・地域精神医療の視点で肝に銘ずべき話であった。

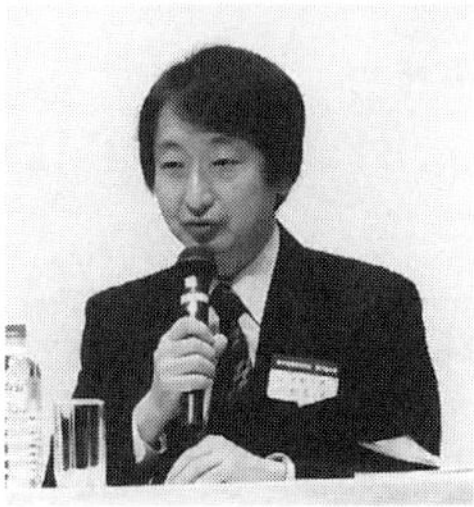

写真４　「不安の存在と不安の関係」について語った新宮一成の、質疑に対する応答のひとこま

新宮はキルケゴールの不安概念が実存主義という思潮を巻き起こすことになった点、それが精神分析学でフロイト、クライン、ラカンへと飛んで、大文字Ａと対象ａの関係にアナロジーである点を論じて明快であった。ラカンが如意輪観音像を引き合いに出して述べたという「不安」の説明。新宮の解説によると男でも女でもない仏像は去勢不安の具象化であり、仏像への祈りは不安を通じて真理にいたろうとする欲望の表明であるという。不安で問題になるのはいつ無になるかわからない「この身体」であり、仏像は「騙さない何か」としての「対象ａ」を内包しているから、祈る人はこれに没入して、わが身を彼岸の仏に投射し、安らぎを体験するのだとの論旨であった。

述べ、病者が日常生活に戻るに際して必要な多職種介入による複数の補助線の積算的意義を強調した。

最後に登壇した新宮（写真４）は「不安の存在と不安の関係」と題し、「精神病理学における不安概念の歴史をふり返って」の副題にそって、人間学的精神病理学に影響を与えたキルケゴール、ハイデガー、ヤスパース、サルトルらによる実存哲学系列の不安概念を整理し、メラニー・クラインの精神分析理論につないだ。教会の堕落を糾弾《きゅうだん》し、キリスト者たるために実存的に神の前に立とうとしたキルケゴール。かの『不安の概念』はキリスト教神学における原罪概念を批判的にレビューし、「無垢において人間は精神として規定されないで、彼の自然性と直接に統一されて、心として規定される」と話が起こされる（田淵義三郎訳『不安の概念』世界の名著四〇　キルケゴール（桝田啓三郎編）、中央公論社）。そこではボクという主語を発することのできない無垢なる幼児の心の中で、精神は眠ったまま夢を見ているにすぎないとも比喩され、「無垢《むく》が同時に不安であるということ、これが無垢のもつ奥深い秘密である」と述べられ、詩的なテーゼ「不安とは自由の目まいである」がかかげられる。反省する、不安の中で自由が目まいを起こし、失神して倒れる。自由は責めを受けていると自覚しながら、倒れたわが身を起こす。その刹那《せつな》、精神は飛躍する。以来、精神は反省意識をバネにして、自身が有限かつ自由であるという背理ゆえに責めの反復強迫を生きねばならず、これこそがキルケゴールのいう原罪の意味であった。『不安の概念』がその後の実存主義哲学に与えた影響は重要であり、わけても無垢⇒不安⇒「自由の目まい」⇒「原罪」という発想そのものが、前世紀を風靡《ふうび》した実存主義の源流《ジェネシス》であるとの新宮の指摘は新鮮であった。キリスト教一般で信じられている原罪とキルケゴールが示した原罪の意味が決定的に違っているとの話からすると、自由と実存の前提としてキルケゴールが語った原罪概念はきわめて近代的であると首肯される。新宮によると、キルケゴールは「原罪は人間が神から受動的に与えられていたとする精神的伝統の中で、その原罪そのものが不安の中で自由によって摑みとられたものだとする考えを提出した」のであり、西洋思想史上決定的な転回点になったと述べたのであった。罪は超越にリンクして初めて、個人に内在する。以後ヤスパース、ハイデガー、サルトルと、神なき時代を生きる実存主義哲学の思惟の方向が定まった。『不安の概念』はカフカが愛読してやまなかった著書でもあり、リルケやカミュにも大きな影響を与えた。新宮の主張の斬新さは、キルケゴールに始まる実存主義系列の哲学者たちが存在や自由や無について形而上学的思弁の駒を進めるのと同じ歩調で、精神分析が病者の心的現実に分け入りつつ、生誕⇒不安⇒死という主題を反復強迫的に探求したと触れた点である。新宮によると強迫神経症をはじめ、神経症者は「不安を避けたいと思うくらいに、不安のすぐ近くにまできている」。加えて、キルケゴールが無垢⇒不安⇒「自由の目まい」⇒「原罪」のテーゼから踏み進んで指摘した二種類の不安、すなわち「①一つはその不安の中で個人が質的飛躍によって罪を定立する不安であり、②いま一つは罪とともに入り込んでいる、そして入り込んでくる不安」という主張は、幼児が無垢の時代を脱皮し、罪と不安を背負う様態に進むと読み替えれば、クラインが精神分析で論じた「無垢であるがゆえの妄想分裂態勢」と同じ事態を語っているという。とりわけ興味がもたれたのは、キルケゴールの二つの不安のうちの①によって飛躍が定立しても不安は消えず、②のバージョンの不安がきりもなくつきまとい、「……人間はどれほど深く沈んで

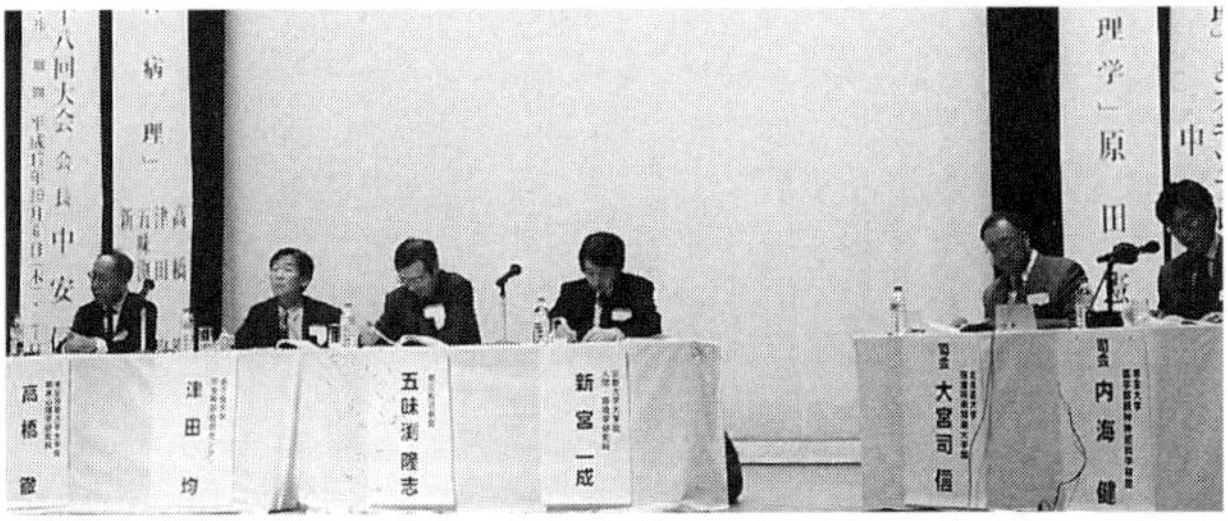

写真5　総合討論光景

内海は司会解説で、不安の射程の長さを強調した。解体不安／迫害不安／抑うつ不安という階層づけはわかりやすい整理である。多くの人は抑うつ不安の段階で踏ん張りながら生き延びているのであるが、いったんバリアーが決壊すると、解体不安（＝絶滅不安）annihilation anxietyにいたるという。また内海は新宮の取り上げた対象aについて、実質がなく、決して騙さない性質のものではあるが、統合失調症性の不安は対象aの彼岸にあり、病者はなかなか日常の中にまどろめないと解説した。質疑の最後に、不安という用語で精神病理を語る意義はもはやないとのフロアーからの中安信夫氏の断定に、学会主催者である筆者はうなってしまった。状況意味失認に付きまとう感情こそ不安そのものであり、議論の流れからすると絶滅不安の胚胎とも思えたからである。

もさらに深く沈むことができる。そしてこの『できる』ということが不安の対象なのである。このとき不安がうすらげばうすらぐほど、それは罪の結果が人間の『血肉の中に』移っていったこと、そして罪が個人の中に国籍を取得したことをますます意味するものなのである」と論点を煮詰め、これがクラインの抑うつ不安に照応すると指摘した点であった。

この点について司会役の内海は新宮とフロアーの十川幸司氏との質疑応答を取り上げ（写真5）、クラインの迫害不安は根にある解体不安（＝絶滅不安）annihilation anxietyへの防衛過程であると注釈。解体不安そのものは対象aの外にあり、ラカンが原初的外傷の穿つ欠如（$-\varphi$）として示した根源的不安であり、いかなる対象も越えていると解説した。

●『臨床精神病理学』（シュナイダー）におけるDaseinとSosein

シュナイダーの『臨床精神病理学』の中の一文、Psychosen tritt mit ihnen etwas auf, dessen Dasein im Gegensatz zum thematischen, inhaltlichen Sosein aus Erfahrungen und Erlebnissen nicht verstehbar ist.（精神病では、その主題的、内容的なSoseinに対して、経験や体験からはそのDaseinを了解すること

のできない何物かが現れてくる）からすると、シュナイダー・Ｋは西洋哲学の思考形式に誘引されながらストイックにそれを抑え、概念枠を心理学的領域に限定して、第一級症状を抽出したと知れる。

そもそもDaseinは伝統的な西洋的思考形式の根にあるもので、中世スコラ哲学ではあまたの存在者（Dasein）の中で神のみがEssentia＝Existentiaであるとされ、運動性の側面からは質料（ヒュレー）は変化しつつ形相（エイドス）を目ざし（ヒュレーはエイドスに動かされ）、視点を変えると、形相は質料を動かし、その極限に「自分は動かないが他を動かすという質料なき形相」、すなわち純粋形相という「不動の動者≒神」が想定されていた。シュナイダーはこのあたりの議論を括弧にくくり、人の心的領域に限定して、Dasein（≒存在者⋓心的存在自体）とSosein（その存在様態⋓心的存在様態）を対応させた。ヒュレーとしての病（morbus）があり、人の心的存在自体をヒュレー（質料≒morbus）と形相との相関とし、照応する心的な存在様態（心的現象）を想定すると、精神病では精神症状群とされている存在様態「傷ついた魂」から、その病の本質である存在自体を了解できない何がしかが現れるといっていることになる（三七三ページ「日本精神病理学会第二七回大会会長講演」参照）。

ヤスパース・Ｋは記述現象学が本意とする「コトの本質」である「モノ」自体に迫るための準備野を精神科臨床でも援用できるように整理し（『精神病理学総論』）、シュナイダー・Ｋはそのハイデルベルグ学派の伝統を踏襲しつつ、あくまでも精神科領域の臨床枠内にとどまりながら、精神病の病態を緻密に記述した（『臨床精神病理学』）。

その臨床的体験分析の結果が第一級症状としてまとめられ、自己―環界境界の浸透性（Die Durchlässigkeit der Ich-Umwelt Schranke）亢進という特徴が抽出された。シュナイダー・Ｋはこれに妄想知覚を加え、このような体験形式があって、身体的基礎疾患がない場合に、ごく控えめにSchizophrenieとすることができると述べている。この果実の部分がＩＣＤやＤＳＭの診断基準に取り込まれている。しかし果実のみを移入した診断基準が生物学的研究の指標として安易に統計処理されすぎていはしないかとの指摘もある。いったんそれらしい基準ができあがるとそれが昨今の情報グロバリズムの流れに乗り、確かなパラダイム（paradigm）と妄信されかねない。パラダイムは少しでも普遍化に耐えられるよう、検証され続けねばならない。一神教にまさるとも劣らぬ科学万能主義の現在、後述する「批判的人間《ホモ・クリティクス》」というカントの姿勢から学ぶべきことは多い。

●精神症状学と精神病理学

精神症状学の両翼の一方が、身体的存在としての生物学的精神医学のそれであり、もう一方が精神病理学的に把握されるそれである。原田は時代病理の変容の早さと精神症状の多様化に、今日一応のパラダイムとされている精神症状学が力を出せずにいると憂え、時代に即応した精神病理学的思惟によって、精神症状学は練磨し直されねばならないと指摘している。その基礎作業がきちんとしていないと、臨床の日常的判断で誤りを犯しかねないだけでなく、先端的とされる生物学的研究まで、混乱を招きかねないとの危惧ゆえであった（原田憲一「精神症状学と精神病理」（第二七回日本精神病理学会教育講演）『臨床精神病理』二五、一七一－一七六頁、二〇〇四年）。昨今精神医学におけるアナログ的思惟は疎んじられ、精神病理学は問題解消の実践的整合性にフィットさせようとして勢いづくグロバリゼーションの速度に追いつけないでいる。原田は同講演で、このような時代だからこそ精神症状学と精神病理学の関係は重要であるとして、三つの論点を提示した。

（1）経験と理論――精神症状は病者の直接体験であり、観察者はそれを感覚的に認知し、精神症状学との照応を考える。そのとき言葉や理論が使われるので、精神症状の見立てではすでに精神病理学的営為が行われている。

(2) 形式と意味——精神症状学では表面的で直接的な形式が主題になり、一般性、共通性が求められるのに対して、精神病理学では個別の内容としての意味が主題化し、病態の本質から全体を把握しようとする。

(3) 生物学的精神医学、成因論、臨床——精神症状学は生物学的精神医学に密着している。それに対して精神病理学は、心理学や発達論的成因論、精神療法と密着しており、臨床からいったん距離を置いた書斎での思惟が牽引力になる。この距離感は、病んだ個々人が置かれている事態を直感的に把握するのに必須である。

(1)、(2)、(3)いずれの指摘も、精神病理学にとって重い課題である。これに応えようとした重量級の仕事もあり、この機会にそれをなぞっておきたい。

精神症状学（統合失調症を中心に）

心を病む人間の内包と外延を俯瞰《ふかん》するための精神病理学的思惟。前者はわれわれに病を抱えた人間を、人間という対象にふさわしく敷衍《ふえん》していくのに必須の全体的な人間認識の本質を示せと迫ってくる。後者は生きる不都合の数々からなる共通項の集合を可能な限り抽出して整理し、類型化し、合理的な解消方法を探究せよと迫ってくる。

後者はハウツーものとしてわれわれの頭に入ってくる操作主義的な診断基準、諸検査、合理的な薬物療法、多職種による支援システムや福祉制度による家族機能の代補など、現実的な要請に応えるのに欠かせない。

とはいえ、われわれが目の当たりにする臨床では、morbusという魔であるPathogenetikと、それを裡にはらみつつ成り立つ人格は、Pathoplastikである環界との相即関係で多彩な病像をくり広げる。
シュナイダーは内因性精神病ではさまざまな心的内容がvitaler Stoß（生気的ひと突き）になって内因を動かすと述べている。Pathogenetikが環界のPathoplastikをはらみ、どのようにして内因といわれるmorbusが動き始めるのか。シュナイダーは内因の多義性を洞察してはいたものの、病態機能仮説を立てるには慎重すぎた。中安はその限界を乗り越えようと試みる。すなわち、内因には病態生理と病態心理の連動があるはずであり、臨床的事実にもとづいて後者の形成過程が説明できれば、前者を包含する機能仮説を出すことができるとのビジョンゆえであった。

中安は統合失調症の初期を思わせる症状を微視的に体験分析し、その集積結果から、初期統合失調症という臨床単位を抽出した。ついで顕在発症例の症候学を帰納的経験知で整理する一方、演繹的方法からも推定し、採集した事実によってそれを検証し、統合失調症症候学を体系化させた（増補改訂『分裂病症候学―記述現象学的記載から神経心理学的理解へ』星和書店）。ここでは変化した精神機能が表す現象（＝精神症状）の組み合わせが、一般に統合失調症と受けとられている臨床単位を想定して症状系統樹に整理されているので、「ともに走る」というギリシャ語由来のsyndrome（原田憲一『精神症状の把握と理解』中山書店）にちなんで、症候学の名がもっともふさわしい。

その際、人の精神生活の起点に「状況意味」認知という概念を置いた点が重要である。先の「内因性精神病における不安の意義」に絡めると、状況とはその内包が対自、即自、対他で成り立つ世界内存在にまで深まる概念であるし、精神科臨床に即して考えても、三次元体験空間での意味布置をどう読み取るかという統合機能は人の精神生活の基本である。その状況意味を読み違えるとは、どのような事態であろうか。

中安によると、人の状況認知は「認知機能化説と注意の認知的バイパスモデル」で図3のように示されるという。すなわち意識下・自動的認知機構と、より上位のコントロールタワーである意識上・随意的認知機

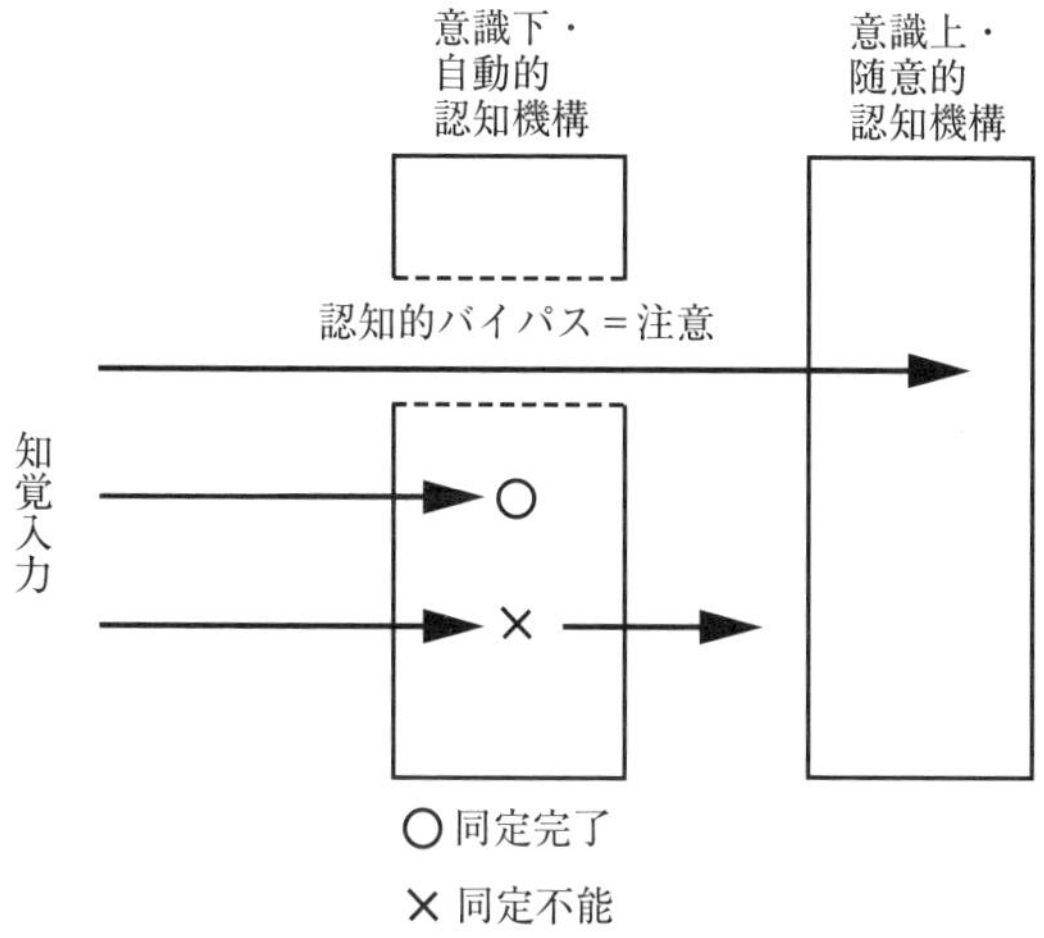

図3　中安信夫による認知機能仮説と注意の認知的バイパスモデル

中安は人の状況認知に際して、意識下・自動的認知機構と意識上・随意的認知機構という２段階を想定し、第１段階の意識下・自動的認知機構に「認知的バイパス＝注意」を想定した。これが正常に作動していれば、注意はバイパスを滑らかに通過し、精神生活のコントロールタワーとでもいうべき意識上・随意的認知機能が問題なく作動する。意識下・自動的認知機能が低下すれば、同定不能な情報が「知覚の洪水」となって、意識上・随意的認知機構に送り込まれ、処理能力を超え、状況意味の認知が困難になる。表象入力でもメカニズムは同じであり、湧出した雑念は状況しだい、同様のメカニズムで雑多な考想が思考の萌芽として同定され、意識上・随意的認知機構に届く。「表象の洪水」も「知覚の洪水」と同様、そのまま意識上・随意的認知機構に送り込まれれば、コントロールタワーは処理能力を超え、状況の認知が困難になる。

構の二段階認知機能が仮定され、意識下・自動的認知機構に、認知的バイパス＝注意という通路が想定される。

状況の地と図のゲシュタルトが柔軟に感受され、全体の状況がバランスよく把握されていれば問題はない。人は図化した即物的対象を、それと認知する。「それ」は多くの場合共通感覚に見合うように名づけられており（Name gegeben≒即物意味）、われわれはある状況下、「それ」が何を意味するのかを、ほどほどの確かさで把握し（状況意味認知）、そのつど自分の態度をとる。対自、即自、対他で成り立つ状況全体を統合的に認知する能力が状況意味認知であり、そこには知覚・思考・反省機能・感情など、さまざまな精神機能の要素がかかわっている。中安が定義した注意の転導性亢進はとりもなおさずゲシュタルト認知の拡散状態を意味し、それを中安は意識下・自動的認知機能の衰弱という一次障害の結果、意識上・随意的認知機構での高度に統合性の要求される情報処理機能が失調するためと仮定したのであった。ここで中安は「統合失調症における内因」＝「意識下・自動的認知機構が失調しやすいこと」と言い切っている。安永はこれが、ファントム理論によるパターンの逆転という一次障害論の傘下に吸収できる事態であるとの見解を述べている。いずれにせよ、これらの主張はシュナイダーが統合失調症ではvitaler Stoß（生気的ひと突き）で内因が動き始めるとした内因についての精神病理学的機能仮説である。中安理論に従えば意識下・自動的認知機能の衰弱で知覚・表象情報は処理能力を超え、バイパス＝注意という通路は狭隘《きょうあい》化《か》し、非選択的に入力した情報は、意識上・随意的認知機構での統合機能を直撃する。この慢性様態が閾値を超え続ければ、人は状況をうまく認知できず、思考は混乱し、状況を読み違え、アポカリプス的逸脱にもなりうる。状況意味失認は、落ち着いた寛解期でも、流れからのずれとして残遺しやすい。ここでも状況意味認知が上位のコントロールタワーの情報処理機能によっているのか、より下位の情報選択機能と相関しているのかという理論上の問題が残る。即自の偶然に対する対自の自由が狭隘化しているためという抽象的な言い方もできるが、文脈上、臨床に使いやすい中安理論を選ぶことにする。実際、適切に日常の状況布置を把握する習慣のためにも、寛解期の病者にSSTや作業療法は有効であるし、福祉資源の利用は大切である（図4）。

状況意味失認は根にある対称性、すなわちmorbusをはらんだカオス的萌芽をもち、そのPathogenetikがさまざまな環界の影響を受けつつ特異な体験形式に非対称化されていくと理解すれば、中安の統合失調症症候学についての解体新書はきわめて実用的な価値をもっていることがわかる。これによって人の一般的な精神生活の成り立ちが理解しやすくなるであろうし、統合失調症という病の様態そのもの、それを病みながら創造するという芸術家や科学者の病跡学にも、多くの示唆を与えるであろう。精神科臨床に実践的意味を

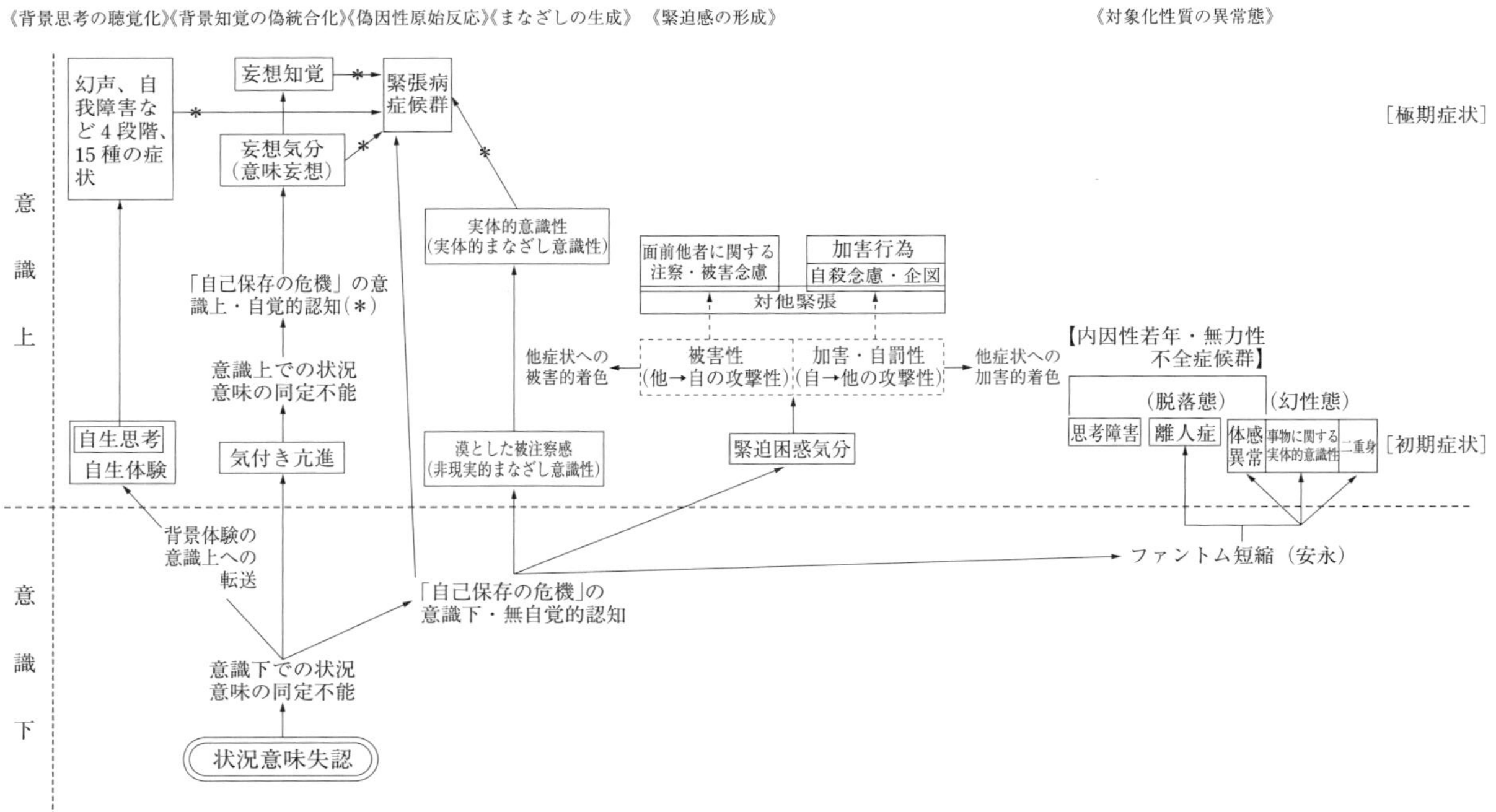

図4　状況意味失認を起点とする分裂病症状系統樹（1998）

（図中、点線の矢印は対人状況下において発動し、各々矢印の終点の症状が形成される）

（増補改訂『分裂病症候学―記述現象学的記載から神経心理学的理解へ』星和書店、2001）

もっている点についても例示しておきたい。

医療観察法病棟では多職種が比較的恵まれた治療空間で、時間をかけて病者の話を聴くようになった（国立病院機構小諸高原病院）。われわれは対象者ごとに被害念慮や幻聴を伴う混乱状態の前駆症状、衝動の誘発されそうなときのそれを情報として共有し、個別に自己コントロールのための「対処行動見取り図」をこしらえている。

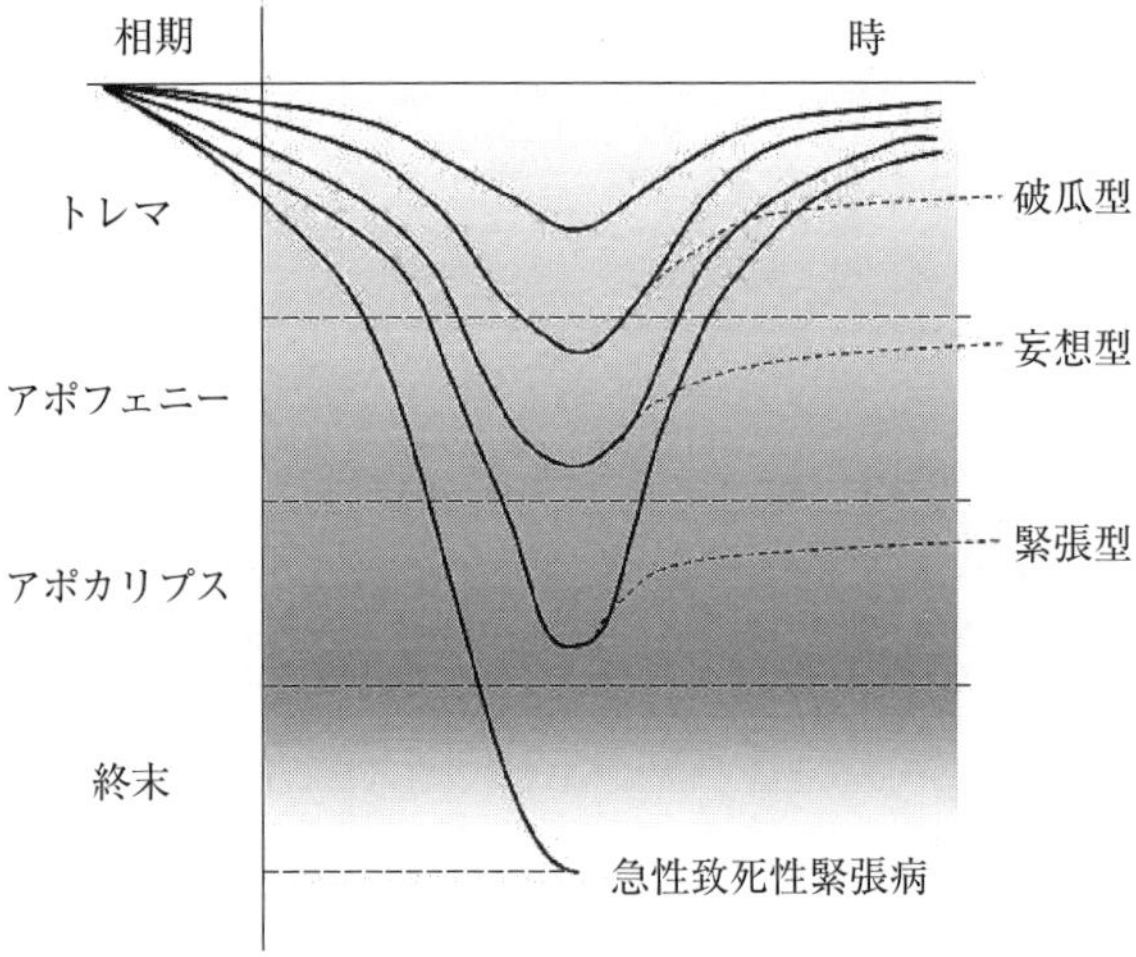

図5　統合失調症のシューブおよび経過形式

(Kraus Conrad：Die beginnende Schizophrenie より。一部改変)

対象者の理解能力には差があるので、人によっては絵文字や図版を工夫して共通言語になるようにし、職員と対象者がいっしょにそれを見て、考えていく。そのとき、中安の統合失調症症状系統樹の意識上、第一段階にあげられている「自生体験」「気付き亢進」……等の体験形式を念頭に置き、個別の内容を代入してみる。「いつも死刑囚に見られている気がする」「死刑囚が殺しにくる」「体の大きい男性に会うと緊張する」「殺されるような気がする」と訴える対象者。「そのときどうしたらいいのだろう」とのMDT（multi disciplinary team）会議構成メンバーたちの問い。「深呼吸して周りを見てみる」「安全な場所に移動して休む」「頓服薬を飲んでみる」と答えてくれる対象者。MDT構成メンバーたちはそれらの情報を対象者と共有し、外出訓練前、想定されるいく通りかのストーリーをシミュレートする。「不思議な沈黙」「冴え冴えとして、何でもできそうな気分」「頭が満杯状態に感じられる」「人目にさらされると考えるだけで緊張する」など、意識上第一段階の内容はさまざまに語られる。体験進化の系統樹を念頭に置いてシュナイダーが状態・経過形成のうえで反復的に見出される特徴と指摘した統合失調症の初期兆候を共有しておくことで、病者もmorbusの火種を小火《ぼや》のうちに消し、Schubという火事場にならないように気をつけることができる。

中安の系統樹のシェーマを上下に反転させると、コンラートが形態力動論的に概念化したトレマ、アポフェニー、アポカリプスという体験形式の層が照応してくる（急性致死性緊張病については、統合失調症性緊張病像の究極というより、てんかん性のそれであるとの異論もあり、この文脈では括弧にくくっておく）（図5）。

中安の微分回路、コンラートの積分図像を合わせ鏡でイメージしておくと、統合失調症の病態レベルや個別の症状をより緻密に把握することができる。当院の医療観察法病棟では、疾病否認が強く、退院後、明らかに断薬と再燃、ひいては対象行為を反復しかねない対象者について、トレマ、アポフェニー期を想定し（病態イメージの積分図像）、対象者ごとにありうる前駆兆候を主観的体験陳述に寄り添っていっしょに考え（病態イメージの微分回路）、説明する。そのうえで安定維持薬になっている抗精神病薬を漸減し、緻密な観察下でトレマ、アポフェニー期の精神的受苦をいっしょに確認する試みもおこなっている。再与薬によってアポカリプス的逸脱は回避され、トレマ期の精神症状はより微視的に病者自身のアンテナ感覚（中井久夫）で自覚され、疾病受容や維持的な予防的服薬の自覚につながっている（村杉謙次「医療観察法病棟における服薬アドヒアランス向上に向けたアプローチ―服薬中断プログラムを用いて―」『精神科治療学』二六（六）、七八九－七九八頁、二〇一一年）。ここで筆者は医療観察法の是非を論じようとしているわけではない。精神医療でもこれらの方法論が他科での技術と同様、専門的な医療行為として評価されていけば、少なくとも臨床では、精神病理学と生物学的精神医学が、忌憚《きたん》なく意見を交換し合えるところまで来ているとだけ指摘しておきたい。

人間学的精神病理学

西洋では一八世紀、啓蒙主義や科学主義が台頭し、かつて悪魔の仕業とされた狂気が、人間に固有の病ゆえと考えられるようになった。その黎明期《れいめいき》を切り開いたのがカントの人間学である。カントはニュートンやライプニッツの影響を受けつつ宇宙の進化といったことを考え、神の存在証明としての形而上学に挑んで断念する。以来「神の意思に従え」から「汝のなしうる最完全をなせ」という考えに傾き、人間理性と経験問題の探求に乗り出した。そこで整頓された考えが有名な三批判である。一方、カントは市民公開講座の形で、「人間学」と「地理学」の講義をしていた。

情報のグロバリズムがここまで進んだ現在、哲学者カントの「人間学」を見直しておくことには、今日的意義がある。一六世紀、エリザベス一世時代、イギリスはスペインの無敵艦隊を破って国力をつけ、シェークスピアが演劇を書き、一七・一八世紀ロック・ヒュームによる経験論哲学が神学的人間論を凌駕《りょうが》し、西洋の大陸文化にインパクトを与えた。カントの人間学もその影響下にあり、カントは“Anthropologie in pragmatischer Hinsicht”（山下太郎・坂部恵訳『人間学』カント全集一四、理想社）序論で、自由に行為をおこなうことのできる人間という存在者が自身をどのようなものにしようとし、何ができ、何をなすべきかを、世界公民という時代認識にのっとって実用的に考えていくのだと述べている。

カントは終生、東プロシャの首府ケーニヒスベルクを離れなかった。町の人がカントの散歩で時計を合わせたとの逸話はよく知られている。実際のカントは旅行記や演劇や小説を好み、バルト海の地の利で海洋貿易に栄えていたケーニヒスベルクはいながらにして世界知に触れられるかっこうな町であると考えていた。

カントは三批判（理性によって理性そのものをチェックした『純粋理性批判』、その理性で人は倫理性をどこまで実践できるのかを論じた『実践理性批判』、これらの判断力を通して人は詩の命である箴言《しんげん》や多様な芸術表現の数々が、どこまで普遍的に人の感覚に訴える力をもちうるかを語った『判断力批判』）を形而上学の領域で研ぎすましながら、一方では公開講座の形で、冬には人間学を、夏には地理学を講じていた。例えば地理学では、中国には中国固有の道徳律の体系があり、日本の皇帝には聖なる皇帝（天皇）と俗なる皇帝（徳川時代の将軍）という設定で、政治が形式と世間知で分けられていると触れている。宇宙生成や人間存在に関する論及を試みつつ、一方では世界公民に頭を下げて学ぶ（コスモポリタニズム）というカントの人間学への思いは、病者やその家族が無意識的教師であり、医師は意識的な生徒であるという精神病理学の基本的なモラルにも通じる。

カントはわれわれの臨床に近い感覚で人はどのような地域でどのような文化・風俗・習慣を生き、その一人ひとりの精神生活はどのようになっているのかといった世間知を蒐集《しゅうしゅう》している。今日グロバライズされた情報社会顔負けの旺盛な知識欲である。フーコーは『カントの人間学』で、カントが批判哲学を構想したとき、この「人間学」という深い地層から汲み上げた人間イメージへの批判経験を通して、「批判的人間《ホモ・クリティクス》」という人の批判精神の可能性と限界を思惟することになったと述べている（フーコー著、王寺賢太訳『カントの人間学』新潮社、二〇一〇年）。

カントはケーニヒスベルクで私講師という謝礼のみで生計を営む生活で「人間学」や「自然地理学」の通俗講義をおこないつつ、倫理学や形而上学の専門的な講義もこなし、自身の学問的プログラムに忠実であったといわれる。後にカントは人間学がすべての哲学部門の基礎になるとも述べている。カントの『人間学』は、ハイデガーなら頽落《たいらく》したdas Manと片づけてしまいそうな人間の存在様態に対して、「人間とは何か」という問いを市井《しせい》の人も含めて幅広く観察し、その答えを探求すべく形而上学的内包にベクトルを向けた作業であった。それゆえ『人間学』ではまず自然状態の人間がおり、その人間がどのような形式で自身の可能性を求め、限界を経験するのかを描き出し、共通部分を集合として整理し、外延の果てまで遠望しようとしている。「批判的人間《ホモ・クリティクス》」の可能性と限界を、形而下から形而上にいたるまで問うというダイナミックなビジョンゆえ、カントの『人間学』と三批判とは切り離せない。

カントの『人間学』はヤスパースの『精神病理学総論』と同様、精神医学総論として読んでも何ら不自然はない。著書は、人間が理性を与えられたこの世の存在者であり、まずは神経生理学的知見を望みたいところであるが、脳の神経や繊維の働きについて何も知らないので生理学的人間知の主題は棚上げにし、今できる実用的人間知という立場で人は自分を「どんなものにしようとし」、「することができ」、「すべきであるか」を探求するとの前置きで始まっており、脳科学の進歩を知っているわれわれの目から見ても、きわめて近代的な思考方法であったと知れる。カントはあの時代、『人間学』を起点とする形而上学の困難について、よく承知していた。カントによると、そもそも人が人を観察すると相手は偽装するし、自己観察しているつもりでも自分の中で同じことが起こりうるし、習慣や運命という人の置かれ方は先の三つの問いを曇らせると前置きしている。ソクラテスのアナクリシスという弁論術やヤスパースの限界状況といった視点は、懐疑主義や批判哲学の方法意識にのっとり、少しでもこの曇りをとることであった。

とまれ、カントはあの時代、世界史や伝記、演劇や小説を人間観察の重要な出所と考えていた。言葉のメタファー機能ゆえ、誇張や置き換えはあるにしても、これらは人間とは何かとの問いに多くの人を引きつけるのであるから、人間学の重要な地層であるとも述べている。現代のわれわれの領域でいえば、臨床精神医学と精神病理学との関係に照応する。

『人間学』はカント最晩年の著書であり、例えば構想力（facultas imaginandi）に関する論述は、なぜ人が空想したり、妄想したり、作品をこしらえようとするのかという欲望の問題にもつながっている。「人間学遺稿」でカントは構想力について、「（後想像は闇の中を歩むことを好む……）」「（同天才に関する章。詩文による開花）構想力は、他の諸力、すなわち、機知、悟性等々、のはした女である。それは、一種の感官であり、もろもろの対象を、ほしいままに、喚び出し、あるいは追いやり、あかるみに出し、あるいは闇に葬る、といったことができる。……空想が不規則に飛躍するひとは、夢想家であり、（同それが同時に無規律であれば、常軌を逸したものとなる）、狂信家もこれにぞくする。空想の最も重い病は、それが不規則に飛躍することである。……」と書かれている。後は後に書き加えられた部分を指し、同は校正時の追加部分である（山下太郎・坂部恵訳『人間学』『人間学遺稿』カント全集一四、理想社）。そこでは記憶や夢や判断能力についても頁がさかれており、今日知情意としてまとめられる人のひとまとまりの精神活動の要素への論及もある。

カント（一七二四－一八〇四年）は世間知としての「人間学」や「地理学」を滋養にして形而上学を研ぎ澄ませ、コスモポリタンとしての近代人の精神生活の可能性を思惟する道を開いた。引き継がれた枝道の道《みち》標《しるべ》を任意に思い浮かべてみる。意識の志向性という概念を立てたブレンターノ、その論を引き継ぎつつ清算し、心理主義を極力退けて現象学を研ぎ澄ませたフッサール、神の死を箴言の数々で語ったニーチェなどの足跡が見えてくる。これらをたどって前世紀、西洋を中心に人は実存主義や構造主義によって、人と世界との関係を考えてきた。

前世紀から今世紀にかけて日本人の寿命は飛躍的に延び、死へ運ばれ去っていくスピードを減速できるかのような錯覚をもち始めた。健康神話が肥大化した。にもかかわらず、知性をもち（ホモ・サピエンス）、遊び心をもち（ホモ・ルーデンス）、道具を使う（ホモ・ファーベル）人間が、死生観を考え続けねばならないという事情は少しも変わらない。前世紀フロイトは原抑圧を通して、人はハイマートを不気味な気分性として感受すると述べ、ハイデガーは不気味さ（Unheimlichkeit）を通して存在の故郷を思惟し、ギリシャ哲学以前、ヘルダーリンの詩的直覚の中にそれがありそうだとの目安を示した。無意識野のEs。Es gibt das Sein のEs。両者とも人が生きてあること自体の不気味さの根に、方法論を違えながら人の心の根源を思惟している点で共通している。現存在ゆえの不安は近代人の病である。

「芸術家は見なければならぬ。認識する代りに、ただ、見なければならぬ。一度見てしまったが最後、存在の不確かさは彼を囲繞《いにょう》するのだ」（三島由紀夫『旅の墓碑銘』）の表現にあるように、科学という名の補用具でいかに緻密に自然が観察できたとしても、「……のように見える」という人の認識は、「存在の不確かさ」ゆえに闇に「囲繞《いにょう》」され続ける。ＩＴ革命で情報が広くとれるようになったとしても、地球がただ村になりつつあるというだけのことである。イデアは永遠に既知と未知のかなたにあり、宇宙的に遠望したとき、人が小さな村に生えるひとくきの考える葦にすぎないという事情は少しも変わらない。

精神科臨床で問題になる人の精神生活の謎とて同様である。精神現象の数々を名づけ、概念化し、ペットやスペクトで脳のマッピングと神経心理学的症状との照応があるところまで明らかになっても、人の「存在の不確かさは彼を囲繞《いにょう》」し続けるであろう。

精神病理学では、マニュアルで解消できない病者の受苦の様態が何なのかが問われ続ける。木村は精神医療そのものがそもそも我と汝という二人称状況で始まり、間主観性の向こう側にいる病者の他者性を尊重して成り立つのであるから、病者自身が直感している「あり方」ゆえの生きにくさ（成因的障害）が、「それ自身においてみずからを示すもの（das Sich-an-ihm-selbst-zeigende）」として現れるのだと指摘している。すなわち morbus と Pathoplastik で織り成される現象はわれわれが症状と言い習わしていることを越えた心の現れであるので、それを知ろうとする人間学的パトスがなければ、何も見えてこない（木村敏「〈かたり〉の虚と実」『臨床哲学の諸相〈かたり〉と〈作り〉』河合文化教育研究所）。この種のパトスは近代的合理主義を越えた何がしかである。

故安永浩は『精神の幾何学』が、二人状況を離れたあとに気づいた「コト」をカルテの欄外に書き込みつつ成り立ったと述べている。結果、汝の体験記述を素材に我が書斎で思惟し、人の精神生活の体験形式が、幾何学的メタファーで統一的に敷衍された。

精神症候学と人間学的精神病理学のダイナミズム

「何故人は死ぬの？」

「進化してるからさ。個体は進化のエネルギーに耐えることができないから世代交代する。もちろん、これはひとつの説にすぎないけどね。」

「今でも進化してるの？」

「少しずつね。」

「何故進化するの？」

「それにもいろんな意見がある。ただ確実なことは宇宙自体が進化してるってことなんだ。そこに何らかの方向性や意志が介在してるかどうかってことは別にしても宇宙は進化してるし、結局のところぼくたちはその一部に過ぎないんだ。」


一見たわいない会話のように見えて、我・汝の二人状況は、ここまで射程が延びていく。ミクロコスモスをもった一人ひとりの人間は傷つきやすい（vulnerability）が、可塑性（resilience）という恩恵を受けてもいる。

カントはそのような人間群像におけるそれぞれの人間の主体とは何かを「人間学」というカテゴリーで問い、近代に始まる小説という言語芸術は、ハイデガーが頽落とした人間の心の様態まで、物語り形式で探求するようになった。本質的な固有性を生きる一人ひとりの人間について考えようとするとき、物語は応用人間学の名にもっともふさわしい。

作家ほど応用人間学の造詣を試される職業もないであろう。我・汝の汝は匿名的読者であり、同時代の評論家や後の世の誰かが、作品をテクストとして、解釈学的に間主観性の領野を耕していく。良質の作品には、病者が体験しつつ言葉にならない多くの示唆が含まれている。ヤスパース・Kも、『精神病理学総論』をまとめるにあたって、病者の陳述記録を採集するだけでなく、演繹的にありうると想定される精神生活の形式を実証するために、作家や詩人の言葉を掘り起こしている。ヤスパースは同著で「病跡学」の意義にも触れ、ゲーテの生涯を分析したメビウスの研究について、ディレッタンティズムの誘惑さえ払拭できれば、精神病理学に寄与するところが大きいと述べている。夏目漱石の『行人』に出てくる「人間全體が幾世紀かの後に到着すべき運命を、僕は僕一人で僕一代のうちに經過しなければならないから恐ろしい。……僕は人間全體の不安を、自分一人に集めて、そのまた不安を、一刻一分の短時間に煑つめた恐ろしさを體験してゐる」といった作中主人公の心理描写などは、すでに精神病理学の奥の院である。

小説や芸術家の伝記と人間学的精神病理学とのアナロジーを臨床に引き戻すと、すぐさまビンスワンガーのいう内的生活史が思い浮かべられよう。病者の語りに屈折点が感じられたとき、われわれは「それから?」「なぜそう思ったのです?」「それでどうしました?」などと問いをはさみ、沈黙のインターバルを置き、話の流れを促す。病態水準や理解度によって、話が先のほうに解消されそうになることもあるし、問うこと自体がシュナイダーのいうvitaler Stoßになって、妄（≒para傍ら）の物語展開や幻覚・妄想といった精神病性症状を誘発する場合もある。寡症状性統合失調症、とりわけその内省型では、病者の静かな語りが面接者を誘い、はるか過去に遡行《そこう》する生きにくさの由来を教えてくれる。いずれにしても、われわれが問いや沈黙をはさむとき、病者の語りのプロットにかかわっている。木村は、プロットには陰謀、策略、秘密の計画などの意があり、物語を裏から構築する仕組みに関係していると指摘し、物語を未来に開く推進力になっていると述べている。サルトルの状況概念を借りると、このような場面で人は即自的所与を否定して自由に自己存在の可能性へと投企することが許されるので、無と想像力の自由を能動的に体験できる。その際、想像力が物語を縒《よ》り合わせる力にもなるし、受難としての破綻様態（≒妄想）を生み出すことにもなりうる。このあたりはカントが判断力批判でつとにおさえてある。カントによるとイマージュ≒構想力は芸術の創造に必須であるが、普遍性にフィットする判断力が求められ、認識力（構想力＋悟性）一般と変わりがない。才能ある芸術家は人の心に生気を与える精神性を素材としてこなす能力（構想力＋悟性）の実践者であり、心遊びに自在な人であるとも述べている（カント著、篠田英雄訳『判断力批判』岩波文庫）。悟性の枠組みがかかっているので、厳密には創造の想像力と病につきまとう妄想とは区別されている。すなわちカントによれば、妄想は想像力の受難そのものというより悟性の病であり、結果として構想力が病んでいるということになる。

　とまれ具体的面接状況下では、プロットに示唆を得て、病者自身やわれわれに病者の受苦の道筋が見えてくる場合もあるし、破綻様態に対して面接者が、改めて治療指針を考え、枠組みを立て直さねばならない場合もある。このような営為はおのずと未来先取り的であり、木村はそれがヴァイツゼッカーのいう生活史のプロレプシス構造（〔先取り〕的構造 proleptische Struktur der Biographie）であると触れ、我・汝を超えた双数人称的現象の深さを体験することの精神療法的意義を指摘している（木村敏「語りの虚と実」、木村敏・坂部恵編『臨床哲学の諸相〈かたり〉と〈作り〉』河合文化教育研究所）。

　医学的人間学の広大な裾野を百歩譲り、科学的合理主義で加速しつつある計量精神医学にも無条件降伏し、精神医学的思考方法の基礎学であった精神病理学に、応用人間学という言葉を冠し、精神病理学の立場を「応用人間学としての精神病理学」と銘《めい》うって、あたう限り退却させてみる。意識のもち方しだい、退却距離に比例して、対自存在でもある人の想像力の自由も幅が広がる。そこが人間学という役者の活躍舞台である。

ゲープザッテルはつとに、プロレプシス構造を人の心的様態の本質と考え、そこから人の現存在にまつわる不安も生じるとし、人間学的に、人はすべからく嗜癖的であると俯瞰《ふかん》したのであった。要するに現存在の不安を括弧にくくって手の届きそうな未来の遠投点に自分をつなごうとして、人はさまざまなレベルで何物かに憑依されながら、今・現在を生きているといっている。その何物かのつかみ方には人それぞれに一定の傾向がある（反復強迫）。限りなくF0に近いF1（身体領域に規定される精神障害）では、ストレートに神経系に作用するアルコールなどの嗜癖性物質によって、その人の精神生活は身体レベルに狭隘化する。F4の心的領域に目を転じても、人がSüchtigkeitと命名されるさまざまな嗜癖的精神生活の形式に呪縛されていると知れる。Mangersucht（痩せ症）、Eifersucht（病的嫉妬）……。ゲープザッテルによると、芸術作品をこしらえ、形而上学的探求をせずにはいられないという欲望も、人間であるがゆえの最上位の嗜癖性であるとされる。このような流れに乗っているとき、「……せずにはいられない」という強迫心性は、人の精神生活における良質のリズム感になり、自身の心の流れをつかむ契機にもなりうる。濱中は『ゲシュタルトクライス』訳者注解で、ゲープザッテルはDaseinの存在様態がAntieidosというしかない混沌ゆえ、ドストエフスキーもノヴァーリスもキルケゴールもニーチェも、人の存在様態の中心にある本質を問うために、既成概念を破砕し、実存的覚醒を求めずにはいられなかったのだと述べている〔Weizsäcker : Der Gestaltkreis.（木村敏・濱中淑彦訳『ゲシュタルトクライス』みすず書房）〕。平均的な強迫症者では、根にアンチエイドスゆえの恐怖心があり、単に量的差異にすぎない些細な対象を確認せずにはいられない。このような強迫症者の受苦を反転させたところに、心のリズム感や超越世界への祈りの気持が生まれる。リズム感そのものを糧としていた故武満徹は「作曲とは、聴覚世界の神への祈りである」と述べている。

合理的標準化と書斎的思惟。今日臨床精神医学に求められる課題は、この両極を往還するしなやかな脚力であろう。この課題を自分に振り向けると、筆者には合理的思考も書斎的思惟も不足しており、往還の足取りは覚束ない。それを承知で、これまで筆者が書いてきた精神病理学的論考の足跡を、以下のジャンルに腑分けし、今日の視点で総説をつけて整理してみた。

第Ⅰ章　食と性の精神病理
第Ⅱ章　境界例の精神病理
第Ⅲ章　心気・強迫症の精神病理
第Ⅵ章　想像力の精神病理
第Ⅴ章　統合失調症における防衛的構造力動

第Ⅰ章　食と性の精神病理

●食・性と神話

食と性の文化は個体維持・種族維持の本能と直結して人類史につきまとってきた。狩や漁、木の実の採集で生活していた縄文人は、縄文土器のみでなく、乳房や性器を誇張した土偶を残している。われわれの祖先たちは乾いた木のへこみに乳棒をすべり込ませ、摩擦に時間をかけ、火を熾《おこ》す術を知った。食材の煮炊きによって腐敗を免れることを知り、食文化は進歩した。バシュラール・Gは人がこのようにして火を熾すとき、摩擦と性的夢想はきわめて自然な連想だったはずであるとし、火そのものの感覚イメージが人の心を浄化し、居合わせた人のそれにシンクロし、全体としての甘美な活力になったであろうと述べている。バシュラールはさらに、洞窟での瞑想や火の表象とあいまって、人は魂をも夢想するようになったと推論し、古代人は「火の運動のうちか、或いはその休息のうちにか、焔の中か、はたまた灰の中」といった火の詩的イメージを自在に感受し、心が「豊饒な原初《アルカイック》のコンプレックス」に向かったであろうと述べている（バシュラール・G著、前田耕作訳『火の精神分析』せりか書房）。

神話は人類の夢である。フロイトは夢分析から、異なる領域の複雑なイメージがあるイメージに圧縮され（＝隠喩）、置き換えられて変形し（＝換喩）、何物かの象徴に対応していくと指摘した。摩擦・火・性的エクスタシーは連想に自然であり、バシュラールは言語学者の「火は、二つの木片の息子であった」「生れるやいなや、火はどうしてその父と母、すなわち己を生みだした二つの木片を焼き尽くしてしまうのか」を引用し、エディプス・コンプレックスを詩的に語っていると指摘している（同）。

古事記では古代（古墳時代＝割拠した豪族の墓の時代）における部族の伝承が、水辺のイメージに投影され、「浮く脂」「ただよう海月《くらげ》」「葦の芽」と表現され、無性の三柱から出た男の命《みこと》イザナキ、女の命《みこと》イザナミはカオスから国を作るようにいわれたとの設定で始まる。「是《ここ》に其《そ》の妹伊耶那美命《いもいざなみのみこと》に問ひて曰《の》りたまはく、『汝《な》が身は如何《いかに》か成れる』とのりたまへば、『吾《あ》が身は成り成りて成り合はざる処一処《ところひとところ》在《あ》り』とこたへたまひき」に対して、イザナキの「我《あ》が身は成り成りて成り余《あま》れる処一処在り。故《かれ》、此の吾《あ》が身の成り余れる処を以《も》ちて、汝《な》が身の成り合はざる処に刺し塞《ふた》ぎて、国土《くに》を生み成さむと以為《おも》ふ」にイザナミが合意し、「みとのまぐわいせな」で夫唱婦随の国生み神話が始まる（田辺聖子『田辺聖子の古事記』集英社文庫）。出産した火の神に御陰部《みほと》を焼かれてわずらい、他界したイザナミ。その死をあきらめられずに黄泉の国に赴き、ルール違反で屍姦願望を満たしたイザナキは、イザナミの怒りで黄泉の国の軍勢に追われ、黄泉と現世《うつしょ》の境である「黄泉比良坂《よもつひらさか》」を、桃の実の呪力で抜けきる。イザナキはそれに深謝し、桃の実に「葦原中国《あしはらのなかつくに》」という日本の源流《ジェネシス》の邪気を祓う霊の命《みこと》たることを指示する。黄泉の国の穢れを落として清浄になるため、イザナキは禊ぎ祓いをし、天照大御神《あまてらすおおみかみ》、月読命《つくよみのみこと》、須佐之男命《すさのおのみこと》をさずかり、それぞれに天上界、夜の世界、海の世界の統治を命ずる。アマテラスオオミカミ（姉）とスサノオ（弟）の軋轢《あつれき》は「天《あめ》の岩戸《いわと》」の話に始まるスサノオの成長譚になり、命は出雲に宮殿を建て「八雲《やくも》立つ　出雲八重垣《いづもやへがき》　妻籠《つまご》みに　八重垣作る　その八重垣を」と歌う。吉本隆明はアマテラスとスサノオに兄弟・姉妹間の性の禁制がないことから、古事記には前農耕的共同体をはるか過去に遡行《そこう》できる深層があり、資料から上記の和歌は〈乱脈な婚姻を絶つのに出雲族の掟を　乱婚にたいして作った　その掟を〉と解釈されるとしている。大和朝廷と土着部族の接合点に〈天つ罪〉と〈国つ罪〉が農耕共同性への規範力として登場したがゆえであるという（『共同幻想論』）。この論点からすると、律令国家成立の一プロットが和歌の美しいリズムに置き換えられており、「八雲立つ

「……」が五・七・五・七・七の韻律に妻籠みの喩を置いて、一幅の落ち着いた風景になってはいるものの、実は性イメージの換喩によって出雲《いずも》族と高天原《たかまがはら》の孫系伝承を、編集者が政治的都合でオブラートしたことになる。この推定は「葦原中国《あしはらのなかつくに》」が後代、和歌神授説で「日本」の源流《ジェネシス》として神話化されていった事実と考え合わせ、興味深い。日本書紀に対して古事記では叙述が自由であり、挿入和歌が洗練されており、田辺聖子は女帝が後宮で精選させたのではとの説を出し、梅原猛は不比等が政治的都合で編纂したとしても、歌のセンスや選字の傾向から、柿本人麿《かきのもとのひとまろ》の存在が大きいと推論している（吉本隆明・梅原猛・中沢新一『日本人は思想したか』新潮文庫）。

●吉本隆明『共同幻想論』における性の主題

吉本隆明は『共同幻想論』（現代の文学二五　講談社）で共同幻想を、人が「何らかの共同性としてこの世界と関係する観念の在り方」と定義し、フロイトのいう〈リビドー〉が個人の〈性〉的な心の世界とされるところに「個人幻想」があり、性的経験の世界になるときに「対幻想」が成り立ち、性的な行為がもたらす結果を引き伸ばしたところに「共同幻想」が想定されるとした。吉本によると、人の観念のあり方をこのような三層の水準（個人幻想／対幻想／共同幻想）に概念化しておくことで、「〈習俗〉や〈神話〉も、〈宗教〉や〈法〉や〈国家〉とおなじように共同幻想のある表われ方である」と考えることができるという。結果、個、対、共同性という違った次元の主題が、レイヤー間の構造的ダイナミズムで語れることになる。吉本はこの方法で遠野物語や古事記を参照しつつ、適宜古今東西の思想書を引用し、禁制論、憑人論、巫覡《ふげき》論、巫女論、他界論、祭儀論、母制論を語り、間に対幻想論を置き、罪責論、規範論と順次話を構成し、共同幻想論の全体を描いている。上記の概念規定から吉本は「母制論」で、先のアマテラスとスサノオの関係は姉弟相姦の象徴を意味するのではなく、姉・弟の間の「〈対なる幻想〉の幻想的な〈性〉行為が、そのまま共同的な〈約定〉の祭儀的な行為であることを象徴している」にすぎないと説明する。「個人幻想」「対幻想」「共同幻想」というレイヤー間の影響関係を押さえて最後に語られるのが起源論であり、日本という国の由来が語られる。

これらの明快な概念枠を元手に、吉本は精神医学的に興味のもたれる憑依《ひょうい》やDoppelgängerといった月並みな現象、民話で語られる人と動物・神仏との交合にまつわる物語、聖テレサが神と融合するときの自己喪失と恍惚といった最上位の幻想性にいたるまで、数々の具体的なエピソードを挿入して論を展開し、死こそは人間の個人・対幻想が共同幻想から侵蝕される究極の事態であると述べている。個人・対・共同幻想という明快な概念枠ゆえ、内容の扱われ方は融通無碍《ゆうずうむげ》である。

吉本は上記のサブタイトル（禁制論……起源論）で舞台背景を整え、サブタイトルの一つである「対幻想論」をその中心に置き、家族の発生を論じている。吉本はフロイトやエンゲルスの家族発生論を批判し、家族の発生を、「〈対なる幻想〉を、〈共同なる幻想〉に同致しうる人物」として「血縁から疎外したとき〈家族〉は発生した」と説明している。出立しようとする男女の親密圏をイメージすれば、事情は現在でもさほど変わらない。共同幻想から疎外された男女は親密圏を変成し、それぞれ新たな家族機能をもち始める。吉本は同著で、集団の心と対なる心が違った水準に分離して初めて、近代以後の家族や個人の〈自己幻想〉がクローズアップされてきたと結論づけている。

「何故人は死ぬの？」
「進化してるからさ。個体は進化のエネルギーに耐えることができないから世代交代する。もちろん、これは一つの説にすぎないけどね。」（村上春樹『風の歌を聴け』）

この会話は、吉本のいう対幻想領域が、世代間の対、すなわち時間性の根源にもつながっていることを示唆している。

対幻想と超モダン「ロマンティーク」の可能性

折口信夫の小説『死者の書』は、共同幻想と対幻想が違った水準に分離して成り立った日本的ロマンティークの名作である。史実を脱構築し、歴史をワープして死者と生者の交歓が成り立つのも、虚構を保障する言語芸術の枠組ゆえである。『死者の書』では、大津の皇子の亡霊と藤原南家の姫の対幻想が、大乗仏教的世界解釈や日本古来の魂鎮めの情緒として主題化する。

「……した　した　した。耳に傳ふやうに來るのは、水の垂れる音か。たゞ凍りつくやうな暗闇の中で、おのづと睫《マツゲ》と睫とが離れて來る。……」（『折口信夫全集二四　作品四　創作』中公文庫）。

『死者の書』は不思議な擬音語で始まる。

天武天皇の死後、謀反の咎《とが》で処刑された二四歳の大津の皇子。皇子が死の直前に目の当たりにした一目惚れの女、耳面刀自《ミミモノトジ》。高貴の身分のために二上山《フタカミ》の塚に葬られた皇子は塚の中で霊として目覚め、姉御の「うつそみの人なる我や。明日よりは、二上山を愛兄弟《イロセ》と思はむ」の誄歌《ナキウタ》で、二上山の墓の中にいると知る。耳《ミミ》面刀自《モノトジ》への執心は時代をワープして、その血縁であり、藤原四流の中でもっとも美しい郎女《イラツメ》を神女として呼ぼうとする。一方、その藤原南家《ナンケ》の郎女は発心して浄土佛攝受經《ジヤウドブツセフジユギヤウ》を九百九十九部まで写経し、千部目にとりかかろうとするが、手につかない。宮に召されるとの噂をよそに、郎女は夕闇の二上山の峰の間に瞬時燦然《さんぜん》と現れては消えていく「荘厳《シヤウゴン》な人の俤《オモカゲ》」に心を奪われる。千部の最後の字を書きあげて息をつくと蔀窓《シトミド》の外で雨音がする。静かに、やがて激しく。姫は焦燥感に悶え、女部屋を出て、西へ西へとひたむきに歩き続け、女人禁制の萬法蔵院に入る。タブーを犯した咎を問われ「姫の咎は、姫が贖《アガナ》ふ。此寺、此二上《フタカミ》山の下に居て、身の償《ツグナ》ひ、心の償ひした、と姫が得心するまでは、還るものとは思《オモ》やるな」と言い切る。そのパトスに押され、寺も郎女《イラツメ》が住むにふさわしく、いかつい明王像を取り払い、帳臺をしつらえて帷帳《トバリ》を周らし、夜は「山の鬼神《モノ》、野の魍魎《モノ》を避ける」ために、油火を焚き続ける。俤《オモカゲ》に見たお人に逢えなくても、俤を見た山の麓にいると思うだけで、郎女の心は安らぐのだった。そんなある夜、「つた　つた　つた」と跫音《きょうおん》が続き、「つた」。語り部に聞いた大津の皇子の亡霊だと直感。霊の「―青馬の　耳面刀自《ミミモノトジ》。刀自もがも。女弟《オト》もがも。その子の　はらからの子の　處女子《ヲトメゴ》の　一人　一人だに　わが配偶《ツマ》に來よ」という怖い言葉と、「凍る様な冷氣」。霊の「帷帳《トバリ》を掴んだ片手の白く光る指」。郎女は「なも　阿彌陀ほとけ。あなたふと　阿彌陀ほとけ」と経の文をとなえ、亡霊が去ったあとの寂しさに沈み、かえって「つた　つた　つた」という亡霊の跫音を心待ちするようになる。亡霊の目は憂いていて、肩や胸が白い肌を見せて、寒々としている。郎女はその肌に衣を着せようと、藕絲《ハスイト》で布を織り続けるが、「現《ウツ》し世《ヨ》の幾人にも當る大きなお身に合ふ衣を、縫ふすべ」がわからない。まるで「殯《モガリ》の庭の棺《ヒツギ》にかけるひしきもの―喪氈―」のようである。郎女は絵の具を取り寄せ「五十條の大衣《ダイエ》とも言ふべき、藕絲《グウシ》の上吊の上に」筆を下ろす。「姫の命を搾るまでの念力が、筆のまゝに動いて……現《ウツ》し世の人とも見えぬ尊い姿が顯れ」て曼陀羅になり、郎女は静かに筆を置いて、廬《イオリ》堂を立ち去る。姫の恋い慕った大津の皇子の亡霊は解脱し、郎女は曼陀羅の外にフェードアウトしていく。その刹那「ふりかへつた姫の輝くやうな頬のうへに、細く傳ふもの、あつたのを知る者の、ある訣はなかった」というあらすじの『死者の書』。そこでは対幻想が性の根源と形而上の領域との間の物語空間を自在に駆け巡る。

文武に優れ、天武天皇に寵愛された大津の皇子の「叛意ありとの密告」による刑死。懐風藻の皇子の漢詩に、三島は叛逆の孤愁を指摘し、万葉集に収まっている皇子の相聞歌と刑死直前の決別の歌とを対比させている（三島由紀夫『日本文学小史』）。『死者の書』は虚構ならではのありえない死者と生者の対幻想の物語であり、西村則昭はそこに、「阿弥陀仏の来迎図」や民間の「日祀《ヒマツ》り信仰」の背景を指摘し、太陽として顕現する原型的な力に感応する郎女《イラツメ》は貴族でありながら解離によって太古の巫女的性格を帯び、大津の皇子の死霊を阿弥陀仏として解脱させるグレートマザーになったのだと分析。作品は作者折口が自身に、まず硫黄島で戦死した養嗣子《しし》藤井春洋《はるみ》を鎮魂するグレートマザーを投影し、一方で作者の同性愛対象でもあった戦死者春洋とともに、作者自身もより上位のグレートマザーに慈しまれよかしと憧憬した二重構造をもっていると指摘している（西村則昭「折口信夫の同性愛―グレートマザーとの関係性を生きる―」『日本病跡学雑誌』七三、二五–三四頁、二〇〇七年）。折口の春洋への鎮魂の念は、実子を奪われた母親の感情に近いともいわれている。

プラトン著『饗宴―恋《エロス》について』で主題化されるダイモンとは？

プラトン著『饗宴―恋《エロス》について』（鈴木照雄訳『饗宴』世界の名著六　プラトン一（田中美知太郎編）、中央公論社）は、生の讃歌そのものである。食卓空間を中心に、性をめぐる形而下・形而上の論が、ダイナミックに展開する。ソクラテスは一切書かれたものを残さず、この著書でも形而上学の論点を煮詰めていくのは、若き日のプラトンが聞き取ったソクラテスの言葉である。

紀元前五世紀、アテネの悲劇作家アガトンの作品上演を祝して開かれた饗宴。主題は「恋《エロス》について」。劇作家やソフィストや医師が、食べたり酒をたしなんだりしながら、左周りに主題「エロス神の讃美」について語るというルールが決められる。「カオスから二柱《ふたはしら》の神が生じ……」と語り始めて、エロスを賛嘆する弁論家パイドロス。話が巡って、饗宴進行役の医師エリュクシマコスは体内で拮抗し合う要素を親和性に変えるのがエロスだと述べ、原理を同じくして音楽もまた諧調と音律のエロスで成り立っているとパラフレーズし、人間同士の交わり、宗教儀式で見られる神との交合もまたエロスの原理で成り立っていると述べる。喜劇作家アリストパネスはもっとも饒舌で、神々のトップに位置するゼウスが人のもとの姿を半分に断ち切って男女になったので、切断面から現れた異性は合体を求めて種族維持機能を担うだけでなく、同性愛、少年・少女愛等々、あらゆる組み合わせの歓喜を体験するようになったのだと述べる。

饗宴主催者である劇作家アガトンは、同じモチーフを詩的メタファーで語り変える。エロスの神はすばやく老齢を逃げ、若くしなやかな容姿をたもつ。その神は花が咲きほこり、芳香馥郁《ふくいく》たるところといった柔らかい心根の魂に宿り、生きとし生きるものの創造《ポイエシス》にかかわり、はては最上位の神ゼウスが神々や人間をしろしめす術《すべ》がそもそもエロスの働きによっているとまでいう。

最後の論者はソクラテスである。ソクラテスは持ち前の弁論術でまずエロスの本質を定義し、美のイデアへと論点を煮詰めていく。そもそもエロスとは自分に欠けている美しいものに対して現れるのであり、欠如ゆえに求めるという根本的な原理で動いている。ゆえにエロスそのものは美や善を欠くものであると述べ、ソクラテスはディオティマという神事の女性大家が、エロスとは「神と死すべきものとの中間」にある「ダイモン」であるといったとして、彼女との対話の筋を説明する。「ダイモンとは何か」とのソクラテスの問いを受けたディオティマは、世界の万有を美しい結合体にする霊力であり、エロス独自の形相《エイドス》を永続させようとするという。これはギリシャ哲学の思考方法そのものであり、ダイモンという名づけ得ない霊力によって美の形相は質料《ヒュレー》と交わり、美を生成するということになる。この視点から、生命や詩や音楽、哲学なども、永遠に絶対不動の美の形相から、美を分かちもちつつ生成消滅するとの結論が導かれる。すなわち、美の形相は増大減少することなく、永遠に不滅である。一方、われわれがこの世に姿をとらえたと思っている人の肉体や魂の老廃消滅はもちろん、芸術作品や愛知《フィロソフィー》の対象である知そのものも、生成消滅する定めであるとの結論になりそうである。

世界生成の原理であるエロス。『饗宴』に出てくるダイモンとは、「神と死すべきものとの中間」にあってそれを動かす霊力である。現代的にいうと、無数に二元配置された対象、0―1の二進法で構成されるネットワークシステムを裡から動かす未知の力ということにもなろう。

ダイモンはさらに、空ゆえに欲望するという人の心のありようにまで口をはさむ。「食と性の精神病理」へと話を進めていくとき、それは現実のどのような時空間関係の中に息づいているのであろうか。

●食と性の精神病理

食や性をめぐる精神生活の形式が病者や家族の受苦の主題になって診察を求めてくることは、まれならずある。共同幻想論の枠組みに従えば、対幻想領域を舞台にした精神病理とすることができる。『死者の書』は、対幻想が言語芸術によってここまで深められるとの証であった。食卓空間で語られた『饗宴』のエロス論も、生の讃歌の受難である傷の部分を含意しつつ、形而上学的領域にまでうねっていく。日常と非日常の広い範囲に遍在するこの主題を精神科臨床に照応させてみたとき、かつて遭遇したこの章の事例は、そのときそのつど、筆者の臨床経験に貴重な示唆を与えてくれていたと知れる。「晩発性アノレクシア・ネルヴォーザについての一考察」では対幻想が、ジェンダーとしての対なる性の病理にとどまらず、親子という対で考えられる成熟や世代交代にまつわる時間の流れという意味合いを考えさせた。二つの意味での対幻想（性としての対、親子としての対）は家族機能に直結しており、人の生誕・成熟・老い・死へと順送りされていく時間性の節目に、このような病理現象も、現れて不思議はない。「強迫という名の配偶者支配」では、対なる性と切り離せない嫉妬の病理の迫真力があった。「Incubus体験とerotomania」では、性的な体感と妄想上の恋愛対象とがリンクしている。長期在院を余儀なくされた統合失調症女性例を診察していると、いやな性的体感と誰かがそうさせるという妄想がリンクしている例がまれならずある。たいてい誰かは匿名的で不可解な魔であり、病者は「知らない誰かによっていやな性的体感を感じさせられる」と訴える。Incubusは近代精神医学が現れる前に魔女裁判で悪魔憑きゆえとされていた性的体感の元凶としての魔、すなわち夢魔の意であり、現代精神医学で公認されているキーワードではない。嫉妬妄想や病的嫉妬というよりOthello syndromeといったほうがおもしろい。シェイクスピアの戯曲は奸智と瞬時に起こる運命の皮肉を的確に描いており、それを念頭に置いて目の当たりの症状を考えると、視野を広くとれる。

論　文

晩発性アノレクシア・ネルヴォーザについての一考察
——思春期痩せ症との異同を中心として——

●

強迫という名の配偶者支配
——嫉妬をテーマとしたhypermnesiaの経過から——

●

Incubus体験とerotomaniaについて
——体感幻覚症を伴う分裂病女性例の経験から——

原著論文

晩発性アノレクシア・ネルヴォーザについての一考察

——思春期痩せ症との異同を中心として——

I　はじめに

欧米、そして本邦でも近年anorexia nervosa（以下、An. n.と略す）が急増している。疫学的事実は認めるとして、この現象に概念規定の曖昧さが一役買っている可能性がある。精神的原因で著明な体重減少があればAn. n.であり、症状群であるという立場があった。Bruch, H.[3][4]はその長い臨床経験を通して、問題の有意義な把握や適切な治療のためにはさまざまな摂食障害を精神症状の違い、力動的な特徴、さらに臨床経過の記述で区別していく必要があると力説し、An. n.を真性群と非定型群に分けた。結果、An. n.の増加は、少なくとも自験例に関する限り真性群の増加によっていると報告している。[4] Bruchは真性群の症状標識として、次の三つをあげている。

(1)　身体イメージや身体概念の歪み。

(2)　体内刺激の認知障害。

(3)　あらゆる思考や行動を支配する自己の有用性の無さの感覚。

やや立場を異にしながら、下坂[20]は本邦で皮切りになった代表的論文として石川[13]および自身のそれ[19]をあげ、その後のAn. n.概念の拡大傾向に警鐘を鳴らしている。すなわちAn. n.の決定診断を下すためには年齢や外面的事実を頼りにすべきではなく、あくまでも女子の青春期の困難な主題が異常に深く、広く病者の心性を支配していることを見抜かねばならないとの主張である。下坂は臨床観察の経験的事実から、Bruchのあげた症状標識のうち、(1)、(2)は、An. n.の本質ではないと述べている。[21] Casper, R. C.ら[5]は、具体的な調査研究や難治例の検討から、An. n.では身体イメージや内臓知覚の障害というより、防衛機制としての否認が強く関係していると主張する。結果、下坂の主張[21]を裏づけることになった。

筆者は三五歳から典型的な症状を現した晩発性An. n.女性例を経験した。そこでは青年期前夜の思春期的主題と同様、中年期前夜の困難な主題が色濃く内的世界を支配していた。精神療法的課題を検討するうえでも、ここで中年危機的心性を考えていくことは避けられないと思えた。

木村[16]は思春期の時間意識を退行期との対比の中で次のように描き分けている。思春期・青年期では経験主体が自己自身や世界の急変との対決という課題を背負わされている。おのずと思春期そのものがアンテ・フェストゥム的情態性を帯びる。これに引き換え、退行期心性の代表的なものはポスト・フェストゥム的情態性を帯びて立ち現れる退行期うつ病であるという。たとえアンテ・フェストゥム的情態性を強く背負っていても、四〇代になると、人はいやおうなく自らの理想、自らの願望の限界を現実的な事実として認めざるを得なくなる。現実は徐々に大きな重みとなってこの可能性の足を引っ張る。そのため自己は自己自身に遅れをとり、自らの存在自体が処理能力を超えた負担として感じられるようになる。要するに「手遅れ」的情態性であるということになる。すっきりした概念であり、このような範疇でくくれない症例まで明瞭に逆照射してくれる。

湯沢[24]は中年危機的心性を伴ううつ病を病前性格、心的構造、存在様式の三点から洞察し、本来のうつ病と区別した。症候学的には一見メランコリー親和型と見えても、心的構造を見ていくと同調性は外見的装いにすぎず、実は分裂性が否認されていたというものである。木村の論につき合わせるならば、外見「手遅れ」的情態性に見えても、否認の閉じ蓋の中でアンテ・フェストゥム的情態性が息づいていたということになる。湯沢は中年危機的心性の中に否認されてきた内的対立を再編成しようとする内的葛藤を観察し、精神療法的課題を整理している。

思春期・青年期女性に圧倒的に多いAn. n.の治療に女性の思春期・青年期心性の理解が必須であるのと同様、晩発性An. n.女性例でも中年危機的心性の理解は必須であると思われた。症例を呈示し、考察を進めていく中で、An. n.をめぐる思春期・青年期心性と中年期心性の異同を明らかにしていきたい。

Ⅱ　症　例

【患者】四〇歳（初診時三八歳）、主婦

【入院時主訴】痩せすぎている。食べ物を見るのさえ苦痛。

【家族歴】父親はN市の三役で停年退職。七六歳。几帳面できれい好きであり、いつも身だしなみにうるさく、仕事熱心であったという。母親は姉が出産時母子ともども死亡したため、その後後妻として入籍した由である。控え目で現実感覚に自然な人である。数反の田畑を一人でやりくりし、子供たちの養育を行った。現在六八歳。患者は女三人同胞の第二子。姉妹ともどもそれぞれ遠方に嫁ぎ、家庭生活を営んでいる。

事情で夫は患者の家に入籍。跡継ぎとなっている。現在四五歳。一人娘を含めて三世代同居の生活をおこなっていた。本例発症のころ、夫は某地方銀行支店長。現在は関東地方に出向。娘は一八歳。この春大学に進学し、家庭から出ている。

【既往症】ゼロ歳時高熱疾患。往診医には重い肺炎と言われている。ひきつけはなかった由である。小学校三年次、腎盂腎炎。三ヵ月間休学し、自宅療養を行っている。

【養育歴および病前性格】母親の話によると、乳幼児期から体が弱かったが、我が強く、異様なほどきれい好きなところがあったという。三歳ころから、少し服がよごれていても神経質に着替えるようなところがあった。負けん気が強く、小学校三年次腎盂腎炎で三ヵ月休学したものの、勉強に遅れをとることはなかった。姉や妹は外でほかの子供たちと遊んでいることが多かった。それにひきかえ、本人は家の中で一人遊びしていることが多かった。小学校六年のとき、修学旅行を前にしてひどく不安がった。みんなといっしょに食事をしたり風呂に入ったりするのが恐いと言っていたという。最後まで行き渋って、直前激しい腹痛を訴え、結局行かずじまいになった。

中学高校時代、特に母親を困らせるようなことはなかった。仲のよい友達もいるようだったし、体付きもいくらか太っているくらいだった。服装はいつもきちんとしていて、地味で、おしゃれだった。負けん気の強いところは相変わらずだった。習字を出展して賞をもらえなかったりすると、ひどくくやしがった。成績もかなり伸びた。国立大学の受験も可能だと担任には言われていた。しかしある日突然本人が勝手に進学を変更し、銀行の就職試験を受け、パスした。

彼女は姉や妹と比べ、母親の目には少し変わっているように見えた。結婚などはまずしないだろうと思っていた。生理についての不浄感が異常に強く、異性の話は絶対にせず、どこか構えているところがあった。

【現病歴】 夫と母親の報告によると、三〇歳を過ぎてから、顔が大きすぎる、体重が多すぎる、大腿が太すぎると体型や体重にこだわるようになり、徐々に痩せてきた。当初食卓についてはいたが、隠れて吐くようになった。夫がそれを指摘すると、本人は何でもないと否定した。三五歳ころから過食と自己誘発嘔吐が目立つようになった。これによる咽頭部出血のため母親が驚くといった場面もあった。このころ身長一五二cmで体重は三三kgにまで減り、無月経になった。しかし本人は持病の頭痛も消え、今までになく好調だと述べていた。事実、行動は機敏になり、運転免許、16ミリ映写機の免許をとり、文化講演会などは欠かさず出かけた。家庭外の活動に食われながらも、家事を手抜きにすることはなかった。そのころ、わたしはこれほど頑張っているのに、夫も娘も自分のためには何もしてくれないと嘆いたり、四〇歳くらいまで完璧に生きて死にたいなどと漏らすこともあった。三七歳で体重は三〇kgを割り、三八歳のとき二五kgにまで減少した。周囲の勧めで大学病院の内科に入院し内分泌学的な精査を受けたが、痩せによる二次的な変化のみであった。三九歳のとき精神科に入院となった。

【入院時所見とその後の経過】 入院当初に認められた病棟生活の特徴を素描すると、次のようである。彼女は不安緊張が強く、感情の起伏が目立った。睡眠時間を切りつめ、朝五時には起床し、自分で立てた予定をこなし始めた。睡眠時間の短さを指摘すると、時間を無駄に過ごしたくありませんと言い、ベッドに正座してドストエフスキーや漱石の作品を長時間読み続けた。息抜きを勧めても、中途半端に休むと「緩み」に歯止めがかからなくなるという。彼女の日常生活は厳格な時間計画によって組み立てられていた。例えば読書にしても、何時までに何ページ読むというふうに決められていた。病棟での対人関係も義務的、表面的、孤立的であった。彼女の生活パターンに変化を与えようとして作業療法も勧めてみた。作業療法士も彼女の硬い姿勢を変えることはできなかった。

当初の体重と摂食の様子については以下のようであった。入院時体重二九kg。三度の食事で副食にはある程度手をつけるが、主食はしっかりと蓋をして、どれくらい食べたか看護婦に見せようとはしなかった。当初は夜間、後には昼間もパン、バタービスケット、ドーナッツ、クッキーなどを隠れて食べ、トイレで吐いていた。

たまたま間食の模様を目撃した看護婦によると、ふだんの彼女からは想像できないような衝動的食べ方だったという。体重測定に際しては、針を正確にゼロのところに合わせてからでないと、台の上に乗ろうとしなかった。外泊時低血糖によると思われる意識消失発作があり、体重は二六・五kgにまで減少した。そこでクリニミールの摂取を義務づけ、目標体重を三三kgに設定し、それに達するまでは外出も外泊も認めないという方針をとった。

夫の関東地方への転勤を機に頑強に外泊を要求した。目標体重に達していないことを理由に外泊を禁止すると、強硬手段に訴えるしかないと言い、主治医に対して攻撃感情をあらわにした。しかしこれを契機として、彼女は徐々に自分の内面を語るようになった。夫と娘が東京への引っ越しを済ませたころ、「自分は家族から取り残されていく」と不安をつのらせた。目標体重に達し、最初の外泊から帰ったとき、「いつのまにか娘が自分より大人になったみたい」と寂しそうに苦笑した。また「今までは息つく間もないほど夢中になってやってきました。夫や子供のためと思ってやってきたけど、結局自分のためにしか動いていなかった。相手から見ればありがた迷惑だったかもしれません」と、今までの自分の生き方を内省する傾向が見られるようになった。以下、このようにして語られた生活史的回想と現在の内的体験をまとめて記述してみることにする。

【生活史的回想と内的体験】 小さいときから神経質であった。いつも身ぎれいにしていないとだめだった。小学校のころから人と会う場面が苦手だった。一対一の関係なら何とかできたが、一人でいるときのほうが自然であった。外で遊ぶのは苦手で、包装紙で折り紙をしたり、ゴム製の人形に着せ替えをしたりして、一人楽しんだ。親には甘えなかった。病弱だったので大事に扱われたが、親に迷惑をかけまいという気持があった。それでいて親と自然に打ち解けている姉妹を見て、やっかみのようなものを感じた。学校の掃除のあと、机の配列がきちんとしていないと落ち着かず、自分で納得できるまでやり直した。小学校六年のとき、修学旅行直前、激しい下痢と嘔吐が生じた。みんなとの食事や入浴を考えただけで恐怖だった。

中学一年のとき初潮があった。嫌悪感があった。これが五〇歳まで続くのかと思うと、うんざりするような負担だった。生理前は頭痛、生理中は腹痛に悩まされた。以前市販のサリドンやセデスを常用するようになった。以前にもまして入浴や食事にこだわるようになった。よその家で食事をするのは不潔と思え、公衆浴場には行けなかった。清潔にすることには爽快感と充実感があった。一方、母親の立ち居振る舞いを、無頓着で耐え難いと感じていた。

高校時代には学校の行き帰りにまわりの景色を眺めてはよく空想した。樋口一葉の『たけくらべ』、伊藤左千夫の『野菊の墓』といった純文学的な悲恋物語を好み、自分は一生結婚しないだろうと思っていた。たとえ独身でも家や墓を守りたいとひそかに願っていた。母親を見て、それとは全く違う女性像を思い描いた。それは「優しさ」「清らかさ」「こまやかな心配り」のある女性、整然としたサラリーマンの妻といったものであった。何時に起きて何をするというふうに、時計とともに正確に動く生活が理想だった。高校時代の体重は最高五二kgであった。

高卒後銀行に勤め、身の細る思いで頑張った。以前から大勢の人前に立ったり、人中で目立つのを恐れていた。客相手のカウンターを避け、背後のテレタイプを受け持たせてもらった。自分の仕事のスペースは皆が出勤してくる前に整え、花を生けたりした。お高くとまっていると取り沙汰する先輩もいた。ともかく時間を無駄にすることがいやだった。

二一歳のとき上司であった現夫に気にいられて結婚し、以後主婦業に専念することにした。夫は仕事上、切れる人、生き字引のような人で、愛情というよりも尊敬の念をいだいていた。実際に新婚生活に入ってみると、夫と食事をするのにも苦痛が伴い、性生活は苦痛以外の何物でもなかった。性交渉にはいつも罪悪感が伴い、欲望を抑えられない夫を動物のように感じ、逃げ出したいほどの恐怖感があった。やがて性生活は子供を作るための義務だと自分に言い聞かせるようになった。夫の入った風呂には入れなかった。一方、精神面では夫の話し相手になれ、夫の気持を理解できる妻になりたいと思い、夫の読みそうな雑誌や本をメモをとりながら懸命に読みあさった。二二歳のとき女児を出産した。妊娠中つわりがひどく、出産時も陣痛微弱であった。二五歳、二六歳のときにも妊娠したが、いずれも人工中絶した。

三〇歳ころから少しずつ痩せ始めた。そのころ小学校に入学したばかりの一人娘が腎疾患にかかり、週に二度病院に連れて行かねばならなかった。しかし家事はそれまで以上に手抜きなくやった。子供が布団にしわを作るとすぐに伸ばし、夫が新聞を開いたままにすると、すぐに閉じないと気がすまなかった。灰皿もすぐに取り替え、テーブルもたえず拭いた。夫がこの潔癖症をいやがっているとわかっていても、止められなかった。夫が部下を家に招待するとなると、一週間も前から料理の準備に余念がなかった。またそのころ、生来の対人恐怖を克服しようと、市民文化活動に積極的に参加した。困難にぶつかっても頑張り通した。何でも責任をもって果たすので、よくグループの世話役にさせられた。一二〇パーセントくらい頑張ると、初めて充実感が感じられた。そのころからときどき気分の変調が現れ、一日、二日続いた。理由なく怒りの感情がこみあげ、デパートに行ってやたらと物を見て回ったり、さかんに意見を書いて新聞や雑誌に投稿したりした。食事中わけもなく涙が出てきて家に身の置き場がなく、民宿に一泊したこともあった。夫も子供も煩わしく、むしょうに一人になりたいと思うことがあった。

三〇歳代前半は三七・八kgだった体重が、三五歳を過ぎると三三kgになり、無月経になった。

三、四時間の睡眠で、それまでになく俊敏に立ち振る舞うことができるようになった。一方では三〇歳に入ったころから漠然と気になっていた四〇歳以降、つまり中年期のことが苦になっていた。中年太りにまつわるイメージに激しい嫌悪感をいだいていた。四〇歳まで完璧に生きて死ぬとか、四〇歳代を迎える以上その前に内面の美しさがにじみ出るような生き方をしなければならないといったことがいつでも念頭にあった。体の状態や日常の振る舞いを危惧するまわりの態度が、疎ましかった。

Ⅲ　考　察

1　晩発性 An. n. の診断的問題

本症例は三〇歳ころからひそかに自己誘発嘔吐を行っており、徐々に体重減少。家事養育をこなすのみならず、欠点であると本人自ら承知している対人恐怖を克服するためと称して市民文化活動の場に身を投じている。三五歳以後ほぼ体重三三kg（マイナス二九％）を維持。無月経状態に陥っている。中年太りに対する強い嫌悪感があり、この体重をもってしてもなお余分な肉があると訴えていた。これだけでDSM-Ⅲ-Rの診断基準を十分満たしている。必須症状として過活動をあげる主張も多い。An. n. を中核群と反応群に分けた馬場の分類[2]の中核群がそれであるし、Feighner, J. P.らの診断基準[10]や厚生省特定疾患・神経性食思不振症調査研究班の診断基準[22]にもこれが含まれている。本症例でもこの無月経低体重のころから持病の頭痛も軽減し、運転免許習得、16ミリ映写機免許習得、各種文化講演会参加と、過活動の状態に陥っており、三～四時間の睡眠で十分と感じて、病識をもたなかった。周囲が危惧して内科医を受診させているが、体重二五kg（マイナス四七％）という極端な痩せの状態にして原因となる身体疾患は認められていない。

ただFeighnerや厚生省特定疾患・神経性食思不振症調査研究班の診断基準の中には年齢項目が振り込まれており、それぞれ二五歳以下の発症、三〇歳以下の発症となっている。その根拠についてFeighnerの診断基準では引用文献があげられているだけで、必ずしも明らかでない。厚生省特定疾患・神経性食思不振症調査研究班の診断基準では、典型例はFeighnerの主張するように二五歳以下に多いが、近年上下に年齢拡大の傾向があり、三〇歳以下にしたと触れている。

一方、遅発性An. n.（本症例では中年期心性とのからみで、便宜的に晩発性An. n.とした）を肯定的に主張している報告[1][8][11][15]も散見される。Dally, P.ら[8]は、一次性An. n.は本質的に若年者の疾患であるが、二次性のAn. n.はいかなる年代でも生じうるとして、遅発性An. n.の自験例をあげている。内容は性同一性や対象喪失体験がらみの状況反応と思われる。Bruchの非定型群、馬場の反応群に相当する。

Kellett, J. M.ら[15]は、閉経後典型的なAn. n.の症状を現した五二歳女性例について、詳細な報告を行い、操作された診断基準でなく精神病理学的基準を考えるならば、中年や閉経後の女性たちの問題もAn. n.診断の中核に入ってくる可能性のあることを示唆している。しかしそこに紹介されている症例の内容は、性同一性や嫉妬の精神病理を中心とした世界であり、Dallyの自験例同様Bruchの非定型群、馬場の反応群に相当すると思われる。

Milner, G.ら[17]は妊娠中に発症したAn. n.を報告し、母体のみならず胎児への影響という現実問題から症例報告をおこなっている。疾病否認が強く治療困難であり、このような現実問題が、今後疫学的に問題になりうると指摘している。

本邦でも、結婚後に発症した二例についての有川らの報告[1]、閉経期に発症したとされる行木らの報告[11]が見られる。有川らは学習論の立場からAn. n.を摂食行動の異常を主症状とするヒステリーであるとし，これが既婚未婚を問わず男性にも生じうると主張している。行木らは閉経後に発症したAn. n.例について，心因となる要素が不明であり，パーソナリティーがらみの適応障害と考えることで，更年期でも本症は起こりうるとしている。筆者は後に述べる精神病理学的知見から，中年期の成熟不安にも思春期・青年期のそれときわめて共通した性質を認め，この年代にもAn. n.真性群ないし中核群といってよい病態がありうると考える。

2 本症例の病態的特徴

An. n.の病態について，神経症の一特殊形と考えられるものと境界パーソナリティー障害と考えられるものとを区別しようとの試み[7][12]がある。bulimiaを伴うAn. n.と伴わないAn. n.では病態水準が異なるのではないのかという推論が根拠になっている。

Casper[6]らは入院女性患者の推計学的検索から，次のような特徴を抽出した。

①bulimiaのない患者はずっと内省的であり，飢餓を否定することが多く，実際それほどはっきりした精神的苦悩を示さなかった。それにひきかえ，②周期的にbulimiaのほうに傾く患者はずっと非内省的であり，ほとんど例外なくkleptomaniaがある。彼女らは不安や抑うつ気分が強く，罪悪感や対人的敏感さを示し，身体愁訴もはるかに多い。この事実からCasperらはbulimiaとなんらかのパーソナリティー像との関係を強調し，An. n.を精神力動的に二群に分けるのがよいとしている[6][7]。第一群は古典的な神経症水準のAn. n.であり，第二群は，発達史的問題をかかえ，パーソナリティーに偏倚があり，代償としてAn. n.が現れている群であり，Bruchの主張する真性群に相当するという。当然のことながらパーソナリティー障害の代償としてAn. n.が使われていればいるほど，病態水準は重いということになる[5]。

下坂[21]もAn. n.のかなりの例に境界パーソナリティー障害の特徴が認められるとし，継時的に見ていくならばbulimiaはanorexiaという防衛の破綻と見ることができると述べている。

加瀬[14]は過食症状を伴うAn. n.について臨床的観察を加え，成熟危機の観点から統一的に見ていこうとした。すなわち不食，過食の両症状に一貫する機制は成熟危機であり，不食期には成熟拒否の態度を示すのに対し，過食期では「やみくもな成熟への志向性」と「成熟の放棄」といった両極端を動くようになるのであり、いずれにせよ「成熟の猶予」の様態であることに変わりはないという。

本症例でも極端な低体重を維持しているが、かなり頻繁にbulimia vomitingのおこなわれた形跡がある。パーソナリティー像との関連でこの症例を見直してみると、特徴的なのは、汎神経症傾向であろう。対人恐怖、不潔恐怖、肥満恐怖、性交恐怖といった汎phobiaの傾向、食生活をも含む生活全般にわたる強迫傾向、転換症状を思わせる頭痛、ときに嘔吐。対人関係一般にいえるある種の敏感さ。それでもなお、極端な痩せという形で臨床症状が顕現化するまでは、家族の要請に応じて適切に振る舞っている。しかし縦断的に見ていくならば、内的には現実適応のため、同一化への苦しい努力を繰り返している。対人恐怖を乗り切るためにあえてさまざまな活動グループに参加し、身の細る思いで役割を引き受け、肥満恐怖に対してはひっそりと誘発嘔吐をおこなっている。性交恐怖に対しては性の肉体性を否認し、精神世界のみを肯定し、意識的な態度で切り抜けようとしている。強迫や不潔恐怖は自己愛にアクセントのある奇妙な愛他精神に姿形を変えている。事実まわりからは「きちんとやりすぎる」とか「人のために尽くしすぎる」などと、肯定的な評価を受けることで通ってきている。

このようにはた目には主婦業をこなし、大過なくきているように見えながら、生活史的回想と内的体験で彼女が述べているように、内面世界ではかなり不安定であった。三〇歳代に入ってから、彼女は時々一日、二日続く急激な気分の変調を体験している。理由なく怒りの感情がこみあげ、デパートに行ってやたらと物を見て回ったり、さかんに新聞や雑誌に投稿したという。食事中わけもなく涙が出てきて家に身の置き場がなく、民宿に一泊したこともあるという。夫も子供も煩わしく、むしょうに一人になりたいと思うことがあったとも述べている。この種の感情が比較的短期間に平静な状態に戻ってくるというのも、特徴である。違った情緒状態の無自覚な交代と見ていけば、splittingと考えることができる。抑圧の失敗様態と原始防衛機制の萌芽である。この時期に自己誘発嘔吐の始まったのは、決して偶然ではない。

対人関係は基本的に孤立的であり、娘を養育する過程で子供はあまり自分になつかなかったと述懐し、実母に対しては競合的であり、夫に対しては強い見捨てられ不安をいだいている。

これらの事実をすべて自己同一性の不安定と理解してもさしつかえないが、土居の指摘した「境界例が不安定な中にも安定しており、精神病に移行しないということは、正常心理に近いものを所有しているからではないのか」という観点で(9)概念を拡大するならば、ライフコースの節目に前景化した境界パーソナリティー心性の動きと見ていくこともできる。

3　晩発性 An. n. 概念の可能性について

この症例がなぜ思春期発症でなく中年期前夜なのか。あげられる要因は二つある。一つは個体の側の条件、もう一つは環境の側の条件である。まず個体の側の条件について考えてみる。同一化への苦しい努力の過程については生活史的回想と内的体験の中で紹介した。その中心に認められる奇妙な愛他精神が思春期・青年期発症をまぬがれさせた一つの鍵を握っている。一皮むけばそれがメランコリー親和型の人の没頭性や他者配慮の世界と全く異質であることは明らかである。雨の日曜日夫が自宅でごろごろしていると、逐一《ちくいち》細かく世話をやかないと気がすまない。ときには満足しているか否かを確かめずにはいられなくなる。夫婦関係の中で見ていくと、このような態度は見捨てられ抑うつ寸前の不安定状態といえる。

これらは湯沢が明らかにした中年危機的心性をもつうつ病者の構造的特性、すなわちメランコリー親和型の装いのもとに分裂性が否認されている様態と通底するものであろう。たとえ装いとしてであろうとも規範親和性は周囲に受け入れられやすい。

次に splitting ともいえる情緒の易変性が直接周囲を巻き込むアクティングアウトにはいたらず、彼女の内部でうまく防衛として働いていたことがあげられよう。

環境の側の条件としては家族力動を考えてみる必要がある。結婚後夫が彼女の家に入籍するという形で始まった三世代同居という家族形態が、一つの鍵を握っていた可能性がある。母親が外で農作業をしていても彼女一人入浴し、身ぎれいにし、家事、とりわけ料理に余念がない。食卓風景も独特である。父母のための料理、子供のための料理、夫のための料理をいつも作り分け、彼女自身は合間につまみ食いすることが多く、本来もっとも自然な情緒的交流の場である食卓にはサーヴァントとしてしかついていない。家族といえども、食べ残したものを口にすることはできなかったという。料理という介在物によってかろうじて家族との関係を守っていた可能性が強い。

三世代同居という家族形態、食卓という場にきわだつ愛他的防衛、こういったものが先に述べた彼女の不安定な内的世界を和らげていたのではないのかというのが筆者の見方である。問題が臨床的に顕現化する前に夫の単身赴任があり、実家と赴任先の往復があり、引っ越しがある。これも内因性うつ病の状況因のように見えながら、内実は異なっている。

一人娘が成長し、両親はそれぞれのあり方で年老い、患者は否が応にも中年期に順送りされる運命にあり、パーソナリティーがらみの葛藤は夫婦関係の中に凝縮してくる。自己同一性への懐疑が色濃く支配する不安世界、要するに中年期前夜のアンテ・フェストゥム的世界が、この時期思春期心性のそれと類似の形で再活性化しても決して不思議ではないであろう。そこには思春期・青年期にまさるとも劣らぬ人格発展上のもう一つの重要な分節点、中年期の成熟課題が深くかかわっている。このことは、この年齢のAn. n.にも真性群ないし中核群といってよい病態のありうることを示唆している。

4　中年期前夜と時間意識

高石ら[23]は「止まった時計に投影された成熟拒否」と題して、An. n.と診断された二五歳女性イラストレーターのイラスト画を紹介している。彼女は床頭台の時計を必ず止まった状態にしており、イラスト画の中でも時計を静止させていたという。絵画分析の結果を踏まえ、高石は、これらが無意識的な成熟拒否の願望を満たしているだけでなく、同時に死に対する抵抗を示していると指摘する。加えて、その死の不安から解放されるために肉体を否定し、精神性への飛翔を求めている描画表現ではないかと推論している。

本症例の時間や成熟に対する態度の中にも、共通した傾向を認めることができる。彼女は三〇歳に入ったころから漠然と四〇歳以降のことが気になっていた。中年太りといった肉体イメージに激しい嫌悪感を抱いていたようでもある。性生活や肥満に対する恐怖にとどまらず、四〇歳代を迎える以上、その前に内面の美しさがにじみ出るような生き方をしなければと、自分に言い聞かせていた。事実強迫的に家事をこなしたり、市民文化活動に参加したりしていた。体重三三kg、無月経になった三五歳以降、このような態度にさらに拍車がかかり、やみくもな過活動状態に陥っている。入院当初も睡眠時間を切りつめ，厳格な計画を立て，時間あたりのページ数を割り振ってドストエフスキーや漱石の作品を読んでいた。

このような事実は精神主義的な意味願望の世界と，逆算された強迫的な時間意識の世界といった特徴を現している。思春期・青年期のそれとは違って彼女の精神主義的な意味願望や強迫的な時間意識は，現実の規範性につながっている。それでも，高石の症例と同様，成熟拒否の背景に死への不安を推論することは可能であろう。

下坂もAn. n.に見られる身体状態に不釣り合いな活動性について，将来先取り的な不安を洞察し，そこからくる空虚感をなんとか充足しようとの試みがAn. n.に現れる症状であるとし，Bruchの病識障害による説明を退けている。[21] 言語表現の正確な晩発性An. n.のこの症例は，期せずしてこの下坂の解釈を裏づけている。行動化が多く，言語化能力の乏しい思春期・青年期のAn. n.症例の内的世界にも，彼女の語るのと同じ心性が動いているであろうことは想像に難くない。

5　治療上のこと

Powers, P. S.[18]はAn. n.の精神療法についてかなりの期間を要するとの前提に立ち，ガイドラインを提示している。前置きとして，体重増加計画と精神療法が不可分の関係にあることを強調している。精神療法との結びつきのない体重増加計画がおそまつな元の木阿弥になりやすいのと同様，体重増加計画と結びついていない精神療法では，いかに患者が病気の存在論的理解にまで達したとしても，結果的にはAn. n.の状態を慢性化させるだけだとの指摘である。

この症例は筆者が経験してきた思春期・青年期An. n.の患者たちよりはるかに言語化能力に優れていたが，その分，こと摂食状況については事実否認が強かった。実際，看護者さえも把握困難なほどひそかに隠れ食いがあり，自己誘発嘔吐も巧みであった。体重は増えず，ラボデータでは低カリウム血症が続いた。しばしば頭痛を訴え，鎮痛剤を用いた。患者の同意した体重増加計画は外見上の適応態度であり，枠構造がないと思春期・青年期例同様，疾病の基本障害に対してますます巧みに防衛を準備させてしまうという袋小路に陥った。

この反省点に立って体重増加のための枠組み設定をおこなった。治療者への隠された攻撃感情が読み取れた。面接でのこのような感情の扱いは，思春期・青年期のアクティングアウトのように直接的でない分、慎重に読み取る必要があった。事実否認があると、とりわけ体重増加を必要としている段階では患者の側に治療者への陰性感情が生じるのは自然な成り行きであり、患者を傷つけないようにそっとその部分に触れ、時には無害な話といっしょに、その部分を直面化させる必要があった。これがひいては生活史的回想や内的体験に触れていく手がかりになったことは重要である。

Powers[18]も境界パーソナリティーがらみのAn. n.の精神療法の困難なことに触れ、Mastersonの境界例患者への接近法の変形として、次の三段階に分けて治療目安を立てることを勧めている。第一段階は絶食とか気晴らし食いとか下剤使用といったアクティングアウトを押えること、第二段階はそのつど情動と行為の関係に気づかせていくこと、とりわけ怒りの感情と過食嘔吐の関係を取り上げていくこと、第三段階がインテンシブな内面洞察へと向かう精神療法であるという。治療者が解釈をはさむ時期については、極力慎重であるべきであると諭している。成熟不安と否認問題がAn. n.に深くかかわっていることを思えば、当然の指摘といえる。

後半、筆者は、少しずつ彼女の否認問題にも触れていった。その際、治療者は患者の強迫的な活動の状態も痩せの状態も、実のところなにがしかの不安に直面するのを避けていたのではということを念頭に置いた。具体的には中年期を迎える女性の不安を話題にした。その際、湯沢の整理した中年危機に関する精神療法の骨子[24]を面接内容として用いた。

もっともこのような洞察を手助けするためには、治療者が思春期・青年期An. n.の患者に対してそれなりの性同一性についての態度をもっていなければならないのと同様に、中年期の成熟像とはどのようなものであるのかについて、それなりの態度が求められる。

思春期・青年期例ではいかに否認が強くても、裂け目からそれと読み取れる直接的なアクティングアウトになるのが経験的事実である。それに比べるとこのような晩発性An. n.では規範性に装われたさまざまな防衛がなされているので、内的衝動が摂食異常に現れていても事実否認が強く、ましてや否認された内的な世界に触れていくのは困難である。言語化された世界も真の内省には結びつきにくく、知性化によって合理化されやすい。その限りでは思春期・青年期An. n.以上に枠組み設定と言外の情緒的接触が欠かせない要件である。この段階を越えれば、患者自身が内面世界を広く深く洞察し、成熟課題を対象化する作業も、不可能ではないと思われる。

Ⅳ まとめ

三五歳で典型的な神経性食思不振症の臨床症状を現した一女性例を報告した。

(1) Typus melancholicus の外貌をもちながら、内的には不安定で汎神経症傾向をもち、心的構造や存在様式からすると境界型パーソナリティーの諸特徴を備えていると思われた。

(2) 発症にいたるまで、外面的には大過なく生活している。愛他的防衛が対人関係の中でこのパーソナリティーゆえの不安定な部分を和らげていた。それを家族力動を踏まえて考察した。

(3) 精神病理学的知見から、思春期・青年期の困難な成熟課題と同様、中年期のそれが症例の典型的な病像を支配していた。夭折願望や不安否認的な過活動は、アンテ・フェストゥム的情態性といってよい性質のものであった。それは肥満恐怖や自己コントロールへのあがきといった態度にも反映されており、晩発性 An. n. の症例でも中核群ないし真性群と呼んでよい病態のありうることを考察した。

(4) 体重増加のためには、思春期・青年期例と同様、行動療法的枠組み設定が必要であった。精神療法は境界例に準じたものを念頭に置いた。最終的な内面洞察に向かう精神療法の段階で、中年危機心性への洞察が必須であることにも触れた。

文献

(1) 有川清猛・山中隆夫・野添新一他「神経性食欲不振症の行動療法—結婚後に発症した二例（未婚例との比較について）」『心身医学』一八、四五〇頁、一九七八年。

(2) 馬場謙一「神経性無食欲症—概念・分類・治療」、下坂幸三編『食の病理と治療』金剛出版、東京、三〇－四九頁、一九八三年。

(3) Bruch, H. : Anorexia nervosa and its differential diagnosis. J. Nerv. Ment. Dis., 141 : 555-566, 1965.

(4) Bruch, H. : Anorexia nervosa. In : Arieti, S. ed. : American Handbook of Psychiatry. 2nd ed., vol. 2. pp. 787-809, Basic Books, Inc. New York, 1974.

(5) Casper, R. C., Halmi, K. A., Goldberg, S. G. et al. :

Disturbances in body image estimation as related to other characteristics and outcome in anorexia nervosa. Brit. J. Psychiat., 134 : 60-66, 1979.

（6）Casper, R.C., Eckert, E. D., Halmi, K. A. et al. : Bulimia, its incidence and clinical importance in patients with anorexia nervosa. Arch. Gen. Psychiatry, 37 : 1030-1035, 1980.

（7）Casper, R. C. : The psychopathology of anorexia nervosa : The pathological psychodynamic processis. In : Beumont, P. J. V., Burrows, G. D. and Casper, D. C. ed. : Handbook of Eating Disorders, part 1 : Anorexia and bulimia nervosa. pp. 159-169, Elsevier, Amsterdam, 1987.

（8）Dally, P. and Gomez, J. : Anorexia nervosa : William Heinemann Medical Books. Ltd. London, 1979.（渡辺昌祐・横山茂夫監訳『思春期やせ症』医歯薬出版、東京、一九八－二〇三頁、一九八四年）

（9）土居健郎「『境界例の病理と治療』への序言」『精神医学』一二、四六六－四六七頁、一九七〇年。

（10）Feighner, J. P., Robins, E., Guze, S. B. et al. : Diagnostic criteria for use in psychiatric research. Arch. Gen. Psychiatry, 26 : 57-63, 1972.

（11）行木泰夫・高木洲一郎・小宮英靖他「閉経期に発症した神経性食欲不振症」『心身医学』一八、四一〇頁、一九七八年。

（12）生田憲正・皆川邦直・三宅由子「摂食障害とパーソナリティー病理」『精神経誌』九〇、七九三－七九八頁、一九八八年。

（13）石川清・岩田由子・平野源一「Anorexia Nervosaの症状と成因について」『精神経誌』六二、五一－五九頁、一九六〇年。

（14）加瀬達夫「Anorexia nervosaの過食症状に関する一考察」『精神経誌』八一、六二九－六四七頁、一九七九年。

（15）Kellett, J. M., Trimble, M. and Thorley, A. P. : Anorexia nervosa after the menopause. Br. J. Psychiatry, 128 : 555-558, 1976.

（16）木村敏「思春期病理における自己と身体」、山中康裕・中井久夫編『思春期の精神病理と治療』岩崎学術出版社、東京、三二一－三四一頁、一九七八年。

（17）Milner, G. and O'Leary, M. M. : Anorexia nervosa occurring in pregnancy. Acta Psychiatr. Scand., 77 : 491-492, 1988.

（18）Powers, P. S. : Psychotherapy of anorexia nervosa.

In. : Powers, P. S. and Fernandez. R. C. ed. : Current Treatment of Anorexia Nervosa and Bulimia. pp. 18-47, Karger, Basel, 1984.

(19) 下坂幸三「青春期やせ症（神経性無食欲症）の精神医学的研究」『精神経誌』六三、一－四二頁、一九六一年。

(20) 下坂幸三「神経性無食欲症（青春期やせ症）の精神医学的諸問題」『精神医学』五、二五九－二七四頁、一九六三年。

(21) 下坂幸三「anorexia nervosa 再考」『精神医学』一九、一二五三－一二六五頁、一九七七年。

(22) 末松弘行「神経性食思不振症の診断基準・病型分類」『内科』五五、一四九五－一四九六頁、一九八五年。

(23) 高石利博・栗原雅直「止まった時計に投影された成熟拒否―Anorexia Nervosa の一症例―」『精神医学』一七、四六三－四七三頁、一九七五年。

(24) 湯沢千尋「中年危機的心性を伴ううつ病について」『精神経誌』八四、四一二－四二三頁、一九八二年。

原著論文

強迫という名の配偶者支配

——嫉妬をテーマとしたhypermnesiaの経過から——

Ⅰ　はじめに

嫉妬は人間心理のきわめて普遍的なテーマであり、正常と異常といった症候学的位置づけにすっきりした説明を与えるのは困難である[1,3,6,9,11,20]。また古典的な三角関係の構図にのっとって性愛の領域を論じたもの[1,3,6]から創造的精神世界や社会的立場などを含めて論じたもの[5,19]など、力点の違いによっておのずと主張も異なっている。

その点、Tellenbach, H.の「嫉妬の現象学」は嫉妬の本質について統一的に論述しており、臨床的事実の差異をもち込むことでおのずと問題が明瞭になるように書かれている[19]。すなわちTellenbachによると、「嫉妬とは自分に属すると思っているものが望まずして自分から離れようとしているという意味方向性をもっており、現に手元にある愛が自分から失われるのではと予期的に考え始めたところから、嫉妬という現象は始まる」という。「この予期的不安の中で、愛というものはいつでも失われつつあるとしか感じ取られない。そうなってくると嫉妬者の中でパートナーへの愛情努力は不可能に近いものになっていき、しだいにパートナーとの愛情空間は空虚化し、嫉妬者が当然のこととしてもっていたものは所有として物質化する」。こうしてライバルはより周辺的無名的となり、ついには嫉妬妄想の閾値に達してしまうのだという。

一方、強迫症状を対人関係の中で考察した論述[10]、とりわけ配偶者との関係の中で考察した論述[18]も散見される。強迫症者のパーソナリティーと配偶者への関係のし方が主な洞察点になっている。

今回、筆者は嫉妬深い成人女性の、特異な反応状態を経験した。不義の事実暴露で、外傷体験の過剰想起と強迫症状が長年にわたって患者の精神生活を支配していた。過剰想起の形式と内容を考えていくことは強迫症状の成り立ちや性質を考えていくことと切り離せず、一方を主に嫉妬という現象の変質の面から、もう一方を配偶者との対関係の病理から描出し、両者の内的なつながりについて考察を加えた。

Ⅱ 症例

入院時三七歳、主婦

【入院時主訴】気力が出ない。母親の食事を前にすると不安になる。

【家族歴】父母は患者の生まれる二年前から書籍文具店を営んでいた。患者はその一人娘。父母は現在も同店舗を維持しており、健在。本人は二四歳のとき恋愛結婚。二七歳で男児出産。夫、子供、本人の三人暮らしであった。

【既往歴】特になし。

【生活歴】T市生まれ。小中学を同地で過ごし、成績は上位。高校進学後は入学時上位だった成績も伸びなやんだ。薬科大学を受験するも失敗。翌年再受験するも失敗。某商科大学に進学した。大学時代はアパートでテレビを見たり小説を読んで過ごしたりすることが多く、授業への出席はそこそこであった。学内で現夫と知り合い、彼の運転で方々にでかけたという。卒業後しばらく実家の文具店を手伝い、二四歳で結婚。二七歳で男児を出産した。

【性格傾向】母親の述べるところによると、まじめ、几帳面、内向的。友人付き合いは少なかった。手がかからず、これといった反抗期もなく、中学のころからはほとんど自室に引きこもり、勉強をするようになった。本人の述べるところでは、神経質、きれい好き、人前は不得手で、気後れが強かったという。

【現病歴】二七歳のとき実家で男児を出産し、夫の元へ帰った。そのころより夫の女性関係を疑うようになり、手帳やメモの類いを連日くまなく調べるようになった。夫が優しくすると、その裏の意味を考えた。もともと性生活では不感症であった。徐々に性生活そのものが受け入れ難くなっていった。以来入院生活後半（三七歳）にいたるまで無月経状態。それでも子供が三歳になるまでは、養育に余念がなかった。

子供が四歳になり、幼稚園に行くころになってから（本人三一歳）、夫の素行が本格的に気になるようになった。電話帳で調べた秘密探偵を自宅近くの喫茶店に呼び、夫の素行調査を依頼した。結果、夫の女性関係が明るみに出た。彼女自身タクシーで夫のあとをつけたり、相手女性のアパートに出向いたりするようになった。知り得た事実によって夫との間に応酬があり、形式上は夫が女性関係を清算するということで引っ込みがついた。

しかしその後もしばらく、夫に対する同様の詮索行為は続いた。このころから強迫症状を体験するようになった。それは必ず夫の食事の場面で起こるのが特徴であった。夫が食事をする間じゅう、夫の食べている食事の内容が完璧かどうかが気になったという。パンやご飯の量、換算したカロリー数、肉のグラム数などがしきりと頭に浮かんだともいう。結局、夫が食事をし終わるまで一部始終を見届けないと安心できず、少しでも残すと栄養計算を誤ったのではと不安になり、全部食べることを強要した。夫がそれに苦情を述べると、彼女は一過性に困惑状態に陥った。彼女自身の食事量は、徐々に少なくなっていった。

子供が小学校に就学したころ（本人三四歳）から一人で過ごす昼間の時間、床を敷きのべて休んでいないといられない状態になった。そのころからかつて彼女が詮索行為で目のあたりにした情景、例えば夫の運転する車の助手席に女性がいる場面とか女性の部屋の様子などが、昨今の出来事のように細部にわたって浮かんでくるようになった。それはしきりに浮かんでくるという感じで、当初特別な感情は伴わなかったと述べている。

同年七月、彼女は夏期休暇に入った子供を連れて実家帰りしている。母親によるとひどい痩せの状態で日中はほとんど横になっており、「頭がぼーっとする」とか「味の感じがわからない」と訴えていた。食事は一日一回夕食のみで、それも一人二階で二時間前後かけて摂取するという状態であった。理由を聞くと、家族と同じ食卓につくと、母親の食事を最後まで見届けないと不安になってしまうからだと答えた由である。

九月、夏季休暇終了のため子供は夫の元に帰り、彼女一人実家に残り、以後実質別居状態。この間、総合病院内科を受診したが、身体的な異常所見は認められず、抗うつ剤の投与も受けたが、上記状態は改善しなかった。

本人三六歳の五月、大学病院精神科初診。身長一六二㎝で体重三二・五kg。慢性的な無月経状態。「二〜三時間しか眠れない。ものが考えられない」「食が細って、どんどん痩せていく。あまり痩せているので、人前に出るのが恥ずかしい」といったことを小声で訴えた。思路の乱れはなく、抑うつ気分や異常体験は否定。内面に触れると説明がいくらか要領を得ないが、モンタージュするとおよそ次のようであった。「夫ノ女性問題ノタメニ私ハ今ノ状態ニ陥ッテイル。痩セテ体力ノナイコノ状態ヲ治サナケレバ、子供ノ世話モデキナイ。子供ノ養育ノコトヲ考エルト不安デス。コノママデハ家庭デ生活デキナイ」

以後、面接と薬物療法を中心に通院加療を行った。

初診時に訴えていた症状は軽減し、助言に従って両親と食卓にもつくようになった。受診後四ヵ月頃から体重のみでなく意欲の回復も認められ、一日一時間程度家事手伝いも可能となった。それでもぼんやりしている時間が多く、夫の付き合っていた女性の情景がしきりと浮かぶことに変わりはなかった。このころより再び強迫症状が前景化してきた。今度は母親の食卓風景を前にしてそれの起こるのが特徴であった。強迫症状の内容は、以前夫の食事を前にして起こったものと全く同じであった。魚でも肉でも、家族三人分を買ってくる。それぞれの重さを厳格に計量しないと気がすまない。一㎎でも二㎎でも多いほうを母親の取り分に回す。くだらないと思いながらそうせずにはいられないという。食事時間になると母親の食事を徹底的に監視し、へらで押しつけるように盛ったご飯を一粒残さず食べるように強要した。その間、ご飯の量が、カロリー数が、魚や肉の重さが、タンパク質の量が、しきりと頭に浮かんだ。患者の期待どおり無理して母親が食べ終えると、「おなかいっぱい？」と何度も確かめ、大丈夫だといった言葉を聞いてやっと安心した。母親が不調で食べきれないときでも、「一生のお願いだから」と泣きべそをかき、強要し続けていた。

このような状態が膠着《こうちゃく》したため、強迫対象から引き離すこと、インテンシブな精神療法を目的として入院を勧めた。

【入院後経過】本人三七歳の二月当科入院。入院時体重三九kg。母親という強迫対象を離れてから、彼女自身は抵抗なく食事がとれるようになり、その後の体重回復は順調であった。食事はベッドサイドで一人、かなりの時間をかけてとるのが常であった。他患といっしょでは、圧倒されるからだという。主食はパンと決まっており、どのような事情でもその変更を許さなかった。これ以外の時間帯はほとんどベッドに横たわっており、対人関係も表面的。テレビ、新聞はほとんど見ず、ファッション関係の雑誌にわずかに興味を示すのみであった。

夫と女性の情景がしきりと浮かんでくるという傾向は、入院後も続いていた。しかしそれに伴う特別な感情がないという。実家への外泊も、食事のとき母親を前にして例の状態（強迫表象と確認強迫の性質を帯びた強制）になると困るという予期不安のため、行き渋っていた。このような状態で、ほぼ三ヵ月が経過した。

不安が軽減し、いくらか意欲も回復し、一日程度なら実家への外泊が可能となった。母親を前にしても、強迫症状ははるかに軽いと体験されるようになった。事実、食の強制はせずにすむようになっていた。ただそのような時期におよんでも、夫と女性のいる光景、彼女の見た女性の様子などがしきりと浮かぶのに変わりはなかった。このころから怒りやつらさといった感情が出てきたという。テレビドラマを見てもサスペンスものを読んでも、容易にこのような想起状態が触発されるのも特徴であった。この想起状態は同室者の出身地が女性のそれと同じであると聞いただけで、あるいは偶然新聞記事に女性の出身地が出ていたというだけでも触発された。

同年八月、三七歳のとき、妊娠以来初めて、一〇年ぶりに月経の発来をみた。体重は四六・五kgにまで回復していた。月経はその後規則的に続いている。このころから実家への外泊回数を増やし、期間を増やすことが可能であった。夫、子供の元への外泊を勧めると不安がった。

同年一〇月より、少しずつ夫、子供の元への外泊を優先させていった。最初のころは何度も、発症時の症状がかなりのところまで再活性化する傾向にあった。食卓場面で夫に自分のイメージどおり食を強制し、手加減することができず、逆に夫に怒りを振り向けられると頭がぼーっとして、何も考えられなくなってしまったという。このような状態が長引くと、日々の献立といったあたりまえの段取りが浮かばず、はてはご飯の炊き方まで忘れたのではと不安になることもあったという。

本人三八歳になってから、夫への食の強制をなんとかしたいと述べるなど、不都合な症状にも目を向けるようになってきた。退院を前提に内面洞察を求める精神療法をおこなったが、頻回の買い物や美容院がよいと、回復不安を思わせる気晴らし行動が多く、抵抗が認められた。それでも周囲が支えれば家庭生活も可能と判断し、同年一一月、退院とした。家庭の近くの大学病院に紹介した。その後の経過はよいとのことである。

【心理検査】入院期間中におこなった心理検査の結果を以下に要約する。

⑴　ロールシャッハテストで不安耐性の低さ、抑圧お

よびそれに伴う消極的な否認の強いことが指摘された。

(2) HTP検査とリンクさせた家族画の中で、次のような特徴が指摘された。家庭でも実家でも、ともに家族がテレビを見ている情景である。いずれにも本人は不在。家庭の家族を表した家族画（図1）では、夫の手先は両方とも欠落しており、夫と息子が親密に描かれている。

心理検査の読みでは、これは夫に対する強いaggressionを表しており、なかでも夫の両手先の欠落は夫を去勢し、現実や外界に積極的に働きかける力を剥奪しようとするものであり、相手の価値引き下げ（devaluation）という心の動きを表しているとされている。

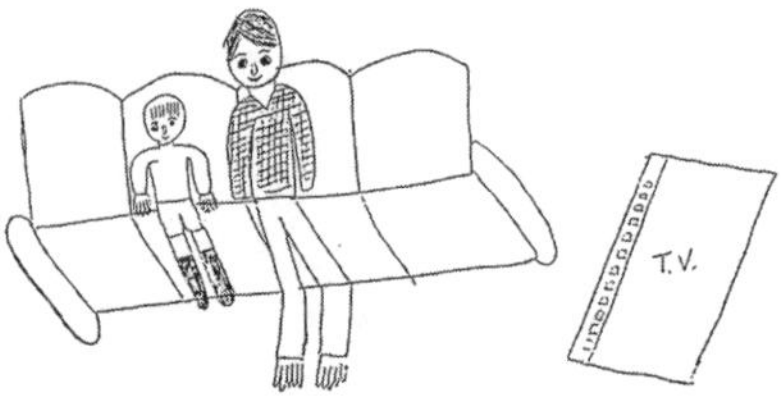

図1　本例が描いた家族画

家族画で患者本人は不在であり、夫と息子が親密に描かれている。夫の手先は両方とも欠落している。

Ⅲ 考察

1　症状形成の準備野と発症

女性の嫉妬が妊娠や出産、閉経といった身体条件の変化とともに現れやすいとの指摘がある。これは身体イメージの変化に伴う自己イメージの変化、つまり心理的理由によるのであろうと、Todd, J.[21]らは主張する。彼によると、このような時期、婦人は性的な交わりへの欲求の衰えていることに気づいており、さらに肉体的魅力ということでは生物学的に不利な状態にあることをよく知っており、自身でも不安定さを感じ、不義への恐れを深めているという。

Freud, S.[3]は「投影された嫉妬」（ほぼ病的嫉妬に相当する）について、次のような説明を加えている。「投影された嫉妬は、男性でも女性でも、実際に犯した自己の不実、あるいは抑圧されている不実への衝動から起こる。社会の習慣はこの普遍的事実を巧みに考慮しており、既婚婦人の媚態や、既婚男子の征服欲に対してある程度のゆとりを与えることによって、避けがたい不実への傾向を吐き出させ無害にすることを期待している。嫉妬深い人は社交的な愛の戯れが、実際の不実に対する保証であるとは考えない」。こうしてFreudは、投影から起こった嫉妬もほとんど妄想に近い性質をもっていると洞察する。

社会の習慣が抑圧された不実への衝動を抑えているとのFreudの指摘は、含蓄に富んでいる。このような社会的習慣を身をもって知るためには、経験世界の共有というさまざまな他者体験が必須の前提条件になる。生活歴、現病歴に示したように、本例は小中高時代とあまり友人もなく、反抗期らしい反抗期も体験せず、大学時代は知り合った現夫との行動がほとんどであった。その延長線上に結婚生活を迎えている。他者体験は希薄であったと推察される。

彼女は出産後の不安定な時期、夫の手帳や衣服に不義の証拠を探し求めるといった詮索行為を連日執拗に繰り返すようになっている。この段階ではまだ状況に嫉妬の根拠が希薄であり、彼女自身の性的不感症といったことも併せ考えて、Freudの述べる「投影された嫉妬」の性質が強い。出産後母子絶対優位の時期に上記の状態が後退し、その後再び、さらに徹底した詮索行為が始まっている。これは母子二者関係への関心にゆるみの現れる時期に相当し、夫婦二者関係の隠された緊張が露呈しやすかった時期であったともいえる。

不義の事実が暴露し、彼女の詮索行為は一時具体的な行動になり、その後少なくなっていく。このあたりを節目に、その後長期間にわたって、一方では目のあたりにした不義の情景の過剰想起が認められ、もう一方では夫を前にした食卓風景で、きわめて場面選択的に強迫症状が現れている。

Schneider, K.[15]は意味ある動機に基づいた体験に対する感情性応答を体験反応と呼び、原因に対してその反応の強さが不釣合いであるとか、反応の持続が長いとか、反応の外観や態度の変わっているものを、異常体験反応とした。臨床的な現実に即してよく概念化されており、このような症例を整理するのに有用である。筆者は上記の屈折点をもって、本例の臨床的な発症、すなわち嫉妬者の異常体験反応とした。過剰想起も強迫症状もこの異常体験反応の内容であり、その持続の長さから考えても、このような臨床的事実をこのような概念でくくるのは妥当であろう。

2　hypermnesia と嫉妬の変質

Jaspers, K.[6]は、表象において情動強調と実在判断は深く関係しているとして、表象現象についてのLipps, Th.の記述を引用している。それによると、快の強調を受けた表象とか不快の強調を受けた表象、あるいは望んだ表象か恐れていた表象かといったことがそれぞれの表象の要素になり、その要素が表象のエネルギーを高め、その表象を反対表象から切り離し、自由に実在と見なす傾向が生まれるという。

不義の事実暴露を本例で異常体験反応の起こった嫉妬者の鍵体験と考えるとき、同一情景の長期間にわたる反芻のされ方は、現象的にはLippsの記述する表象一般の、より極端な形と考えることができる。彼女が目のあたりにした女性部屋の情景が、彼女がタクシーで追跡しながら見た乗用車助手席の女性の情景が、年数を経てなお現在ありありと体験している実在のように経験される。この際、表象のエネルギーを高める要素とは、嫉妬心に特有の不快感であり、自分に属すると思っていた情愛が失われるのではという恐れの感情であろう。日常生活の中にある些細な刺激源、テレビドラマやサスペンス小説、はては偶然耳にしたり目にした地名が気になる女性のそれと同じであるというだけで、彼女には同一情景の記憶が昨今のことのように自生的に想起される。

このような想起の形式は特定の感情と強く結びついて立ち現れる表象であり、精神生活の中に占める割合や程度、刺激のされやすさなどから見て、一種のhypermnesiaと考えられる。これが患者の精神生活を占有し続けてきたということでは支配観念と考えてもさしつかえないであろう。

もっとも本例での支配観念のあり方には、嫉妬者の感覚特性が内容として深くかかわっている。倉持ら[8]は、見られるのでなく見ることの執念で視覚界の諸事象をくまなく監視しようとするのが、嫉妬者の想像性であると述べている。触覚的想像力まで加わって情念の世界が活発になれば、盲目的了解のままErosの世界にまで高まっていく性質のものであるとも触れている。

本例では、異常体験反応の起こる前後で、嫉妬者の想像力のあり方が明らかに変質している。不義の事実暴露があり、詮索行為が具体的な行動となった時期までは、本例の心の動きはまさに倉持らの述べるような嫉妬者のそれであった。異常体験反応として起こってきた過剰想起では、内容的に嫉妬者の想像力という点で似ていながら、精神現象の形式は異なっている。想起それ自体が操縦意識からはずれており、全体に神経衰弱状態といわざるを得ないような深刻な自己能動性の低下のもとにあった。見ることとの執念ではなく、視覚的想像力それ自体が、パノラマの常同的な繰り返しの性質を帯びている。そこでは想像力の能動的な働きは失われている。その後長期間続く同一情景の過剰想起は、極端な場合、想起の自生化（自生記憶想起）という体験形式に限りなく近い。そこには激しい情念でブラインド越しに見るといった嫉妬者の生々しい姿はなく、視覚的想像力のもっとも受動的なあり方がうかがわれるだけである。倉持らのいうErosへの高まりの頓挫形と考えることができる。それゆえこのような過剰想起と強迫症状が内的にどのようにつながっているのかを考えておく必要がある。

3　hypermnesiaと強迫

過剰想起と時を同じくして本例に強迫症状の現れたのは、決して偶然ではないであろう。いずれも本例の異常体験反応のわかちがたい内容である。

Springer, A.[16]は心的外傷後遺状態で、hypermnesiaが情動と深くかかわっていることに注目している。Springerによれば、hypermnesiaはよく解離現象の背景として作用しているという。これは情動的記憶増進（affective hypermnesia）状態であり、外傷体験と結びついたこのような情動は分離され、代償され、ほかの状況や課題に置き換えられ、不適当な情動反応を育んでいくという。多重人格で見られる健忘や境界例に認められる否認が、この典型である。多重人格での人格交代や健忘にヒステリー性の解離と自己催眠の関係していることは諸家の認めるところであり、[2]境界例の否認にはsplittingが一般的な原始防衛機制の説明になっている。[7]

Springerのいう外傷体験およびそれに結びついた情動的記憶増進は、本例のこれまでの説明で読み替えると、異常体験反応の鍵体験つまり詮索行為が極端になり、不義の事実が暴露した前後の耐え難い精神状態（affective hypermnesia）に相当し、これまで異常体験反応と呼んできたものが、上記精神状態からの分離物、すなわち過剰想起と強迫症状ということになろう。

過剰想起（hypermnesia）体験は、affective hypermnesiaの変質物である。その性状については、「2　hypermnsiaと嫉妬の変質」の項で述べた。

hypermnesiaと強迫症状の関係は、興味のもたれるところである。表象像があまりにも耐え難い情動を伴う場合、強迫という儀式によって表象像と情動の分離がはかられるといった傾向が指摘されている。[4] 事実、本例では同一情景の過剰想起（hypermnesia）が精神生活に支配的であったが、強迫症状の介在する間はこのような表象像は寸断されており、hypomnesia の状態にあった。ここで hypermnesia から分離された情動が強迫症状と何らかの形でつながっているであろうことは、推測に難くない。情動の主なものは、臨床経過からして当然嫉妬者のそれであろう。それが第三者の目にわかるような形では現れてこなかったというのも本例の特徴である。それだけに入院中ＨＴＰ検査で得られた所見は、貴重である（図1）。そこには配偶者に対する攻撃性が、はっきりと表されている。

4　強迫という名の配偶者支配

松本[10]は洗滌強迫の症例で境界例的側面に注目し、強迫症状は幼児期の万能感を実現するための武器であり、そこに他者を支配しようとする欲望と破綻の物語を読み取ることができると述べている。成田ら[13]は強迫神経症者を対人関係の病理から「自己完結型」と「巻き込み型」に分け、後者は女性に見られ、特徴的な異性支配のパターンがあるとしている。すなわち成人女性では妻や母親として夫をとおして社会的価値実現をはかる立場にあり、おのずと配偶者を巻き込む。しかし夫は全面的な依存対象ではあり得ず、むしろ支配しなければならない存在であるために、強迫が結果的には不安生産的になるという。Sullivan[17]は強迫症者は満足の味わいが少ないため、重要なパートナーと過ごした過去の満足にこだわり、現在の満足を疑い、強迫症をさらにしつこくしてしまうのだと指摘している。西園[14]は強迫神経症の精神分析理論として Freud の初期論文を紹介し、強迫神経症と性的攻撃性の関係について言及している。

これらの指摘は本例の強迫症状の意味を考えていくうえで示唆に富んでいる。Sullivan の自己態勢にせよ、松本の境界例的側面をもつ強迫症者にせよ、成田・西園の神経症にせよ、一方では自我機能の衰弱が問題であり、もう一方ではパートナーへのしがみつきや情動とイメージのあり方が問題になる。これらの特徴は、嫉妬が病理性をもてばもつほど嫉妬者がパートナーに対してとる病的態度（morbid jealousy）そのものになっていく。

高橋[18]は中年女性に発症した嫉妬妄想について考察し、配偶者ライバルは希薄な夫婦関係を埋める補完物にすぎず、配偶者を道具や所有関係のように見ているところがあると指摘している。また同じ論文の中で分裂病性嫉妬についても触れ、配偶者が唯一現実の共同世界へと自らが根を降ろす着床点であるからこそ、配偶者への病理的な執着が起こるのだとしている。分裂病に特徴的な徴候を備えた中年女性の病的嫉妬の分析としてMinkowskiの指摘していることも、これに通底する。[12]それによると、患者は嫉妬に伴う感情因子によって心的基盤の活性化をはかっていたのであり、妄想上のパートナーはその道具にすぎず、結果的には人格解体に対する防衛力動として作用していたという。

Tellenbach[19]の「嫉妬の現象学」が、このあたりの事情の優れた説明ということになろう。Tellenbachはまず嫉妬の本質について触れたあと、嫉妬者がパートナーとの間にもっていたものが失われるのではと先取りし始めたとき、パートナーは所有として物質化し、本来の愛情空間は空虚化し、ライバルは周辺的・無名的となり、ついには嫉妬妄想の閾値にまで達してしまうのだと述べている。

家族の親密度を表す食卓という心理空間は本例が配偶者との関係で主導権を握り得たほとんど唯一のスペースであり、そこに夫婦二者関係の変容がこのような強迫症状という形で現れたのはきわめて象徴的な出来事である。すでに述べたように強迫症状は耐え難い情動というhypermnesiaの一貫した内容を儀式行為で寸断するという筋書きになっており、その限りでは自我の防衛的構造力動が考えられる。加えてこの強迫症状を動かしているのは、性的攻撃性に力を得た配偶者支配のあり方であり、hypermnesiaの内容、つまり三角関係の構図を無意識裡に背景に擁している。そこでは情愛を基盤とする本来の嫉妬は変質しており、諸家の指摘する制度としての所有関係へのしがみつきが見られる。

強迫という形の配偶者支配は、同時に相手からの攻撃の恐れをはらんでいる。事実、配偶者への食の強制が意のままにならないと、彼女は深い困惑に陥っている。別居生活を余儀なくされてからは、配偶者に対するのと全く同じ強迫症状が、実母に対して起こっている。食物摂取を介して成り立つ前エディプス期の母子関係、すなわち幼児期の依存と支配と万能感の再現をそこに見ていくならば、経過中に現れたこの現象は退行と考えることができる。

なお本例の治療上の問題については、多く語る必要はないであろう。外傷体験から時空間的に距離をとらせたこと、hypermnesiaの中に立ち現れる情動と人物選択的に現れる強迫症状との関係を、たびかさなる面接で対象化させていったことなどである。パートナーである夫の協力が必須であったのはいうまでもない。

Ⅳ　まとめ

(1)　食卓空間で食をめぐる強迫を呈した三八歳女性例を報告した。強迫の内容は食事をしている配偶者の食事内容に関するものであり、グラム数・カロリー数などがしきりに浮かぶという強迫表象の形をとった。同時に配偶者への頑固な食の強制が認められた。

このような症状の出現は、彼女の執拗な調査によって、配偶者の不義の事実が暴露されたころからであった。このことから、診断的には嫉妬者の鍵体験に始まる異常体験反応と考えられた。

衰弱状態のため実家帰りしてからは、実母に対して同様の形式の強迫症状が現れた。食を介した強迫症状が母子間コミュニケーションの代理物に変質しており、前エディプス期への退行が考えられた。

(2)　強迫症状と交代する形で、hypermnesiaが併存していた。それは患者の外傷体験をめぐる内容であった。表象内容は細部にわたっており、時に自生的に、時に情動強調を受けたりしながら、数年にわたって患者の精神生活を支配していた。この自生想起のあり方が現在に過剰に同一化しており、孤立した信念、すなわち支配観念に親和性があると考えられた。

(3)　hypermnesiaからの情動の分離ということで、強迫症状の成り立ちを説明した。分離された情動の主たるものは、パートナーに対する攻撃感情であると推察された。この証明となる臨床所見や心理検査の結果が認められた。

(4)　嫉妬が妄想化するとき、二者の間にあると信じていたものは所有として物質化し、情愛空間は空虚化するというTellenbachの現象学的説明を、症例洞察の中心とした。「巻き込み型」でいわれている所有や支配を力動とした強迫のあり方と、空虚化した情愛空間を背景に織り成された本例の強迫では、所有や支配の心性が前景化しているということで多くの共通点が認められた。

文　献

(1) Cobb, J. : Morbid jealousy. Brit. J. Hosp. Med., 21 :

511-518, 1979.

(2) Franklin, J.: The diagnosis of multiple personality based on subtle dissociative signs. J. Nerv. Ment. Dis., 178 : 4-14, 1990.

(3) Freud, S.: Über einige neurotische Mechanismen bei Eifersucht, Paranoia und Homosexualität. Intern. Zeitch, f. Psychoanalyse VIII, 1922.（加藤正明訳『嫉妬・パラノイア・同性愛における二、三の神経症メカニズムについて』改定版フロイト選集一〇、日本教文社、東京、一四七－一六三頁、一九六九年）

(4) Freud, S.: Bemerkungen über einen Fall von Zwangsneurose.（熊田正春・小此木啓吾共訳『症例の研究　強迫神経症の一例に関する考察』日本教文社、東京、一－一〇六頁、一九五九年）

(5) Friedmann, M.: Über der Psychologie der Eifersucht. Bergmann, J. F., Wiesbaden, 1911.（高橋俊彦・大磯英雄訳「M. Friedmann の『嫉妬の心理学について』」『臨床精神病理』九、三四三－三五一頁、一九八八年／一〇、六七－七四頁、一六五－一七五頁、二七一－二八二頁、一九八九年）

(6) Jaspers, K.: Gesammelte Schriften zur Psychopathologie. Springer-Verlag, Berlin・Göttingen・Heidelberg, 1963.（藤森英之訳「嫉妬妄想『人格の発展』か『病的過程』かの問題への寄与」『精神病理学研究1』みすず書房、東京、一四三－二三三頁、一九六九年）

(7) Kernberg, O.: Object Relation Theory and Clinical Psychoanalysis. Jason Aronson, New York, 1976.（前田重治・岡秀樹・竹野孝一郎共訳『対象関係論とその臨床』岩崎学術出版社、東京、一九八三年）

(8) 倉持弘・羽田忠「嫉妬（不実）妄想患者の Eros の精神病理―殺人未遂の二症例より―」『精神医学』一八、七四一－七四八頁、一九七六年。

(9) Mairet, A.: La jalousie : étude psychophysiologique, clinique et médico-légale. Masson et Cie, Paris, 1908.

(10) 松本雅彦「洗滌強迫の一症例報告―その境界例的側面に注目して―」『臨床精神病理』二、一〇一－一一六頁、一九八一年。

(11) Milner, K. O.: The environment as a factor in the aetiology of criminal paranoia. J. Ment. Sci., 95 : 124-132, 1949.

(12) Minkowski, E.: Le temps vécu. Delachaux et Neuchatel, Suisse, 1933.（中江育生・志水誠・大橋博

司共訳『生きられる時間』みすず書房、東京、一九七三年）

（13）成田善弘・中村勇二郎他「強迫神経症についての一考察―『自己完結型』と『巻き込み型』について―」『精神医学』一六、九五七－九六四頁、一九七四年。

（14）西園昌久「強迫の意味するもの」『精神分析研究』一六、九五七－九六四頁、一九七四年。

（15）Schneider, K. : Klinische Psychopathologie. Georg Thieme Verlag, Stuttgart, 1962.（平井静也・鹿子木敏範共訳『臨床精神病理学』文光堂、東京、一九七二年）

（16）Springer, A. : The affective memory and its implications for pathodynamics. Psychopathology, 21 : 116-121, 1988.

（17）Sullivan, H. S. : Clinical Studies in Psychiatry. W. W. Norton, New York, 1956.（中井久夫・山口直彦・松川周悟共訳『精神医学の臨床的研究』みすず書房、東京、一九八三年）

（18）高橋俊彦「分裂病とパラノイア例における嫉妬妄想の比較検討」、内沼幸雄編『分裂病の精神病理一四』東京大学出版会、東京、九七－一二三頁、一九八五年。

（19）Tellenbach, H. : Zur Phänomenologie der Eifersucht. Nervenarzt, 38 : 333-336, 1967.

（20）Tiggelaar, J. : Pathological jealousy and jealous delusions. Folia Psychiat. neerl., 59 : 522-541, 1956.

（21）Todd, J. and Dewhurst, K. : The Othello syndrome, A study in the psychopathology of sexual jealousy. J. Nerv. Ment. Dis., 122 : 367-374, 1955.

症例報告

Incubus体験とerotomaniaについて

――体感幻覚症を伴う分裂病女性例の経験から――

Ⅰ はじめに

incubusという言葉はラテン語の「寝る」の意味のcuboに由来し、incubusはincubito「（ある物の上に）寝る」から派生し、「上に寝る者」から転じて「夢魔」の意になった。澁澤によると古来incubusの名で呼ばれた男性夢魔は化け物や二枚目の情夫として女性の見る夢に現れ、激しいセックスをおこなったといわれる[13]。

歴史的には、この原型をローマ神話のキューピッドとプシュケーの関係に求めることができる。ヨーロッパキリスト教社会はこのような神話を異端視し、とりわけ中世のキリスト教社会は、裏面史に壮大な悪魔学を生んだ。そこではincubusは女性に対する押さえがたい色情のために天国から落ちた悪魔であるとされた。一五世紀ヨーロッパに吹き荒れた魔女裁判では、魔女がincubusと性的な交渉をもち、そこから邪悪な力を得ていると本気で論じられた。

Freud, S.[1]は、中世の悪魔憑きを「人間の抑圧された性リビドーが、想像上の悪魔として現れた」と分析した本格的な近代人であった。

精神医学的にerotomaniaを扱ったのは、一九世紀フランスの精神医学者Esquirolである。Esquirolは自説のmonomanie概念を臨床的に拡大し、妄想の内容を振り込んでいったため、宗教モノマニー、悪魔モノマニー、色情モノマニー、放火モノマニーと限りなく症状名が増えていくことになった[7]。内容は時代や個人の事情でどのようにでも変化しうる。われわれが臨床で症状の特徴をつかもうとする際、内容にかたよりすぎた記述は、どうしても時代や風土の風雪に耐えられなくなる。

とはいえ、フランス精神医学が人間に普遍的な性愛をめぐる妄想を特別視し、情熱妄想病という概念をもうけた背景には[7]、それなりの思想・文化史的理由があるのであろう。嫉妬妄想、恋愛妄想、復権妄想といった概念化は、フランス精神医学が情念といわれる精神現象にいかに重きを置いていたかの現れである。
ちなみに、Clérambaultによる純粋érotomanieの記載は、Clérambault syndromeの中心的なテーマであり、「婦人がある男性、通常は自分よりも社会的地位の高い、かなり年上の男性が、自分をたいそう愛している」という被愛体験の妄想的確信である。そこではérotomanieとは「純粋の愛の狂気」なのであり、「色情狂」とは区別されている。[7]

そもそもErosとは、肉体性、精神性、形而上性といった性質がそのつど統合的に体験されて成立するものである。肉体性の突出である色情狂や、精神性の突出である「純粋の愛の狂気」や、形而上的な愛といったものに共通する志向性を求めるとすれば、合体ということになろう。プラトンの『饗宴』に出てくる喜劇作家アリストパネスによれば、[9]人類の祖先はアンドロギュヌスであり、そのアンドロギュヌスがあまりに神々に逆らうので神はこれを切断した。そこで男女が生誕したが、神々の意に反して、切り離された固体はかえって一つになりたがったという。合体志向性を裏づける寓話であり、人類的な普遍性をもっている。

われわれの分裂病女性例には性的意味合いの強い体感幻覚があり、そこから直接、あるいはそれのないときでもありありと、ある人物の実在を確信していた。われわれはこのような架空の男性との性的交感体験をincubusの語義にちなんでincubus体験と呼び、架空の男性に対する被愛妄想体験を恋愛妄想（érotomanie）の範疇で考えてみた。

症例を紹介し、(1)本例におけるincubus体験やérotomanieの特徴を整理し、(2)これらが分裂病という疾病に対してどのような布置にあるのかを考察し、(3)本例でこのような体験様式を選ばせた理由についても言及したい。

Ⅱ　症　例

当院第二回目入院時、三七歳、女性。

【家族歴】父親は退職した元銀行員。在職中は内外の職務を忠実にこなす職業人であったが、家庭では家族に対する配慮が乏しく、小心でわがままであった。母親は天真爛漫な性格の持ち主で、現在にいたるまで雑貨店を経営している。二人同胞で、姉家族が本人および本人の両親と同居している。

【生活歴】幼少時期、上記の家族成員に加えて父方祖母が健在であり、本人の実質的な養育者であった。幼少時期よりおとなしく、親の手をわずらわせることがほとんどなかった。小学校一年のとき担任の影響でピアノを弾くようになった。小学校時代、学業成績は優秀であった。本人の述懐によると、三年四年時は担任が厳しく、緊張のしっぱなしであったという。ほかの生徒がしかられても、自分がしかられているように感じていた。同世代と遊ぶことはほとんどなく、部屋にこもって読書することを好んだようである。小学校時代にギリシャ神話、「ジェーンエア」、芥川や太宰の諸作品を読破している。特に「小公子」や「小公女」を何度も読み返し、やがて物語は自然に頭に浮かび、空想の素材になっていった。本人はこの傾向を、不安が強かったのであのようなハッピーエンドにあこがれたのだと思うと述懐している。学校生活では一人、宙に浮いていると感じていたとのことであった。

中学時代、同性の友人と付き合うようになったが、深い間柄にはならなかった。友人たちといっしょにいると精神的に疲れ、祖母や母親を求めたという。異性との交流は極力避け、勉学の面では競争心が強かった。

【病前性格】几帳面、神経質。内向的で音楽や読書を好み、空想好き。人の上に立つことが嫌い。

【現病歴】中学一年の春休み、祖母が入院し、母親が付き添った。家で一人っきりのことが多く、それまで得意だった勉学に身が入らなくなった。「祖母が死ぬのでは」と不安になり、教科書を手にして家の中を動き回っていたという。このころより不活発で引きこもりがちな抑うつ期と活発で音楽クラブやピアノに夢中になる軽躁期とが波状的に繰り返されるようになった。高校三年のとき不眠・多弁・多動となり、夜中でも片付けをしたり外を歩き回ったりして落ち着かず、躁状態として入院加療を受けた。その後音楽専門学校に進学したが、同様の気分変調のため退学した。

二〇歳ころから自宅でピアノのレッスンをおこなうようになった。躁うつ性の軽い気分変調と間歇期の比較的安定した状態とを繰り返しながら、しだいにピアノ教室の生徒の数も増えていった。

三一歳ころより体感異常が出現し、三四歳のとき、「体を触れられる感じが、この三年間少しずつ強まってきた。このままでよいかどうか不安」と訴えて、大学病院の外来を受診した。本人はこれを一部分は体感幻覚と認めながら、「二割くらいは触れられる感覚が非現実だと思う。しかし、八割くらいは事実だと信じていたい。その人がいろいろと助けてくれる部分がある。その人と共存しているほうがずっと楽」「その人が結婚してくれと言っている。三年間ずっといっしょだった」「薬で体感幻覚が弱くなると、その人が怒っている気がする」などと述べ、パートナーとしての特別な異性の存在を主張するようになった。

経過中抑うつ期になるとほとんど自室に引きこもり、「現実と違った場所に冬眠している気がする」「どうしようもないと、その人にたよってしまう」と述べ、妄想体験は一貫していた。

三五歳二月ころより軽躁状態となり、週刊誌にのっているダイヤルQ２にかたっぱしから電話をするようになった。その範囲は全国におよび、本人の話を聞いてくれる相手には何時間でもしゃべり続けた。一方、体感幻覚についての訴えも多くなり、「相手の心音や息遣いを感じる。ほかの人が好きになったりすると、体を痛くされたり、ビリビリと感じさせられたりする。わたしにはその人が好きだという感情がある。でも、実体の見えない人だから、冷静に考えると怖い」「その人に抱き締められると安心。わたしの中にはその人がいついている。もしこれが体感幻覚症で、病気の症状だとすると、生きていられないという気持になる。でもその人といっしょに生きていると、今度は誰とも話ができなくなるのではと不安になってしまう」などと述べている。本人の中では「現実の人」と「話ができるダイヤルQ２の人」と妄想上の「その人」が区別されていた。

本人のほうから「状態を安定させたい。このあとうつ状態になるのを防ぎたい」「その人が何なのかを知りたい」などの訴えがあり、同年三月より六月の間、大学病院に入院となった。退院後ピアノ教室を再開したが、その年の秋、一ヵ月間、抑うつ状態が続いた。「わたしは何の役にもたっていない」「わたしには価値がない」などと悲観的になり、希死念慮も認められた。そのような時期も、体感幻覚と妄想上の「その人」の体験は変わらず、「抱き締められると安心。でも落ち込むとその人のほうに引っ張られそうになる」と訴えた。

三六歳五月、ピアノ教室の音楽発表会準備のころから体感幻覚が強くなり、発表会終了後はさらに激しくなった。主に夕刻から眠りつくまでの時間帯であるという。「横になるとすぐに押さえ付けられる。最初、蒲団のせいかと思ってはがしてみた。はいでも同じ。手だけはなんとか動くのに、首や胴や足のほうは全く動かない。重力がいっぱいにかかってくる感じになる。それが動く。わたしのではない心臓の鼓動だし、わたしのではない体の温かさを感じる。性的に合体しているみたいです。自分の鼓動も相手の鼓動も感じますから。すると誰かの意識がわたしの中に入ってきて、声や言葉がないのに、その人が話しかけているように感じます」

同年秋より三七歳五月の間、ふたたび抑うつ的となり、ピアノのレッスンもできず、ほとんど自室閉居の状態となった。このような時期にも、同様な体験は続いていた。六月ころより軽躁的気分変調を訴えた。爽快感がなく易怒的で、母親には強いしがみつきを、父親には依存的攻撃性を示した。

状態安定化のために、同年七月、当院第二回目の入院となった。

前記の気分状態は徐々に安定化していった。一方、「体感幻覚は横になると昼間でも起こる。夜のほうが重くのしかかってくる気がする。いやがると、それが強くなる。いやがらないと、安心して眠らせてくれる。なんとかしようとすると、いつまでも続く」などと述べ、体感幻覚と妄想上の「その人」との関係を詳細に報告するようになった。また妄想上の「その人」について、「朝起きて気分がいいと、おはようとか、心の中でその人に挨拶している。このごろは一人で散歩することが多くなった。散歩していると、その人が並んで歩いている気がする。散歩していて、カルガモがいなくなったねとか、川の草が枯れているねとか、心で話しかける。その人が聞いてくれる。（その人の姿形？）姿形はわからない。下肢にふっと触れてきたり、頭に話してきたりする。（声で？）声ではなくて、その人と話している。自分はちゃんとあるのに、その人の意見を聞きながらやっている。一人で考えているときも、その人の意見を聞いて答えを出す。その人の気持をしっかり聞かないとわからない。（自問自答とどうちがう？）自分がいて、別のところでも考えてくれている。だから、生きている人がいるのかなと思う。その人は怖いから、神か仏にでもしておけばいいと思う。人間ではない誰か。神様かもしれないし、悪魔かもしれない。でもキリストの神とちがって、ずっと人間に近い。その人に祈ると、気候が変わったりする。トンボが見たいと思うと、その人の力でたしかにトンボが来る」などと、幻覚の影響を強く受けた妄想体験が語られた。

Ⅲ　考　察

1　本例の診断上の問題

本例は児童・思春期ほとんど人と遊ぶことがなく、読書や空想癖に溺れ、学校では一人宙に浮いていたと述懐している。中学時代になって同性とかろうじて浅い付き合いをするようになったものの、それが精神的に大変疲れることなのだと体験していた。異性との交流を避け、勉学に関しては競争意識が強かった。

空想傾向や勉学における競争意識は、あるところまでは本例の不安を代償していたのであろう。彼女の数少ない支えであった祖母と母親が同時に不在を余儀なくされるといった局面下、不眠・不安が生じ、躁うつ性の気分変調が始まっている。これは支えを失ったあとに始まった個別化危機の事態であったと考えることができ、木村[5]のいう人間学的・現象学的意味での分裂病発症の危機であったともいえる。それではなぜ定型的な分裂病症状を呈さなかったのであろうか。

このことについて木村は、躁うつ病的な経過をとる分裂病者の身体資質的な側面を強調し、「すりかえ」という機制を主張している。木村ら[4]によると、人格独立に関する一見前分裂病的危機状況から発生した思春期危機が、気分障害の形をとって良性に経過することはまれならずあるという。木村はそのメカニズムを、個別化の危機にさらされた人間が、身体的生体的機構の中へこの危機を包み込んで人格の破綻を防いでいるためと推定し、この機制を「すりかえ」と命名した。

本例でも、分裂病発症の危機に際して、この「すりかえ」の起こった可能性があり、ティーンエイジおよび二〇歳代は躁うつ性の気分変調が主兆であった。つまり本例の診断は木村のいう「躁うつ病的病像を呈する定型分裂病」ということになろう。

しかしこれはあくまで人間学的に成立する診断名であり、臨床的には三〇歳代に入って気分障害に体感幻覚および妄想が共存するようになった経過からも、ＩＣＤ-10[14]に従えば分裂感情障害という範疇に入るであろう。また体感幻覚が入眠前に強く現れるところからナルコレプシーも疑われるが、入眠時幻覚以外のナルコレプシーの症状が全くないこと、脳波所見でも逆説性α波抑制を初めとする異常の認められないことから、除外してよいと考えられた。

2　incubus体験とerotomaniaについて

Hollender, M. H.らはClérambaultのいう単数妄想的に経過する恋愛妄想をerotomaniaの純粋型、すなわち一次性erotomaniaといいかえ、幻覚を伴い、先立って精神病ないし別の内容の妄想があるような恋愛妄想を二次性erotomaniaとして区別した[2]。Raschka, L. B.は想像上の愛人と性的に交わったという体感幻覚をもつerotomaniaの症例をerotomaniaのバリエーションの一つ、すなわち二次性erotomaniaとし、性的体感とerotomania症状を組み合わせてincubus syndromeと命名した[10]。

本例は夕刻から眠りつくまでの時間帯、「横になるとすぐに押さえ付けられる。最初蒲団のせいかと思ってはがしてみた。はいでも同じ。手だけはなんとか動くのに、首や胴や足のほうは全く動かない。重力がいっぱいかかってくる感じになる。それが動く。わたしのではない心臓の鼓動だし、わたしのではない体の温かさを感じる。性的に合体しているみたいです。自分の鼓動も相手の鼓動も感じますから」と訴えている。この体験は、他者志向によって地上の影の存在の中に呼び込まれた異性のエレメンタリーであり、われわれの定義によると「架空の男性との性的交感体験」すなわちincubus体験である。押さえ付けられ、触れられるといった触覚体験は、同時に触れる相手を志向し、触れられる側の想像性を触発し、「声や言葉がないのに、その人が話しかけているように感じます」といった言語感覚体験になり、さらに「特別な力をもったその人」とまで体験されるようになる。基底に体感幻覚性のincubus体験をもっており、不在の他者に対する妄想的被愛体験が生じていることから、これをHollenderの定義に従って二次性のerotomaniaという範疇でとらえておくことにする。

3　二次性erotomania体験のmorbusに対する防衛的構造力動について

一次性erotomaniaでは、独身女性の覚醒夢や被愛欲求、突然離婚された女性の孤独などが状況因として指摘されている。治療経過中妄想対象が治療者に移行しやすいとの報告も多い[8][11]。

荻野・児玉[8]は、純粋な一次性erotomaniaの症例で空想癖や孤独や対人関係における齟齬《そご》、性的抑圧状況など多元的な状況因をあげ、妄想内容は了解可能であり、治療過程で恋愛欲求対象が面接医に移ってくるにつれてもともとの恋愛対象への妄想は薄れ、現実化の道をたどったと報告している。このような単数妄想的な一次性erotomaniaの多くは診断的に、状況に対する人格反応と考えられている。

Raskin, D. E.[11]はerotomaniaの二症例をあげ、どちらも結婚はしていたが、性生活も含めて内実は満たされていなかったこと、離婚や治療終結という状況下、erotomania症状の悪化が認められたことから、この妄想は患者の空白を満たす願望充足的な志向性をもっており、恐怖症やアルコール中毒や分裂病といった事態を被覆するためのcopingであったと結論づけている。

本例の二次性erotomaniaも、状況に対する人格反応としての一次性erotomaniaからは区別されねばならない。要するにRaskinの指摘にあるように、これは分裂病性の事態を被覆するためのcopingであり、より構造力動的ないい方をすれば、分裂病性基礎障害事態への防衛力動的な布置にあると考えられる。

Minkowski, E.[6]はBorel et Robinのあげた病的夢想の分裂病症例を引用している。症例は経過中に病院医師の一人に色情的傾向をもつようになり、自分は以前から医師と関係があり、誰かの嫉妬のために監禁されるにいたったと主張するようになった。二次性erotomaniaをもつと思われるこの症例は、Minkowskiによると「現実との生ける接触」という意味では定型的な分裂病性障害を呈しているものの、夢想という心性の中では正常な働きをもっており、人格崩壊がずっと少なかったと述べている。このような症例でも本例と同様、分裂病性基礎障害に対する二次性erotomaniaの防衛力動的な働きを想定できるであろう。

ところで、本例でのincubus体験および二次性erotomaniaの出現は三〇歳代に入って以降のことである。なぜこのような年代に、このような形式の臨床症状が現れてきたのであろうか。

一つには薬物療法と治療効果の関係が問題になろう。すなわち二〇歳代、躁うつ性の気分変調は炭酸リチウムやカルバマゼピンを用いることで比較的安定しており、分裂病性の個別化危機を包み込んだと想定される生体的機構が、ある程度コントロールされていた。三〇歳代に入って同様の薬物を使っても気分変調のコントロールは困難になっており、本来の分裂病性個別化危機が精神症状として顕現しやすくなっていた可能性がある。

二つ目として、家族史の変化と彼女自身の出立への焦燥感があげられる。祖母の死、父親の退職、同居家族の成長などと本例でも家族の暦時間はめぐり返されていき、いやが応にもante-festum的不安体験を刺激せずにはおかない。彼女はそのことを「一〇代は自分のことだけで済んだ。二〇代になって、ピアノ教室をやるようになって、わたしが具合悪いと、子供やその家族に迷惑がかかると思うようになった。三〇代に入ってみると、友達はみんな結婚している。もっとしっかりしなければと思った。薬をのんで、イライラ感はとれるけど、不安にかられるようになった。誰かにいっしょにいてもらいたいという気持になります」と述べている。すなわち彼女は三〇歳代に入って、これら二つの要因が重畳するバーの高い個別化危機に直面しなければならなくなった。

このような時期、本例はincubus体験をとおして身体的他者の存在を志向するようになっており、そうでないときでも精神的、時に形而上的存在としての他者をerotomania的に体験するようになっている。これは思春期発症時の個別化危機に次ぐ再個別化危機的事態に対する防衛力動的な妄想性人格反応と考えられる。

一次性erotomaniaのように、了解的に、分析的に、時には転移感情も扱いながらといった治療的接近は、このような防衛力動が考えられる以上危険である。本例では分裂病に即して、支持的精神療法が中心であった。

4　なぜこのような体験様式が選択されたのか

一般臨床では性愛的な情念を幻覚・妄想体験の内容にしながら、それが自我侵害的に受けとられていることのほうがはるかに多い。なぜ本例ではincubus体験や二次性erotomaniaといったひとまとまりの症状が自我親和的に選択されていったのであろうか。

本例の発病前の空想癖に注目してみたい。一般に小児期、思春期における空想癖それ自体は、必ずしも病理的なものではない。斎藤[12]によると空想癖とは、覚醒時空想に没入して外界を忘れさせることであり、ただぼんやりとひとりでに浮かんでくる考えに身を委ねていることもあれば、願望充足的に、悦楽的ないし絶望的情緒にひたっていることもあるという。本例には発病前に読書耽溺傾向と空想癖があった。好んで読んだのは「小公女」や「小公子」であり、最後は主人公が力のある魅力的な男性に救済されるという物語である。繰り返し読んでは場面を空想し、自然に頭に思い浮かぶほどであったという。おそらく臨床的発症前の本例の空想癖は、自我の統制の中にありながら、すでに現実感に圧倒された、それゆえ現実否認的な色彩の強い空想癖であったであろう。空想癖のこのような受動的契機の中に、すでに現在の妄想を育むような病理性が胚胎していたと考えられる。躁うつ性の気分変調を主症状とする臨床的発症とともに、この空想癖はいったん消褪する。

すでに述べたように三〇歳代に入り、彼女は再個別化危機に陥った。その際、かつて何度も反芻したハッピーエンドの物語が、空想形式から幻覚・妄想という形式に引き継がれて変質し、願望充足的な内容を形作っていった可能性が考えられる。かつて空想の中で最後には必ず財力のある魅力的な男性が登場していたのであり、彼女の二次性erotomaniaの内容ときわめて相似的である。やがて空想癖から変質したerotomaniaの内容は、「その人」と語られるまでに完成し、性的な交感体験から精神的な交感体験にまでなっている。

とはいえ、本例では気分変調の安定している時期には、このような体験と現実世界の把握が併存しており、ピアノ教室や家庭を足場に、かなり妥当な現実生活が可能である。いわゆる精神生活の二重見当識[3]と考えられた。

文献

（1）Freud, S.：Eine Teufelsneurose im Siebzehnten Jahrhundert. In：Gesammelte Werke Bd 13, Copyright 1940 by Imago Publishing Co., Ltd., London. By permission of S. Fischer Verlag, Frankfurt am Main.（高橋義孝・生松敬三他訳『一七世紀のある悪魔神経症』フロイト著作集一一、人文書院、京都、一〇二一一三三頁、一九八四年）

（2）Hollender, M.H., Callahan, A. S.：Erotomania or de Clérambault syndrome. Arch. Gen. Psychiatry, 32; 1574-1576, 1975.

（3）Jaspers, K.：Allgemeine Psychopathologie. Springer Verlag, Berlin, 1946.（内村祐之・西丸四方・島崎敏樹・岡田敬蔵訳『精神病理学総論』岩波書店、東京、一九五三年）

（4）木村敏・山村靖「Defecton の臨床適応に関する批判的論考―いわゆる『分裂病欠陥状態』の精神病理学的考察―」『精神医学』一〇、二二九－二三四頁、一九六八年。

（5）木村敏『直接性の病理』弘文堂、東京、八一－一〇二頁、一九八六年。

（6）Minkowski, E.：La Schizophrénie. Desclée de

Brower, Paris, 1953.（村上仁訳『精神分裂病』みすず書房、東京、一九五四年）
（7）小木貞孝「フランスの妄想研究⑴第一部症候論―症候論概説と一九世紀の症候論―」『精神医学』二、五〇五―五一二頁、一九六〇年。
（8）荻野恒一・児玉憲典「エロトマニーの一例をめぐって」、安永浩編『分裂病の精神病理六』、東京大学出版会、東京、一九七七年。
（9）プラトーン著、森進一訳『饗宴』新潮文庫、東京、一九六八年。
（10）Raschka, L.B. : The incubus syndrome–A variant of erotomania. Can. J. Psychiatry, 24 : 549-553, 1979.
（11）Raskin, D.E., Sullivan, K.E. : Erotomania. Am. J. Psychiatry, 131 : 1033-1035, 1974.
（12）斎藤幸雄「小児分裂病における Day dreaming（覚醒夢）の精神病理学的研究」『児童精神医学とその近接領域』一、一三―二九頁、一九六〇年。
（13）澁澤龍彦『黒魔術の手帳』桃源社、東京、一九六一年。
（14）World Health Organization : The ICD-10. Classification of Mental and Behavioural Disorders. Clinical descriptions and diagnostic guidelines. WHO, Geneva, 1992.

第Ⅱ章　境界例の精神病理

なぜ人格概念が必要とされるのか

現代精神医学で、境界例は、人格障害の一つとして扱われている。人格の偏倚《へんい》ゆえに生きにくいというのも、極端なところまでいくと心の病と見えるし、精神鑑定で精神医学的判断を求められるとき、人間とは何かという回答不能な問いがかすめたりもする。臨床的現実に即していえば、かつて精神生活の量的偏倚とされてきた精神病質概念（シュナイダー・K）を今風に整理し直す作業は時代要請でもある。Aという人が病ではなく極端な人格傾向の偏倚ゆえに自他ともに生きる受苦を感じてやまず、精神医学的に何らかの解消を求めて受診したとすれば、医師はそれを受けて病者の語りを記述し、薬を使ったり様子を見たりしながら、力動的精神分析学が洗練してきた説明概念も駆使し、病者の具体的な受苦の様態を考えようとする。前世紀後半よく取り上げられた境界型人格障害、昨今概念拡大が加速しつつある広汎性発達障害はともに、中心性の病理（安永）、イントゥラ・フェストゥム性の病理（木村）、脱中心化の病理（ピアジェ）と考えることができる。いずれも人の生誕・発達・成熟の過程で生じる精神生活の偏倚ゆえ、立場をたがえた多次元的見方やさまざまな立場に立つ第三者の介入が求められる。

人がホモサピエンスという特徴をもった種として生誕し、おのずと自分は人であるらしいと知り、さまざまな体験が経験の層に埋め込まれ、その人らしさが形作られる。人格概念を理解する前置きとして、形態《ゲシュタルト》円環《クライス》、すなわち生命が環界との相即関係で変化してやまない知的多様体であるという視点を理解しておくと

〔Weizsäcker：Der Gestaltkreis.（木村敏・濱中淑彦訳『ゲシュタルトクライス』みすず書房）〕、人格を広い視野で考えることができる。ヴァイツゼッカーのいう感覚と運動という形態円環が成り立つために、人はまず誰かと出会わなければならない。ヴァイツゼッカーは将棋をしている二人の差し手を例示する。差し手は互いにそれぞれが観察者であり理論家でもあり、状況の脈絡から相手の動きを予測しつつ、それが実際の行為になるかどうかを待つ。この際ルールの遵守と差し手の自由は本質的に不可分である点が重要で、相手の出方が不確定だという条件ゆえ、勝負という現実が成り立つのだという。ヴァイツゼッカーにいわせると、このような状況下、因果律のみに固執する自然科学者は、ルールを知っているだけの傍観者でしかない。むろん比喩で示された差し手A（≒自我）と差し手B（≒対象）には、Aの側に自我のあらゆる様態を、Bの側にもあらゆる対象を代入し、上記の文脈にそって自在に形態円環《ゲシュタルトクライス》の変容を想定しうる。例えば、Aに死に向かって他者の欲望を濾過するにすぎない卑小な存在であるわたし、Bに我・汝の汝を越えて、社会や大自然や宇宙を置くこともできるであろう。

人の対人認知や対人行動は幼児期以来、この形態円環が差異と転写によって複雑に変化し、柔軟な多様体になっていくことで成り立つ。これに媒介されてわれわれは共通感覚を理解し、自分自身についても考える。このような営みがうまくいくにせよ障害をこうむるにせよ、そこには一定の傾向がある。一人ひとり異なった資質があり、環界との出会いがあり、一回限りのストーリーがある。臨床精神医学ではこのようなストーリーの不都合な面を病者といっしょに考えねばならず、人格概念の基本骨格や類型についての認識を避けることができない。人格傾向の肯定的な面を自然な間合いで評価する気持が、この種の事例における精神療法に不可欠だからである。

人格概念の歴史

「汝自身を知れ」という言葉で知られるソクラテスはあたりまえに生活していたアテネの市民、それぞれの立場・主張・利害を生きている芸術家や軍人や政治家たちを相手に、その人の内側に宿っている魂の答えを求めて問いかけ続けた。返ってきた言葉しだいでは、ソクラテス自身が無知を自覚し、誤謬《ごびゅう》から解き放たれることを求めた。このあたりのダイアローグの機微は、先にあげたヴァイツゼッカーの将棋の差し手の挿話A・BのAにソクラテス、Bにアテネの人々を置くとわかりやすい。醜男で、恐妻家で、一年じゅう同じ長衣を着てアテネの町を隅々まで歩き、相手の階級も年齢も職業もおかまいなしに、けしかけては問い（アナクリシス）、法廷を歴史的舞台にし、「わたしの息のつづくかぎり、わたしにそれができるかぎり、けっして知を愛し求めることはやめないだろう」と言い切り、死刑を求めた追訴判決どおり毒ニンジンのカップを受けとった哲学者の人格（田中美知太郎編訳『ソクラテスの弁明』世界の名著六　プラトン一、中央公論社）。ソクラテスは知的な懐疑主義の源になる人物であり、人が人格について考える契機になったともいわれている。

これを受けて人格について述べたのは、ローマ時代の政治的激動期、政治家にして哲人であったキケロである。キケロは「性格や身体の強弱などは、風土や環境によって形成される」とのストア学派の主張、とりわけ人相学者ゾピュロスが「人間の性格ないし性癖を、その体軀《たいく》、両眼、顔つき、前額《ひたい》などにもとづいて、見抜くこと」ができるとした公言に、正面きって反論した。ゾピュロスが暗にソクラテスの身体的欠陥を指摘しているのを受けてキケロは、ソクラテスの人相は悪徳の塊であるが、「意志と、努力と、躾」によって「（自然界が作った）ゆゆしい欠陥から脱するに至った」と反駁し（キケロ著、水野有庸訳『宿命について』世界の名著一三　キケロ・エピクテトス・マルクスアウレリウス（鹿野治助編）、中央公論社）、人格とは⑴実際にはそうではないが他人にそう見えているもの、⑵人がその人生において演ずる役割、⑶人のもっている性質の総称、⑷区別と峻厳であると要約した（『新版精神医学事典』弘文堂）。⑴は人格が他者の主観によって構成されることを示しているし、⑶は自他の主観によって構成されるその人となりのトータルを示しており、⑷は、⑴⑶でいわれる漠然とした人格が、類型やその偏倚をもつことの言いである。⑵はラテン語の persona、すなわち演劇に用いられた仮面から役者、ついで一般にその人をその人たらしめている人となりのメタファー表現であろう。人はさまざまな仮面をもっているし、優れた俳優は役柄を鋭敏な直観で演じると同時に、鋭い鑑賞力をもった観客でもある。

　このように自明で説明にもどかしい感じをもってしまう人格を本気で定義したのは、イギリス経験論哲学の黎明期を切り開いたロックである。ロックは同一性と差異性からおのずと固体化原理（Principium individuationis）が導き出されるとして、人間を持続する生命《いのち》としての動植物と比較し、「人格とは、理知と内省とを持ち、自分自身を自分自身と考えられる、思考する英知的な存在者《もの》、時間と場所を異にして同じである、思考する事物《もの》である。これは、思考と不可分離な、わたしには思考に本質的と思われる、意識によってだけなされる。（ところで人格と不可分の）自我とは、快苦を感じられる、いいかえれば快苦を意識し、幸福または不幸であることができ、したがって、その意識の及ぶかぎり自分自身を気にかける、意識し思考する事物《もの》である。この現在の思考する事物《もの》の意識に結びつくことのできるものは同じ人格を作り、この人格と一つの自我である。……（同じ人間の心因性健忘や人格の変容、器質性意識混濁などを想定して、それでも）意識だけがかけ離れた存在を、同じ人格に合一できるのである。人格とは、前に述べた自我に対する名まえである。わたしはそうとる。この人格性は、ただ意識によってだけ、現在の存在を越えて過去のものにまで拡大される」（ロック著、大槻春彦訳『人間知性論』世界の名著二七　ロック・ヒューム（大槻春彦編）、中央公論社）と概念化した。ロックは生得の観念などは神も含めてもともと無いのであり、人の心は「文字を欠いた白紙」から始まると考えていた。人が有限で弱い存在者であるからこそ、自立した人間理解が重要だというのがロックの主張であり、近代精神をもった人間主義への先鞭であった。カントもこのようなイギリスの思想に影響を受けた大陸の哲学者の一人である。

カントは『人間学』草稿の最初のところで、人間は自我を表象する、すなわち考えるという習性によって他の生物と区別されると述べている。この能力によって人は人格の名に値するのであり、考える、ひいては理性的に考える存在者としての人間の認識能力を、三批判でチェックしていった。カントによるとこの表象能力ゆえにどのように変化しようとも人の意識は単一であり、人格は同一であるという。カントは『人間学』第一部「人間学的教授論」第一篇「認識能力について」第一節「自己自身への意識について」で、「たわむれ」「まねび」を通して幼児は「いつくしまれ」、三人称の語りが「ボク」という一人称になり、バラバラな知覚、バラバラな表象にすぎなかったものが、考えるという営みによって概念に統一されてくると述べ、「人間学」の論を起こしていく（山下太郎・坂部恵訳『人間学』カント全集一四、理想社）。人の思考習慣はその人の夢にすぎない表象像が、対幻想や共同幻想領域の現実枠に触発されて生じる抵抗感から始まるのではなかろうか。

前世紀ヤスパースはカントのいう意識の単一性、人格の同一性という言葉を自我意識の四標識（能動性、単一性、同一性、外界に対立する意識）に織り込み、これらの標識で示される自我意識が内容によって満たされて初めて、人格意識になると述べた（ヤスペルス著、内村祐之・西丸四方・島崎敏樹・岡田敬藏訳『精神病理学総論』岩波書店）。近代合理主義を切り開いたロック・カントと前世紀を風靡した実存主義哲学者の一人ヤスパースとの間に、フロイトの「精神分析」、クラーゲスの「生の哲学」を置いてみる。ロック（一六三二－一七〇四）、カント（一七二四－一八〇四）、フロイト（一八五八－一九三九）、クラーゲス（一八七二－一九五六）、ヤスパース（一八八三－一九六九）とたどってみて、宇宙的存在としての生命というクラーゲスの

「生の哲学」が独特の立ち位置で人間学的思弁の駒を動かしていると知れる。

●人格概念と「生の哲学」

古城はクラーゲスの「生の哲学」を反芻し、人格（≒個人我≒自我）は生命層エスから生成した個体生命と、そこを活動の「座」とする精神によって成り立つとして、心情・肉体を包含する自我（精神）とエス（≒生命）の関係を、図1のように引用した。古城によると矢印は自我とEsの間の交流の使者である感情の動きであり、上向きの矢印が生命感情、下向きの矢印が自我感情とされている。図の下層Esは、フロイトが無意識の深層に想定したEs、ハイデガーが**Es gibt das Sein**で用いたEsといった極度に抽象化されている概念とは一味違って、自我の根拠である生命層（＝das Es）と言い切っている点で気宇壮大である（古城慶子「構造力動論の精神病理学総論への寄与　第三部　精神症状群の症状構成論的観点からの構造力動論」『臨床精神病理』二二（三）、二〇一 - 二一八頁、二〇〇一年）。

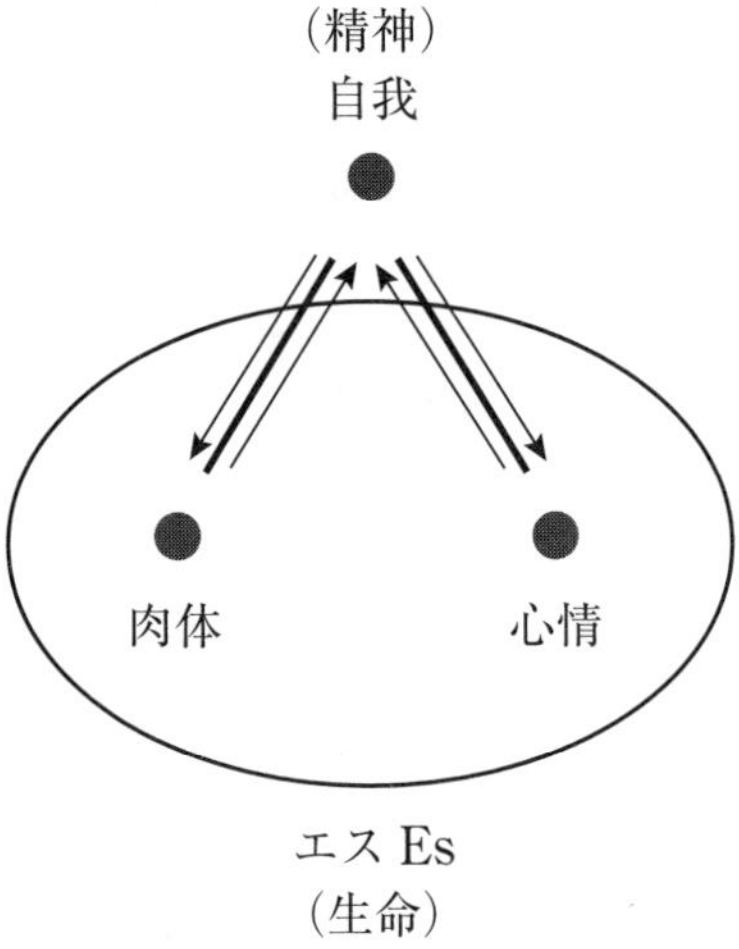

図1　肉体・心情・精神のトリアーデと生命層エス（das Es）

クラーゲスを引用しつつ古城は「人格の構成的側面とその働き」の最下層に宇宙や地球のリズム的運行を置き、その上位に自然界の動植物の生命や繁茂（＝死）をイメージし、その自然界のベクトルを受けて、人の自我意識が成り立つとしている。それを感受する一個の人間は思考や意志の力をもち、欲望ゆえに自分を未来に推し進めようとして、対幻想・共同幻想領域との間で位相のずれを体験し、複雑な精神生活を営み、病み、死んでいく。ロックが地下の養分を吸い上げて立つ一本のオークの木で比喩した人格の同一性、すなわち「たえず変わってゆく物質分子が同じ体制の身体へ継続的に生命《いのち》あるように合一して、同じ連続的生活へ参与する」としたものを、古城は宇宙生成／地球のリズム的運行／自然／人間というレイヤー間のダイナミズムの中に人のミクロコスモスを想定し、何がそれに作用し、人格を構成するのかという視点で論じている。このような考えはアフォーダンスやゲシュタルトクライスといった概念との親和性が感じられ興味深い。

人格障害で多用される精神分析学の説明理論の数々にしても、創始者であるフロイトは「私たちが自我と名づけるものは本質的に生の中で受動的にふるまい、彼（グロデック）の表現によれば、私たちは支配できない未知の力によって『生きられて』いる、と彼（グロデック）は繰り返し強調する」と述べ、別の箇所で「私たちは生きていると信じているけれども、それによって生きられる力であるエスがそこにある」と述べ（互 盛央著『エスの系譜』講談社）、図1で示された肉体・心情・精神の深みにある説明不能な何物か（Es）について触れている。

クラーゲスの「生の哲学」にのっとった古城の人格についての構造分析によると、図示した下層の生命と上位の精神がバランスよく溶け合って自我意識が環界に何かを志向するとき、人の能力が問われるという。それはどのように発揮されるのであろうか。先述したカントの『人間学』第一篇「認識能力について」第一節「自己自身への意識について」に続く第二節「エゴイズムについて」では、論理的エゴイズム（悟性の越権）、実践的エゴイズム（実践的関心の越権）、美感的エゴイズム（趣味の越権）という三つの視点が論じられている。この基本認識はその後、三批判で順次緻密に論述されていくことになった。古城の人格の構造分析に話を戻すと、精神と生命がうまく溶け合わないとき、神経症や人格障害といった歪形のバイアスが加わりやすいということになる。カントの指摘する三つのエゴイズムは、このようなバイアスの三要素といってもよいであろう。ある人のエゴイズムは必ず他者のエゴイズムに抵触するからである。それゆえ人には最低限共通感覚（sensus communis）が求められるのであり、そのベクトルを伸ばしたところに「掟の問題」が現れる。あらためて超自我とエスとの葛藤という人格構造を模式化したフロイトの「局所論的な心的装置」という図式の意味深さが首肯される（五ページ、図1）。エスは掟でもある超自我に拮抗する定めである。

生命原理の衰退を通して人は不安を実感するし、自我（精神）は心身の相互作用の全体を間接的に受け取りながら、不安の由来を思惟する。古城が図示した上向き方向のベクトル（生命感情）の過剰を自我がコントロールできなければ行動化優位の病理（BPDなど）、下向き方向のベクトル（自我感情）の衰弱が自我不全感につながれば反省優位（内省型、心気・強迫症）の病理が問題になる。古城の「人格的神経症的反応的状態像の構造分析」を参照するといずれの場合にも、生命層（das Es）の衰退と精神性の下層化（＝退行）は空虚感や不安を惹起しやすく、自我活動は狭隘《きょうあい》化《か》する。結果、生命性の枯渇や分裂がmorbusをはらみ（＝Pathogenetik）、形成力のバイアスを受け、人格像は時代や地域の特徴（＝Pathoplastik）を反映して、さまざまな表情を見せることになる。前世紀末、境界例の精神病理が臨床家を悩ませ、今世紀われわれは広汎性発達障害のそれに向き合わねばならなくなった。生命層と精神性が欠如ゆえの他者の欲望という次元にバランスよくつながれば、個人の心はハイブリッドな媒体として潤い、豊かな精神世界も開花しうる。

現代の人格概念

ところで人格概念は人とその時代背景を鋭敏に反映するという点でも興味深い。各論に記載した事例は筆者が前世紀の終わりころ、実用的な分析理論（力動的精神分析学）を拝借しながら病者の心的現実を記述することにつとめ、病者が何を体験し、どのように生きづらいのかを考えてきた備忘録である。往時、境界型人格障害が臨床家を悩ませた。病者の行動化が、否でも応でもわれわれに態度を求めてくるからである。筆者にも転移・逆転移といわれる感情の処理に悩まされることがまれならずあった。マンネリズム批判だと我慢してみても、気持のうえでは限界があった。精神分析学の用語をみだりに記述にもち込むべきではないと承知しつつ、投影同一視、合理化、スプリッティング、依存的攻撃性、価値引き下げ……などの用語は、一方的に面接者がバッシングを受け、陰性感情に悩まされているとき、その場では後《うし》ろ手《で》にしりぞき、人心地つけて括弧にくくっておいた双方の感情関係を振り返ってみて、大切な臨床概念であると教えられることが多かった。

今世紀に入りメディア環境は大きく変化した。無機的なネットワークで浮かび上がる無数の人間群像のそれぞれを、あの人は「○○キャラだから」などと呼ぶ。斎藤は今日、小説でも作品世界の重層性が求められ、人物はキャラクター化し、その背景や人物間の関係についての描写は平板化しつつあると指摘し、昨今の虚構上のキャラクター（＝人格）を「身体性を除去した人格記号」と定義づけ、精神性の下層化により身体性が衰弱しつつあると指摘している。斎藤は現在、人は身体性を欠くがゆえに人格記号としてネットワーク時代の透明化した重層的現実空間を、小回りのきく存在として生きうるのではないかと展望する（斎藤環「ミメーシスと身体性」『日本病跡学雑誌』八一、二〇－二五頁、二〇一一年）。とはいえ、そこで取り上げられている村上春樹の『１Ｑ８４』で主題化されているリトル・ピープルもまた、「善悪の彼岸」へと回収されるほかはない反復強迫的時代概念にすぎないと筆者には思われる。いずれにせよ現代、身体性の衰弱が往時の共同幻想の衰弱を反映していることは確かであり、類同の多様な人格集合の数々が、外延の果てまで広がりつつある。人格記号の組み合わせでいくらでも類同の集合が成り立つ。集合磁場の内容しだいでは、社会病理をはらむことにもなる。

ＩＣＤでは人格の定義を抜きにしていきなり、「成人の人格および行動の障害」とコード名が出てくる。

知情意を総合した個人が身体・心理・社会的存在者としてその人となりを生きているという前提に立っているのであろう。説明では成人であること、その成人の傾向を、第三者が行動特徴から規定することとなっている。例えば、虚構上は魅力的でも、市民感情のうえでは忌避される非（≒反）社会性人格障害。刹那刹那、表出の魅力をもちながら、感受する側の人格を無視しきっているため、自身の精神生活が空洞化してしまう境界型人格障害等々、人格傾向の偏倚ゆえに生じる病者の苦悩の様態を把握するためにも、時代に見合う人格類型の見直しは精神科臨床の急務である。

精神病と人格変化

臨床上病と見えてしまうほどの極端な人格偏倚とは別に、精神病と相関する人格傾向の屈折が問題になる場合がある。器質性人格変化一般と、そのこと事体が特徴でもあるピック病。中毒性精神病で身についてしまう巧みで底の浅い虚言癖。ビンスワンガーが現存在分析の立場から統合失調症における現存在失敗の三様態として概念化したVerstiegenheit（思い上がり）、Verschrobenheit（ひねくれ）、Manieriertheit（わざとらしさ）といった態度の硬直化。これらは人格障害（量的偏倚）ではないが、病と人格変化との関係で臨床的には重要である。

二一世紀という時代背景（Pathoplastik）とリンクして統合失調症や人格概念を見直させる勢いのアスペルガー症候群。これらの問題をいったん括弧にくくり、一時代、筆者が人格障害として取り組んできた境界型の症例を中心にした論述を、以下に掲載した。

「体験時間から見たsplitting現象について」（一〇六ページ）は、ドイツ語圏のSpaltungと区別しつつ、われわれがそのままスプリッティングと言い習わしていた用語（splitting）を、経験例から多重人格（解離性同一性障害）、ヒステリー（解離・身体表現性障害）、および往時境界型人格障害とされた男女の症例にあてはめ、「体験時間から見たsplitting現象」という説明概念で比較してみたものである。ウィーンでバーナー教授を中心に編纂されていた国際英文雑誌"Psychopathology"（Karger出版）投稿時、論点をスリムに絞った。experiencing time はtime experienceとして話をはっきりさせるべきではないかとの編集部の意見をいただいた。西洋人の感覚からすると、時間体験というものはかなり厳密で、形而上学的視点を免れ得ない。多義的で曖昧さをもつ日本人的感覚にはそれなりのよさもあり、experiencing timeの含意を伝えて、そのままの表現にしていただいた（Splitting Phenomena from a Viewpoint of Experiencing Time : Spectrum from Multiple Personality and Hysteria to Borderline Personality Disorder. Psychopathology, 26 : 240-254, 1993.）。ドイツ・フランス・英米圏のみならず、スペイン、スウェーデン、メキシコ、イスラエル、キューバなど、思いがけない国々から別刷り送付依頼の葉書や手紙をいただき、感動した。力動的精神分析学が国際的に受け入れられやすいのか、splittingという概念が臨床的に使いやすいためか、カーンバーグやコフートの概念が時代趨勢にフィットしていたせいか、理由はわからない。

「境界例における感情性と他者体験について」（一三六ページ）では持続的な家族内緊張、とりわけその保護機能・愛情機能に問題があると思えた。病者が一気呵成《いっきかせい》に語る家族や主治医への攻撃性や見え透いた行動化に悩まされつつ、家族内緊張を本人と家族成員それぞれのダイアッド関係に分解し、どこに家族内緊張が集中しているのかを押さえてアプローチした。要するに緊張の少ない外堀から攻めていく。この際、サルトルの「想像力の問題」を下敷きに、欲望・感情性・対象イメージの関係を整理し、家族の中で人が生誕し、成熟していくという時間の流れ、要するに前章で取り上げた対幻想領域での家族史を取り上げ、他者の地平と再現前的他者の相である自我の成り立ちを一般化してみた。

「境界例における急性感情と基底気分について」（一七〇ページ）では境界例的特徴をもつ三症例を、典型的なものを中心に置き、神経症に隣接している症例を前に、統合失調症に隣接している症例を後ろに置き、カテゴリー的には病態水準を異にしながら、慢性的な基底気分、その根底に潜伏している対人緊張の一様式としての忌避念慮、痙攣的ともいえる衝動性について検討した。この論文ではガンダーソンにならって、カーンバーグのborderline personality organizationという概念を中心に置いた（一七九ページ、図1）。

「慢性的な抑うつ病像を呈した初老期女性の境界関係について」（一九九ページ）は、精神科受診にいたるか否かはともかく、巷にいくらでもありそうな初老期夫婦の心的様態である。精神医療全体から見ると司法精神医学や急性期医療といったハードランディングへの関与と比べ、ソフトランディングへのかかわりと思われた。病者の受苦を一般的な心性として受け入れ、いっしょに解消性のある補助線を考えていくという数年がかりの道のりであった。薬は補助手段であり、狭義の精神療法のみの勝負であったと思う。その際、病態水準や症状の現れ方は一般の境界例と異なるものの、その心性の一端を把握するうえで、思春期・青年期の境界例についての経験は貴重であった。精神療法のみの勝負でもあるソフトランディングのこのような事例も、ハードランディング医療に劣らず、医療者側の忍耐が求められる。

論　文

原著論文

体験時間から見たsplitting現象について

――多重人格・ヒステリーから境界例へのスペクトル――

I　はじめに

本来分析用語であったsplittingという言葉が、症状理解のための記述用語として一般化しつつある。一方ではsplittingという言葉が今日あまりに曖昧に使われ過ぎるとの批判[20]がある。Rosenbaum, M.[21]は多重人格の報告例の盛衰を疫学的に調べ、その減少が分裂病という診断の増加に逆比例し、パーソナリティー障害理論の活況とともに再浮上しつつあることをあげている。Rosenbaum[20]は単に疫学調査にとどまらず、解離人格とされ、後に分裂病とされた同一症例を子細に追跡調査した。彼はこの症例が今日のKernberg, O.やKohut, H.理論を援用すれば境界例とすることも可能だとしながら、あえて、古典的なヒステリー概念をもち込んで吟味している。その底には、学説にかかわりなくどの時代にも存在する、人間の心理的かつ生物学的な事態があるだけだとの主張がうかがえる。

しかし時代的な背景が臨床の場にパーソナリティー理論でいうsplitting概念を要請してきたという事実も、一方では否めない。ビクトリア朝文化の象徴とまでいわれたヒステリーという病が、このところ境界例や摂食障害といった問題にとってかわりつつある。その方面で多用されるsplittingという概念を概観し、臨床的な記述用語としての有用性を再吟味することは、有意義であろう。かつて秘密性の病理（pathology of hiddenness）とされた上記の多重人格にしても[5,6]、時代背景とともに表現のありようは変遷して当然であるし、時代の生み出した理論で照射し直してみることも、無意味ではないと思われる。事実、境界例論の中で洗練されたsplitting理論をもって多重人格やヒステリーを見直そうとの試みも散見される[5,6,8]。

ただsplitting概念は、その萌芽のころからすでに多義性を運命としていた。Freud, S.自身splittingという言葉を、三様に使っていたとされている[8]。すなわち⑴"splitting of consciousness"とは支配的な観念の主流から一つの精神内容が分離することであったし、⑵"splitting of personality"とは多重人格において異なった同一性が代わる代わる意識を支配することであったし、⑶"splitting of mind"とはフェティッシュについて触れた少年症例についての有名な説明⑦（防衛過程における自我分裂）である。つまり少年には本能の欲求と現実の干渉に対する対立する反応が生まれているのに、それぞれの態度が相互に影響し合うことなく続いていたとして、この現象をFreudはDie Ichspaltung（[illegible] splitting）と記載した。Freudによるとこれは一種の防衛機制の萌芽であり、自我分裂の核として息づいていくなら、将来病理性をはらむだろうとしている。

　分裂病概念を導いたSpaltungという考え方④を今回対象とする症例のスペクトルの性質上あえて度外視するとして、今日主流とされるものだけでもKernberg, O.の対象関係論におけるsplitting概念⑭があり、Kohut, H.の自己論におけるhorizontal splitting, vertical splittingの概念⑮がある。Kernbergは行動化型の性格障害に悩む症例の観察から、「彼らはある領域で選択的な衝動性を示しており、そこでは矛盾した表現が活発化している。ある衝動の行動化があったかと思うと、今度はそれに対する対抗恐怖的反応とも見える別の行動化が現れ、それぞれ本来なら葛藤を構成してしかるべき精神生活の独立した領域であるにもかかわらず、交代し合う自我状態として現れる。しかもそれぞれの体験に対して相互否認とでも呼べるような否認ないし無関心といえる態度が特徴的である」としてsplitting現象を記載し、「行動化型の性格障害ではこのような交代現象がたくみに構造化されている」とした。そのことから彼はさらに「splittingは自我の欠陥であるばかりでなく、強力な防衛操作である」とし、その成因論や治療論を展開している。Kohutのsplitting理論は母子関係を中心とする、より発達論的な立場から導き出されており、"cohesive self"（融和した自己）という人間の理想形から逆照射されている。すなわちhorizontal splittingとは現実指向性の自我と古層の自己愛的欲求との間のスプリットのことをいい、vertical splittingとは同一個体での相矛盾する人格組織が同時に表面化するようなより重篤なスプリットのことをさし、防衛機制でいえば前者は抑圧、後者は否認というあり方に対応しているという。

　このようなsplitting概念を臨床に援用するにあたっ

て、限定使用の方向と拡大使用の方向とが考えられる。Akhtar, S.ら[1]はKernbergのsplitting概念を忠実に踏襲し、診断と治療上の観点から、このsplitting概念は境界例や自己愛性人格障害といったものの臨床的指標になるもので、防衛機制を異にする強迫、ヒステリー、逃避型の人格障害には用いるべきでないとしている。理由として、自我強度や葛藤の性質や対象関係の深さがこれら二群の間でははっきりと異なっており、治療上の対応も違ってくるということをあげている。舟橋[10]はsplittingを「同一意識内に並存する人格の準同時的分裂ないし二重化とその自覚」と定義することで、より広範な臨床記述への道を開いている。「そこではたとえ一過性であっても、お互いに影響を及ぼし合わない二系列の自己対象表象群が存在し」それらの統合がうまくいくか強く妨げられるかは、否認の程度によるであろうとしている。

いずれにせよ、説明概念であるsplittingという言葉を臨床記述の場に援用するには、相応する限定が必要である。すでにGunderson, J. G.[9]は記述現象学の立場から、Kernbergのsplitting概念のうちで臨床的に有用性のある説明と不適当な説明を論じ分けている。本邦では笠原[13]や湯沢[25]が、記述的有用性を念頭に置きながら、splitting概念の再定義を試みている。

今回筆者は、時間継起という観点からsplitting現象を見直してみようと思う。その際、Kohutの述べる"cohesive self"（融和的自己）という自己の概念を念頭に置いた。すなわちKohutによると「自己とは本来構造をいうのではなく、意識的かつ無意識的な性質や統合性、それに時間をとわず体験として本質的に同じである何ものかのこと」であるという。筆者は時間継起という観点からsplittingを「相対立する表象を契機として起こる体験時間の挿話性喪失ないし瞬間性移行」と定義した。体験時間の挿話性喪失とはKohutのhorizontal splittingに相当し、瞬間性移行はvertical splittingに相当する。表象を契機とするとは、ある知覚や表象対象が対立表象群のいずれかと結びついて急激に強い感情強調を受けたイメージを形作ることをいい、splitting triggerとしてのイメージ圧力を想定した。Freudが「防衛過程における自我分裂」で観察した少年例の分裂の核が思春期・青年期に先鋭化し、vertical splittingといえる精神病理現象を来したとも考えられる。これは健全な自我が成り立つためには幼児期のナルシシズムが充分潤されていなければならないとのKohutの主張にもつながる。おのずと境界例の精神療法の基本を示唆していることにもなる。

今日的と思われる症例をあげ、これらの観点で情緒や記憶や対象関係の有り様《よう》を一つのスペクトルに並べ、関連する諸現象を考察してみたい。混乱を避けるために対象症例は神経症圏のものから境界例のものまでとした。試みの性質上、あるところではsplitting概念をより限定的に用い、あるところではより拡大的に用いることになった。

Ⅱ　症例検討

1　症例Ⅰ　一三歳、女性、中学生

【主訴】父親述。態度が急激に変わる。家族にはその理由がわからない。

【家族歴】父方祖父母、両親、本人の五人暮らし。父親は会社員。母親は専業主婦。

【既往歴】特になし。

【性格】神経質で柔順。内向的。読書好き。強気で明るく、正義感のところがある。

【現病歴】学校教諭の話によると、話はおよそ以下のようである。普段は生まじめで正義感が強く、クラスがまとまらないときも、自分に責任があるかのように悩んだ。ホームルームでも正論を主張することが多く、例えば心理的な集団いじめを具体的に取り上げて加害者たちを敢然と非難し、誰もがやりたがらない学級長を進んで引き受けたりもしていた。

中学二年次の秋、体育の時間バレーボールの練習試合を行い、彼女にはラインマンの役割が振り当てられた。サーブボールがライン内一〇cmほどのところに入った。彼女はそれをアウトと判定した。「ほんとう？」といぶかしがる声があちこちにあがったが、試合はそのまま続けられた。体育の時間が終わり、彼女は不機嫌な顔で教室に戻った。次の英語までの時間、やり過ごされた審判の件で彼女と十数名の女生徒との間で激しい応酬になった。やがて男子生徒も加わって、応酬はエスカレートした。彼女はついに折れず、平生の彼女にしては意外な激しい命令口調になった。

英語の授業が始まってから彼女はすっと立ち上がって薄ら笑いを浮かべ、教室を出ていった。皆が一様に異様な感じを受けたという。懇談室に連れ戻し、担任教諭が話しかけたが、応答がなく、「赤い雨が降っている」「女の子が立っている」「傘を持っていってあげないといけ

ない」などと状況にそぐわないことを話していた。両親が呼ばれても、事情はあまり変わらなかった。以下家族の話によると、そのとき自分がどこにいるのか、周囲に誰がいるのかも答えられず、かろうじて自分の名前だけを答え、「外は赤い雨……」などと独語していたという。

総合病院内科で安定剤を処方され、帰途についた。車中での言動が奇妙だったという。晴天なのに「赤い雨が降っている」「アスファルトが赤く濡れている」と言ったり、信号が青なのに「信号が黒い」と言ったり、街の人通りを見て、「なんでこんなに黒いものが動いているの？」と言ったりしていた。帰宅し、いつもの様子に戻ると「どうしてわたしはここにいるの？」と不安そうに聞いたという。学校での出来事、奇妙な言動について家族が指摘したが想起できなかった。その後も些細なことで急に怒りをあらわにし、「赤い雨が……」などと奇妙なことを言ったかと思うと平静に戻った。しかもこの二つの態度は数時間単位で交代しながら続いた。不眠と頭痛の訴えもあり、当科初診となった。

患者は診察には素直に応じた。柔和な物腰は、どこかつくられたものという印象を与えた。健忘の部分に話が及んでも、特別な態度変更は認められなかった。体育の時間サーブボールが二つに見えたと訴え、その後の口論や「赤い雨……」といった奇妙な言動については全く記憶がないという。彼女は平生から、自分の中には二人の人間がいると感じていたと述べた。理由は自己記録からそう推定せざるを得ないのだということであった。自分の描く絵画や文章に、身に覚えのないものが入り込んでいるという。例えば文芸クラブに所属していた彼女はよく文章を書いていたが、物語を書いているつもりなのに、自分にはどうしてもわからない文章が入り込んでいるという。例えば「女の子が歩いていました」という文章の次に「女の子は赤い傘を持っていました。だんだん空が曇ってきました……」などというくだりが続いている。後者は自分には全く書いた覚えのない文章であり、これに類した箇所が随所に認められるという。家族が持参した彼女の絵の類いについても、彼女の話を裏づける表現がはっきりと認められた。強い実線で描かれたスケッチがあるかと思えば、同じ題材が淡く消え入りそうな線で描いてある。少女の絵が上下対称形に描いてあり、赤を配色してある部分が対象部位では青に配色されている。スケッチにせよ、このような対称図形の絵画にせよ、一方を描いた自分はもう一方を描いた自分に覚えがない。そのことが不安で気味悪いという。

よく聞いてみると、夢中になって我を忘れる傾向は軽い程度には小学四年次のころからあったとのことであった。詩や小説を読み始めると完全にその中の人物や情景と一体になり、誰かに声でもかけてもらわない限り、現実に戻れなかったという。内容も一方では「不思議の国のアリス」や「モモ」といった寓話性の強い作品を好み、もう一方では残虐な殺人を描いた推理小説の世界を好んだという。

慢性的な頭痛がもう一つの訴えであった。これもかなり以前にさかのぼり、はっきりと自覚するようになったのは中学に入ってからであるという。かなり状況依存的であり、家から学校に行くまでの間、激しかったという。学校に行くときは家族の目にも表情が不快そうで、顔が赤らんで見えた由である。ごくまれに頭痛のため、校門のところから家に引っ返すこともあった。そのような不登校の日は、読書や空想で一日を過ごした。テレビで事件報道が伝えられると、例えば女性が殺されたというそれだけの報道でも「実は隠された弟がいて、その関係の女性が何人かいて、何らかの関係でゆすりがあって……」と勝手に物語を完結させると落ち着いたという。


面接でこのようなことを話している自分もまた二つの自分のうちの一方で、彼女の比喩によると「窓ガラスでいうと片っ方は掃除されていて、透明ですっきりしている。もう一方は汚くて曇っている。今こうして話しているのは、透明な窓ガラスのほうです」とのことであった。

側頭葉てんかんあるいは解離性疾患を疑った。脳波上は異常所見を認めなかった。診断上後者を疑い、自宅療養を勧め、短期間外来で集中的な面接をおこなった。平静で穏やかないつもの彼女の人格状態から、学校生活の不平や憎悪感を口にしながら怒り、やがて「赤い雨……」と口走る人格状態への変化が当初一日に数回あった。やがて交代の頻度が減り、平静で穏やかな状態が長くなっていった。後者の状態を思い出しにくいといった事情は変わらなかった。

その後の面接で、学校でのエピソードに健忘を残していることが不安だと訴えるようになった。平生の感情生活、とりわけ怒りの感情体験についていくらか挑発的に話題にしたところ、そのような感情が全くわからないという。もめ事があっても、たいてい彼女のほうで謝ることで引っ込みをつけることが多く、かなり時間をおいてから自分には非がなかったのになどと振り返ることが多いとのことであった。学校での一件後、繰り返し見る夢の内容も特徴的であった。青い服を着た女性がナイフをかざし、自分を刺す。自分は死ぬのだなあと思っている。振り返り際、その女の人は目から涙をこぼしている。よく見ると、今度は黒い人だかりに向かってつるぎを振りかざしている。黒い人は次々に切られ、血しぶきがあがる。あたりは死んだ黒い人たちで血の海になっている。女の人は彼岸花をもって自分のほうに近づき、拒むとそれを放り出して遠ざかって行く……。こういった内容の夢は、最初ぼやけた感じで、繰り返しているうちに現実ではないかと思えるほど鮮やかになってきたという。

受診後三週目あたりから、徐々に二つの状態の自分を区別して話すことができるようになった。例えば友人数人が花束を持って見舞いに来てくれたとき、自分は不機嫌で怒っており、面会を拒んだ。しばらくたって、反対の気持の自分がいるのに気づいてきたという。この頃には自分の感情の流れを、かなり客観的に述べることができるようになっていた。

約一ヵ月後、土曜日午後の登校を勧めた。当初の健忘は回復しておらず、当日の頭痛や未視感が特徴的であった。すなわち学校に近づくにしたがって頭痛が激しくなり、周囲の風景や担任の教諭が初めて見るもののように感じられたという。

人格状態の交代ははっきりしなくなり、繰り返し見る夢も希薄になり、時々頭痛を訴える程度で、その後登校可能な状態に回復している。

●症例Ⅰについての小括

まずこの症例に起こった出来事を、「不快な情動負荷のもとに起こった"dissociative splitting"」とくることでは異存がないであろう。どのような解離性疾患に属するのかという診断上の問題は、吟味を要する。DSM-Ⅲ-R(2)によると典型的な多重人格とは「人間の中に二つないしそれ以上のはっきりした人格ないし人格状態(それぞれが、環境や自己についての認識のし方や関係のし方で思考面の永続性パターンをもっている)が存在し、しかもこれら少なくとも二つの人格ないし人格状態は、人間の行動を完全に支配している」となっており、それほど発達していない多重人格を、そこには振り込めない解離疾患(DDNOS = dissociative disorder not otherwise specified)として区別してある。これは第二人格がまだ人格状態としてコントロール不全の事例をさし、この基準をもうけることで古典的な多重人格からより間接的でわずかな現れ方しかしないものにいたるまで、解離疾患に連続性をもたせてある。

生真面目で正義感が強く、クラスのいじめ問題にも敢然と立ち向かっていくほうの彼女を第一人格とすれば、怒りをあらわにし、周囲との接触を拒み、赤を中心とした原始的色彩イメージの世界にひたっていく彼女は不全形の第二人格状態ということができる。第一人格から第二人格状態への移行は突発的であり、筆者のいう「相対立する表象を契機として起こる体験時間の瞬間性移行」にあたる。第一人格はこの第二人格状態のことについて全く記憶がない。加えて彼女は、スケッチや絵画や文章記録を通して、思い出すことのできない時間のあることを自分なりに知っていた。すなわち筆者のいう「相対立する表象を契機とした体験時間の挿話性喪失」である。表象群の対立が契機となっていることは、本人の表現記録や体験のあり方から比較的容易に推定することができる。すなわち一方に赤の配色、強い実線、残虐な場面の出てくる推理小説といったものにつながる表象群があり、もう一方には青の色彩イメージ、弱々しい線、寓話的な小説、そして穏やかで正義感の強い対人態度につながる表象群がある。これらはそれなりにまとまりのある対立した表象群であり、日常生活ではそれほど問題として浮上してこなかった（抑圧されていた）。一方の極の表象群が、ヒステリー性解離というエピソードを通してその後対立する二つの態度として交代出現している。すなわちhorizontal splittingの伏線があり、イメージ圧力の飽和状態のもと、矛盾した人格組識が、瞬時に交代移行している。この場合イメージ圧力とは、級友との応酬中刺激された不快な知覚対象が抑圧されていた表象群と急速に結びついてできたイメージの力のことであり、splitの契機になっている。そのことは解離性splittingの極点で、赤という色彩や少女といったイメージ世界が、相応する情動の性質（不安、怒り……）とともに、かなり原始的な形で表出されていることからもうなずけよう。短期経過のＤＤＮＯＳ状態とまとめることができる。

2　症例Ⅱ　二七歳、女性

【主訴】立つことができない。体の力が抜けて、意識を失うことがあった。

【家族歴】父親は会社を退職、年金をもらいながら家族が自足できる程度の農業を営んでいる。同胞二人で、姉は嫁いで家を出ている。

【既往歴】特記すべきものなし。

【性格】両親によると甘えん坊で見栄っぱり。我慢ができず、思ったことを何でも言う。本人によると小心で甘えん坊であり、先々のことまで心配になってしまう質だという。

【現病歴】両親によると、二六歳のころ失恋問題があったという。ある集団競技スポーツのプロの選手を一方的に好きになり、会社でもそのことを得意がって話し、国際試合では短大時代の友人数人とアメリカまで応援に行ったりもした。その後数度その男性に会い、以後交際が途絶えた。その年の秋ころから庭でひとしきり泣いては平静になるといったことが幾度かあった。親が心配すると「かまうな」と反発した。

翌二七歳の三月ころより身体の不調感を訴え、四月のある朝、母親が呼んでも朝食に出てこなかった。起こしにいったところ瞼がピクピク動き、手足は強直。声をかけてもたたいても受け答えの無い状態であった。この状態が約二時間続き、救急車で総合病院を受診。緊急入院となったが、翌日には普通に振る舞っていた。諸検査では異常がなかった。二週間後に退院。しかし一週間後に再び同様の状態に陥り、再入院。九月までにこの状態が四回出現し、三回入院している。いずれも入院で状態が急速に回復するのが特徴だった。一一月、四回目の入院のころから意識回復後も脱力感を訴え、食物が喉を通らなくなった。しだいに食を拒み、ベッドに寝たきりの生活となり、尿失禁が現れた。医師、看護婦の見えないところでは起き上がっているなど、状態に不自然さが認められた。

一二月、当院当科に転院となった。拒食のため経管栄養を試みようとすると、流動食を飲み込めるからとこれを拒み、おむつ使用、車椅子の状態で入院生活が始まった。翌朝これまで繰り返してきたのと同じ状態に陥った。すなわち意識がないという母親の訴えで当直医が診察。ヒステリー性昏迷が疑われた。

徐々に身辺自立の方向に向かった。車椅子の状態で面接も可能となり、ヒステリー性昏迷の疑われた状態について次のような体験を語るようになった。一年余、彼のことがあきらめられず、自分をうまく伝えられなかったのではという悔しさや情けない気持やらでいっぱいだった。時々日本海や太平洋方面に出かけ、海を見ながら自分を慰めていた。そのような気持でいるところに母親が見合い話をもってきた。いさかいになり、数回にわたる意識消失状態は、それ以降だという。彼女によると「夢の中で母に起こされていることはわかっている。海があって、親しい友人がいて、話をしながら波の音を聞いている夢。母親が自分を起こそうとしているのはわかっているけど、一方ではそのまま夢を見続けたいと願望していた」という。その後繰り返された意識消失様状態でも、体験内容は大同小異であった。このように話せる時期になっても、病棟では孤立的であり、生活は全くのマイペースであった。ベッド上で独語していたり、天井に指で字を書くといった奇妙な仕草が認められている。

年末の退院や外泊で、部屋はほとんど寝たきりの中年期男性Aと彼女だけになった。マイペースの彼女が急激な不安反応を示した。部屋を変えてくれと当直医に面接を求め、「Aに何かされるのではと怖い。Aさんにお前を犯すぞという怖いイメージをもってしまう。部屋にいるとAさんの目がずっとわたしを追ってくる」といった話を繰り返し、対話が途切れると、「ここにいる。ここにいる」「どうする。どうする」などと独語の内容が途切れ途切れに聞き取れ、やがて独語のトーンが幼児語のようになり、ふと我に返って、「先生も男性です」と述べ、ついで「赤は危険です。緑は非常事態です。白は変です、それから怖いです」から始まり「ご飯食べたいです……でも胃腸が小さいです……家が貧乏です……やはり食べたいです」などと話はより断片的になり脈絡を欠いていった由。micropsychosisが疑われた。転室という欲求が受け入れられると、翌日は上記のことが嘘のようにあっけらかんとした態度であった。彼女は完全にマイペースで過ごしているように見えながら、Aの年齢であるとか、若いころボクシングをしていたことがあるといった間接的な情報を正確に知っていた。前日のエピソードについては、「Aが寝たきりだと思っていたら立てるので驚いた。（ベッド周囲のカーテンを引いて）おしめを変えようとしていたところ、Aに覗かれていて、驚きのあまり失禁してしまった。寝たきりでないとすればまだ五八歳。十分男性の力がある。危険。そう思い出すと目付きも動作も、なにもかもが怖くなった」と説明する。独語や奇妙な動作については、「昔から緊張しやすい質。怖いとか不安だという感じがあると、口で大丈夫だ大丈夫だと唱えたり、指で天井や自分の体に字を書いたり、いくぞワン・ツウ・スリー……とリズムをつけて大腿をたたいたりしていた。これは中学以来の安心儀式。大学の入学試験でも、車の免許の試験でも、好きな男性に会うときも、就職の面接試験のときも、大なり小なりやってきたこと」であるという。色彩イメージについて口走ったことも記憶していて「今はストーブはストーブ、白衣は白衣とわかります。昨日は看護婦さんのネームプレートの赤を見るとすぐ危険のサインと感じ、白い制服の方を見て、大丈夫と思ったりした」と、色彩の知覚イメージが、照応する感情を触発した様子であった。脈絡を欠いた部分については、「怖くて、動転して、自動的にしゃべりまくった。しゃべりまくったことは記憶しているけど、何をしゃべったのかは思い出せない。病気や境遇についての愚痴がでたのかもしれない」という。幻聴等の異常体験は否定した。

その後、「心の病気ですから治してください」といった入院時の態度は一変し、「結婚できる理想の男性がわかった。体重さえ増えれば退院できます」の一点張りで内面洞察に向かう精神療法を拒み、あげく担当医や担当科に強い陰性感情と攻撃を向けるようになった。

●症例IIについての小括

この症例での意識消失様状態は、入院時の観察からも、本人の述べる体験形式からも、ヒステリー性昏迷がもっとも疑われる。外傷体験以降のリアルな過剰想起と情緒不安定状態があり、最初のヒステリー性昏迷は明らかに外傷体験を再活性化する条件下で起こっている。当院入院時のものを含めて五回も繰り返されたこの状態をヒステリー性解離と見ていくとき、「相対立する表象を契機とした体験時間の挿話性喪失」とすることができる。画像的な夢と現実の母親の声という「夢と現実の二重性」を本人が漠然と知っており、健忘を残さない。これは抑圧機制を前提とするhorizontal splittingというより、矛盾した人格組織の表面化に準ずる体験であり、vertical splittingの性質を帯びている。この場合、過剰想起された外傷体験と母親によってもたらされた見合い話といった現実想起が表象像として対立したままイメージ圧力になっており、上記のような二重化を生んでいたのであろう。

入院生活中に認められた急激な不安反応も特徴的である。年末唯一の同室者になった中年期男性患者に対するネガティブな異性イメージが発端になり、当直医までが危険な異性として同一化され、ついには看護婦の名札や白い制服といった外部の部分対象がそのまま危険とか安全といった内部対象表象と融合している。「相対立する表象を契機とした体験時間の瞬間性移行」である。医師や看護婦という安全イメージのかなたに、男性患者と同質の危険イメージをいだき、一過性の混乱に陥っている。すなわち二系列の自己対象表象群が矛盾したまま表面化しており、vertical splittingといえる。この場合、対象知覚（カーテン越しに彼女を覗いた同室患者）が性的意味合いを帯びた対立する表象像の一方（男性＝女性の性を侵害するもの）と結びついて恐怖のイメージを生み、一定の方向にイメージ圧力を飽和させたと考えられる。このような急性不安反応が、転室という形でにわかに収斂したという事実も、この症例の特徴である。エピソードの起こり方も収斂のし方も急であり、時間継起から見たsplitting現象といえる。そこでは、他者と体験を共有しながら不安の地平を越えたという経験の次元が認められない。

3　症例Ⅲ　二四歳、女性

【主訴】不眠。

【既往歴】特記すべきことなし。

【家族歴】父親は電機工事会社を経営。心臓病のため四二歳、本人小学校四年のとき他界。母親が美容師として独立し、以後本人と三歳年下の弟を養った。現在四九歳で、世間的にはやり手と評価されている。弟は二一歳。明るく、短気。現在公務員。本人は表面上明るく振る舞うが、実際は内向的で、些細なことで落ち込みやすく、くよくよするほうだという。

【現病歴】小学校四年、父親病没後から、母親の態度に冷たさを感じるようになった。高校一年のころから頭痛と入眠困難に悩まされるようになり、生活も不規則になっていった。高校二年時数ヵ月不登校。この前後パンクロックに夢中になり、同年代の仲間とバンドを組み、アルバイトなどもやっていた。アルコールやエフェドリンやブロンを仲間と飲むようになり、やがて自分一人で使うようになった。彼女は当時のことを次のように述懐する。「いつも苛だっていた。常に虚しい気持があった。世の中、親、自分、すべてに否定的だった。自殺のことが頭を離れなかった。薬でラリッているときだけ苦しい自分を忘れていられた。それでもラリッている自分は本当の自分でないという気持がいつもどこかにあった。ロックにしてもすべてに否定的で暗く、それでいてザワザワした感じだった。バンド仲間で親しかった同性の友人がヤクザがらみの争いで殺されるといった事件にも遭遇した。悲しさや悔しさや怒りの塊だった。復学しても学友にはなじめず、母親にはいつも受け入れられていないという気持があった」。当時のwristcuttingの痕が、現在二十数ヵ所に認められる。

某美大に入学したが中退し、ウェイトレスをやりながらロックバンドを続けていた。二〇歳のころからフルタイムでワープロオペレーターの仕事につくようになり、編集などに余念がなかった。家族的な職場で、仕事を教えてくれた社長は温厚な人柄であったという。

二四歳ころから仕事が少なくなり、無気力状態になった。会社は行ったり行かなかったりで、一〇月にはさしたる理由もなく退職した。母親と本人の生活にアクセントが移っていった。棟続きのパーマ屋で母親は美容師の仕事を続け、本人の生活は不規則になっていった。このころからbulimiaが始まった。母親と食卓につくことはなくなっていた。昼近くになって起きだし、コンビニエンスストアに行って食べ物を買い求め、それを一気に食べているうち気持悪くなり、自己誘発嘔吐を行った。嘔吐後も少しずつ食べ続け、やがて昼間からアルコールを口にするようになった。「仕事もなく、体調も悪く、何もしてない自分に苛だち続けていた。食べている間はいやなことを考えずにすんだ」という。

このような生活が一ヵ月余続いてから、健忘を残す奇妙な発作が出現するようになった。一度はゆるいスピードでバイクで乗り出し、転倒。近所の人に車で家まで送られ、彼女は寝室で気づいている。バイクで出かける前、酔ってふざけているように母親には見えた由である。この数時間にわたって、彼女には記憶がない。二度目は台所で立ったままお茶づけを食べていて、気を失ったという。後になって母親に、悲鳴とともに茶碗を投げ出し、床に倒れ、白目をむいて十数分硬直していたと聞かされたという。この転倒のエピソードについても、彼女には記憶がない。三度目は珍しく母親と食事をともにしているときであった。ヒレカツを食べてよいと母親に言われ、ラッキーなどと言いながら口に入れたところから記憶がないという。これも後になって母親に、ヒレカツを口に含んだところで急に手がぶらりと下がり、椅子から床に倒れ込んだと聞かされた由である。

このため同年一一月、某大学病院受診。脳波、CT

スキャンなどの諸検査で、脳の器質的な疾患は否定されている。

スキー場でペンションを営む叔母のもとで働くことを勧められ、一二月より住み込んだ。当院に紹介され、初診。入眠障害と易疲労感が主訴で、質問にはきちんと答え、感情表出も体験内容からよく了解できた。人に言われたことが気になる質で、眠ろうと思ってもその日あったいやなことが次々浮かんできてしまう。思い浮かべながら、怒ったりくやしくなったりするという。異常体験や抑うつ気分は否定。生い立ちのことを聞くと、六歳のときのエピソードの詳細を「幼稚園だったころ卒業文集のために、自分の夢と自分の親友について書かされたことがあった。自分だけ誰も親友と書いてくれなかった。気にしていたのに、母がそのことをわざわざ取り上げた。あなただけ人に親友と思われていないのよ……。母親はこれに類したことを平気で言い、褒められたという記憶が自分にはほとんどありません」などと述べ、想起形式は構成的であり、内容はディテールに富んでいた。

その冬、住み込みのアルバイトはこなしていた。朝になるとどっと疲れている自分に気づいたという。空元気を出して動いているうちに興奮してきて自然に動けるようになっていた。叔母の言うちょっとした物言いでも傷つき、備え付けの自販機で缶ビールを買い求め、昼間から飲んでいた。何度か母親のもとに逃げ帰ろうと思ったこともあるという。現在通院加療中。

●症例Ⅲについての小括

患者自身によって語られる母子の感情関係。高校時代から自覚されたという不眠。不登校、アルバイト、ロックバンド。アルコールや薬物のpolyabuse傾向。このようなさまざまな行動表現があるにもかかわらず主観的に感じ続けていたという空虚感、自己・現実すべてにわたる否定的基底気分。すなわちanhedoniaの体験。繰り返された自傷行為の痕跡。これだけの来歴をもってしても、すでにＤＳＭ-Ⅲ-Ｒの境界性人格障害の診断基準をすべて満たす。

母子関係に生活の力点の移動した二四歳以降認められる無気力状態とbulimia vomitingも、基本的にはこの延長線上に考えることができる。摂食障害と境界例の近接関係については、諸家の力説するところである[11][22]。

acting outが頻々と認められた高校時代の想起陳述からすると、「体験時間の瞬間性移行」に続いて「挿話性喪失」のエピソードが繰り返されたと推測される。仔細にみればacting outがらみ、次に述べる症例Ⅳの現症に認められたsubtle sign（＝微小vertical splitting）に類する現象がめまぐるしく出没していた可能性がある。

二四歳、母子dyad関係に力点が移って以降、幼時体験の追想過剰や母親に対する退行した依存・攻撃のambivalenceがきわだっている。ただambivalenceというには葛藤体験の構造がゆるいので、正確には相対立する感情・表象・イメージの無自覚なsplittingである。これがbulimia vomiting、後にはヒステリー性解離のイメージ圧力に対する耐性を弱めている。bulimiaは「相対立する表象を契機として起こる体験時間の瞬間性移行」に照応し、ヒステリー性解離は「相対立する表象を契機とした体験時間の挿話性喪失」に照応する。前者ではイメージ圧力が、自我同調的なbulimia衝動を、続いてcounterphobicといえるvomitingを生じさせている。このような矛盾した情動表出の交代出現を本人は漠然と知っていながら、なお葛藤的体験構造は希薄である。矛盾した自己の急激な表出と移行であり、vertical splittingである。後者は健忘というヒステリー性解離の体験水準を表しており、Kohutのいうhorizontal splittingに照応する。この場合のイメージ圧力に母子関係の影響が強くうかがわれるのは、安定時の本人の述懐からもあきらかであろう。幼少時期の母親の言辞についての過剰想起は特徴的である。

日常生活での些細な母親の態度が彼女には知覚刺激的であり、対立表象群のなにがしかと結びつき、急激に特定のイメージに彩られるのであろう。筆者の想定したイメージ圧力であり、splitting triggerである。

4　症例Ⅳ　二四歳、男性

【主訴】不眠。

【既往歴】特記すべきことなし。

【家族歴】父親は会社員で五二歳。とっつきが悪く、古い習慣に固執するほうであった。母親五〇歳、専業主婦。現実的で世間体を気にする質。二歳年上の姉は気が強く、勤めに出ている。父方祖母が慢性疾患のため入院中。

【現病歴】高校三年のころから不眠があり、恋愛問題に悩んでいた。コンピューター関係の専門学校に進んだが半年で中退し、翌年、一九歳のときに東京の某私立大学を受験、合格した。当初姉と同居していたが、姉は二ヵ月後帰省。そのころから患者には不眠があり、一人アパートで暮らす生活に耐えられないと訴えるようになった。七月には帰省。大学に行く気がしない、落ち着かずむかむかするなどと言うため、家族は市販睡眠薬を買い与えていた。このころ患者が心を寄せていた看護学生がほかの男性と付き合っていることを知り、大酒を飲んで気を紛らわす日々が続いた。

二〇歳の九月、当科初診。不眠を主訴に中学三年来思いを寄せていた看護学生の女性のことについて話し、無気力感と怒り、一人でいることの不安、とりわけ夜一人でいることの不安を訴えた。その後女性に対する思いはさらにつのり、おりに触れて殺してやると母親に言っていた由である。夜になると怖い、不安だと訴え、母親に寄りかかることも多かった。大学には行く気配を見せず、短期間続けたアルバイトも頓挫している。外来通院も途絶えがちであった。

二一歳三月ころより不眠、意欲減退感に加え、下痢や腰痛・心窩部痛が現れて内科を受診。身体的な異常は認められなかった。一方女性のことについては会ってもいなければ電話をかける勇気もない。頭から離れずたかぶってくるだけでどうしようもないと言い続けていた。外見無為な生活に見えながら不意にバイクを乗り回し、気がつくと女性のいる地域に向かっていたりするという。このころ「相手の女性を殺して自分も死ぬ」といった内容の遺書を書いてあるのに家人は気づいている。患者は何度も悪夢を見るようになっており、夢の中で女の子を殺してしまったという。

二一歳の四月から五月にかけては上記状態がさらに前景化し、不安定であった。それでいて受診をいやがった。理由は、看護婦を見ると看護学生である彼女にイメージが重なる。首を絞めて殺してやりたい気分になってしまうからだという。せっぱ詰まって何度か夜間、緊急に病院を訪れ、それぞれ別の当直医の面接を受けている。いずれの医師も、短時間での感情状態の激変に驚いている。

例えばあるときは「いらいらしてだめなんです。腹が立って頭にくると、目の前が真っ暗になってしまう」などと訴え、手足をぶるぶる震わせながら机に突っ伏す状態。腹の立つ理由を聞くと「裏切った看護婦がいる。そのため病院に来たくもない」と訴え、一方ではそのことを話しながら、その場で怒りの感情がこみあげてくると述べ、落ち着かない。服薬させてしばらく話を聞くうちに、みるみる落ち着き、その後は「処方薬に胃薬も入れておくね」という医師の言葉に、「背が伸びる薬だったりして」などと、冗談まで交えている。

またあるときは「眠れないのがすべての原因」と、自分の真意を話すことをかたくなに拒み、当直医が止むを得ず必要な安定剤だけを処方するとやにわに、「なるべく病院に来たくないんですよ。前に通っていた病院でも看護婦に暴力をふるいそうになったので」と本心を吐露している。

その後も生活全体は不規則で、意欲は減退し、心気的であった。「大学に行っているはずなのに家でぶらぶらしているので、近所の目が気になる」と訴え、気まぐれにバイクで出かけたり、パチンコやゲームセンターでの遊びに一人打ち興じたりしていた。そのような小康状態にありながらも、バイクの一時停止を咎められたといって夜中大声で喚き散らすなど、ささいなことでも怒りを抑えられなかった。手足が痺れて息もできない、窓を開けてくれと母親に訴え、不安で依存的な態度を見せることもあった。

このような状態にあっても、支配観念化した例の体験についてては不変であった。「祖母の入院先で母が看護婦と話していても、我を忘れたようになる」「いざ一つのことを思っちゃうと、落ち着けない。じっとしているのがつらくなる」などと訴え、バイクの遠乗りなど、患者なりに気晴らしをしている様子であった。夢の内容も以前ほど単一ではなく「蛇がまわりにいて噛まれる」「人をビルから突き落とすとか、自分の肌にぶつぶつのできている夢だったりする」などと述べ、その感覚印象がいつまでも残るようであった。

同年八月祖母他界。その一週間後から約五ヵ月、規則的にステーキハウスに勤めた。しかしマスターとのトラブルで啖呵《たんか》を切ってからは勤めを辞め、昼夜逆転した不規則な生活に戻った。夜中大声をあげたり、物にあたり散らしたり、「あいつ（看護学生）を殺したい。なんであいつを許した」などと喚くこともあった。その後しばらく通院は途絶えた。

二二歳になった一月、久々に時間外に受診した。長く続いていた支配観念のほうは背景化していた。すなわち、「ちょっとした風の音でも、人の泣いている声に聞こえる」「自分が橋の上から川の急流に落ち、溺れる夢を見た」「何を食べても味がない」「なんだかこのごろふわーっとする。視覚がない。前だけぼんやりと見える。ただぼーっとしている感じだ。自分の人生、この先もう長くない。そのうち死ぬ気がする」などと訴え、全体に抑うつ的で、離人感や機能性幻覚が認められた。この状態は比較的短期間の経緯で消褪した。

同年五月ころよりアルコール乱用傾向は残るものの、以前のようなアクティングアウトはほとんど目立たなくなり、約束どおり外来通院も行うようになった。数ヵ所、円形脱毛症が生じていた。これまでの経過の中でもっとも安定しているように見えた。この間、患者の体験している苦痛について、かなりの言語表出が可能であった。「中学で、好きな女性ができて、彼女は準看学校に入って、自分は普通高校に進んだ。悩みを打ち明ける友人がいなかった。一人で悶々としていた。二歳年上の姉がいたが、やはりそのことは相談できなかった。高校生活はまるでやる気が出ず、遅刻も多かった。漫画を読んだりポップスを聞いたりして紛らわせていた。それでも眠れないと女性のことを思い出してしまった……」などと、生活史の内面を話すこともあった。「病院に来るまでは何ともなかった。看護婦を見るとだめ。女性のことを思い出して止まらなくなる。彼女が憎いし、看護婦が憎い。彼女が今ここに出てきたら、カッとなると思う。自分の部屋にいても、ふっと、誰かいる気がしたりする」などと語り、一触即発の感情の存在を思わせた。「どうでもいいと思っても、例の女性のことが浮かんでくる。紛らわせるためにスポーツ雑誌やコンピューターの本を何度も繰り返し読んでいる。眠る前、あの考えが起こると思うと怖い。だから、はっきり眠れるという感じにならないとベッドには入らない」などと訴えることもあった。

同年七月、姉の結婚式に出席。姉夫婦が実家を訪ねて帰ったあとから、状態は急変した。家人によると、自室に引きこもってチクショウ・チクショウと喚いたり、「なんでおれが悪い、おれが悪いことしているわけじゃないじゃないか。専門学校を中退したのも、大学を中退したのも、あの女のせいだなどとまくし立て、かと思うと、一転して夜が怖くて眠れないと心細がったりもしたという。

その後家庭で生活する限り、母親の目には外見上比較的落ち着いて見えたという。しかし突然荒れ始め、「おれはこんなに苦しいのに、あいつ（女性）だけ幸せになるのは許せない、殺してやる」などと喚き散らし、いさめようとした父親の首を絞めかけたこともあるという。

そのような夜は決まって不眠であり、夜中「チクショウ、チクショウ……」と独語し続けていた由である。このようなことが結婚にまつわる新聞記事やテレビ番組といった些細な刺激で触発されることに、家人は気づいている。面接でしだいにこのあたりの情動の動きを、本人自身が回顧できるようになった。例のいやな記憶が浮かんでくると、たかぶりを抑えられなくなる。独り言を繰り返しながら、かろうじて爆発を抑えているのだという。

姉を頼って遠隔地に就労を希望し、紹介状を渡したところで、当院での通院加療は終了となった。

●症例Ⅳについての小括

micropsychosisのエピソードも含め、経過上の特徴からは境界例が考えられる。この症例の特徴は一つは現症面でもsubtle signとして認められるほどの急激で短い状態変化の兆候であり、もう一つは性にまつわる同一テーマの過剰想起である。前者すなわちsubtle signとして認められるほどの微細な状態変化は、例えばある夜、「裏切った看護婦がいる。怒りの感情がこみあげてくる」と緊急に病院を訪れて訴え、その後冗談まで交えて、診察医を驚かすといった場面に認められた。これはこれまでの症例に見てきたように、「相対立する表象を契機として起こる体験時間の瞬間性移行」と考えることができる。二つの人格組織の急激な表面化と交代であり、微視的にはvertical splittingといえる。表象と過剰想起がイメージ圧力に占める役割がこの症例ではもっともきわだっていた。過剰想起のため病院や看護婦という対象が自分を裏切った看護学生という本人のネガティブな表象像と急速にイメージ融合し、またたくまにsplitに方向づけられたイメージ圧力を飽和状態にしてしまう。一方では対応した看護婦や当直医を現実対象として認知しており、つい今しがたの態度が信じられないほど急激な態度変更が起こる。

この症例の過剰想起は文字どおり異性に対する愛憎のテーマそのものである。しかしそこにすぐれて人間的と思われる嫉妬者の葛藤の構造を見て取ることはできない。Tellenbach, H.[24]のいう嫉妬の本質すなわち「自分に属すると思っているものが望まずして自分から離れようとしているという意味方向性をもち、現に手元にある愛が自分から失われるのではと予期的に考え始めること」といった定義からすると、きわめてアモルファスである。要するに仮想上のパートナーへの固執があるだけで、三角関係の構図に位置する第三の人物はさらに仮想的である。これは後に考察でふれる過剰想起の性質を特徴づけている。「看護婦」、「姉の結婚」といった刺激的な状況や出来事で憎悪感は急激に極点にまでのぼりつめる。殺意までが頭をかすめる。このような仮想上の二者関係への固執と現実他者の不在はパラノイアへの発展の芽をはらんでいる。それでいて古典的なパラノイアではなく境界例の特徴に彩られていることから、splittingの諸相が、パラノイア性発展への防衛として働いている可能性がある。大小のacting outから、離人感や抑うつ感や機能性幻覚を伴ったmicropsychosisにいたる諸症状に、この働きを見てとることができる。

Ⅲ　考　察

1　体験時間から見たsplitting現象

人は生涯、広義の意味で両価的なものにさらされ続け、そこで起こる葛藤的な体験はそのつど統一され、超克され、豊かな人格形成の契機になる。中井ら[17]は多重性が健康な精神生活の必須条件であるとし、その際相互認知性のある多重性、すなわち真の深い統一性に支えられた多重性（＝超多重人格）であることが前提であると強調している。Franklin, J.[6]は多重人格における解離性兆候に触れ、多重同一性という特徴を抽出している。彼らは多重性をもってはいても、いつも解離性防衛の破綻を恐れており、abuse傾向に対する脅えがあり、健忘隔壁(amnestic barriers)によって解離性防衛をうまくやり続けようとするのだという。同様のことは境界例についてもいえる。Kernbergが境界例について記述したこと[14]も、そもそもは一見衝動統制の欠如が問題のように見えながら、子細には矛盾した表現の活性化があり、患者の精神生活全体に隔壁化（compartmentalization）の印象を受けるという疑問から始まっている。解離性防衛における健忘隔壁も、境界例における隔壁化も、自我防衛のあり方に差はあれ、中井のいう深い統一性を、それゆえ自我の成熟を阻んでいることは確かであろう。このように見ていくと、ヒステリー性解離も、多重人格における解離性splittingも、境界例でいわれるsplittingも、防衛機制としては類縁のものである可能性がある。事実症例Ⅱではヒステリー昏迷の内実が、夢と現実の二重化体験であったし、経過上臨床的には境界例の要素が多く見られた。症例Ⅲはきわめて境界例的でありながら、経過中に典型的なヒステリー性解離が認められた。ただしsplittingの構造や質の差異は無視することができない。症例ごとに説明したように、ヒステリー性解離にはhorizontal splittingと抑圧機制が照応しており、体験水準でも健忘が認められ、境界例におけるsplittingでは二系列の人格組織の同時的ないし交代的な表面化が認められ、この矛盾した状態に否認的であった。両者の中間に考えられるsplittingのあることも、症例Ⅱ小括で説明した。

いずれにせよこれらの諸現象が、自我の統合と成熟という課題と不可分であることは明らかである。そこではおのずと、「時間」の流れがどのように体験されるのかという精神医学的な問題が浮上してくる。Minkowski, E.[16]は生きられる時間との関係で一つの単位になるような「持続する意識の流れ」を取り上げ、「生成」という概念で整理しようとした。その中でMinkowskiは「持続という現象」と切り放せないものとしてベルグソンを引用し、「継起という現象」を取り出している。それによると、「継起とは区別なしに、またその諸要素が相互に浸透し合い、連帯し合い、内的に組織されたもの」であり、持続は一連の継起する瞬間の流れであるという。体験時間という個々人の次元でいいかえれば、歴史的一回性の体験もそのつど相互浸透し合いながら統合され、持続し、自己の歴史的同一性という意識（≒経験）を成立させているということであろう。

この時間継起という統一的観点から筆者は、splittingを「相対立する表象を契機として起こる体験時間の挿話性喪失ないし瞬間性移行」と定義した。splittingの契機として表象に力点を置いたのは、これまで小括してきた症例の臨床観察の結果である。状況の中にコンプレックス刺激的な知覚対象があり、それが耐え難い（splitせざるを得ないような）感情の極点として体験されるのは、知覚が何らかの表象像と結びつき、怒りや恐怖といった方向に向かって急激にイメージが歪形されるためであろう。splitting triggerによってイメージ圧力が激増するためである。

筆者による上記のsplittingについての定義は、発達論的立場から導き出されたKohutのsplitting理論を時間継起という観点から吟味し直したものだといえる。体験時間の挿話性喪失とは時間継起から見たhorizontal splittingであり、想起できない挿話性体験をもつ。体験時間の瞬間性移行とは時間継起から見たvertical splittingに相当し、そこでは同一個体内の矛盾した人格組織が矛盾したまま瞬時のうちに表面化したり、矛盾した人格組織のいずれかに瞬時のうちに交代する。前者は抑圧という機制で成り立ち、後者は否認という機制で成り立っている。vertical splittingのほうがhorizontal splittingよりもsplittingの病理が重篤であるといったKohutによる指摘は、上記のように定義し直しても、少しも変わらない。

症例呈示にあたって、筆者は自我の病態水準の軽いほうから重いほうへと、すなわち神経症圏のほうから境界例中核群のほうへと、一つのスペクトル上にならべ、分裂病圏の症例をあえて除外した。症例Ⅰ、Ⅱ、Ⅲ、Ⅳそれぞれについて、筆者のいうsplitting、すなわち「相対立する表象を契機として起こる体験時間の挿話性喪失ないし瞬間性移行」に相当する現象を記述した。イメージ圧力の内容や水準、その結果としてのsplittingの病態水準は、それぞれの症例の病態スペクトルの順序に照応している。すなわち症例Ⅰでは短期経過の交代人格状態であり、症例Ⅱでは夢と現実の二重性と体験されるヒステリー性昏迷という挿話性のエピソードに加え、外部対象と内部対象表象がイメージ融合するという混乱状態への急性移行が認められた。症例Ⅲではacting outと直接結びつく情緒状態の急激な交代に加え、ヒステリー性解離といえる挿話性経過が特徴であった。症例Ⅳではsplittingが時にはsubtle sign（＝微小vertical splitting：矛盾する思考・感情・行動が、矛盾したまま刹那的に移り変わる。病者はそのことに無自覚）と見てとれるほどの瞬間性移行がめまぐるしく、挿話性に機能性幻聴を伴う汎神経症状態を示した。このようにsplittingの諸像を描き出してみたのは、それに関連すると思われる周辺の現象をさぐらんがためである。

2　過剰想起とsplitting

微に入り細を穿って過去の情動記憶を語る境界例患者が、よくいる。身近なものには執拗な繰り返しという印象さえ与える。splitting triggerとしてのイメージ圧力について考えるところからこの問題を起こしてみたい。

症例Ⅰでは知覚対象による情動負荷それ自体は心因としてありふれている。両極化した豊かな表象群が平生からかなり分離しており、一方が第三者には気づかれにくかった（抑圧されていた）という事実がある。刺激された知覚と情動はこの抑圧された表象像と急速に結びつき、イメージ圧力をまたたくまに過飽和状態にする。解離性splittingというまれな症状が出現したゆえんであろう。split後の表象像は過剰であり、後に健忘を残す。ヒステリー性解離であり、反応性の退行が考えられる。ほかの症例の過剰想起が内容的に大なり小なり外傷体験と不可分であるのに対して、この症例の表象像は空想好きな平生の心象風景がさらに原始的直観像的イメージ世界を前景化させているのが特徴である。

症例Ⅱ、Ⅲ、Ⅳで過剰想起とイメージ圧力が不可分の関係にあることは、症例記述に示したとおりである。症例Ⅱがヒステリー親和性の過剰想起であるとすれば、症例Ⅳはきわめて境界例的な過剰想起であり、症例Ⅲはこの両方の性質をもっている。

ヒステリー親和性の過剰想起では、準備野と心因と反応形式の文脈をある程度客観的に追認することができる。いいかえれば、不明瞭な部分を直面化させることで、「発端」から「出来事」、ついで「結末」という順序だった物語を無理なく読むことができる。筆者はかつてこの観点で強迫症状を呈したhypermnesiaの症例を報告し[23]、耐え難い情動負荷に対するisolationという防衛機制で症状の成り立ちを説明した。症例Ⅱの過剰想起も、一見するとこの性質に見えなくもない。しかし症例小括でsplittingという取り上げ方をしたように、反応形式としては神経症の水準を越えている。過剰想起のあり方も、後に述べる境界例の性質が強い。

境界例における過剰想起については、湯沢[25]と長井[18]が着目している。湯沢はこれをイメージ的融合体験との関係で論じている。それによると、取り上げた症例では自己と愛着対象が融合しており、子細に見ると認知的には自他を区別し、他方では自他が融合し、その矛盾が葛藤にならないような体験構造を特徴としていたという。加えて、そのような患者の外傷体験の想起のあり方もまた特異であったと触れている。すなわちそれは単なる回想というより、強い怒りの感情をもった過去の現前化であり、体験形式からすると回想性幻覚ともいいうるものでありながら、その内容の真実性が幻覚らしく見えなくさせていたという。

長井はDSM-Ⅲの「境界型人格障害」の診断基準をすべて満たす一境界例を論じるにあたって、症状レベルで過剰想起を取り上げている。すなわち(1)アンヘドニア、(2)汎神経症的不安、(3)心身症および自己身体像へのこだわりとならんで、(4)過去の現前的・直観像的過剰想起が症例の症状特徴であったという。長井の境界例における過剰想起の症状記載を見ると、確かに神経症的な過剰想起とも、分裂病圏の自生記憶想起や妄想追想とも違っている。長井の症状記載は次のようである。「過去のことが昨日のことのようによみがえる。急にY先生の言った言葉とかY先生が家にいたときのいやな雰囲気とかがありありと思い出されてくる。そうなると母に対して怒れてくる。人に自分の気にしていることを言われると、そのまま残る。言われた言葉がそのまま耳元で聞こえる感じになる……」。このような話は、注意してみればかなり日常的に認められる。長井はこの症例が当初から生活史を語ることにおいて物語としての高い構成度とディテールの豊かさをもっていたという点で特異であり、その「了解過剰性」にこそ病理があると指摘している。すなわち境界例の患者は悲劇的な「結末」から「出来事」や「発端」を強調する傾向があり、これらは物語としての悲劇生成の逆順序であり、しかもこの「発端」も「出来事」も「結末」もすべからく他者に由来するという体験のあり方が特徴だとしている。これは境界例が一般に内省というよりは行動化傾向をもち、外罰的であるという臨床的印象ともよく符合する。

　境界例におけるこのような物語構造の分析は、長井が述べるように、面接の条件が「語り手と聞き手と語られる物語の三者相互作用によって生じる因果連関設定という物語活動の原動力」を生み出すように整えられて初めて導き出されてくる。

　症例Ⅳの過剰想起も、悲劇生成が他者由来であることで長井の指摘と共通点をもち、合理化やsplittingといった原始防衛機制のため、問題の神経症的解消は困難であった。耳を傾けても、看護婦を見ると看護学生である彼女にイメージが重なって、首を絞めて殺してやりたい気分になるのであり、「なるべく病院に来たくないんですよ。前に通っていた病院でも看護婦に暴力をふるいそうになったので」と述べている。これは湯沢症例の自他体験構造（自他の区別を認知してはいるのに融合的であり、しかもそのことを葛藤として体験しない＝体験水準でのsplitting）と同じであり、強い怒りの感情をもった過去の現前化といえる体験形式になっている。そのため対象の現実認知、とりわけ外傷刺激的なそれは怒りの感情とともに特定の表象像を前景化させ、イメージ圧力を高め、splittingを引き起こす。もう一方では「眠る前、あの考えが起こると思うと怖い。だから、はっきりと眠れるという感じにならないとベッドには入らない」などとも述べており、splitするほどまでイメージ圧力が高まらないまでも、怖いと体験されるほどまでに表象過程が情動とイメージに影響を及ぼしていると知れる。当然この種の過剰想起と支配観念との異同が問題になってくる。

Jaspers, K.⑫は支配観念を、強い情動負荷をもち、人格とその運命から了解されるような誤った確信であるとし、Bumke, O.はその感情色調のためにほかのすべての想念に対して優位を得てしまい、これを長期にわたって持続的に主張するような想念あるいは想念群（Gedankengruppen＝Komplex）であるとした。③

情動負荷を伴った持続的で優位な表象というBumkeの支配観念の定義は症例Ⅳの体験形式そのものである。とはいえ、この症例の過剰想起が筆者の定義するvertical splitting、すなわち「相対立する表象を契機として起こる体験時間の瞬間性移行」という性質をもつことから、狭義の支配観念とは違っている。すでに述べたように、この種のsplittingは、パラノイア性発展への防衛機制として作用している可能性がある。このことは嫉妬妄想や好訴妄想への発展といった支配観念の究極像を念頭に置くならば、おのずと明らかであろう。症例Ⅳの過剰想起は決まった性質のイメージ圧力からsplittingへと方向づけられており、きわめて境界例的な過剰想起といえる。ベクトルを向け変えると、分裂病圏のSpaltungという呼称がふさわしい病態の直前に布置できる境界例的特徴ともいえる。

3　パロールの過剰とsplitting

症例Ⅰにおける解離splitting後の原始的な色彩イメージにせよ、症例Ⅱにおけるヒステリー性昏迷時の画像的な夢にせよ、症例Ⅲにおけるやみくもな過食と嘔吐にせよ、症例Ⅳにおける過剰想起と外罰的な怒りの発散にせよ、それぞれの症例が急性危機ないしそれの慢性的反復状態にあり、欲求や衝動の表現が過剰である。個人史からみればこのような危機はなにがしかの新しい課題に直面し、自分を問い直し、他者の共感を必要とするような事態であり、局面打開のために自己と周囲とのより大きな統合性が、それゆえ自己の内部での新たな意味の統合性が求められる事態でもある。新たな統合性と体験時間のsplittingとは、成熟の契機か猶予としての防衛過程か、はては深い病理をはらむかという内的均衡の分岐点をさしている。

このようなきわどい分岐点に立って、なぜ欲求や衝動の表現が病的なほど過剰になるのだろうか。なぜ内的な不均衡のみならず、周囲との関係でもなめらかさを欠いてしまうのだろうか。中村[19]は言葉による「表現」や「思考」がのびやかに展開するためには、心身ともにリズムの流れの中にあることが要求されるとして、言語の身体基盤を論じている。論点を要約して紹介すると、次のようになる。個人によって具体的に話されるものとしての言葉、すなわち「パロール」の起源は呼吸のリズムを破って爆発的に発せられる「叫び声」にあり、それは一方では呼吸のリズムが感情表現へと整えられていくことで「歌」へ、もう一方では音韻の分節化によって「シニフィアン」と「シニフィエ」の統一体としての「記号」へと発展していく。言葉はこのようにして「記号」として成立し、そこで事物を「対象的に指示する」働きをもつようになり、象徴化や概念化や抽象化の方向に分化する。とはいえ言葉がどのように分化しようとも、このような起源から、言葉は当然「感情」の喚起作用をもっている。以上が中村による言語の身体基盤についての説明であるが、さらに精神医学的に重要と思われるのは「言葉が高度に分化すると、人間の生理的リズムに抵抗性を示すものであり、それをも新たな心身のリズムに回収することが、言葉をよく使いこなすという働きである。これは外から与えられるものではなく、言葉の抵抗性を通して、それぞれがみずから見いだす性質のものである」と説明している箇所である。

筆者は症例Ⅰ、Ⅱ、Ⅲ、Ⅳにおける欲求や衝動表現の過剰を、体験水準の中に記述してきた。そこではひとしくイメージや感情の過剰状態があり、言語表出は主観的に歪曲されていた。splittingから回復したように見えた時期でも、言語表出の多寡の差こそあれ、それに伴う感情伝達が希薄でぎこちないという印象に変わりはなかった。神経症性交代人格状態としてあげた症例Ⅰよりは、分裂病様の小精神病（micro-psychosis）性エピソードを伴う症例Ⅳで、この印象はきわだっていた。

ここにあげた症例がどれも思春期・青年期にあるという事実と上記の特徴との関係については再考を要するであろう。思春期・青年期は、言語の身体基盤とされる情動トーンの高さという成熟過程の特質をもっているにとどまらず、それぞれの個体が、語る主体として多くの未知の局面に向き合わねばならないということ、そのためには体験を共有できる他者が必要であり、己も自身をたえず問い直さねばならないということ、そのようにして自己の地平のかなたに他者が、ひいては社会が構造化されてくるという役割を否が応にもになわされているといった特質がある。

このことは言語でいえば、「パロール」が、言語活動の共通基盤である「ラング」の側にどう受け取られるかという議論と切り放せない。中村の論述によると「精神の無意識的な合目的性によってそれぞれの文化に内在する言語の体系（＝ラング）は生まれるが、いったん形作られると、これは個々人のアモルフな情動や感情を規整しそれらに形を与え、組織化するものとして働く。いいかえれば、個々人は自己の内にあるアモルフなイマージュや着想と、記憶の内にもっている多くの言葉の両方を、パロールという形で高度に分節化した文化的なシステム（＝ラング）の中に送り返す。つまり言葉をあるリアリティーに照らしだしながら、ラングの中に意味をさぐろうとする。このようにしてイマージュや着想は適切で正確なものになり、言葉とその組み合わせは豊かな意味をもつようになり、感情や情動を含む自己の全体化にむかう」。

Franklinが多重人格で指摘した多重同一性といった病理と、中井が精神的健康の必須条件として主張する人格の多重性（＝超多重人格）との差異は、おのずとこのあたりの指摘に関係してくる。多重同一性ではパロールがラングの中に意味をさがしあぐねている内的不均衡状態にあり、超多重人格ではラングの中に意味をさぐりあてたという実感、いいかえれば言葉による思考と表現で未知の局面を打開しきったという実感が何重にも深く体験された結果という自我成熟の理想形が示唆される。

症例Ⅰにせよ Ⅱにせよ Ⅲにせよ Ⅳにせよ、上記の言語論の脈絡で見ていけばパロールの過剰ということができ、ラングの中に意味をさぐりあぐねている様態ととらえることができる。パロールの過剰には安らぎの供給と沈黙と時間が必要であり、そのことがひいてはラングの中に意味をさぐる作業を、すなわち他者との交渉の中に意味をさぐる作業を成り立たせることにもなる。これは筆者がここにあげた四例について治療上必須のものとして暗黙裡に感じ続けてきたことである。

Ⅳ まとめ

(1) 多重人格・ヒステリーから境界例へとスペクトル上に症例を配列し、時間継起という観点からsplitting

現象を見直してみた。すなわち「splittingとは相対立する表象を契機として起こる体験時間の挿話性喪失ないし瞬間性移行」であり、前者はKohutのいうhorizontal splittingにあたり、後者はvertical splittingにあたる。知覚対象、とりわけ外傷刺激的なそれは特定表象像と結びつき、特定感情に彩られたイメージ力を生んでいるように見えた。これはsplittingのtriggerになるものであり、イメージ圧力と命名した。神経症と境界例の中間スペクトルに位置する症例では経過中、病態の推移に伴って、質と構造の相違する二種類のsplitting（=horizontal splitting, vertical splitting）が同一症例の中に認められた。

(2) イメージ圧力を生む表象は、splittingという現象にいたらないまでも、平生、過剰想起という傾向を強くもっていた。ヒステリー親和性の過剰想起にひきかえ境界例の過剰想起は、強い情動負荷をもって過去が現前化すること、この体験のあり方が他者由来であること、そのためそれが支配観念のように見えることを指摘した。同一他者への固執、現実他者の不在という対人関係の構図がヒステリーよりは境界例でより著しい。そこには体験構造からも対人関係の構図からもパラノイア性発展の萌芽がうかがえた。その際、上に述べたようなsplitting現象が、パラノイア性発展への防衛機制として作用している可能性が考えられた。

(3) パロールの過剰という観点からsplittingの準備野に照明をあてた。パロールの過剰は、一つには思春期・青年期に身体基盤をもつ情動トーンの高さに由来しているし、もう一方では語る主体がたえず未知の局面に向き合わねばならないという思春期・青年期の不安定な立場に由来する。自己を問い直し、他者を求め、一つ一つの局面を切り抜けていくというこの時期の課題は、自我の統合や成熟の契機になるものであり、いいかえれば過剰なパロールがラングの海に意味をさぐっている状態である。新たな統合性か体験時間のsplittingかという主題は、成熟の契機か猶予としての防衛過程かという内的均衡のきわどい分岐点をさしている。

文献

（1） Akhtar, S. and Byrne, J. P. : The concept of splitting and its clinical relevance. Am. J. Psychiat., 140 : 1013-1016, 1983.

（2）American Psychiatric Association : Diagnostic and Statistical Manual of Mental Disorders. Washington, D. C., 1987.

（3）Berner, P. und Naske, R. : Denkstörungen. In : Lexikon der Psychiatrie, herausgegeben von Mueller, C. Springer Verlag, Berlin-Heidelberg-New York, 1973.

（4）Bleuler, E. : Dementia Praecox oder Gruppe der Schizophrenien. Franz Deuticke, Leipzig und Wien, 1911.（飯田真他訳『早発性痴呆または精神分裂病群』医学書院、東京、一九七八年）

（5）Buck, O. D. : Multiple personality as a borderline state. J. Nev. Ment. Dis., 171 : 62-65, 1983.

（6）Franklin, J. : The diagnosis of multiple personality disorder based on subtle dissociative signs. J. Nerv. Ment. Dis., 178 : 4-14, 1990.

（7）Freud, S. : Die Ichspaltung im Abwehrvorgang. Intern. Psychoanal. Verlag, 1925.（古澤平作訳「精神分析療法」『防衛過程における自我の分裂』三〇〇－三〇五頁、日本教文社、東京、一九五九年）

（8）Gruenewald, D. : Multiple personality and splitting phenomena : a reconceptualization. J. Nerv. Ment. Dis., 164 : 385-393, 1977.

（9）Gunderson, J. G. : Borderline personality disorder. American Psychiatric Press, Inc., Washington, 1984.（松本雅彦・石坂好樹・金吉晴共訳『境界パーソナリティ障害―その臨床病理と治療―』岩崎学術出版社、東京、一九八八年）

（10）舟橋龍秀「Splitting 概念に関する臨床精神医学的ならびに精神病理学的研究」『臨床精神病理』五、五一－六六頁、一九八四年。

（11）生田憲正・皆川邦直・三宅由子「摂食障害とパーソナリティー病理」『精神経誌』九〇、七九三－七九八頁、一九八八年。

（12）Jaspers, K. : Allgemeine Psychopathologie. Springer Verlag, Berlin, 1959.（内村祐之・西丸四方・島崎敏樹・岡田敬藏訳『精神病理学総論』岩波書店、東京、一九五三年）。

（13）笠原嘉「精神医学における境界例の概念をめぐって―分割（スプリット）についての一考察―」『精神分析研究』二七、一－五頁、一九八三年。

（14）Kernberg, O. : Object Relation Theory and Clinical Psychoanalysis. Jason Aronson, New York, 1976.（前田重治・岡秀樹・竹野孝一郎共訳『対象関係論とその

臨床』岩崎学術出版社、東京、一九八三年)。

(15) Kohut, H. : The Analysis of The Self. International University Press Inc., New York, 1971.

(16) Minkowski, E. : Le temps vécu. Delachaux et Niestlé, Neuchâtel, Suisse, 1933.(中江育生・清水誠訳『生きられる時間』みすず書房、東京、一九七三年)。

(17) 中井久夫・山口直彦「二重人格はなぜありにくいか」、高橋俊彦編『分裂病の精神病理一五』八一-九六頁、東京大学出版会、東京、一九八六年。

(18) 長井真理「『悲劇』の生成としての境界例」村上靖彦編『境界例の精神病理』弘文堂、東京、一七-四四頁、一九八八年。

(19) 中村雄二郎「言葉・表現・思想—『制度』としての言葉と『語る主体』との間で—」、服部四郎・沢田允茂・田島節夫編『岩波講座　哲学XI　言語』一四三-一七四頁、岩波書店、東京、一九八六年。

(20) Rosenbaum, M. and Weaver, G. M. : Dissociated state—status of a case after 38 years—. J. Nerv. Ment. Dis., 168 : 597-603, 1980.

(21) Rosenbaum, M. : The role of the term schizophrenia in the decline of diagnoses of multiple personality. Arch. Gen. Psychiatry, 37 : 1383-1385, 1980.

(22) 下坂幸三「Anorexia nervosa 再考」『精神医学』一九、一二五三-一二六五頁、一九七七年。

(23) 庄田秀志「強迫という名の配偶者支配—嫉妬をテーマとした hypermnesia の経過から—」『臨床精神病理』一一、二四一-二四九頁、一九九〇年。

(24) Tellenbach, H. : Zur Phänomenologie der Eifersucht. Nervenarzt, 38 : 333-336, 1967.

(25) 湯沢千尋『内省型の精神病理』金剛出版、東京、一九八六年。

ケーススタディー

境界例における感情性と他者体験について

――家族イマージュの病理から――

Ⅰ　はじめに

境界例概念が精神分析や力動精神医学に力を得ながら英米圏で洗練されてきた事実は、周知のとおりである。これらは境界例における発達ライン上の問題点や心的構造、対人関係や家族力動などを明らかにする試みであった。記述症候学の立場からマニュアル化されたDSM-Ⅲ-R(2)の境界例記載はあまりに曖昧で多岐にわたっており、臨床で目のあたりにした症例特徴を少しでも判明な形でとらえようとするとき、すでに理論化された説明概念が援用されることも多い。このようにして臨床に定着した用語の中にはsplitting、projective identification、manipulation、clingingなど、すでに記述用語の印象を与える言葉さえある。一方、このような概念を多用することの弊害も指摘されている(15)(22)。湯沢(22)は同じ記述に見えても患者の体験記述と行動観察という認識方法は異なるのであり、説明概念の多用は前者を軽んずることで患者の主体を置き去りにしてしまう危険性があると述べている。たしかにこれらの言葉は臨床の場で起こる問題の繁雑さを整理するのに有用ではあるが、その有用性によりかかりすぎて、彼らの示すさまざまな症状特性の志向する意味を考えにくくしていることもまた事実であろう。今回筆者は境界例で多用されている分析用語を極力避け、できるだけ患者の体験記述を忠実になぞりながら、境界例における感情性の特質と他者体験の病理をさぐってみることにした。

とはいえ、こと感情性については記述による定義が難しい。患者が体験する精神状態をまざまざとわれわれの心の中に描き出すとはいっても(10)、感情性とはもっとも相互に移入の起こりやすい現象である。[注1] 臨床に即して体験記述に厳密であり続けようとしたSchneider, K.(17)は「感情は快または不快として直接体験される受動的自我状態である」とし、感官的感情、生気的感情、心的感情の三つの相を便宜的に区別した。しかしこのような分け方が躁うつ病やパラノイアでの感情性の病理を論じる基礎理論としては有効であっても、境界例における感情性を考えていくのには不十分であろう。

その点、Sartre, J. P.[16]は感情を志向性をもった現象として論じており、純粋感情といった特別な感情性を除けば、感情性には必ず相応するイマージュが伴うのだと述べている。

Sartreによれば、イマージュとは対象物が意識に現れる現れ方であり、対象物の不在を措定しており、直感的相のもとに類同代理物として現れる像であるという。感情性とイマージュの関係は、⑴われわれが日常経験する境界例の基底感情とそのときそのつど激しく移ろうもう一つの感情性を考えていくうえで、同時に、⑵彼らが他者や事物にいだく豊かなイマージュの現れ方を考えていくうえで、切り放せないと思われる。

ところで表題にかかげた「家族イマージュの病理」を照らし出すためには、あらかじめ他者イマージュの現れ方一般に検討を加えておく必要がある。そこでは当然、他者体験における原体験のありように始まり、原体験に先導される他者体験の諸相が問題になってくる。筆者なりにその仕組みをシェーマ化し、境界例における他者体験の病理、とりわけ家族イマージュの病理に照明をあててみたい。

ただ、主として想起によって語り出される原体験とシェーマ化して扱われる原体験との間に、筆者自身ある感覚的な隔たりを感じてしまうのもまた事実である。例えば臨床では、境界例患者が、他者体験の原体験を思わせるエピソードをいかにも直感像のように詳細に語ることがよくある。周囲の供述と照合するとあながち嘘でもない。これは過剰想起という現象の中にくることができる。過剰想起自体は決して境界例に特有のものではない。ただ境界例患者が現在の苦痛の原因であるかのように原体験を想起するとき、詳細に語られれば語られるほど、その内容にどのような信憑性をおけばよいのかが問題になる。そこで過剰想起における境界例的特徴を、筆者なりに明らかにしておきたいと思う。

呈示する症例は非メランコリー性抑うつ病像を示した成人女性である。近年感情病と境界を接する境界例の病像報告が増えてきており[1,8,11,18]、本例は鑑別診断や治療指針を考えるうえでも重要な症例と思われる。

注1　転移に着目した精神分析的研究は、記述現象学のこのような盲点を補完する重要な働きをもっていると思われる。

Ⅱ　症例呈示

三四歳、女性

【主訴】一人でいるのが不安でたまらない。死にたい。何をする気力もわかない。

【既往歴】二二歳のとき腎盂腎炎。

【性格傾向】内気で人と接するときの気後れが強く、学童期より現在にいたるまで、赤面恐怖が続いている。歯並びの悪い自分の容姿のため、人にいやな思いをさせているのではと悩んだ時期もある。本気で歯の矯正を考えたこともあるという。一人で読書（アンデルセン童話集、もろもろの推理小説をはじめ、多読の傾向）をしたり音楽（ポップス）を聞いたりすることを好んだ。特に音楽は家事をやっていても車にのっていても、バックグラウンド・ミュージックとして欠かすことができなかった。一方、日常生活では強迫的なところがあり、乾いた洗濯物の皺まで気になるという。

【家族歴および生活史】（患者本人の生活史的回顧と家族の供述による）

父親はやり手の農園経営者であった。夫婦仲が悪く、家庭での父親は暴君的であった。特に矛先は母親に向かうことが多く、怒声や暴力が絶えなかった。酒が入るとこの傾向は止めようがなかった。母親が殺されるのではという不安をいだいたことも一度や二度ではなかった。小学校低学年のころから、父親が暴力をふるいそうになると、患者みずからが母親の生きた楯になった。小学校六年時の修学旅行の最中でも、母親が今ごろ父親の暴行を受けて殺されているのではと想像し、ほかの学童といっしょに楽しむことができなかったという。六歳年上の姉はそのような両親の関係に距離を置き、静観していた。現在は親の反対を押し切って結婚し、勘当同然の形になっている。患者本人も家を出たいと思い続けていた。高校卒業後、県外の短大に進学し、寮生活を送った。好きな男性もでき、人生がばら色に感じられたという。このころを知る姉夫婦も、彼女は明るく積極的な女子大生だったと感じとっている。しかし裏面では、いつも父親に申し訳ないという気持をいだいていたと述懐している。

彼女の異性関係を知った父親は卒業後すぐに彼女を実家に呼び戻し、「男を作りに大学に行ったのか」と糾弾した。以後、相手男性の電話のみならずクラス会の案内がきただけでも、父親は怒った。帰郷後三ヵ月で彼女は家出し（二一歳）、短大時代に付き合っていた男性のところに戻って、同棲生活を始めた。相手は五歳年上の会社員であった。彼女も精密機械工業のパートタイマーとして働いていた。職場では従来からの対人恐怖（主に赤面恐怖）に悩みながらも、きちんとした仕事ぶりであった。しかし一年余の変則的な生活の末腎盂腎炎を患い、帰郷を余儀なくされた。このときは父親も、彼女を黙って受け入れてくれたという。しかし父母の生活の様子は以前と大同小異であった。嫌悪感や恐怖や漠然とした不安感があり、死にたいという気持に取り憑かれるようになった。薬局で五〇錠入りの安定剤とカミソリを手に入れたが、おそるおそる五錠服用した程度で、大事にはいたらなかった。友人の紹介で熱心な某仏教会員のおじさんにあらいざらいを打ち明け、彼の勧めを受けて一時期彼の家で過ごした。しかし彼の細君に気まずかったり、事実愛人のように見られたりで、三ヵ月足らずの後に実家に戻り、正社員としてテレビ部品会社に就労した。対人恐怖は相変わらずで、特に同年代の異性の前ではなはだしかった。このころ中学時代の友人に現夫を紹介され、付き合うようになった。本気で結婚を考えたが、両親が猛反対であった。

二二歳のとき、他県に駆落ちした。このころ「おまえは父親から逃れたい一心でおれといっしょになるのか」と相手男性に詰め寄られ、「そうだったらどうするの？」と切り返した由である。彼女の預金が底をつき、相手は職を探していた。相手の電話で消息を知った相手の家族が、自分たちの実家に戻って来ることを勧め、相手方実家の近くにアパートを借りて、次の生活が始まった。男性は精密機械工場に通うようになり、このとき彼女は妊娠していた。

二三歳で正式に結婚し、披露宴も行った。席上父親は、この結婚を認めないといきまいていたという。二四歳で女児を出産した。夫の姉や夫の両親の行き来もあり、このころは比較的安定した生活が続いた。そのうち夫家族との親密すぎる義理の関係を、彼女は煩わしく感じるようになった。二六歳、子供が二歳になったころから、彼女も会社勤めを始めた。金銭の貸し借りの問題で夫の母としっくりいかなくなり、彼女は全く別の場所で生活したいと夫に訴えた。

二九歳のとき、夫婦、女児三人家族は彼女の希望どおり遠隔地に転居し、夫はトラック運転手、彼女は子供の養育とアルバイトに専念した。

【現病歴】三二歳の一月、第二児の男児を出産した。低体重児のため、本人より一週間遅れの退院であった。このころから中途覚醒や早朝覚醒を中心とする不眠傾向が現れ、起きぬけから手足が震えるようになった。夫、子供が出かけ、自分一人（実は赤子もいる）になると思っただけで自分が何をしでかすかわからないという恐怖感に取り憑かれるようになった。なかでも子供を殺してしまうのではという恐怖感が強烈であった。ありえないと思っても、その考えが徐々に圧倒的になってきた。赤子の世話も手につかず、いつもなら強迫的なほどにこなしていた家事も、おっくうで手につかなくなっていった。部屋に座ると（アパート四階）空しか見えず、壁が迫ってくるように感じたという。

この嬰児殺し恐怖のため、「怖い。一人にしないで」と訴え、両家の母親が代わる代わるアパートに来た。この恐怖から逃れるためにあわてて寒中外を歩き回ったり、途中立ち寄った雑貨店のおばさんとの雑談で気を紛らわせたりもしていた。しかしアパートに戻るとすぐ同様の不安恐怖に見舞われた。夫が帰ってくるとほっとして、やっと眠りにつくことができた。そのころ、姉のところなら落ち着けそうだと夫に訴え、一〇日間ほど逗留した。その間はそれまでの状態が嘘のように落ち着いていた。しかしアパートに戻ってからは以前と同様の状態に陥った。それを見た彼女の母親は、このような時期に姉のところに逗留させるとは何事かと、夫の判断を非難した。それに対して夫が飲酒して怒りまくり、彼女はかつての父親に対するように脅えた。その後、彼女の状態はいっそう悪化し、ほとんど眠れない状態になった。

彼女は住居環境を変えることで急場をしのごうと思い立ち、自分で公団と強引な交渉をおこなった末、家族総動員で同じアパート一階への引っ越しとなった。しかし彼女の状態はいっこうに改善しなかった。四月には夫と相談らしい相談もないまま子供だけを連れて実家帰りし、勝手に長女を転校させた。アパートには夫のみが残った。

同年四月に当科を初診した。暗く打ち沈んで、声も感情表出もモノトーンな印象を与えた。思路に乱れはなく、聞かれたことには適確に答えている。「一人になると思っただけで落ち着けない。生きなければという気持と死にたいという気持がいつも抗っている。でも子供を（あの世の道連れに）連れてはいけない」といったことを訴え、不安の前景化した抑うつ状態であった。

抗うつ剤を中心に薬物療法をおこなったがほとんど効果はなく、「夫のアパートに行くと頭がガンガンする。必要なものをとって実家に帰ってしまう」「夫に離婚されるかもしれない」「実家にいても、両親は少しも変わらない。脱出しようにもできない」「みんなが出払うと、孤独に耐えられない。動いているときは忘れていても、ふっと立ち止まると不安や恐怖に襲われる」などといった訴えが続いた。患者の家族をどうするかということで、この間、両家親族間で感情的なもつれも生じた。そんな中で彼女は「父が母にガンガン怒鳴る、また同じ一日が始まると思うだけで怖い。このままこの環境にいるのかと思うと、絶望的になる。死にたい気持になる」などと訴え、事実、憔悴しきっていた。

同年八月から一二月の間、第一回入院となった。

入院して不眠、抑うつ感は比較的短期間に改善したが、「みんなが昼寝していたりすると、耐えられない孤独感に陥る」と訴え、散歩や外出にも必ず誰かを伴った。対人恐怖のため、他患のいるデイルームに出るときは必ず化粧が必要であった。それでも面接時の訴えの多さや暗さとは対照的で、病棟生活では大過がなかった。慢性的空虚を訴える同年代女性（境界例）との交流が印象的であった。

面接を重ね、患者の内面的な問題の直面化をはかった。いくつかの問題点が析出してきた。生活史上の事実は、主にこの間に語られたものである。彼女の訴えはほぼ次のように整理できると思われた。

(1)　子供の世話ができない、家事ができないなどと、一見秩序的な世界に対する自責感を思わせる訴えがあった。しかし改めて問い直すと、自分は環境の犠牲者だという秘められた攻撃性が明らかになった。しがみつきとも見える夫への態度とは裏腹に「わたしだって子供二人抱えて大変だ」と述べ、親族間の感情のもつれが数年前彼女が切り出した離婚話に端を発することを打ち明けた。そこでは夫や夫の親族の非難に終始し、実家の父親をも巻添えにしたという患者側からの洞察は全く出てこなかった。夫の態度が一貫していないという彼女の主張に対して、「あなたに虫の居所というのがあるのと同じで、夫にだって虫の居所というのはあるはずだと思う。人と同じように弱みも抱えた人間の一人と考えることはできないだろうか」と指摘したところ、怒りのこもった強い語気で「わたしが言いたかったのは完璧な夫であって欲しいということじゃなくて、もっと自分の考えをはっきりもって、どっしりとかまえてくれる夫であって欲しいということです。それだけのことだったんですけど、それがそんなに無理な願いですか」と反撃してきた。

(2) 父親の暴力をめぐる想起が、驚くほどリアルに語られた。「小さいころから、父の暴力を見ていました。母の骨が折れるのではと思ったくらいです。それこそ馬乗りになって殴る蹴ると、ものすごかったんです。姉はいつでも放っときと、距離をとっていました。でもわたしは父と母の間に入って、引き離そうと懸命でした。母が殺されるのではといつも不安でした。実際、殺せ殺せと母が包丁を持ち出して父の胸に突きつけたり、そのときは父をどかそうと懸命でした。……どうしても母をかばってしまいます。今でも電話で父の暴力のことを聞かされただけで、昔の情景がありありと浮かびます。そんなときは父親に対する憎しみしかわいてきません……」

このような母親との過剰とも思える一体化体験にもかかわらず、母に甘えた記憶がほとんどないとも訴えた。前記のような内容を面接者に語ってひと呼吸おいた直後、「これまでの話がすべて、大変な親不孝の気がする」と述べたのが印象的であった。父親に対する相反する感情表出であるにもかかわらず、経時的に見るとそのときそのつどの表出であり、内省化や葛藤化は認められなかった。

(3) 母親や子供の中に自分の姿を見ているということも面接時に受けた印象であった。「母が父親にガンガン言われていると、自分が言われているように感じてしまいます」「父がいろいろ言うから、このままでは子供たちは自分の二の舞になってしまう。昔の自分を見ているようでかわいそうです」「母は子供のためには家族で暮らしたほうがいいと言います。わたしも、自分が我慢してすむなら、そのほうがいいと思います。でも母は子供のために我慢したと言いながら、時にはもう死にたいと漏らしたこともあります。子供のために我慢して幸せになれるならいいけど、今の母を見ていると、何十年後には自分もああなるんじゃないかと思われて、それなら子供のためじゃなくて、自分自身のやりたいことをやろうかなと思って……」

彼女の抑うつ病像は、心理的なきっかけで容易に変化した。外泊時、母親から「上の子が、わたしと弟はお父さんにもお母さんにも見捨てられた、どっか遠くに行ってしまいたいと言っていた」という話を聞き「ふっきれた。やればできそうだ」と、数日間は気分が昂揚していた。面接で涙を流して深刻な話をしておきながら、直後には笑いながら他患と散歩に出かけるなど、めまぐるしい気分の移り変わりであった。患者は自分の気分で周囲を動かし、周囲がてんやわんやしている間に、再びいつもの不安や希死念慮の状態に戻っていた。強引な退院要求があり、早すぎるという医師の判断は受け入れられなかった。

同年一二月、退院となった。主治医としては、仕切り直しを念頭に置いていた。退院後、程なく入院前の状態に後戻りしている。「夫にすがっていたい。昼間子供と二人だけになるのが怖い。殺してしまうのではという恐怖が起こる」などと訴え、病棟には希死念慮を訴える電話が頻繁にかかってきた。入院中に知り合った看護婦との話が中心であった。通話中には希死念慮が消えるが、受話器を置くとすぐ同じことを考えてしまうという。夫の首に手をかけ、いっしょに死んでくれと迫ったこともあった。

三三歳の一月から八月の間、第二回目の入院となった。入院時「少なくとも死ぬ、殺すということはしなくてすむから安心」と、いくらか落ち着いた様子であった。しかし不安や孤独感については変わらないと訴えた。「昼間でもみんなが昼寝をしてシーンとしているときは、孤独を強く感じます。そんなときはホールに行ったり看護婦さんと話したりしている」という。この入院では、前回入院時の特徴であった夫や父母に対する攻撃性はなりをひそめていた。それどころか夫について「電話でもいいから、もっと話していたい。大変だろうが、時々は時間を作って会いに来て欲しい」「主人の心が自分から離れていってしまうのではと不安」と述べるなど、依存と見捨てられ不安が強かった。また入院生活を休息や自己洞察の機会としてはなかなか受け入れられず、「時計の針は進むのが遅い。午後などまだ三時か、まだ四時かなどと感じてしまう。それでいて暦を見ると、時が早く過ぎていると感じる」などとも訴えた。

この入院でも、気分が心理的理由で急激に舞い上がったり落ち込んだりする事実に変わりはなかった。実家の父母が下の子を連れて面会にきたところ「励みになった。つかまり立ちだったのがもうあんなに歩けるようになって、あんなところを見ると病気だなんてじっとしていられない。父母が帰るときいっしょに帰ってしまいたかった」と述べ、一気に外泊から退院までを主張した。かと思うと、夫の些細な言葉で不安や孤独感を深くした。また、医師や看護婦と話をしていてそのときはなるほどと思うのに、しばらく時間が経つと思い出せないことが多いとも訴えた。

精神療法と平行して、来るべき生活の場になるはずのアパートのスペースに慣れてもらうことを目的に外出外泊をうながした。一人のときの不安孤独感は変わらなかったが、夫の運転するトラックの助手席に乗り込むなどして、夫婦間の感情は安定化していった。上の子供が夏休みの間に、夫婦と上の子供三人で家族生活のシミュレーションをやってみることを勧めた。

同年八月退院となった。アパートでは彼女が子供の勉強を見て遅れを知り、自分が家族を振り回して申し訳ないと述べることもあった。盆休みには家族三人で、海水浴や山歩きにも出かけている。長女の新学期を前にして、再び不安・おっくう感や希死念慮が強まった。彼女単独で、引き続き夫の実家が長女を預かるようにかけあった。このころ下の子供については「泣いても子供の心がよめなくてオロオロする」と述べている。

夫のトラック助手席に乗ったり、病院の看護婦や入院中に知り合った他患に電話をしたりで、なんとか孤独感をしのいでいた。九月中旬、四日ほどある秋休みに上の子供を引き取る算段を（転校手続きなど）、またもや彼女単独で性急に進めた。その直後より引き取る自信がないと、急激に落ち込んだ。九月一九日、憔悴しきっているため、外来でハロペリドール、塩酸ピペリデンをそれぞれ一アンプルずつ筋肉注射したところ、そのまま昏睡状態に陥った。

このため、同年九月、三日間の緊急入院となった。⑴急性薬物中毒、⑵悪性症候群を疑った。意識障害を除いて、⑵の標識を満たす症状は認められなかった。一日余の経過の後、意識状態は回復した。事後的に、注射を受ける前トイレにいき、そこで就寝前薬〔エチゾラム（一mg）二T、塩酸アミトリプチリン（二五mg）一T、レボメプロマジン（五mg）一T〕を合計約六〇錠服薬していたことが判明した。

三人の家族生活をスタートさせてみることが治療的との判断のもとに、身体状態の回復を待って、退院とした。

三人の家族生活が再スタートした。夫のトラックの助

郵便はがき

料金受取人払郵便

杉並南支店承認

1548

差出有効期間
平成26年12月
1日まで

（切手をお貼りになる必要はございません）

168-8790

（受取人）
東京都杉並区
上高井戸1―2―5

星和書店
愛読者カード係行

書名 **応用人間学としてのパトス**

ご住所（a.ご勤務先 b.ご自宅）
〒

(フリガナ)

お名前 （ ）歳

電話 （ ）

書名　**応用人間学としてのパトス**

★本書についてのご意見・ご感想（質問はお控えください）

★今後どのような出版物を期待されますか

ご専門

所属学会

〈e-mail〉

星和書店メールマガジンを
(http://www.seiwa-pb.co.jp/magazine/)
配信してもよろしいでしょうか　（a. 良い　b. 良くない）

図書目録をお送りしても
よろしいでしょうか　（a. 良い　b. 良くない）

手席に乗ったり、入院中に知り合った同病者（成人女性の境界例）のところで過ごしたり、帰宅した子供と時間を過ごしたり、時には実家に出向き、下の子供を見たりもできるようになった。このころでも彼女は「同じ病気の人と過ごす時間が一番安心できる」と訴えていた。家族といっしょにいるときのおっくう感、一人のときの孤独感といった訴えが続いてはいたものの、この形の家族生活は少しずつ落ち着いていくように見えた。

三四歳の一月に入って、初めて下の子をアパートに引き取り、二泊させた。久々に家族四人が顔をそろえたかっこうであった。外来では「おっくうで家事ができない。下の子と二人だけになると、また変なことを考えてしまいそうな気がする。不安で、死のことばかり考えている」と訴え、事実、表情も暗く、話し言葉にも力を欠いた。一方、気晴らしのために働きに出ると主張し、夫にも相談せずに四月以降子供を保育園に入れる手続きをとった。この間、彼女がよく立ち寄る同病者には、青い瓶にクスリをためていると話していた由である。

同年一月一九日朝、患者の母親から夫に様子を問う電話があった（母親がそのように患者に頼まれていたことが後日わかった）。夫が様子を見にいったところ、反応がなかった。救急車で当院を緊急受診。薬剤性昏睡に加えて経過中に嚥下性肺炎を合併したため、二〇日深夜より二二日の間、集中治療部で身体管理をおこなった。この間、せん妄と数秒～一〇秒持続の間代性痙攣が数度認められた。ここで家族離散状態になれば、患者の自我統合と安定はさらに困難になることを夫に話したところ、夫は一ヵ月会社を休むこと、その間上の子の世話と彼女の看病に専念することを決心した。

そのころ、遠隔地に住む姉家族から転地療養の勧めがあった。主治医は彼女が性急に求める転地療養に反対し、自己と家族をみつめ直す旅といった意味合いに限定して、一〇日間の逗留を許可した。同年二月には退院していったが、ある時期から通院が途絶えた。彼女リードで離婚を断行し、かねてから主張していたとおり、それまで生活をともにした家族を離れて、一人で姉家族のところに身を寄せた。自身ではそのことを、転地療養と称していた。その結果、それまでかろうじて成り立っていた彼女の家族は離散状態となった。かつて彼女が親しかった同病者にそれとなく外来で消息を尋ねたところ、相手は曖昧な苦笑を浮かべるばかりであった。その数日後、本人から簡単な事実報告の電話が入った。その後、彼女は他施設の精神科に入院した。治療依頼を打診する電話が一度だけ、本人からかつての主治医のもとに入った。

Ⅲ　本症例が家族成員それぞれにいだくイマージュ

家族のどこにどのような性質の緊張関係が潜在しているのかを知る方法として、性や血縁で構成される家族成員それぞれと本人との二者（対《つい》：dyad）関係の緊密度を相互に比較検討すると有用であるといわれている[3]。家族機能（愛情・経済・保護・教育……）の緊張関係見取り図がマッピングされてくるためである。てはじめに通院、入院を通して患者の述べた陳述記録を中心に家族成員それぞれについて彼女のいだいているイマージュを以下に切り出し、考察の基礎資料とした。

1　父のイマージュ

V_1「小さいころから、父の暴力を見ていました。母の骨が折れるのではと思ったくらいです。それこそ馬乗りになって殴る蹴ると、ものすごかったんです。姉はいつでも『放っとき』と、距離をとっていました。でもわたしは父と母の間に入って、引き離そうと懸命でした。母が殺されるのではといつも不安でした。実際、殺せ殺せと母が包丁を持ち出して父の胸に突きつけたり、そのときは父をどかそうと懸命でした。……小学校六年生で修学旅行に行っていたときも、母が今ごろ父の暴行を受けて殺されているのではと、いつも恐怖でした」「今でも電話で父の暴力のことを聞かされただけで、昔の情景がありありと浮かびます……」（第一回入院中）

V_2「このごろでは父親も言葉だけの暴力になってきてます。でも、たたき殺すぞという言葉だけで脅えます。むかしなら言ったが早いか、すぐ母を引きずり出し、なぐろうとしました。母を守るために自分が楯になったんです。そういうとき、姉はいつもいなかった」

父親を含めた同席面接で、外泊したときの様子を患者は次のように述べた。

V_3「家は異様な感じでした。先生の話があってから、父も母もわたしの前でガンガンやり合わなくなりました。でも、ほんとうは言いたいのを我慢しているふうでした。父の顔はずっと引きつって、こめかみのあたりなんかピクピクしていて、いかにもこらえているようでした。母も小声でブツブツ言うほうだったのに、抑えているふうだったんです」

2　母のイマージュ

M_1「父の暴力の楯になったとはいっても、ほんとは母に甘えた記憶がないんです。今でも母に心の相談ができない。母は父のことで精一杯でした。早くアパートに帰って、家族を立て直しなさいとわたしを突き放します」（第一回入院中）

M_2「母に、疲れているから早く帰ってきて欲しいと言われた。反発を感じた。そんなことはよくわかっているから、いまさら言わないでよと言い返してしまった」（第二回入院中）

M_3「今家族の立て直しに一番頼れるのは実家の母だけど、母も体が弱いから頼りきれなくなっているんです」（第二回入院中）

M_4「母は、子供のためには家族で暮らしたほうがいいと言います。……今の母を見ていると、何十年後には自分もああなるんじゃないかと思われて、それなら子供のためじゃなくて自分自身のやりたいことをやろうかなと思って……」（第二回入院中）

3　姉のイマージュ

S_1「（父親が母親に）馬乗りになって殴る蹴ると、ものすごかったんです。姉はいつでも『放っとき』と、距離をとっていました」

S_2「姉は父に勘当されたんです。夫のことを話したら（自分たちのように駆落ちを勧めるのではなく、意外にも）、父親の承諾をもらったほうがいいと言われました」

S_3「（第二回入院中、病院からアパートへの外泊を試みていたころ）姉はわたしには『早く退院して、四人で家族を立て直しなさい』と言います。それが実家には『新婚気分みたい、子供のことを忘れているんじゃない』なんて言っているようなんです。まわりはわたしのことをわかってくれない。今のわたしには安心の場がどこにもありません。一触即発という感じです」

4　夫のイマージュ

E_1「朝目覚めて、やがて夫が仕事に出かけて一人になると思っただけで、落ち着かなくなるんです。子供に何をしてしまうかわからないという恐怖が起こります」（第一回入院前）

第二回入院中の面接で、夫への投影同一視的な面を少しずつ指摘していった。患者はそういった解釈をなかなか受け入れず、例えば治療者に次のような言葉と感情を振り向けた。

E_2「先生は、人間はみな弱いものだ、夫だってその一人だって言うけれど、わたしが言いたかったのは、完璧な夫であって欲しいということじゃなくて、もっと自分の考えをはっきりもって、どっしりと構えてくれる夫であって欲しいということです。それだけのことだったんですけど、それがそんなに無理な願いですか」

この二日後の面接で、

E_3「実は昨日夫が面会に来たんです。ほんとうは面会しちゃいけないってカルテに書いてあるんですけど（このようなことの書かれている事実はないし、もとはといえば本人が面会を望まなかった）」と顔をほころばせて主治医に報告しながら、その舌の根も乾かないうちに（時間にしてせいぜい一～二時間後）、とある看護婦をつかまえて、

E_4「夫は自分が悪かったと言っているけど、過去にされたことを忘れることができません（患者の実家と夫の実家との齟齬《そご》で夫の判断が動揺したこと）。夫とは話していても、コロコロ言うことが変わるし、信用できない。ついていけない」と訴えて涙を流している。しかしその後、ほかの患者たちと連れ立って散歩に出かけ、よく笑顔を見せていた。

E_5「練習でアパートに帰ってみました。五時頃に着いて、夫の帰って来る九時くらいまでの間、いたたまれないんです。音楽をかけても、何をやってもだめ。掃除をしたり炊事をしたりして動き回っているけど、だめ。詰め所に電話をして、看護婦さんに応じてもらって、やっと落ち着けました」

E_6「姉の夫はわたしの夫のことを『ありゃ、もうだめだ。別れたほうがいい』と、離婚を勧めます。姉は、家族で暮らすにしても、夫の親族とは一線を引いて付き合う必要があると言います。でもわたしには、その線の引き方がわかりません。今までさんざんゴタゴタしてきましたから」

5　長女のイマージュ

T_1「二四歳で女の子が生まれました。少々の付き合いは孤独感をとってくれました。でも、夫の実家がもっと行き来することを求め、わずらわしくなり（このころ本人のほうから離婚話を出している）、あの子が二歳のと

きから働きに出ました。母親（夫の）の前で自分を主張できない夫を見ていやだった。転居を求めました」（転居・転校の理由）

T_2からT_5は第二回入院中に本人が述べた内容である。

T_2「上の子が蚊取りマットでやけどをしたんです。水泡ができて、母は心配だからもう一日泊まっていってと言ったんですが、わたしは（病院に）帰りたい一心で帰ってきました」

T_3「母が父にやられるのを見ると（言葉のレベルでも）、今でも自分のことのように感じます。小学校の女の子も、父に脅えていました」

T_4「小学校の女の子が、母に『もうわたしと弟はお父さんにもお母さんにも見捨てられた、どっか遠くに行って、何も食べないで死んじゃいたい』と言ったと聞いて、子供がわたしのことをそう思っているのかと思うとショックで、今までのモヤモヤしたものがふっ切れた気がしました」と家族の立て直しへの意欲を見せ、直後に、

T_5「このままでは女の子もわたしの二の舞になるから、あそこから（実家父親のもとから）出してあげないといけない」と述べている。

6　男児のイマージュと生活空間のイマージュ

J_1からJ_3は第一回入院中に、J_4は第二回入院中に述べられた。

J_1「（婦人科病棟を）退院してきてから、一人でいるのが不安で、部屋にいられませんでした。そこ（アパート四階の部屋）は土からは遠かったし、圧迫されて宙に浮いている感じでした。空しか見えなくて、ドアを開けて景色が見えると思うのは一瞬で、ドア一つ閉めると、どことも交流がなくなると思えました。耐えられない孤独感だったんです。この子を産んでしまったせいでこんなになってしまったと思ったり、（女児を望んでいたのに）生まれて来た男の子がどんなふうに成長するのか見当もつかなかったりで、そのうち子供を殺してしまうのではと恐怖に取り憑かれました。誰か大人の人に見張っていて欲しいという気持でした」（実際、出産後の不安定な時期、ほとんどの時間、両家の母親が付き添っていた）

その後、アパート一階に移った経緯を、

J_2「わたしのわがままで、まわりの人を振り回して、無理を言って一日で引っ越して（アパート四階から一階に）もらいました。あのときはもう、一時も同じところ

にいられない気持でした。ほんとうはできないことなのに、公団に無理してお願いしたんです。そのころ相談した先生（他施設での精神科受診）にも、引っ越しは絶対だめだと言われていました。でも聞く耳もたずで、強引に引っ越していました」

引っ越し後のアパート生活でも、夫や両家の母親がわずかでも不在だと恐怖だったと、次のように述べる。

J_3「夫も母親もいなくなると、子供を殺してしまうのではという恐怖につきまとわれました。それに、とても空虚感が強かったんです。アパートの壁が迫って来て、不安でした。寒いのに外を歩き回って、雑貨店のおばさんと話して気持を紛らわせたりしていました。死にたいという気持はずっとありました。はじめは子供を殺して自分が死ぬのではという恐怖がありました。もうそのころは、（赤子を道連れにしてではなく）自分だけが死にたいという気持に変わっていました」

第二回入院のときには、男児の元気な姿を見て、次のようにも述べている。

J_4「励みになった。つかまり立ちだったのがもうあんなに歩けるようになって、あんなところを見ると病気だなんてじっとしていられない」

Ⅳ　考　察

1　診断上の問題と症例の特徴

本例は初診時、不安の前景化した抑うつ病像を呈しており、嬰児殺し恐怖と希死念慮がきわだっていた。うつ病圏を念頭に置いて薬物療法や精神療法をおこなったが、抑うつ病像は改善せず、安定した治療関係にもちこむことができなかった。その後、外来での面接記録、家族成員それぞれから見た本人像、彼女自身の回顧による内的生活史、入院中に認められた対人態度や感情生活の諸特性、繰り返された自殺企図の特異な傾向などから、本例の抑うつ病像が非メランコリー性のものであると考えられた。

抑うつ病像の横断面だけを見ると、境界例と内因性うつ病を区別しにくいことがしばしばある。抑うつ病像を示す境界例は依存的で対象飢餓の状態にありながら、意外と周囲の求めていることには敏感で、そのときその場では規範にふさわしい態度をとることもできるからである。試みにＤＳＭ-Ⅲ-Ｒ(2)の境界性人格障害診断基準と照合させてみると、本例では孤独耐性の低さや慢性的な**anhedonia**、繰り返される自殺企図と自己像や目標についての同一性の障害といった特徴が浮上する。一方、激しい対人関係パターンや衝動コントロールの困難といった境界例により一般的とされる特徴はさほど目立たない。怒りが水面下に抑えられ、生活外見だけからすると静かな抑うつ者であり、それでいながら生活史の流れの節目節目には、他者を巻き込んだ彼女の意図がかなりはっきり出ている。このような傾向は非メランコリー性抑うつ病像をとる境界例の一般的特徴である可能性がある。以下、内因性うつ病と本例を対比させながら、本例の境界例的特徴を明らかにしていきたい。

(1)　病相期の抑うつと慢性的な気分性

内因性うつ病における抑うつ気分は、一般には病相期にだけ患者の精神生活を支配する。しかも抑うつ病相の現れ方は、Typus Melancholicus[20]をモデルに考えるならば、規範世界の役割負荷に耐えしのぶことで、徐々に明らかになる。負荷解除と抗うつ剤が有効であり、抑うつ気分が遷延化する場合には、鑑別診断も含めてむしろ遷延化要因が問題にされる。本例の抑うつ気分は内的生活史に密接な連続性をもっていること、常に本人を一定の色合いに染め上げている慢性的な感情状態が基盤になっているという点で特徴的である。臨床的には境界例における感情生活の基調として指摘されているanhedoniaに相当すると考えられた。

(2)　自責性と他責性

内因性うつ病ではTypus Melancholicusの性格特性として指摘されているように規範や秩序への過剰な同一化傾向があり[20]、病相期には役割喪失感が強く、自分の所属する規範・秩序世界への自責感に悩まされる。この点、本例では自責感が問題にならないばかりか、現在の苦痛がことごとく家族や共同体に由来するとされる。夫がどっしり構えてくれていないことが問題であり、自分の生い立った悲劇的な家族ドラマが問題になる。嬰児殺し恐怖にしても、仔細に見ると神経症圏の嬰児殺し恐怖のような超自我と衝動との葛藤構造を形作ってはおらず、「この子を産んでしまったせいで、こうなった」という言い方で現在の自分の不運が呪われる。このような他責性の由来を、木村が境界例の存在様式として指摘した「無差別肯定」というあり方に求めることができるであろう[11]。そこでは木村の指摘のように一切の差異と否定の契機が失われているのであり、家族における自己の役割変化は当然患者の「無差別肯定」的な存在基盤をストレートに脅かす。本例で認められる急激な気分変動や繰り返された自殺企図も、無差別肯定的な世界の無効化という局面で起こっている。あきらめていた夫の面会があっただけで即座に気分は晴れ上がり、夫が去ったとたんに、夫を信用できないと涙ぐむ。女児の転校を自分勝手に段取りした直後、あるいは男児の入園を同様のやり方で段取りした直後、手に負えないと気づいたとたん、誰かが察知する段取りをおこなったうえで自殺企図に走る。こういったストレートな他者依存性の気分変動は、うつ病でいわれる状況因や抑うつ病相の現れ方とは明らかに異なっている。

(3)　他者配慮と他者嗜癖

Typus Melancholicus の病相誘発的な負荷状況として、役割への没頭性と他者配慮の葛藤が指摘されている。[13] 本例でも会社勤めや役場勤め、あるいは主婦としての仕事ぶりなどに関しては、時には強迫的なほどの役割遂行ぶりであった。しかしアイデンティティー自我と役割自我の構成関係でいえば、[21] 本例の役割自我は Typus Melancholicus のような成熟したアイデンティティー自我との均衡関係のうえに成立しているわけではなく、不安定なアイデンティティー自我とそのときそのつどの役割自我との緊張関係のうえに成り立っている。そこに強迫性や対人恐怖といった防衛力動も働く。しかしこういった防衛力動は不安定なアイデンティティー自我をそのときそのつど被覆することはできても、対人関係を育むような役割関係をつくることはできず、被覆力の低下はストレートに孤独感・不安感を強めることになる。本例の抑うつをこのような防衛力動の破綻と見ていけば、そこに境界例特有の他者体験の特質が露呈しても不思議ではない。従来の anhedonia からさらに深い抑うつに陥ってからというもの、患者にとって他者の不在は耐え難くなっており、入院中同室の患者たちが午睡に入っただけでも、不安・孤独感にさいなまれる。朝目覚めて重要な他者である夫がやがて仕事に出かけて一人になると思っただけで患者は不安であり、嬰児殺しをしてしまうのではと、自我の統制不能性に脅える。不安・孤独感を埋め合わせるために、嬰児殺しへの脅えを逃れるために、両家の母親が動員され、近所の雑貨店のおばさんとの雑談までもが、重要な気晴らしになる。ここであらわになっているのは、境界例で問題にされる孤独耐性の低さと他者嗜癖の傾向[19]である。

(4)　間接的な怒りの表出と直接的な怒りの表出

うつ病における悲哀・抑うつ感の中にも、怒りの感情を読み取ることはできる。しかしメランコリー患者では木村が指摘しているように、[11] 自己と外界との間に現実世界を構成する規範や秩序が間接的に挿入される。そこでは怒りの感情は間接的に表出されるか、抑圧されるかであろう。たとえ怒りの感情が起こっても、自分の立場をわきまえて、しかるべき場でしかるべく表現される。あるいは苦笑に置き換えられて如才なく発散されるか、そっと自己主張を譲り、内に抑えこまれるかする。うつ病で志向性のはっきりした怒りの感情が認められるとすれば、役割同一性の侵害に対してか、エネルギーポテンシャルの低下によって二次的にコンプレックスがあらわになるような場合であろう。直接行動化に結びつくことは少なく、間接性という枠の中での状況布置を把握することが治療上重要になる。

境界例における怒りの感情はより激しく、より直接的である。(1)にあげた慢性的な気分性、anhedonia の進行方向に圧縮される縦波である。本例では怒りの表出が言語表出や行動化といったレベルではさほど目立っていないが、決して発散や抑圧に成功した結果ではない。体験内容に耳を傾けるならば、そのときそのつど、きわめて鋭敏に感情反応をしていることがわかる。しかもその感情反応はすでに触れた無差別肯定の世界をベースにしたものであり、反省意識によって感情体験を内在化することが困難である。夫との関係に現れている投影同一視的な面を指摘したとき治療者に出した攻撃性は、そのもっとも端的な例であるといえよう。自分に虫の居所があるように、夫にもそれはあるはずだといった解釈や、思いどおりに夫像を描きすぎること、結果として求めすぎのように見えるといった指摘に対して、どっしり構えてくれている夫であって欲しいということがそんなに無理な願いなのかと即座に怒りの感情を込めて反撃してくる。結局、治療者は夫の肩をもつだけで、わたしのことを理解してくれないというメッセージが伝えられるだけになる。このような感情の出し方は、つまるところ(1)、(2)、(3)で述べた特徴と連動している。感情というもっとも直接的な体験でさえ改めて内省の対象にしようとすると、即座に否認されてしまう。このことは、項目を改めて、境界例における感情性と家族イマージュの問題として取り上げていくことにする。

2　境界例における感情性と家族イマージュ

人間の感情が体験的にはきわめて主観的であり、反省意識としては直接与えられているものであるために、気まぐれとか、あたりまえとか、概念化しにくい現象と考えられがちである。記述現象学で厳密を極めつくそうとしたJaspers, K.[10]もこと感情の問題にかんしては、未発達の不分明な心的なもの、把握しがたく、分析からもれていくものが「感情」であり、一言でいえば、なんと名づけてよいかわからないものであると前置きしている。臨床記述に正確さを期したSchneider, K.[17]も、身体的なものから心的なものにいたるスペクトル上に相互流動性を前提にして三つの感情を記載しているが、感情病を説明するための基礎理論であり、感情性そのものの本質論にはなっていない。

感情を、志向性をもつ現象として正面きって論じたのはSartre, J. P.[16]であり、境界例における感情性とイマージュの問題を考えていくうえで示唆に富んでいる。Sartreは純粋主観とか純粋内面などとそれまで扱われてきた感情の問題が感情性独我論であると批判して、これを退けた。Sartreによると、感情とは直接反省意識に与えられる特別な志向性をもった意識であるとされる。そのあり方を筆者なりに解説すると、次の三通りになる。

(1)　感情のもっとも一般的な志向性では感情意識の志向性とイマージュが切り離せない関係にある。感情性とともに現れるイマージュは、イマージュ一般がそうであるように対象物の不在性や非在性が措定されている。そこにいないAならAについて憎しみの感情をもつとき、われわれはAを憎むべきものとして、厭わしいものとして、不快なものとして意識している。そのとき、Aについての新しい性質が賦与され、Aは新しい次元で構成され、Aの新たな相貌A'が現れる。

(2)　次に欲望の感情意識というものがあって、この場合、想像的意識の構造に従って、一つの現存する心的総合が不在の表象的総合の代替物としての機能をはたす。疲れて眠れない夜、性愛なら性愛の対象としてのBを思い浮かべることを想定してみる。Bを望むことは、今ここにいないBを感情的意識の相で思うことである。BのイマージュB'が、欲望の感情意識のあり方しだいで肉体的に、精神的に、あるいは形而上的なものを含みながら統合され、どのようにでも与えられる。このようにして現れたB'は感情的認識的総合ではあるが、内部矛盾や構成の根本的欠陥をはらんでいる。そのため、われわれはこれに言語による反省を加える。これなしにイマージュB'を体験することは「蜃気楼」を見ることである。

(3)　最後にSartreは、表象とは全く無関係に、感情それ自体に挑発される感情を取り上げ、純粋感情の志向性として論じている。よるべなさ（Hilflosigkeit）といった自己の存在にまつわる感情などが思いあたる。そこではまず一次的な内容があって、その内容に独特なタイプの志向性が吹き込まれる。「コギト　エルゴ　スム」といった知的命題の出どころも、もともとはこのような志向性の結果であろう。現実空間のみをモデルにすれば、なんとなく物悲しいとわれわれが体験するとき感情の志向性は間接的になるし、そのときの気分性で世界が憂愁の色に染め上げられるとき、感情は特定の対象を失い、非志向的になる。このような感情に志向性を求めるとすれば、存在論の異なった次元を緻密に扱わねばならないので、括弧くくりとする。

先の鑑別診断のところで、筆者はわれわれの症例を非メランコリー性抑うつとして扱い、感情基盤が重きをなすメランコリー性抑うつの病態と比較してきた。症例におけるイマージュとりわけ家族イマージュが彼女の感情性の問題と切り離せない関係にあるのは、明らかであろう。家族成員それぞれについて患者の述べた記述から感情性とイマージュの関係を比較してみると、どの家族成員について見ても、対関係における対象イマージュの変化が激しくランダム化していることがわかる。そのため、この形式で比較する限り、神経症的葛藤関係（エディプスコンプレックスや嬰児殺し強迫）のように患者と家族の対関係のどこに緊張関係があるのかを焦点づけられない。同一対象でのこのようなイマージュのばらつきは、境界例的家族イマージュの特徴であろう。

このことは生活歴の流れの中に認められる他者との関係、とりわけ性愛を中心とした対関係のあり方がきわめて刹那的かつ表面的に見えるという事実とも無関係ではない。短大時代の同棲、家出と再同棲、帰郷、宗教人男性のもとへの逗留、自殺未遂、現夫との駆落ち……。これら一連のライフイベントをある感情性とともに想起はできても（その限りでは豊かな表出性とイマージュをもってはいたが）、そこに自我成熟の契機としての葛藤体験（内省による経験の相）を読み取ることは困難であった。

現病歴の流れのうえからすると、現夫と男児が本例の臨床症状の発現に重大な影響を与えていることは明らかである。そこで面接記録を参考にしたもっとも確かな現症としてE_1〜E_6のバリエーションおよびJ_1〜J_4のバリエーションを中心に患者の家族イマージュを改めて素描し直してみる。

彼女の夫イマージュは、あるときはつかの間の不在でもこの世から消滅でもしたかのように体験されるし、あるときは過剰な理想像を求め、求めすぎを指摘した面接医に怒りを振り向けているし、あるときには一刻も早く目の前に姿を現して欲しい重要な他者であり、またあるときは周囲の言動を引き合いに出して、夫はだめな人間だとして価値引き下げをおこない、現在の不本意な自分の状態の原因であるかのように述べる。

嬰児殺し恐怖を中心とする男児への恐れはJ_1〜J_3に示したとおりである。臨床症状顕現化の直接的な契機であったことはたしかで、女児を望んでいたのに生まれてきたのは男児であり、どのように成長するのか見当もつかない存在であり、男児と二人だけで過ごす空間は圧迫されて宙に浮いていると感じ取られる。実家に引き取られた男児を入院外泊中に目のあたりにしたときは、その成長ぶりに心をうたれ、抑うつ感が一挙に払拭されたようにさえ述べた（J_4）。こちらには浮足立っているとしか見えなかったこの高揚感は一過性で、数日と続かなかった。

このような夫や男児への不安定なイマージュをSartreにならって、患者の欲望の感情意識という相で考えてみるとどうなるであろうか。

患者はそのときそのつど、自分の思いどおりの夫像を望む。絶望と期待の両義的感情で父親という現実からの離脱手段としての夫を思い描き、家族の中での役割遂行が困難になると現実解決の先導者としての夫を思い描き、対象弁別性のはっきりしない不安・空虚感にさいなまれると、無条件にいつでもそばにいてくれるパートナーとしての夫を思い描く。実際は決して思いどおり即座にこのような夫像が満たされるわけではない。思い描いたようにイマージュが与えられないことで、怒りの感情も起こり、そこからまた新たな夫イマージュも生まれる。このようにそのときそのつど、夫Eへの欲望と感情意識の志向性によって、そのときそのつどのイマージュE'、E''、E'''……が現れる。いずれの場合でも、われわれの症例では欲望の感情意識が、それゆえイマージュE'、

E''、E'''……が過剰であり、それらがそのときそのつどの感情体験に凝縮しすぎている。このため夫なら夫Eについてそのときそのつど、感情的認識的総合としてのイマージュE'、E''、E'''……が現れても、反省作用が加わりにくい。結局イマージュE'、E''、E'''……はそれぞれが互いにスプリットしているため夫の全体像の代理物にはなりえず、内部矛盾や構成上の欠陥をはらんだモザイク的「蜃気楼」になってしまう。このような事情のもとでは、夫のイマージュは決して信憑性に耐えられるだけのモンタージュ像にはなりえない。ましてや彼女の中に、真の夫のゲシュタルトは生成しない。夫イマージュは反省意識によって束ねられることなく、それゆえイマージュの対象物である夫の不在ないし非在というイマージュ本来の自明な前提も成立しない。夫の不在が即座にいてもたってもいられない不安や孤独と体験されるのは、このような事情によると考えられる。そこから境界例一般にいわれている他者嗜癖の悪循環も始まる。われわれの症例では、不安・孤独を埋め合わせるために両家の母親を引き寄せ、姉のところに逗留し、強引な引っ越しをおこない、自殺をほのめかす。身振り言語や行動化といった表出を駆使して身近な他者たちをいったんは引き寄せるが、他者が自分の思いどおりに動かないと、ますます過激な表出[19]によって他者を引きつけ、空虚を埋め合わせなければならなくなる。こうして患者の抑うつはぬきさしならないものになっていく。

男児との対関係で現れてきた現象は夫との関係で現れているそれよりさらに直接的である。望まなかった男児の生誕に対する患者の思いは、対象を志向しないことを志向する欲望の感情意識といいかえることもでき、そこからはイマージュの形態喪失しか現れない。嬰児殺し恐怖は、このようなイマージュ形態の喪失不安に対する防衛と考えられる。これらの事実は家族生成のうえで避けられないライフイベント、とりわけ対関係の中で他者が現れ、育つといった時間生成の流れが、待つことができないというイントゥラ・フェストゥム的時間構造で成り立っている境界例的存在基盤にいかに侵襲的であるかを物語っている。

3　他者イマージュの原体験と他者イマージュの相

それでは安定した他者のイマージュというものは、そもそもどのようにして生成するのであろうか。普通は他者を思い浮かべることで、あるいはより受動的に他者との感情体験の感情性を余韻として感じるだけで、孤独は癒される。この場合、他者の不在ないし非在と虚構の関係を、われわれは自明と感じている。眼前に描き出された故人と、電話で親しく話をしている友人と、現に今向き合っている相手がほとんど同質の映像的存在感をもちうることをわれわれは知っている。否、まだ見ぬ赤子やすでに世を去った故人の像が、現実相の他者よりいっそう鮮明に描き出される場合もあるだろう。

　このような他者イマージュ成立の萌芽を考えていくうえで、小児の発達過程に精神分析理論を援用して得られた知見は示唆に富んでいる。[5]

　一般にわれわれがさまざまな表出から他者の怒りや恐れや喜びを感受するとき、感受するこちら側も他者の表出にそれ相応の感情移入をしている。このようにして感情を伴った精神的相貌は伝達され合う。小児に母親イマージュが成立する過程とは、こういった感情性に深く根ざしたものであろう。小児は母親の身長なり容姿なりを分析しながら母親を再認していくのではなく、表情とか話しかけるときの音声のトーンとか表情や仕草の特徴といったさまざまな表出にもとづいて再認していく。このような再認が十分おこなわれて初めて、今ここに母親がいなくても、情緒的内容とともに母親を思い浮かべることができるのであろう。それどころか不在であるからこそ一種の能動感をもって、やがて登場するはずの母親をまざまざと思い描くこともできる。

　このことは生後一年六ヵ月の男児の糸巻きによる“fort”“Da”遊びの観察を通して、Freud, S.がすでに指摘していることでもある。[6]卑近には母親が乳幼児におこなう「いないいない、バー」といったあやし方や「隠れんぼ遊び」なども、この文脈のものであろう。やがて言語や思考の働きによって、さらには分化した想像力の働きによって、人はより能動的に他者を体験することができるようになる。かつて体験されたものは、それが目の前になくても、もう一度心の前にもってくることができるようになる。[5]これを一般的な他者の体験化としておく。

　このような発達論の示唆を押えたうえで、今度はSartreの感情性とイマージュの概念のほうから他者体験のシェーマを照射してみることにする。最初の他者イマージュの成立とはSartre的にいうと他者の不在を措定したうえで他者のイマージュが志向されることであり、そこに母子関係における感情の志向性を想定することもできる。どの母親でも、子供にいつも同じ相貌を表出するわけではない。あるときには深い慈しみの貌を、またあるときは夫婦喧嘩のあとの不機嫌な貌を見せるであろう。現前の母親のさまざまな貌が感受され、母親不在のときの母親イマージュ（母親の表象、つまり再現前した母親）に影響を与え、こういった体験が連綿と繰り返されることで（再体験）、生命的なゲシュタルトとしての母親イマージュが成立するのであろう。いいかえれば最初の他者の現前と不在は他者体験の原形とでもいうべき弁証法的構成関係をなしており、対幻想領域の他者（家族）、さらに共同幻想領域の他者体験を導き入れるための他者イマージュの先導的な核となる。これを現前の他者の相と再現前の他者の相の関係として、図1に示した。

再現前的他者の相（理想形は超多重人格）		現前的他者の相	
I_0（乳幼児の未分化な自我）	→	O_0（原体験としての他者）	
$I_0 \cdot O_0$（図$_0$）	→	O_1	「地」としての他者たち（他者の地平）
$I_0 \cdot O_0O_1$（図$_1$）	→	O_2	
$I_0 \cdot O_0O_1O_2$（図$_2$）	→	O_3	
・		・	
・		・	
・		・	
$I_0 \cdot O_0O_1O_2 ......O_{n-1}$（図$_{n-1}$）	→	O_n	
$I_0 \cdot O_0O_1O_2 ....O_n$（図$_n$）	→	O_{n+1}	

図1　自我の成熟と他者体験の地平

　統合され分節化された再現前的他者の相は、漠然とした他者の地平に現れた図である。これがアンテナとなり、新たな他者の地平に新たな誰かが志向される。すなわち新たな誰かについて知覚し、思考し、怒ったり悲しんだり喜んだり想像したりする。そこから葛藤体験も生まれる。以下、原体験と同様の原理でこの新たな他者の現前と不在が連綿と体験され、時熟[7]とともに自我は新たな他者O_nを含んだ相として図化して図$_n$になる。図$_n$を導いた再現前的他者の相は図$_{n-1}$として過去に馴送りされ、再現前的他者の相の地となる。いいかえると明瞭に把握される図$_n$は現在の自我意識といってもよく、図$_{n-1}$……図$_0$は自我の歴史的同一性を保証する地であり、もとはといえば現前的他者（O_0……O_n）によって与えられたものだと考えることができる。このようにして今現在の自我を表す図$_n$と地化した過去の自我とはさまざまな程度に差異化され、分節化される。再現前的他者の相に新たな他者が真の意味で図化すること、これが非在の他者や不在の他者、現に今向き合っている他者がわれわれの志向性しだいで同じ映像的実在感をもちうるための必要条件である。

　超多重人格[14]を構成するような再現前的他者の相を統合された柔軟な再現前的他者の相の理想的構造とすれば、境界例では再現前的他者の相の構造それ自体が脆弱である。前記のシェーマに従えば、現前の他者が生命的ゲシュタルトとしてなかなか図化しにくく、再現前の他者の相に織り込まれて現前の他者の相が図$_n$になるのを妨げている。結果として過去の自分と現在の自分が体験レベルでなかなか差異化されない。諸家の指摘する表面性の病理[13][19]はこのあたりの事情を物語っている。真の意味で他者を再現前的他者の相の図として導き入れるためには時熟の体験が必須であり、境界例でいわれるイントゥラ・フェストゥム的存在様式は、この体験を困難にしている。このため他者たちの地平に現れ始めた新たな他者は未分化で不統合な多義図としてさまざまな相貌を現し、逆にイントゥラ・フェストゥムに要約されるような不安定な感情志向性のため、多義図への過剰な移入が行われ、イマージュはますます主観的で不安定なものになる。われわれの症例でも夫婦親子という規範的関係によって家族時間の体験が余儀なくされたり、より直接的に男児の生誕で時熟を待つという要請が避けられなくなったとき、新たな他者である夫や男児はさまざまな相貌のもとに感受され、再現前的他者の相に図化されるのが困難であった。

4　他者イマージュの原体験と精神力動

われわれの症例が幼児期を回想しながら「父の暴力に対して母とわたしはいつも一体でした」と述べ、それでいて「母に甘えた記憶がないんです」と言い、父親が馬乗りになって母親を殴る蹴るの騒ぎのとき「姉はいつでも放っときと、距離をとってました」と述べるとき、妄追想や作話ではなく、精神的相貌伝達の原体験が現在の感情性によって志向されて現れた現在のイマージュ、くだいていえば根も葉もあるフィクションと考えられる。根や葉については父母や姉の話を総合するとある程度客観的な事実と想定できる。本来、他者イマージュの先導的な核になるはずの原体験の成立には、すでに述べたように現前の母親が十分認知されることを通して母親が不在でも母親の再現前が期待されるという能動的働き、すなわちある種の感情性とともに母親のイマージュが志向されるといった働きが元手になっている。われわれの症例の長年に及ぶ母子の過剰な一体化体験は、本人が「甘えた記憶がない」と回想することでも裏づけられるように、精神的な相貌伝達にかかせない感情性の体験を、それゆえ母親不在でも母親イマージュが志向されるといった原体験の能動的な契機を妨げていた可能性がある。内的生活史に現れる幼少時期以降この傾向はさらに強くなり、父親への攻撃性は常に押え込まれている。われわれの症例が学童期以降現在にいたるまで対人恐怖に悩まされ続けているという事実と、父親への攻撃性が長年押え込まれ続けていたという事実は切り放せない関係にあろう。押え込まれた内容は過剰なほどのイマージュをもって恐怖されていたのであり、「個体が、ある欲動と結びついた表象を無意識に留めようとする精神作用」という「抑圧」の原義に従うならば、われわれの症例のこのようなあり方は抑圧の失敗様体である。この様態は境界例でいわれる抑圧不能性という事実を裏づけている。

ところですでに述べたように、子供の生誕は親が老い、死滅するということと対をなす家族生成の時間性にまつわる重大な現象である。子供の生誕で家族における時間性の新たな生成が始まるのみならず、養育という営みを通して親自身も時間性に押されていく。子供の生誕で新たな時間生成が始まるとき、それはおのずと育つのを待つよう親に要請する存在にもなるはずであり、境界例のイントゥラ・フェストゥム的時間病理を直撃すると考えられる。しかし、それだけではわれわれの症例が第一子女児の生誕に際しては境界例的破綻をまぬがれ、第二子男児の生誕で初めて問題が一挙に顕現化したという事実の説明にはならない。このあたりをさぐるためには、精神力動的な観点から、改めてわれわれの症例における家族イマージュの動きを問い直す必要があろう。

精神力動的に見るならば、失敗した抑圧の内容（父親に対する攻撃性）と男児の生誕という事実は、切り放せない関係にあると思われる。同じ性であるという属性だけで父親と男児という異なった対象が恐怖すべきイマージュとして融合し（同一視され）、境界例的悪循環の直接的な引き金になっている。それでいながら、一方では男児が攻撃性を振り向けることのできない庇護すべき存在であることを知っている。攻撃性を振り向けてはならない男児、父親への攻撃性とイマージュ融合してしまう男児、この二通りの体験が葛藤構造にならないまま併存しているところに、われわれの症例の大きな特徴がある。嬰児殺し恐怖はイマージュ形態の喪失不安に対する防衛であり、防衛破綻の結果が、その後の境界例的な臨床症状ということになる。

われわれの症例で認められた父親と男児の同一視が、幼少時期以降の原体験と大きなかかわりをもっているいることはほぼ確かであろう。ただこういった説明は他者の不在と虚構を、あるいはエディプス葛藤といった体験をすでに自明なものとして知っている大人が事後的におこなう推論であって、病因にまで還元することは慎まなければならない。とはいっても患者がかなり早期にさかのぼるエピソードを原体験としてわれわれに語るとき、発達論をベースに論じられる内容を地で述べていると思わせるほどのリアリティーをもっている。しかし実はこれは、境界例における過剰想起という現象によって起こるイマージュである。境界例患者の語るこのような原体験のイマージュにどのような信憑性をおけばよいのかを押えておくためには境界例における過剰想起の特質を把握しておく必要があり、治療上も必須と思われる。

5　境界例における想起、とりわけ過剰想起

境界例における想起、とりわけ内的生活史にかんする想起が完成した物語として語り出されるとき、面接者を深くうなずかせることがある。木村はイントゥラ・フェストゥム的時間体験の構造から境界例における過剰想起に触れ[11]、長井はあまりに早い時期に面接者が患者の想起内容に過剰な了解性をもってしまうところに境界例の本質が隠されていると指摘している[13]。

われわれの症例も幼少時期以来の父親への恐怖と怒りの体験を次のように回想する。「小さいころから父の暴力を見ていました。母の骨が折れるのではと思ったくらいです。それこそ馬乗りになって殴る蹴ると、ものすごかったんです。姉はいつでも放っときと、距離をとっていました。でもわたしは父と母の間に入って、引き離そうと懸命でした。母が殺されるのではと、いつも不安でした。実際殺せ殺せと母が包丁を持ち出し、父の胸に突きつけたり、そのときは父をどかそうと懸命でした。……小学校六年生で修学旅行に行っていたときも、母が今ごろ父の暴行を受けて殺されているのではと、いつも恐怖でした……」。面接室以外でも、例えば彼女が実家に外泊して父親が母親をどなっている光景を目のあたり

にしただけで、時には外に停めてあった父親の車を見ただけで、前に述べたような情景がありありと浮かび、父親への憎悪感で耐えられなくなると述べている。こういった体験の様式は心理学でいわれる直感像体験、すなわち過去の知覚的印象が実際の事実であるかのような鮮やかさで細部まで再現し、強烈な残像として外部に定位され、現在時制で語られるといった体験の与えられ方によく似ている。何ゆえに直感がこうもリアルに実体化するのか。

筆者はその理由を、(1)コンプレックスの後続作用、(2)面接の構造、(3)現在の感情性とイマージュの病理、という三つの条件の組み合わせから考察してみたいと思う。

(1)　コンプレックスの後続作用

コンプレックスとは「ある体験ないし体験型を通して後に残り、了解可能なまとまった様式で、はじめの体験から後の精神生活に影響を及ぼすような心的傾向」[10]とされ、「一定の情動を中心としてまとまった観念や記憶の集合体」が想定されている。こういったコンプレックスの後続作用というものは、誰かに告白したり、誰かとともに感情を分かち合ったり、スポーツや創作といった営みの中に発露を見いだしたりすることで、一般には解消され、体験として過去化する。これがただ耐えしのばれるだけであれば、感情は抑圧され、コンプレックスの後続作用は強くなる。このことは神経症の成立機序、とりわけヒステリーにおける感情要素として重視されている。その場合、一般にはコンプレックスの具体的な内容は想起されず（抑圧され）、感情の後続作用の影響が問題にされる。このような観点からすれば、われわれの症例では抑圧が成立しておらず、両親に対する幼少時期以来の情動記憶[4]は反省の加わった話としては決して経験的次元で過去化してはいない。コンプレックスの内容と感情性は相互に補完し合いながら直接的な情動記憶（＝虚構）となり、後続作用に影響を与え続ける。そこではどのようなことが起こりやすいのか。

われわれでも「ルビンの壺」で最初に見てしまった「図」をそのまま見続けてしまう傾向があるが、何かの拍子で別のものが図化し、人の顔を見る。知覚とイマージュの与えられ方が自在だからである。感情性についても同様のことがいえる。たしかにわれわれとて同一対象にいったんいだいてしまった感情をもち続けやすいが、交流が深くなることで、反省作用が加わることで、時間が熟することで、長い目で見ると同一対象に対して実にさまざまな感情を体験する。われわれの症例では怒りや恐怖といった負性の感情、とりわけ父親に対するそれは硬化しており、別の図を体験できるような自在さを失っている。それゆえわれわれの症例の父親イマージュは限りなく支配観念に近い。この事実は後に述べる現在の感情性とイマージュの内容を大きく規定することになる。

(2) 面接の構造

そもそもFreudは分析状況を、発話者と聞き手と場が作り出す物語状況と考えていた。境界例でこのような過剰想起が起こるのは、たいていこういった面接という構造化された場においてである。そこには聞き手としての面接者がおり、患者は語り手になる。面接者が「それで?」「なぜだろう?」「なるほど」などと言葉をさしはさむことで、患者の語り継ぎは助け舟をうる。この場合患者は語ることで自身が最初の聞き手になり(モノローグ)、面接者は聞き手になることで患者に対する「共話者」の立場に置かれる。このようにして患者の語り継ぎはモノローグを定式化し、面接者の助け舟を要しなくなっていく。表出のリズムが現れ、患者は語ることに憑かれていく。境界例はこうした面接の場を、普通の人以上にうまく使いこなす。このことは境界例における孤独耐性の低さや他者嗜癖の傾向と深く関係している。自分をわかってもらいたい、しかし誰にも何もわかってもらえないという願望と不安の両義性の間を行きつ戻りつし、刹那的な二者関係が時に劇的なほど濃密になる。こういった現象は、次に述べる感情性とイマージュが前後の時間的脈絡から切り放されて過剰に現在に凝縮するという事実とつながっている。

(3) 現在の感情性とイマージュの病理

われわれが過去の情景を想起する場合、想起される体験が過去の知覚体験であると経験されるのであり、そこに現れるのは「新たな今の過去」[9]である。先に引用したSartreの感情意識の志向性という体験形式は、このような想起についてもそのままあてはまる。われわれの症例が父母と自分のいる幼少時期の情景を面接の場で回想するとき、抑うつ感情の上層に「怒り」という縦波の感情が圧縮されてくる。怒りとともに今ここに不在の両親や過去の自分についての情景が志向され、その志向性は情動記憶の層をくぐりぬけ、新たな性質が賦与され、新たな次元で構成され、面接者に語ってくれているイマージュができあがる。

このようにして成立したイマージュは、われわれの症例が示しているように、きわめて直感像的である。知覚の特徴といってよいほど視覚的で微に入り細を穿っており、どこまでも具象的であり、一定の情動に色濃く染め抜かれている。この特徴は、同じ面接状況で内省型の語る想起内容と比較するといっそうわかりやすい。(2)の条件は同じなのに、内省型では人格の欠損体験や自明な判断・思考の不能性といったことに加えて、発病にはるか前駆する体験までもが語り出される。その場合も内容の豊富さや鮮明さが特徴であるが、湯沢[22]はそこに、人格欠損という深刻な現在の体験と軌を一にする意味方向性、すなわち内面から生活史を補完しようとする働きを見ている。

われわれの症例の想起体験は明らかに、内省型のそれとは対蹠的な位置にある。内省型ではもともと自己がなかったと「今の過去」が語られるのに対して、境界例ではあのころの不運によって「今の過去」すなわち現在の悲劇が与えられたと体験される。前者は病的なほどに自己を問わずにはいられない実存的危機の中の体験であるのに対して、後者は他者を問い詰めることで現在の悲劇的な自己の生成を体験する。前者では自己を問う態度をやめることができないのに対して、後者ではそのときそのつど、現在に集約された過剰な感情性によって過去の情景が志向される。

以上からわれわれの症例の過剰想起の特徴を次のようにまとめることができよう。

① われわれの症例では抑圧に失敗した情動記憶が強い後続作用を及ぼしていること。

② 感情が「今の過去」に集積しすぎており、想起という体験自体が時間的前後関係から漂流していること。

③ 多くは怒りを中心とした負性の感情に支えられており、現れた過去のイマージュが現在の悲劇の原因であるかのように直接的に体験されること（結果として他責的傾向をもつ）、すなわち現在時制でも反省や解釈が加わりにくいため（スタンダードな精神療法の困難）、真の意味で語るに足る物語が成立しないこと。

④ それゆえ生活史上の体験としてはなかなか過去化しないこと。

⑤　帰結として悪性反復ないし退行に陥ってしまいがちなことなどをあげることができる。そこでは物語としての持続や展開といった生命的運動は硬化している。

それでは治療関係の場で生じやすい境界例の過剰想起について、面接者はどのように考えておくべきであろうか。(1)で述べたコンプレックスの後続作用が想起しているときの現在の感情のイマージュの内容を規定しているとすれば、患者の語る原風景が全く嘘であるとは考えられない。しかし患者の現在の感情のイマージュに全面的な信憑性をおくのも、(3)で述べてきた感情のイマージュの性質上問題がある。境界例が言語による反省という働きをもちにくい以上、それがそのときの患者の感情性のイマージュとしていかに切実な体験的事実であろうとも、まことしやかに見えれば見えるほど、了解過剰性の病理[13]を押えておかねばならない。全くの留保なしに面接者が額面どおりに想起内容を受け取ることは、境界例に指摘される差異と否定の契機を欠いた無差別肯定の病理にいっそう拍車をかけることになるであろう。これは妄想患者に無条件に耳を傾けることが妄想を助長させせかねないという事実に似ている。一方、抑圧に失敗した想起内容そのものが支配観念化しているとすれば、これを正当に指摘しようとしても、治療者への不信を買うだけとなろう。想起内容については妄想に対するのと同様に、ニュートラルな保留の態度が必要と思われる。できれば想起とは別の現在の感情やイマージュのランダム化傾向に着目し、そのときそのつど、そのことを話題にし、想起もふくめた感情のイマージュというものが反省なしではいかに信憑性を欠くものであるかをともに体験していくことが重要であろう。それは反省によって感情と知性の補完関係を強化することであり、うまくいけば同一他者の多面性を体験することになり、ひいては他者が不在でも感情性とイマージュが孤独を癒す働きを知ることにもなろう。

境界例の治療については、筆者も現在のところ試行錯誤中であり、今回はそのときそのつどの感情性とイマージュ、とりわけ家族イマージュについて語り合うこと（反省を加えること）の有用性を示唆するにとどめたい。

Ⅳ　まとめ

(1)　非メランコリー性抑うつ病像を示す境界例の症例を呈示した。症例は孤独耐性の低さや慢性的な

anhedonia、青年期以降の生活史の随所に現れる他者依存性の現実離脱の試みといった境界例的な特性をもっていた。①抑うつ気分の現れ方、②自責性か他責性か、③他者配慮か他者嗜癖か、④間接的な怒りの表出か直接的な怒りの表出かといった点について、内因性うつ病と境界例に見られるうつ病像のコントラストを指摘した。

(2)　感情志向性とイマージュという観点から、本例のいだく家族イマージュを検討したところ、同一他者に対するイマージュはランダム化傾向を示した。なかでも重要な他者（夫、男児）に対するイマージュは短期間のうちにも激しいバリエーションを示していた。男児に対する嬰児殺し恐怖は、イマージュ形態の喪失に対する防衛力動と考えられた。対関係（夫婦、母子……）の中で他者が現れ、育つといった家族における時間生成の流れが、待つことができないというイントゥラ・フェストゥム的時間構造で成り立っている境界例的な存在基盤にきわめて侵襲的であると考えられた。

(3)　原体験に始まる他者イマージュの生成と自我を成り立たせている再現前的他者の相の関係を、ゲシュタルト心理学を援用してシェーマ化した。現在の自我である図$_n$は再現前的他者の相（1_0・0_0 0_1……0_n）によって与えられ、この図$_n$を導いた再現前的他者の相は図$_{n-1}$として過去に順送りされ、再現前的他者の相の地になる。この図$_n$と図$_{n-1}$の差異化が、健康な自我成立の必要条件と考えられた。境界例におけるイントゥラ・フェストゥム的存在様式ならびに不安定な感情志向性とイマージュの与えられ方は、この差異化を妨げている。

(4)　このような問題は、患者の想起内容やそれを裏づける周囲の供述から、幼少時期にまでさかのぼると想定された。(2)で述べた嬰児殺し恐怖は同じ性というだけで男児と父親イマージュが融合した結果であり、特異な精神力動を見ることができる。

(5)　境界例における過剰想起の特徴を、①コンプレックスの後続作用、②面接の構造、③現在の感情性とイマージュの病理という三要素の構成関係によって説明した。あわせて境界例における過剰想起の特質が、内省型のそれときわめて対蹠的位置にあることを指摘した。

文　献

（1）Akiskal, H. S.: Subaffective disorders: disthymic, cyclothymic and bipolar II disorders in the "borderline" realm. Psychiatric Clinics of North America, 4 : 25-46, 1981.

(2) American Psychiatric Association : Diagnostic and Statistical Manual of Mental Disorders. Washington, D. C., 1987.

(3) 青柳まちこ「三世代同居のすすめ」『婦人公論』臨時増刊号、六四－六九頁、一九八〇年。

(4) Arnold, M. B. : Brain function in emotion : A phenomenological analysis. In : Black : Physiological Correlates of Emotion, pp. 261-185, Academic Press, New York, 1970.

(5) Fraiberg, S. : Libidinal object constancy and mental representation. The Psychoanal. Study Child, 24 : 9-47, 1969.

(6) Freud, S. : Jenseits des Lustprinzips. In : Gesammelte Werke Bd. 13, Copyright 1940 by Imago Publishing Co., Ltd., London. By permission of S. Fischer Verlag, Frankfurt am Main.（小此木啓吾訳『快楽原則の彼岸』フロイト著作集六、人文書院、京都、一五〇－一九四頁、一九七〇年）

(7) Guillaume, P. : La Psychologie de la Forme. Librairie Ernest Flammarion, Paris.（八木冕訳『ゲシタルト心理学』岩波書店、東京、一九五二年）

(8) Gunderson, J. G. : Borderline Personality Disorder. American Psychiatric Press, Inc., Washington, 1984.

(9) 生田孝「境界例における制約的イメージの病理について」『臨床精神病理』一〇、三七－四八頁、一九八九年。

(10) Jaspers, K. : Allgemeine Psychopathologie. Springer Verlag, Berlin, 1946.（内村祐之・西丸四方・島崎敏樹・岡田敬蔵訳『精神病理学総論』岩波書店、東京、一九五三年）

(11) 木村敏「境界例における『直接性の病理』」、村上靖彦編『境界例の精神病理』弘文堂、東京、九九－一二八頁、一九八八年。

(12) 森山公夫「両極的見地による躁うつ病の人間学的類型学」『精神経誌』七〇、九二二－九四三頁、一九六七年。

(13) 長井真理「『悲劇』の生成としての境界例」、村上靖彦編『境界例の精神病理』弘文堂、東京、一七－四四頁、一九八八年。

(14) 中井久夫・山口直彦「二重人格はなぜありにくいか」、高橋俊彦編『分裂病の精神病理一五』、東京大学出版会、東京、八一－九六頁、一九八六年。

(15) Rosenbaum, M. and Weaver, G. M. : Dissociated state—status of a case after 38 years. J. Nerv. Ment. Dis., 168 : 597-603, 1980.

(16) Sartre, J. P. : L'Imaginaire. published in Japan by arrangement with Gallimard through Bureau des Copyrights Français.（平井啓之訳『想像力の問題—想像力の現象学的心理学—』サルトル全集一二、人文書院、京都、一九五五年）

(17) Schneider, K. : Pathopsychologie im Grundriß in Handwörterbuch der psychischen Hygiene und der psychiatrischen Fürsorge, herausgegeben von Bumke, O., Kolb, G., Roemer, H., Kahn, E., Verlag von Walter de Gruyter, Berlin-Leipzig, 1931.（湯沢千尋訳『病態心理学序説』中央洋書出版部、東京、一九八八年）

(18) Stone, M. H. : Contemporary shift of the borderline concept from a subschizophrenic disorder to a subaffective disorder. Psychiatric Clinics of North America, 2 : 577-594, 1979.

(19) 鈴木茂「成人境界例の記述精神病理学的研究」『精神経誌』八六、一六七－二〇三頁、一九八四年。

(20) Tellenbach, H. : Melancholie. Springer, Berlin, 1961.（木村敏訳『メランコリー』みすず書房、一九七八年）

(21) 安永浩「分裂病と自我図式偏位—擬遊戯（演技）性、擬憑依、幻聴—」、藤縄昭編『分裂病の精神病理一〇』東京大学出版会、東京、一三五－一七四頁、一九八一年。

(22) 湯沢千尋『内省型の精神病理』金剛出版、一九八六年。

原著論文

境界例における急性感情と基底気分について
――忌避念慮ないし忌避妄想をもつ女性例の検討から――

I　はじめに

境界例概念は大きく二つの起源をもつと考えられている。一つは記述精神病理学的に見て、その症候学的特徴からも経過からも分裂病と神経症の境界域に位置するひとまとまりの症候群であるとの見方であり、この観点から思春期妄想症[10]も注目されてきた。もう一つは精神分析の過程の中で従来の神経症では考えられなかった行動特徴をもち、原始防衛機制という説明概念で整理され、人格障害としてDSM-III[1]の中に登場してきた概念である。昨今の境界例論は後者を舞台に開花している印象が強い。

このような趨勢の中で、診断的にはDSM-IIIないしDSM-IV[2]に依拠しながらも、その背景に想定されている人格障害説に対して記述症候学的立場から症例を見直し、境界例が本来もっているはずの本質や含蓄について見直しをはかっていこうとの主張[5][7]も出始めている。このような論述をつきつめていけば、そこから神経症や分裂病体験の本質も明瞭になってくるとの論拠ゆえであった。

とはいっても境界例のもつ症状の多義性や易変性のために、経過の中で特定の症状を把握し、隣接領域に通底する症状との内的連関を明らかにするのは必ずしも容易ではない。今回筆者は「自分が人に嫌われている」「人が自分を避ける」といったきわめて思春期的なテーマを内容とする忌避念慮ないし忌避妄想を共通特徴とする女性境界例を経験した。そこでこの共通体験内容をもつ女性境界例の三例を、神経症と境界を接する境界例、境界例中核群、分裂病と境界を接する境界例という三つのスペクトル上に並べてみた。われわれが境界例に出会うとき、感情や気分の特異な状態に遭遇するのは日常的である。些細なきっかけで患者はいきなり激しい怒りの感情にみまわれたり、底のない落ち込みを体験する。この、周囲には些事にみえるきっかけでも急性に生起してくる激しい感情反応（∥けいれん的感情）のことを「急性感情」と命名し、その特徴を検討する。また、一般にはアンヘドニアと言い習わされている境界例の慢性的な負性の基底気分について、その特徴や由来を検討する。そのうえで、われわれの症例が体験した忌避念慮ないし忌避妄想についても検討を加え、それぞれの症例のスペクトル上の位置や防衛的構造力動の特徴についても考察を試みたい。

Ⅱ　症例呈示

1　症例1　二九歳、女性

【家族歴】両親は農業を営んでいる。同胞に一歳年上の兄がおり、本人はふだん両親と実家で過ごしている。夫と夫の両親が同じ市内に住んでいるが、結婚当初より夫とは入籍別居状態で、夫家族とはほとんど生活をしていない。今でもお互いが呼び出し合って外で出会うという変則的生活である。

【既往歴】二七歳のとき子宮内膜症を指摘され、現在も治療中。

【生活史および現病歴】小学校五年のころから引っ込み思案になり仲間に溶け込めず、不登校がちになった。勉学は嫌いではなかった。中学一年のころから「自分に臭いがあるから」「体型ががっしりしていて」人が避けるように思え、いつも自分が人にとって迷惑な存在と考えるようになった。些細なことで、もう駄目だと落ち込んだ気分になり、一、二時間もするとなぜ駄目だったんだろうと気を取り直すことがよくあった。このような悩みと気分の易変性のため、級友になかなか溶け込めず、不登校がちになっていった。いったん学校に行きたくないと思い始めるとほんとうに行けなくなり、かといって家に戻りたくもなく自転車で遠出をしたり、自室で好きな本を読んで過ごしたりしていたという。環境を変えることを目的に一度は転校し、かろうじて中学は卒業した。学業成績は比較的よく、高校に進学したが、同様の理由で不登校となり、二年間が過ぎた。そのうち幼馴染みに誘われ、スーパーの中の飲食店で皿洗いのアルバイトをするようになった（校則では禁止されていた）。些細なきっかけで三、四日も落ち込んでアルバイトに行けず、ちょっとした励ましで仕事に夢中になったりした。落ち込んだときは親に打ち明けることもなく、成り行き任せだった。話してもどうせわかってもらえないという気持が強かったという。そのような彼女の雰囲気を、家族はまるで根無し草のようだと評していた。一念発起して高校にもどり、卒業した。卒業後地元のスーパーに勤めるようになり、相応する責任をもたされるようになった。二五歳ころから現夫と付き合うようになり、二七歳で結婚した。結婚前から本人は別居を決めており、夫は市内に新築した家に両親と住み、彼女は用事のあるときのみ夫の家に出かけ、実家を根城にしていた。夫の家族といっしょに住むことは割に合わないと常々考えていたという。子供を生むことを勧められると訳もなく腹が立った。子供はめんどうという気持が強かったともいう。夫婦間の性生活はいずれの実家とも無関係なところで続いていった。

二八歳の一月ころよりそれまで勤めていたスーパーを休みがちになり、二九歳七月ころより出られなくなった。同月、「明るいときとうつになっているときの差が激しく、不安」「ふっと居場所のない気持になり、死にたいと思うことがある」ということを主訴に、大学病院の精神科外来を受診した。抑うつ性気分変調というよりは不安を前景にした病像であり、自分の所在や立場をめぐる漠然とした不安感や、夫の家族、とりわけ姑に対する怒りや不満が語られた。「落ち込みはたいていい急に起こり、その真っただ中にいるときは他人の視線が刺さってくるように感じる」と訴える程度で、はっきりと同定できる異常体験は認められなかった。

その後通院するようになり、面接を繰り返した。抗うつ剤を用いて極端な落ち込みは軽減したものの、その後の状態について、彼女は次のように語った。「すごくイライラしているときと気分のよいときがはっきりしている。気分が数時間で変わる」。(変わるときのきっかけは?)「理由を考えてはみる。でも思い当たらない。さっきまで頼まれて何の苦でもなかったのに、同じことを頼まれて別のときには、何で頼むの？　みたいな訳のわからないイライラ感になって、気がつくとブツブツと不平の独り言になっていたりする。そういうときは、夫とか自分の母親にあたってしまう」。事実、彼女の述べるとおり、実母や義母や夫との関係はきわめて不安定で、例えば義母が夫のことを「わたしに頭が上がらない」と言っただけで気に障り、気づくと実家で一斤のパンを手にしてグシャグシャになるまでもんでおり、ふっと、何をこんなにイライラしているんだろうと我に返ったりしている。夫が長期出張になったりするときは実家で母親と過ごすことが多く、自分が居ないと母親を不機嫌にすると気を遣ったり、一、二時間なんとなく「もう駄目」という気分になっては、頓服薬を服用したりしていた。このような家族をめぐる感情体験も、面接を続けるわりには葛藤体験としての輪郭が乏しく、義父母との同居でストレスを感じるくらいなら離婚したほうがましだと述べ続けている。現在も外来で、葛藤体験の直面化が経験的次元に統合されるのを期待してフォロー中である。

2　症例2　二四歳、女性

【家族歴】父親は会社員。母親はパートタイマーとして勤務。二人同胞で、弟がいる。

【既往歴】一七歳および一九歳のとき、それぞれ一回妊娠中絶をおこなっている。

【生活歴および現病歴】小学校六年のとき転校し、人前で緊張するようになった。中学一年のころより対人緊張がいっそう強くなり、友達といっしょに食事をするとき手が震えた。それを見ている友達に「自分はいやがられている」という気持が起こった。あるとき授業中不意に文章を読むようにあてられ、あがってつっかえてしまい、そのようなぶざまを級友みんながいやがっているとと思え、一人一人聞いてまわった。その日は家に帰ってもそのことをうまく母親に言葉で伝えることができず、怒りに任せて母親をたたいてしまったという。このようなエピソードの前後数ヵ月、眠りつく前、大勢の男女がボソボソ何か言っている声が聞こえた。入眠時幻覚を思わせるこの症状は、その後自然霧消していった。

高校に入学してからも人前で手が震え、本を読むときは声が震えた。それをみながいやがっている様子で徐々に学校生活が耐え難くなり、不登校になっていった。このころから親の制止を振り切って、夜ごと同学年の男子学生のところに通いつめ、性生活にふけるようになった。妊娠中絶手術も受けた。高校三年時、家族と相談もせず勝手に高校を中退した。別の男性とも付き合うようになり、やがてそれまでいっしょだった男性とは泥酔状態でけんか別れした。仲間数人でアルコールやシンナーをやり、酩酊状態のまま複数の相手と性関係をもつこともあった。このようなときは、対人緊張の症状は出なかったという。不安定なとき、リストカットをやったりかったという。不安定なとき、リストカットをやったり市販眠剤の大量服薬をやったりもした。

二〇歳のとき上阪した。対人緊張のため普通の仕事はできないと思い、自分からすすんで風俗店に仕事を求めた。一ヵ月ほどで帰郷したが間もなく上京し、同様の仕事についた。そこで知り合った男性と結婚し、二二歳から二四歳まで生活を共にした。しかし相手男性は同性愛関係におぼれ、夫婦関係はいつも不安定だった。このころ対人緊張がもっともひどかったという。買い物に出ても自分が緊張のため苦しそうにしているのを見て、人が避けていくように思えた。生きていたくないという思いにもさいなまれたという。

二四歳でいったん実家に帰省し、大学病院を受診した。初診時の主訴は「中学生のころから人前で本を読んだり話したりするとき声が震え、緊張してしまう。それを見ている相手は、自分をいやがっていると思う」「このごろ、この傾向が強くて、普通の仕事につけそうもない」ということであった。質問に対する答えは的確で、病歴聴取に際しても思路の障害を思わせる所見は認められず、初対面の緊張感はあるものの感情表出も比較的自然に思われた。実家で家族とともに過ごし、通院・面接は約束どおりおこなわれた。彼女の述べるところをまとめると、家で過ごしていたこの間、おおむね二つの自我状態があると考えられた。

(1)　家族といっしょに食事をしたり、自室でワープロの練習をしたり、本を読んだりしている比較的平静な自分。

(2)　なんでもないことを家族と話し合っているうちに昔のことをありありと思い出してしまい、激しく興奮する自分。

患者自身、あるところまでは(2)状態を例外的な自我状態として認識している。本人の話によれば「小学校のころ弟が入院していて母親がイライラしているように思えて、そのうち母が歯をイーッとして見せたり、舌を噛んだりで落ち着きがなくなって洋服をいじっていました。やがてあっちに行ったりこっちに行ったりで話したくても話ができなかった。そんなことを思い出しているうちにますます腹が立って、家族が（現に目の前に）いるのに話を聞いてくれないと思うと、自分が小学校時代に戻ったようになってしまう。興奮して話している間にもっと（家族が）気にくわなくなって、一人で何時間もしゃべり続けて、泣き叫んで、気がついたら母親を掃除機の棒でたたいたり、足蹴りしたりしていた」とのことであり、殴った蹴ったという事実はわかるのに、あとになるとそのように興奮して振る舞ったという実感があまりないし、記憶も曖昧だという。

後日訪れた両親の話によっても、この(2)状態の興奮は突然激しく起こり、ある時間たつと鎮まっていくという。興奮には必ず家族を巻き込むとのことであった。例えば、二階の自室でテレビを見ていてドラマに風俗の場面が出てきたところ、やにわに階下に降りて来て、風俗店で仕事をしていたとき性病に罹患した苦労や数人の男性に輪姦された体験まで語り始め、両親のせいでこうなったとわめき散らし、酒をあおってさらに興奮し続け、「自殺しろ、そうでなければわたしが死ぬ」と言って包丁を持ちだし、刃傷沙汰にまでなりかけて徹夜になったという。本人によると、「家族も自分も、みんなくずの気がしてしまう」という。なおこの通院面接の間に対人緊張は以前より軽くなったと自覚しており、「買い物に行っても、自分と違うタイプの人、例えば活発そうとか、うまくいっていそうとか、強そうな人を見ると、わたしを避けていく気がする。でも気にしないようにしています」と述べている。最近の面接では、祖母にもっと楽しい生き方があるんじゃないのと言われ、そういえば中学一年で対人恐怖がひどくなって以来、いつもおもしろくない、つまらないと感じ続けていたと述懐する。現在も外来で本人をフォローし、母親も神経症として、別の時間帯に面接を繰り返している。

3　症例3　二四歳、女性

【家族歴】父親は公務員。母親は音楽教師。女性三人同胞で、長姉は大学院を卒業して就労。本人はアパート生活をしながら独居。妹は両親と暮らし、境界例として別ルートの治療を受けている。

【生活史および現病歴】元来臆病で小心であり、神経過敏で感情的になりやすいところがあった。空想傾向が強く、文学や美術への耽溺傾向があった。

中学時代より級友が自分を避けるように感じ始めた。当初はつりあがった目付きや厳しい表情といった自分の外見、それに図書室に通い詰めて本ばかり読むといった変わった習癖や好成績や父親の名声といったものがその理由だと考えていた。学校では緊張感が強く、級友の態度や視線が常に気になっていた。文学や美術への耽溺や自在な空想によって、緊張感を紛らわせていた。

高校一年のころダイエットを思いつき、目標体重を達成するとさらに低体重を設定し、際限がなかった。気分の落ち込みが生じるようになり、一一月ころから学校も出たり休んだりの状態となった。

高校二年二月ころより思春期痩せ症として治療を受けるようになったが、間もなく過食と自己誘発嘔吐が現れ、吐けないとわめき散らして母親を責め、一過性の混乱状態に陥った。高校三年以降、市販下剤を常用するようになり、しだいにその量も増えていった。三五kgという低体重のために数週間K病院に入院した。その後過食衝動が抑えられないことを主訴に約一ヵ月間O病院に入院した。

二〇歳、大学受験失敗後はアパート生活を続けるようになった。このころから異性との乱脈な性愛関係が始まり、昼間でも睡眠薬やアルコールにひたるようになった。就眠前、酩酊したままある男性との性生活を別の男性に電話したり、その男性の一方的な性関係を非難したりということがしばしばあった。相手男性に指摘されても、本人にはその間の記憶がなかった。

二〇歳八月より筆者が担当した。過食、自己誘発嘔吐、下剤使用は続いており、不安定なときはアルコールや眠剤にシンナーを加えて酩酊していた。一方では平静で、読書や詩作や短歌製作に夢中になっている時期もあった。乱脈だった性愛関係もやがて二人の男性に限定されてくるようになった。しかし三角関係に一般的な内的葛藤は希薄であった。また気分面では「何となく不幸。なんだかおもしろくない」といった慢性的な感情を訴え、これは中学以来一貫して続いていると述べた。

二一歳一月、男友達の家族と会食し、そのまま男性とビジネスホテルでビールを飲み続けた。二日目不眠不穏のため、夕刻病院を緊急受診した。一気に、自分の状態を次のように語った。「ホテルで眠れなかった夜から、邯鄲《かんたん》、コオロギ、ヤブキリ、キリギリスの声がひっきりなしに聞こえている。秋草の中にいるようだ。それにとても変な夢を見た。モーツアルトの曲が猛烈な勢いで鳴っていて、実家に火がついていて、誰か知らない人がゲラゲラ笑っていて、祖母はガラスを突き破ってきて、全身が突き刺さったガラスでキラキラ光っていて、坂のほうに母がいて、父はもうあの世に行きたいから引き留めるなと……」制止しようとしても話は一方的に続き、こちらが静かに聞く態度を示すとやがて憑き物が落ちたように冷静になり、「今聞こえるのは、先生の声とわたしの泣き声だけです」と答えている。

同年三月ころから、付き合っていた男性の一人と同棲生活をするようになり、状態はますます不安定になっていった。過食、自己誘発嘔吐、アルコールや眠剤やシンナーの多剤乱用傾向に加えて、就寝前大量に水を飲んで吐くといった症状が加わった。しかもこの呑水行動について本人はほとんど記憶になく、朝、剥がされた蛇口のガムテープで納得するという状態だった。彼女はこの症状を自ら、「夢中遊行」と述べていた。

同年五月から八月まで大学病院に入院した。

病棟ではなかなか対人関係が落ち着かず、部屋中の人がわたしを嫌っている。わたしは悪意をもたれていると被害的になりやすかった。「虫のすだき」と述べる入眠時幻覚も認められた。自我状態は不安定で、些細な出来事から怒りや落ち込みが急激に現れ、盗み食いや過食や自己誘発嘔吐やリストカッティングといった行動化が絶えなかった。一度は無断でもち込んだ外来処方薬を大量服薬して呼吸不全を伴う昏睡状態となり、数日間ＩＣＵでの身体管理を必要とした。時には安定状態もあり、読書や短歌製作をおこない、短歌の雑誌に作品を投稿したりもしていた。

退院し、美術学校の受験に目標を定めてアパートに戻っていったが、相手男性との関係は落ち着かず、カミソリで深い切傷をつくり、自ら救急車を呼び、相手男性の手続きで真夜中形成外科を受診するといったエピソードもあった。同棲生活のやり直しを提案して断られたためであったという。このころデッサンスクールに通う予定であったが、おばさんたちの雰囲気に圧倒されて行けなくなり、頓挫している。

二二歳一月ころから美術学校の受験に不安を抱き始め、連日ビールやワインやウイスキーを飲み続けるようになった。結局、書類審査だけで入学できる美術学校に入学し、四月より都会でのアパート生活が始まった。美術学校に通学を始めるが、対人緊張が強く、みんなが自分を嫌っているという思いから逃れられず、連休明けからはほとんど登校できなくなった。過食、自己誘発嘔吐、下剤使用は続き、一人の状態が耐え難くなると男性や家族のもとに電話をかけまくった。

このころから、外出して人とすれ違うときなど『げっそり』『ほそい』『やつれている』といった人の声が聞こえるようになった。また電車に乗ると、人は自分を避けて席を移っていくとも訴えるようになった。

一方では、みずからモデル紹介所に登録し、一日六時間、一〇日間の美大でのモデルをやりとげ、収入を得ることもあった。

復学に向けて心身の調子を整えたいとの本人の希望が

あり、同年一二月から二三歳の七月まで、大学病院第二回目の入院となった。対人関係は相変わらず不安定で、他患のことを、「挨拶したのに無視した。自分が不快だから無視したんだと思う」と述べたり、外泊時通勤電車や特急の中で、あるいはふと立ち寄った喫茶店で、人が自分を避けると訴えるようになった。中心テーマは「自分が不快に思われている」という思春期以来の対人恐怖にもとづくものと基本的に同じ体験形式であり、「自分は異常で不快な感じを人にいだかせる。日のあたらないところに生息する陰花植物みたいなんだと思う。痩せてもいますし。そういう人のそばに座るのは誰だっていやだと思う。隣の人が席を移したり、混んでいるのに喫茶店で誰も相席しなかったりすると、やはり自分が不快なせいだと思ってしまう」「特急の指定席だったのに、隣の人が移っていった。そんなに不快なのかとショックだった」などと述べている。

過食・自己誘発嘔吐は続いたものの程度も回数も減少し、行動化は前回入院時と比べるとはるかに少なくなっていた。一度だけ家庭に無断離院があったが、家に帰るというよりストレートに母親を求める気持であったという。

この間、美術学校は自然退学となり、モデル業を生業にしてなんとか自活の道をさぐりたいとの本人の意向により、退院となった。母親や友人や主治医との関係も安定せず、面接から数日後突然電話で「この前の面接ではわたしの話す言葉が先生の沈黙の中に虚しく消えていくだけでした。安心感の与えられないあんな面接なら受けたくありません」と怒声を浴びせてくることもあった。状態の消長を見せながら、現在も外来でフォロー中である。

Ⅲ　考　察

1　診断上の問題

筆者は前述した青年期女性境界例を、神経症と境界を接する境界例、境界例中核群、分裂病と境界を接する境界例の順にスペクトル上に並べてみた。診断に際してはＤＳＭ-Ⅳの境界性人格障害の基準[2]を参照し、境界例概念とスペクトル上の位置についてはGunderson, J. G.[5]のシェーマをもとにＢＰＤ（borderline personality disorder）を念頭に置いた（図1）。いずれの症例でも「自己同一性の不確実さ」があり、「不安定で激しい対人関係パターン」であり、「慢性的空虚感、退屈の感情」

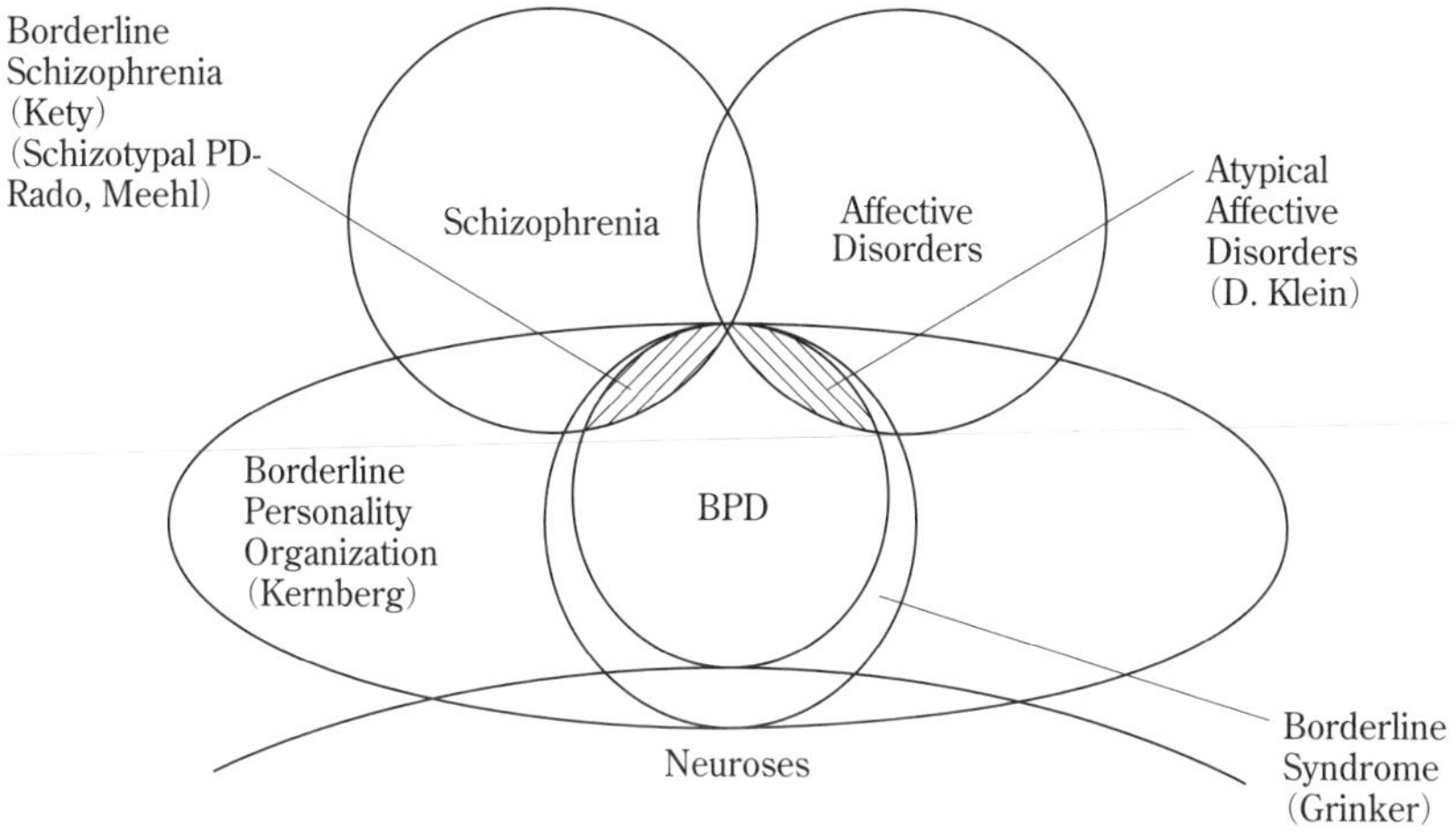

図1　ガンダーソンによる境界例概念の見取り図

borderline personality organization を基本概念として、その典型である BPD と神経症や内因性精神病との隣接関係が示されており、臨床単位とされている概念の相互性を理解しやすい。

を多少とも体験しており、「感情易変性」が認められる。「衝動性」や「怒りの感情」は症例2、3で特に激しく、症例2、3では経過中に精神病様症状を呈しており、さらに症例3では現在も幻聴体験とかなり構造化された忌避妄想が続いている。

境界例における症状の一つとして、以前より小精神病症状[4]（brief psychotic symptoms）ないし軽症の精神病体験[5]（mild psychotic experiences）といわれるものが問題にされていた。ＤＳＭ-Ⅲの診断基準の中ではこれが除外されている。Gundersonは境界例患者が現実検討（reality testing）に直面させられた場合、短期間の自我違和的な精神病様体験をもちやすいことに注目し、その出現形式や体験形式の特異性から、これをＤＳＭ-Ⅲ改定の際、診断基準に入れるべきであると主張[5]してきた。その後の諸研究で、境界例に精神病症状の出現があるとの認識は受け入れられていった[4][5][9]。一方、精神病症状を広義にとるか狭義にとるかで、出現頻度に差のあることも指摘されている。Links, P. S.ら[9]によれば幻覚妄想といった狭義の精神病症状は境界例に決して一般的ではないが、調査した入院治療歴をもつ患者の二○%に認められ、また短い妄想性ないし抑うつ性精神病症状にいたってはほとんど一般的特徴であったと述べている。いずれにせよ、このような指摘はＤＳＭ-Ⅳの中に受け継がれ、境界性人格障害診断基準の最後の項目に「一過性のストレス関連性の妄想様観念または重篤な解離性症状」として積極的に取り上げられている。[2] この項目で妄想様観念や解離性症状のみが取り上げられ、内因性うつ病の気分変調と同一視されがちな抑うつ性の精神病症状を除外しているのは、臨床的事実に照らし合わせてみてもそれなりの妥当性があると思われる。ＤＳＭ-Ⅳでは反応性の感情の不安定性として境界例における抑うつ症状の特徴を記述し、内因性うつ病の気分障害と区別している。境界例における感情性や基底気分の特徴については、項を改めて取り上げることにする。

われわれの症例のうちで、症例1にはこのような精神病症状は認められない。不登校を除けば目を引くような激しい行動化は認められず、一念発起して高校を卒業し、スーパーで責任をもたされるところまで役割をこなしている。しかし初診時の主訴やその後の面接内容からも明らかなように、本人の苦痛は「居場所のなさ」という言葉で端的に示される自己同一性の希薄さであり、夫を中心とする家族との関係の不安定さであり、数時間単位で変わる気分の易変性であり、怒りの感情をうまく抑圧できないことである。家族への不満が長々と語られることはあっても、神経症に特徴的といわれる面接の構造、すなわち「発話者と聞き手と場が作り出す物語状況」は成立しにくく、気晴らし面接の形になりやすかった。防衛機制のうえからも「義母の一言が気に障って、気がつくと実家で一斤のパンをグシャグシャにしていた」と述べるなど、抑圧というよりはsplittingを中心とした原始防衛機制が目立った。そこには心的外傷と抑圧された感情の後続作用と症状形成といった神経症成立に特徴的な過程が認められず、内省水準が低いため、面接を繰り返すわりには葛藤体験の意識化が困難であった。症例の特徴を、神経症と境界を接する境界例に位置づけたゆえんである。ちなみにGundersonのＢＰＤ概念ではＢＰＤは神経症と境界を接してはいるものの重複領域はなく、境界例概念と神経症概念が明瞭に区別されている（図1）。

症例2では対人緊張からの回避傾向が認められ、刹那的欲求充足に見える境界例的特徴の始まりが、一次的な対人緊張に対する代償過程であるとも考えられる。いずれにしても「不安定な自己同一性」が問題になっていることは明らかであり、同学年生との性生活、仲間とのめり込んでいく多嗜癖や乱交、リストカッティングや大量服薬、生計を得るための風俗店勤め、短い結婚生活、帰省後の家族に対する激しい攻撃性など、病歴のどこをとっても、DSM-Ⅳの診断基準を満たす特徴をもっている。木村[7]が境界例の特徴として指摘しているように、彼女にとっては現在目の前にいる誰かがいつでも自己実現の媒体であり、イントゥラ・フェストゥム的生き方の典型といえる。境界例中核群として位置づけたゆえんである。この症例では経過中に一過性の入眠時幻覚が認められ、怒りを家族に振り向けて暴力行為にいたるようなエピソードでは「一つ一つの行動の記憶がはっきりしない」と述べており、典型的ではないまでも、ヒステリー性解離と考えられた。これらはDSM-Ⅳの最後の診断基準項目に準拠して、軽症の精神病体験とまとめることができる。

加えて本例では、境界例に典型的な過剰想起の傾向が認められた。境界例性過剰想起の特徴については、筆者が、splitting[17]の問題および内省型の過剰想起との対比[16]の中でかつて論じた。一連のエピソードの中に過剰想起といってもよい記憶昂進の状態と解離性の準健忘の状態が同居しているという事実は、統合された想起という回想形式を念頭に置いた場合、注目すべき境界例的特徴と考えられる。

症例3は境界例的症状を背景とする摂食障害である。境界例的症状については症例記述の中ですでに明らかであろう。本例の特徴は、境界例的症状に前駆する形で忌避妄想が始まり、境界例的症状と併存する形で続き、十数年を経た現在、より完成された忌避妄想の構造を体験している。加えて経過中に、緊迫感のある映像的な夢体験から醒めた直後、「まるで秋草の中にいるようです」と、虫のすだきを急性幻覚体験として訴えている。また、彼女自身が夢中遊行と述べるヒステリー性解離を思わせる体験があり、さらにアパートを出て近隣の人とすれ違ったりコンビニエンスストアでレジを打ってもらうとき、『げっそり』『ほそい』『やつれている』などといった内容の幻聴体験も出現している。

これらの幻聴は面接時に事後的に確認しても体験的事実という線で主張され、圧倒的で実体性の強い体験形式と思われた。このような被影響性のもとにある批評する声の幻聴はSchneider, K.の第一級症状にあたり、分裂病性幻聴との鑑別が問題になる。この点について小出[8]は

「前意識が十分意識されず、あるとき前意識が意識へとあふれ出てくる場合には、第一級症状を呈することはあるが、分裂病とは異なる」という見解を示している。われわれの症例3で、理想化された痩せた体とは、合理的な判断や他者に映し出される現実的な自己像といったものを極力押さえ付けて、すなわち意識から遠ざけて成立している自己像である。『げっそり』『ほそい』『やつれている』といった痩せた身体にまつわる負の自己イメージは、面接といった場面で指摘しても決して受け入れられず、意識から遠ざけられる。この遠ざけられた意識内容（前意識内容）が他者性を帯びて幻聴体験として現れるあり方は、小出の指摘では分裂病性幻聴体験とは異なる様態とされる。

ただ本例では今目の前にいる誰かを自己実現の媒体とする境界例的生き方を基本にもちながらも、一方では読書耽溺や詩作や短歌製作を生きがいとしており、現実生活に対する蔑視の態度も認められた。このように現実生活に対する主観的世界の相対的ないし絶対的優位というわゆる分裂気質者ないし分裂病者に特徴的とされる精神生活[3]の一面が強いことから、分裂病と境界を接する境界例というスペクトル上に位置づけるのが妥当と考えられた。GundersonのBPD概念（図1）に従えば、分裂病と境界例の重畳領域に属すると考えられる。

2　境界例における急性感情について

かつて筆者はSartre, J. P.[11]を引用し、境界例における感情性とイマージュについて論じた。[16] Sartreによれば、イマージュの意識（想像意識）とは知覚意識とは独立した意識の存在様式であり、次の三つの法則に従って生まれ、発展し、消え去るという。すなわち、(1)準観察的態度をとること。つまり観察的態度をとるが、志向対象をすでにその人が知っており、その人がいだく意識以上のものは決して現れない。(2)対象物を空無（ネアン）として措定すること。つまり対象物は不在または非在なるものとして、あるいはここから隔てられたところに存在するものとして、措定される。(3)自発性として己自身に与えられる。一方、Sartreによれば、感情、例えば憎悪の感情は、憎悪されるべき対象への特別な志向性をもった意識とされる。このようなイマージュと感情性はとりわけ欲望という問題がからんできたとき、切り離せない関係になる。Sartreによると、欲望とは感情的次元で与えられているものを表象的次元で所有しようとする盲目的な努力であり、現に已に与えられた感情的何物かに向かい、それを欲望の対象物として把握するという。そのため、欲望の感情意識の構造はイマージュの構造と同じになってくる。愛すべきAという対象物に対して準観察の態度をとり（イマージュの標識1）、感情はもっとも感情的な基盤のうえに、言葉に表し難い何物かを再生させる（イマージュの標識3）。しかしわたしが目の前にするAは本来のAの代理物であり、具体的で充実はしているが、不在である（イマージュの標識2）。このような観点からSartreは、感情的認識的総合は、想像意識の深奥の構造にほかならないと主張する。

　この深奥の構造ゆえに、例えばわたしがこうあって欲しいと思うAが思いどおりでなく、そこに怒りの感情が起こるとき、ネアンとして措定されているイマージュの働きによって、知覚的な事実としてのAは否定され、変形をこうむる。自分が平静なときに見るAとは違う代理物としてのA'、例えばまるで人が違ったみたいに嫌悪感をあらわにし、卑怯そうな上目づかいでわたしのほうを見ているA'が与えられる。今目の前にいないA、あるいは故人であるAを思うとき、イマージュの働きはいっそうはっきりしてくる。Aは不在または非在つまり文字どおりネアンでありながら、わたしは現に向き合っているA以上に生き生きとした感情と映像的存在感をもって代理物のA'を思うことができる。

　ところでAについてのイマージュという場合、Aのイマージュは志向性によって明確にされるが、Sartreによると、その際、志向は識知の層をくぐり抜けてこなければならず、そこで識知の志向するAと感情の志向するAとは同一化融解を起こすため、感情的類同代理物としてのA'が今ここに与えられるという。識知の層とはわれわれの臨床の言葉に置き換えれば他者体験の記憶の層であり、十分な観察のなされていない他者体験や言葉による反省作用の加わっていないそれは、不確かな識知であるということになる。不確かな識知が感情性に引きずられてしまう傾向を、Sartreは感情的対象物の混合主義と呼んでいる。生き生きとした感情と映像的存在感をもって代理物のA'を思うためには、識知としての深い他者体験（≒反省作用の加わった経験の相）が前提になる。

　ここで引用してきたSartreの論述を下敷きにして、欲望の感情意識とイマージュという観点から、症例で素描した境界例における急性感情の特徴を記述してみたい。以下、想像意識（イマージュの意識）とそこに現れる像（イマージュ）を区別するために、像のほうをイメージという一般的な名称で述べていくことにする。

眠れない夜、恋愛対象であるBを望むことは、今ここにはいないBを欲望の感情意識の相で思うことであり、肉体的、精神的あるいは形而上的レベルの欲望が浸透し合いながら、イメージB'が現れる。このB'は感情的認識的総合ではあるが、基本的には識知の層をくぐり抜けてきた断片的諸相の一体系として与えられるために、内部矛盾や根本的欠陥をはらんでいる。このためわれわれはこれに、言葉による反省を加える。これなしにイメージB'を見ることは蜃気楼を見ることである。「あばたもえくぼ」とは、まさに蜃気楼としてのイメージB'である。境界例における欲望の感情意識に現れる像（イメージ）は反省の加わらないこの種の蜃気楼であるばかりでなく、すでに蜃気楼に流れ込んだ識知の段階で、十分反省の加えられていない不確かさをもち込んでいる可能性がある。ある年齢から明らかになってくる彼女らの対人緊張や忌避念慮は、この可能性を示唆するものであろう。

このため境界例の患者たちがいだくイメージは、反省の働きということで見ていくならば、希薄な反省作用しか受けていない識知と反省の加わらない今ここでの欲望の感情意識という意味で、二重に蜃気楼である。all good, all bad と指摘される境界例における対象イメージのあり方は、歪みや不確かさをもった識知が過剰な感情性に引き寄せられた結果であると考えられる。

症例1では肯定的な夫像を望みながら、義母に「（息子は）わたしには頭が上がらない」と価値引き下げをされる。肯定的な夫像への欲望の感情意識は遮られ、義母への怒りの感情と、意地悪な義母イメージが与えられ、この感情とイメージを消去するために、一斤のパンをグシャグシャになるまでもんでしまう。

症例2では、現在の怒りの感情とともに過去の母親イメージがありありと想起され、患者自身「（そのときは）まるで小学校時代に戻ったようだ」と述べている。内容は「母親がイライラしているように思えて、そのうち母が歯をイーッとして見せたり舌を噛んだり、落ち着きがなくなって洋服をいじっていました。やがてあっちに行ったりこっちに行ったりで話したくても話ができなかった。思い出しているうちにますます腹が立って……」と、話はかなり微に入り細を穿っている。母親と話がしたかったという現在の欲望の感情意識は、今ここには不在である過去の母親を自分が望むイメージで所有しようとするやみくもな意識であり、今ここに知覚的に与えられている母親イメージとの間に落差を生む。この落差のために怒りの感情が触発され、母親という対象が志向される。その際、志向性は不確かな識知の層をくぐり抜けてくる。これはまさしくSartreの指摘する感情的対象物の混合、すなわち不確かな識知が感情性に引きずられている事態である。母親イメージはますます歪められ、現実の母親との落差ははなはだしくなり、さらに激しい怒りの感情が惹起され、感情的対象物の混合は極端になる。いったんこのような悪循環にはまると、その最中には言語による反省が不可能である。暴力沙汰という行動化にまで上りつめ、この極点の部分について、彼女の記憶ははっきりしない。過剰な感情性とイメージに対する反作用であり、臨床的にはヒステリー性解離による健忘と考えられる。

症例3では、患者が新規巻き直しをはかろうとして美術学校を志望し、デッサンスクールに通い始めるが、おばさんたちの雰囲気に圧倒されて恐怖感をいだく。恐怖感は「おばさんたち」を志向している（欲望の感情意識では受け入れられたいと望んでいる）のに、反省意識がうまく働かないため、蜃気楼としての「おばさんたち」の怖いイメージしか与えられない。そこでは個別の実像としての「おばさん」はイメージとして焦点を結ばない。そのイメージの不可知性が、いっそう恐怖感をあおることになる。あるいは外来での面接状況を回想しながら激しい怒りの感情をいだいて主治医に電話で罵声を浴びせているとき、そこに不在の、電話回線のかなたの主治医は、数日前不快な沈黙の中に自分を吸収した面接医のイメージとして現前化する。その際、怒りの感情といっしょに、主治医への欲望の感情意識（このように面接して欲しかった）と目の前に不在の主治医の負性のイメージを推定できる。

ここに例示したように、境界例における急性の感情は、対象への欲望の過剰な感情意識である。彼女らは不確かな識知を現在の感情性の側に引きつけて、思いどおりの対象イメージOを描こうとする。そこでSartre的にいえば識知の志向するOと感情の志向するOとの同一化融解が起こり、感情的類同代理物としてのO′が与えられる。このようにして与えられたO′が蜃気楼であることを知っているため、一般には感情が平静になったとき、少しでも確かな識知を動員して、言語による反省を加える。この働きが連綿と繰り返されることによって、安定した対象イメージが養われる。境界例ではsplittingと説明される原始的な防衛機制のために、このような反省が加わらない。

このようにして与えられた彼女らの対象イメージO'はすでに述べたように、希薄な反省の働きという意味で二重に蜃気楼である。そのため現実対象との落差を生み、ますます不満足感や怒りや見捨てられ感を増長し、対象イメージO''、O'''……が現れる。この悪循環が、激しい欲求不満と極端な対象イメージを育み、過剰な攻撃性の源泉になるのであろう。そこから不安定な対人関係の悪循環も始まる。境界例における過剰な欲望の感情意識と蜃気楼になりやすい対象イメージとの関係を念頭に置いておけば、おのずと境界例患者に対する治療的関与の端緒を考えていくことも可能となろう。

3 境界例における基底気分(anhedonia)の由来と他者体験の層について

ところで、われわれが境界例患者を目の当たりにしたときの独特な気分性、いってみれば境界例におけるプレコックス感のようなものがよく指摘される。事実、境界例の患者たちは慢性的に「空虚」とか「死」とか「無」とか「孤独」とか「おもしろくない」といった言葉で表される負性の気分を基底にもっており、われわれに独特の重苦しいものを感じさせる。英語圏でanhedoniaと言い習わされている語義は直訳すれば無快楽(hedo←ギリシャ語で快楽)になるが、おそらくこのような負性の基底気分[注]のトータルを表す言葉であろう。先の項目であげた欲望の感情意識と対象イメージの関係は、見捨てられ抑うつにせよ怒りにせよ、急性に生起してくる境界例の激しい感情についてはよくその本質を照らし出してくれるが、彼女らの慢性的な基底気分についてはどうであろうか。

慢性的な基底気分では、「なじかは知らねど心わびし」といった文句に示されるように、感情は対象物に対して非志向的である。境界例における基底気分も、非志向的である。ただ境界例における基底気分はこの歌の文句のようにニュートラルな内容ではなく、不安感、孤独感、抑うつ感、空虚感といった痛みを伴うものから、より受動的な状態感情である退屈感にいたるまで、負性の慢性的基底気分といいうるような特徴をもっている。

なぜ境界例の患者たちは、このような負性の基底気分に慢性的にさらされるのであろうか。臨床経験からは、

I_0（乳幼児の未分化な自我）	→	O_0（原体験としての他者）
$I_0 \cdot O_0$（図$_0$）	→	O_1
$I_0 \cdot O_0O_1$（図$_1$）	→	O_2
$I_0 \cdot O_0O_1O_2$（図$_2$）	→	O_3
・		・
・		・
・		・
$I_0 \cdot O_0O_1O_2 \ldots\ldots O_{n-1}$（図$_{n-1}$）	→	O_n
$I_0 \cdot O_0O_1O_2 \ldots\ldots\ldots O_n$（図$_n$）	→	O_{n+1}
再現前的他者の相		現前的他者の相

図2　自我の成熟と他者体験の地平

先行著者論文で示した「自我の成熟と他者体験の地平」を再記。→は成熟段階ごとの他者志向性を示している。

不在を前提とした他者イメージ、とりわけ母親イメージが確立していないということを、理由の一つとして推定しうる。小児は母親が目の前にいなくても、ある種の期待をもって母親が現れるのを待つことができる（願望充足の先取り）し、その後も不在を前提にした他者イメージが成立していくことによって、過去の虚構は自明なものとなっていく。他者との関係が深ければ深いほど、他者イメージの輪郭はかけがえのない明瞭なものになっていく。このかけがえのない他者イメージと安定した基底気分とは、切り離せない関係にある。他者イメージが不明瞭であれば、それだけ自己イメージも不確実になり、基底気分は負性で不安定なものになるであろう。

　筆者はかつて他者体験と自我意識の成立過程を、ゲシュタルト心理学を援用して論じた[16]（図2）。最初、幼児（I_0）は目の前にいる母親（O_0）の姿を情動とともに感受し、母親不在でも母親イメージ（母親の表象、すなわ

注　Schneider, K.[13]は気分性を背景反応的なものと生気的なものと基底的なものに区別している。生気的気分とは循環病に対応する病的な気分性であり、反応性気分と融合しにくいという臨床的特徴をもつと記述されている。境界例における気分性、特に抑うつ気分と内因性のうつ気分との質的差異の有無については議論の多いところであるが、筆者はSchneiderの、「循環病でない人（正常ないし精神病質）の基底気分変調は反応性気分に密接に結びついている」という記述に注目し、慢性的な基底気分という言葉を使うことにした。そこで境界例における見捨てられ抑うつ、空虚、怒りといった急性に生起してくる感情（急性感情）を、負性の慢性的基底気分と融合しやすい反応性の気分性として把握していくことになる。

ち再現前した母親）を思い浮かべることができるようになり、母親イメージを通して自己イメージを組織化する（原初的再現前的他者＝原初的自我＝図$_0$の成立、すなわち原体験）。幼児の原初的自我と考えられる原初的再現的他者は家族や共同体といった他者の地平の中に他者Oを志向する先導的な核となり、次の再現前的他者を組織化していく。以下、原体験と同様の原理で新たな他者の現前と不在が連綿と体験され、時熟とともに自我は新たな他者O_nを含んだ相として図化して図$_n$になり、図$_n$を導いた再現前的他者の相は図$_{n-1}$として過去に順送りされ、再現前的他者の相の地となる。このようにして今現在の自我を表す図$_n$と地化した過去の自我（図$_{n-1}$……図$_0$）とは差異化され、分節化され、組織化される。すなわち「地」であった他者が「図」化することで過去は虚構となり、不在を前提にした真の他者イメージが成立する。この「図」化の働きがあるからこそ、われわれはここに不在の他者でも、映像的実在感をもってありありと思い描くことができ、孤独耐性も養われる。安永[18]の言葉を借りれば、人は他者に対する同一化とその視点からの自己像の見返しによって初めの自己像との差異を組織化し、一生涯これを繰り返す。

この図$_0$から図$_{n-1}$にいたる地層（図$_{n-1}$……図$_0$）を、Sartreにならって識知の層ということもできよう。当然小児期では、識知の志向性よりは感情の志向性のほうが優位であると考えられる。とはいえ、そこでも萌芽的な反省の働きによって、感情的類同代理物である他者イメージに修正が加えられるのであろう。滑らかな反省のためには、相応する情緒的相互関係や超自我の働きが必要である。これがなければ、他者の確かな図化は成り立たない。このことは識知の層の確かさにかかわってくる問題であり、今ここで、ある感情性とともに対象Oを志向する場合、どれだけ妥当なOイメージが現れてくるのかという問題を左右することにもなる。

境界例では安定した図$_0$イメージが成立しにくいため、$I_0 \downarrow O_0$といった同一他者との不安定で刹那的な関係を反復しやすくなる。そのため、われわれに自明な虚構である他者イメージが成立しない。真の他者イメージを欠いた不在性はおそらく空虚感の源泉であり、境界例における慢性的な負性の基底気分と関係しているであろう。

この推論は発達論の立場からも裏づけられる。Hartocollis, P.[6]によると、境界例で多く語られる「空虚」という基底気分、あるいはその等価物として語られる「虚ろ」とか「死」とか「無」、要するに先に述べた負性の慢性的な基底気分の由来を、不在の母親についての無意識的記憶ないし、悪い母親イメージの防衛的否認といった力動に求めることができるという。そこでは原体験一般で起こるように母親不在でもやがて現れる母親を期待感をもって思い浮かべることができず、不在を前提にした安定した母親イメージは与えられない（願望充足の先延ばし）。このような真の他者イメージを欠いた不在性が、Hartocollis的にいえば、「空虚」ないしその等価物として語られる負性の基底気分を導き出す働きをもつことになる。事実臨床的にも、境界例患者は対象の不在で与えられるこのような基底気分に耐えられず、対象が即座に現実の姿を現すことを求める。このやみくもな対象飢餓の態度が行動化に結びつくのも、日常的である。

それではこのような負性の基底気分が境界例の患者たちに意識されるのは、どのあたりからであろうか。問題の臨床的顕現化に前駆していることだけは確かであろう。筆者は思春期あたりにこれが始まり、後に述べる家族からの性急な離脱の試みの中でいっそう深く動かし難いものになると推定している。

この推定を検討するために先のシェーマに戻ってみる。いずれにしても、原体験としての他者の不在によって願望充足を延期されたI_0は、他者を引き入れる先導的な役割を担う図$_0$の成立を妨げるものであり、結果的には健康な自我成立に必要条件と考えられる図$_n$と図$_{n-1}$の差異化が連綿と妨げられていくことになる。他者の地平は地盤が弱く、本来安定した自己イメージになるべき図$_n$は、輪郭が曖昧なまま、他者の地平から漂流してしまう。

このような他者の地平の弱い地盤が直撃を受けやすいのは、なんといっても思春期であろう。この時期、第二次性徴が現れ、身体自己イメージによっていやがおうにも自己イメージは刺激され、人は不可解な大人の世界への好奇心と怯えの両義性にさらされ、他者志向性が活発になる。好意のつもりで語りかけた少女に対する言葉を少女はとり違え、悪意や非難や無視といった負のメッセージのみを受け取り、その場での思惑違いにとまどう。このような他者との齟齬《そご》を埋め合わせるために一般的には立ち止まって自らを振り返り、状況をチェックし直し、親の見解を求め、気のおけない友人の意見を求める。そうだったのかと納得したところで、自分と他者との間の共通感覚が養われる。このようにして他者の表情や言葉のニューアンスを読み取ることを知り、妥当な自分の現し方を身につけていく。

ここにあげた三例とも、思春期早期に対人恐怖を体験していたことは重要であろう。他者志向性の活発になるこの時期、彼女らは対人接近願望と対人恐怖の両極に引き裂かれ、みなが自分を嫌っているのではないかと怯える。他者を志向しながら、個別的には他者をなかなか体験できず、シェーマに従えば自我の成熟に必要な図$_n$と図$_{n-1}$との差異化がうまく組織されない。そこでは内在化にいたるような個別的他者のイメージはなかなか現れない。同時に現在の自己イメージである図$_n$も輪郭が曖昧になる。彼女らは他者に受け入れられたいという願望がひとしお強いにもかかわらず、それは周囲の学童すべてでなければならず、裏返しとして全員に忌避されていると体験される。そこには個別化された自己イメージは存在せず、個別的他者イメージもまた存在しない。「つまらない」「おもしろくない」「取り残されている」「空虚だ」などといった言葉で語られる彼女らの負性の慢性的基底気分が意識にのぼるのは、おそらくこのあたりからであろう。

思春期は個人史的にも個別化の完成を迫られる時期[7]であり、他者の相も家族や学友や社会との関係で、一般にはより構造化されたものになっていく。この時期の彼女らの忌避念慮ないし忌避妄想は、学友の現前を望みながら願望充足を先延ばしにされた状態であり、幼児期の不在の母親の再体験がより複雑な対人関係の場で、しかも思春期という情動トーンの高まりの中でなされることになる。そこでは、彼女らの負性の慢性的基底気分が意識化されやすいと考えられる。

症例1、2、3ともやがて対人緊張と忌避念慮に続く形で、不登校と境界例特有の行動化が始まる。学校という共同的場を離れ、症例2、3ではその後家を出て、乱脈な性愛関係の中に他者を体験する。

このように彼女らの家出やアパート生活は家族からの性急な出立の試みではあるが、そこで他者を求める求め方もまた性急であり、他者の不在をストレートに空虚と意識せざるをえなくなる。境界例の多くの症例で、家族とりわけ母親との分離直後から、それまでの負性の基底気分がいっそう強く深刻な形で体験されるようになる。このため彼女らに必要なのは、直接的現前によって自己を実感させてくれる対象、多くは母親の代理物としての他者であり、決して相互的な関係にあるかけがえのない他者ではない。いいかえれば慢性的基底気分と脆弱な自己イメージを代償するための手段化された他者である。症例2、3とも、この時期、ひたすら肉体優位の性愛関係に入っていく。症例2では、性愛対象の相手の乗り換えが泥酔状態での口論の直後におこなわれる。症例3では乱脈な性愛関係からやがて形式的には三角関係を体験するようになるが、刹那的には激しい対象希求であっても、この三角関係を葛藤的に体験するのは困難であった。結局彼女らは不在を前提とした他者イメージをなかなか確立できず、そのため自分の望む他者が今ここにいないと、耐え難い気持をいだく。このような事態は、真の他者イメージを欠いた不在性の反復体験であり、そこから慢性的な負性の基底気分も現れることになるのであろう。

4　境界例における忌避念慮ないし忌避妄想について

思春期とは自己の側からいえば身体自己イメージが自己イメージを触発し、個別化の迫られる時期であるが、社会の側からは主に学校という集団の場を通して、共同性が自己イメージを呪縛していく時期でもある。他方、遊戯や共同作業や集団スポーツを通して他者との親近感が体験され、他者理解が深まっていく時期でもある。その結果、他者を志向しつつ他者との同調性も少しずつ的確になっていく。このような時期境界例では、共同性の中に構造化されるはずの他者一般に、特有の怯えを体験していることが多い。

柴山[14]は摂食障害の患者たちが同性同年輩集団という仲間うちで中心的位置を占めようとする願望をもっており、それが満たされないと一転して仲間はずれにされるのではという怯えをいだく傾向を指摘し、共同体における中心願望と辺縁恐怖という両極構造を指摘している。「みなが不快がって自分を避ける」と訴えられる忌避念慮は、柴山の指摘する中心願望と辺縁恐怖の両極構造の、より辺縁恐怖優位の体験形式といえる。一方、無差別的自己肯定といわれる境界例の直接性の病理[7]はこの両極構造の、より中心願望優位の体験構造と考えられる。そこでそれぞれの症例の記述から両極構造の優位性という観点で特徴を整理してみることにする。

症例1では小学校五年のころから仲間に溶け込めないと感じて不登校がちとなり、中学一年のころから「自分に臭いがあるから」「体型ががっしりしていて」人が避けるように思え、いつも自分が人にとって迷惑な存在であると考えるようになり、不登校に拍車をかける。一念発起して高校を卒業し、スーパーに勤め、現夫と出会う。徐々に忌避念慮は消退し、夫との変則的な夫婦生活や家族との関係で境界例的特徴が顕現化してくる。両極構造から見ていくと、辺縁恐怖優位の精神生活から中心願望優位のそれに変遷していく。

症例2では小学校六年のとき転校し、人前で緊張するようになり、中学一年のころから学校で食事をするとき「手が震えている」と意識するようになり、「それを見ている友達がいやがっている」と思うようになったという。あてられて本を読むとき、あがってしまってつかえ、「友達がいやがっている」という思いがいっそう強まったともいう。この忌避念慮のため高校入学後不登校になり、その後自ら退学していったんは共同性の呪縛から離脱していく。その後、同学年生との性愛関係に没入し始めたころから、境界例的特徴が精神生活全体を支配していく。このような時期、忌避念慮も強く体験されるが、治療関係に入ってからは忌避念慮は比較的すみやかに消退し、境界例的行動化が家族との関係で続いていく。すなわち辺縁恐怖優位の精神生活から、辺縁恐怖と中心願望の鋭く対立した緊張関係を経て、中心願望優位の精神生活に変遷している。

症例3では小学校以来学業成績が常にトップであったため、かえって友人からは浮いていると感じていたと述べ、中学のころから「自分のつりあがった目やうつむき加減の姿勢が暗く不快な印象を友人たちに与える」ため「級友がことごとく自分を避ける」と思うようになり、図書館通いをしてひたすら読書し続けることが救いであったという。境界例的特徴と相前後して不登校となり、親許を離れたころから乱脈な性愛関係を取り結ぶようになり、現在でも境界例的特徴と併存する形で忌避妄想が存在している。忌避妄想という体験形式に構造化された辺縁恐怖と、その後現れた境界例的対人関係様式に代表される中心願望との緊張関係が、臨床的には中心願望優位の形で長期間、恒常的に続いている。これらの経過特徴から、神経症と境界を接する境界例、境界例中核群、分裂病と境界を接する境界例いずれにも共通する境界例的特徴として、辺縁恐怖に対する中心願望の相対的優位を指摘できる。

このような辺縁恐怖に対する中心願望優位の病態の成立過程で、三例とも、夫やパートナーとの不安定で嗜癖的ともいえる性愛関係を体験していることは重要であろう。青年期の過剰な性的欲望という身体的側面は否めないにせよ、これは対象との幻想的一体化願望であり、共同体全体に対する怯えとしての辺縁恐怖を、共同性の部分対象としての異性との性愛関係で代償していると考えることができる。この場合の異性とは患者にとって、負性の慢性的基底的気分と脆弱な自己イメージを代償するための手段としての他者である。三例とも家族からの離脱の試みと性愛的パートナーとの関係で境界例的特徴が特にはっきりと認められるようになったということは、注目すべきである。それまでの家族との関係で真の対象イメージが成立していない分、パートナーのイメージはいっそう幻想的であり、一体化願望と見捨てられ感の間を激しく行きつ戻りつすることになる。

このような過程を経て成立した中心願望優位の境界例的病態は対象を志向しながら同調できない自己中心的な願望であり、他者関係はきわめて不安定である。一見、自由で刹那的で奔放に見えながら、彼女らの中心願望は決して共同性の呪縛を脱するものとはならず、共同性の部分対象であるパートナーに、鋭敏な見捨てられ不安や激しい依存的攻撃性を示す。このため彼女らの共同性からの脱呪縛志向は一貫性をもたず、その場限りで宙に浮いたものになる。この点、分裂気質者が共同性の呪縛を鋭敏に感じ取りながら脱呪縛を志向し続けるあり方、あるいは分裂病者の脱呪縛志向ゆえの挫折と自閉化といったあり方とは本質的に異なっている。このような境界例特有の生き方を木村[7]は「純粋無差別の直接性の世界により所を求めながら、日常的な間接性の世界で自己の実現を求める」と述べている。パートナーに過度の依存性を示しながら、彼女らの態度がしばしば暴君的に見えるゆえんであろう。

5　忌避妄想と境界例的特徴の併存関係について

ところで分裂病と重畳領域をもつ境界例と位置づけた症例3については、さらに立ち入った考察が必要である。症例3では、忌避妄想に構造化された強い辺縁恐怖をもちながら、それをはるかにしのぐ強烈な中心願望が認められる。彼女の中心願望は本能的身体感覚的中心願望にとどまらない。普通の人とは違う痩身、日常生活はめちゃくちゃでも、これは譲れないという詩作や短歌製作の世界、思春期以来彼女がひたすらのめり込んでいった読書耽溺の傾向など、どちらかというと分裂気質者に認められる耽美主義的な中心願望が重畳している。それゆえこの症例の中心願望のモーメントは、おのずと先にGundersonのシェーマにのっとった症例のスペクトル上の位置、すなわち分裂病と境界を接する境界例という位置をさし示している。

ここで改めて、症例3の境界例的特徴と忌避妄想の併存関係のもつ力動的意味について考察を進めていく必要がある。忌避妄想構造の完成されている現在、彼女は思春期の忌避念慮を回顧して「つりあがった目……」によって「級友がことごとくわたしを避けた」のは体験的事実であり、「現在わたしが体験していることと同じです」と述べている。彼女の想起内容についての信憑性は問題になるとしても、このような彼女の主張から、ひとまずこれを思春期以来続いていた思春期妄想症の範疇でくくることにさほどの飛躍はないと考える。「その不安定さの中において安定している（stable in his instability）」[12]といわれる境界例の経過特徴と思春期妄想症の臨床的特徴[10]すなわち「思春期ないし青年期以来、自己の身体的異常のために他人に不快感を与えているという妄想的確信があり、そのため人が忌避すると妄想し、単一症候的に経過するが、長期にわたって人格の崩れが認められない」が現在併存しているという事実は、臨床的経過特徴を考える際、興味深い。幻聴や妄想体験、精神生活のあり方などから三例の境界例スペクトル上は本例を分裂病と境界を接する境界例に位置づけたが、経過上は欲動性の低下や分裂病性自閉の傾向を示さず、感情表出はむしろ過剰であり、非分裂病性の特徴をも有すると考えられた。ここで村上らが「思春期妄想症」の妄想構造を妄想型分裂病のそれと区別し、非分裂病性と考察した論考[10]は、本例の妄想を考えていくうえでも示唆に富んでいる。村上によれば、思春期妄想症では妄想対象は他者によって対象化された自己の身体であり、それは対象自己と他者との二つの契機で成り立つ。つまり、妄想意味は他者を介して対象自己へと収斂する。これに対して妄想型分裂病では、妄想は具体的個別的な他者と、それを通して現れる超越的「他者」の二つの契機から成り立ち、妄想意味は他者を介して、超越的「他者」へと向かうという。

ひるがえって考えてみれば、身体とか感情といったテーマは思春期と切り離せない関係にある。実は思春期に親和性のある身体や感情といったテーマは、便宜上要素心理学的に扱うならば、Schneider, K.[13]が自己所属性（Meinhaftigkeit）との関連でもっとも重視したものである。これは知覚が反省を伴わない自然状態では自己所属的でないという事実と対蹠的な関係にある。

このことは、自己の身体をめぐる妄想である思春期妄想症や、情念の病理を根底にもつ被愛妄想や恋愛妄想や嫉妬妄想が実在する身体や人物への志向性が強いという事実、いいかえればもともと超越的他者への志向性をもちにくいテーマであるということとも関係しているであろう。たとえもったとしても神話上の神々が基本的には等身大の人間の姿をもっているように、人間の普遍的な物語の枠内にとどまるものであり、全く不可解な超越的「他者」は立ち現れにくいと考えられる。逆に忌避妄想が身体性といったテーマから拡散すればするほど、被愛妄想や恋愛妄想や嫉妬妄想が感情基盤から離れれば離れるほど、実在する身体や人物への志向性は弱まり、超越的「他者」への閾値を踏み越えていくことになるであろう。

もちろん症例3では、この閾値を踏み越えることはない。自分を避けるのは電車で乗り合わせた他人であり、特急指定席の隣人という具体的な実在の三人称的人物であり、「陰花植物みたいな自分の雰囲気」や「痩せた体」のためにそのようなことが起こったと確信される。すなわち妄想意味は他者を介して自己へと収斂し、個別的他者の背景に超越的「他者」が立ち現れることはない。しかも忌避妄想の根底にあるのは基本的には対人接近願望であり、事実、本例の場合は自閉傾向を示さず、欲動性の低下も認められず、すでに述べたように境界例的な対人関係を経験していく。

それでは本例が分裂病との重畳領域にありながら、なぜ定型的な分裂病性破綻にはいたらないのか。この問いに答えるために、Simkó, A.[15]の防衛的構造力動という観点を導入してみることにする。Simkóは現象学の源流に立ち返って、意識の志向性を構造的な働きとして見ることを主張した。この観点で分裂病を見ていくと、欲動性の欠如とか感情生活の貧困化といった現象は疾病にとって一次的な症状と考えられるが、臨床家には観察されても患者自身の体験の中では非内省的であるため、診断的症状価値はあっても、心的体験や防衛といったものに対する志向構造をもっていないということになる。一方幻覚・妄想・離人体験などはノエシス的志向構造をもってはいるが症状価値は間接的になる。強迫・心気症状なども同様にノエシス的志向構造をもつが、これらは分裂病らしさを被覆しようとする防衛的・ノエシス体験の結果生じたノエマとしての症状であると説明される。

この観点で見ていくならば、強い対人接近願望がありながら辺縁恐怖に怯える忌避妄想は自己の身体への志向性が強く、超越的「他者」の現れる妄想型分裂病の基礎障害事態に対するノエシス的な防衛体験の結果生じたノエマとしての症状と考えることができる。それゆえ思春期妄想症の妄想構造は村上の指摘するような特徴をもちながら、長期間持続する。一方、中心願望優位の境界例的な感情の易変性や不安定な他者体験は基本的には現実の場に着地点を求めようとするやみくもな努力の結果であり、すでに述べた真のイメージを欠いた不在性の極限としての分裂病性自閉という分裂病性基礎障害事態に対するノエシス的な防衛体験の結果生じたノエマとしての症状と考えることができる。

以上から、辺縁恐怖優位の病態である忌避妄想と中心願望優位の病態である境界例の諸症状は補完し合いながら、「超越的他者の出現」や「貧しい自閉」といった典型的な分裂病像への移行を阻止していると考えられる。すなわち本例での思春期妄想症と境界例的特徴の補完関係は、症例1、2とは違った水準の自我機能、つまり分裂病性基礎障害事態への防衛力動として働いており、これによって分裂病性の破綻をまぬがれていると考えられる。

Ⅳ まとめ

Gunderson のシェーマに従って、神経症と境界を接する境界例、境界例中核群、分裂病と境界を接する境界例を記述し、スペクトル上に並べた（症例1、症例2、症例3）。いずれの症例も思春期忌避念慮ないし忌避妄想に始まり、不登校を経て境界例的特徴が顕現化したという共通特徴をもつ。

(1) 境界例で急激に生起する感情を、欲望の感情意識と想像意識との関係で整理した。境界例では欲望の感情意識が過剰であり、反面その志向対象である他者イメージ（像）の個別的輪郭が不明瞭なため現実との落差を生み、欲望の感情意識はさらに刺激されて、悪循環を来す。その結果、臨床的には激しい怒りや極端な見捨てられ不安が現れ、対人関係は常に不安定である。

(2) 境界例における慢性的な負性の基底気分の由来を他者イメージと不在性の関係で論じた。不在を自明とした他者イメージ、とりわけ母親イメージの不成立が境界例の基底気分に関係していると考えられた。また境界例における基底気分と他者嗜癖の特徴についても触れ、これを真の他者イメージを欠いた不在性の反復として考察した。

(3)　神経症と境界を接する境界例（症例1）では境界例的特徴の出現以前に忌避念慮が消退し、中核例（症例2）では治療的関与とともに忌避念慮が消退した。分裂病と境界を接する境界例（症例3）では忌避妄想と境界例的特徴が長期間併存していた。忌避念慮の消退と境界例的特徴の前景化という継時的特徴から（症例1、2）、境界例的特徴、とりわけ不安定な性愛的対象関係が、忌避念慮に対する代償として働いている可能性を示唆した。また忌避妄想と境界例的特徴の長期併存関係（症例3）から、忌避妄想の妄想構造と境界例的特徴が補完し合いながら分裂病性基礎障害事態への防衛力動として働いている可能性を示唆した。

文　献

（1）American Psychiatric Association : Diagnostic and Statistical Manual of Mental Disorders, 3rd. ed-revised, American Psychiatric Association, Washington DC, 1987.

（2）American Psychiatric Association : Quick Reference to The Diagnostic Criteria from DSM-IV. American Psychiatric Association, Washington DC, 1994.（高橋三郎・大野裕・染矢俊幸訳『DSM-Ⅳ 精神疾患の分類と診断の手引き』医学書院、東京、一九八五年）

（3）Bleuler, E. : Lehrbuch der Psychiatrie. 12 Aufl. von Bleuler, M., Springer-Verlag, Berlin, Heidelberg, New York, 1972.

（4）Chopra, H. D. and Beatson, J. A. : Psychotic symptoms in borderline personality disorder. Am. J. Psychiatry, 143 : 1605-1607, 1986.

（5）Gunderson, J. G. : Borderline Personality Disorder. American Psychiatric Press Inc., Washington DC, 1984.（松本雅彦・石坂好樹・金吉晴訳『境界パーソナリティ障害』岩崎学術出版社、東京、一九八八年）

（6）Hartocollis, P. : Affective disturbance in borderline and narcissistic patients. Bulletin of Menninger Clinic, 44 : 135-146, 1980.

（7）木村敏「境界例における『直接性の病理』」、村上靖彦編『境界例の精神病理』弘文堂、東京、九九－一二八頁、一九八八年。

（8）小出浩之「第一級症状の二つの根—前意識の湧出と排除されたものの回帰」『臨床精神病理』七、二〇七－二一六頁、一九八六年。

（9）Links, P. S., Steiner, M. and Mitton, J. : Characteristics of psychosis in borderline personality disorder. Psychopathology, 22 : 188-193, 1989.

（10）村上靖彦「境界例の診断をめぐって—『思春期妄想症』との関わりから」、村上靖彦編『境界例の精神病理』弘文堂、東京、二一七－二三三頁、一九八八年。

（11）Sartre, J. P. : L'Imaginaire. published in Japan by arrangement with Gallimard through Bureau des Copyrights Français.（平井啓之訳『想像力の問題—想像力の現象学的心理学』サルトル全集一二、人文書院、京都、一九五五年）

（12）Schmideberg, M. : The Borderline Patient. In : American Handbook of Psychiatry, ed. by Arieti, S., vol.1, Basic Books, New York, 1959.

（13）Schneider, K. : Klinische Psychopathologie. 6 Aufl., Georg Thieme Verlag, Stuttgart, 1962.（平井静也・鹿子木敏範訳『臨床精神病理学』六版、文光堂、東京、一九七二年）

（14）柴山雅俊「共同性からみた摂食障害の病態構造について」『臨床精神医学』二二、二三三－二四〇頁、一九九三年。

（15）Simkó, A. : "pseudoneurotische Schizophrenien" im Lichte einer Strukturellen Psychopathologie. Nervenarzt, 39 : 242-250, 1968.

（16）庄田秀志「境界例における感情性と他者体験について—家族イマージュの病理から」『臨床精神病理』一四、二九七－三一七頁、一九九三年。

（17）Shoda, H. : Splitting phenomena from a viewpoint of experiencing time : Spectrum from multiple personality and hysteria to borderline personality disorder. Psychopathology, 26 : 240-254, 1993.

（18）安永浩『精神の幾何学』岩波書店、東京、一九八七年。

原著論文

慢性的な抑うつ病像を呈した初老期女性の境界関係について

——アンテ・フェストゥム的焦燥感との関連を中心として——

Ⅰ　はじめに

筆者はかつて、抑うつ病像を呈する境界例について、メランコリー圏の抑うつ病像と対比させ、その特徴を明らかにした。[20] 呈示する症例はその標識を満たす退行期抑うつ病像の遷延例である。青年期境界例に見られるような薬物嗜癖や乱脈な性行為への耽溺、自傷行為や家庭内暴力といった人目を引く行動化は認められないものの、養育や社会的役割から解放されたあとの患者と配偶者の関係は、鈴木[23]が境界例患者が最終的に落ち着くとした、まさしく持続的境界関係と呼べるものであった。

湯沢[25]はわが国におけるうつ病研究がメランコリー親和型という特定の性格者の特定状況に対する反応という視点を軸に展開されすぎてきたきらいのあることに触れ、中年の危機的心性との内的連関が見落されていることに言及している。とかく分裂気質と循環気質は対立する二大生命原理とみなされがちであるが、個別にはあれかこれかではなく、この二大気質が個人生活の葛藤の源泉であり、一見メランコリー親和型に見える症例でも、社会的役割や家庭的役割といった規範的要請からそう見えるに過ぎない場合があると指摘する。そこでは相対的に分裂性が否認されていて、非メランコリー性の抑うつ病像の心的構造には典型的なメランコリー親和型とは違って、その人本来の自己の脱構築を志向した強い葛藤が認められるとしている。われわれの症例も、メランコリー親和型の外見を見せながら、特定状況から開放されるに従って非メランコリー性の抑うつ病像を呈した。はなやかな行動化は認められないものの、その心的構造は中年危機的心性であると思われた。

時間体験の現象学を鑑別診断の根拠として重視している木村[8][9]は、原理的には分裂病圏の時間体験の本質にアンテ・フェストゥムを、メランコリー圏の時間体験の本質にポスト・フェストゥムを主張しながらも、思春期・青年期の時間体験と退行期の時間体験について、次のような年代的差異を指摘している[7]。すなわち、思春期・青年期は経験主体が自己自身や世界の急変との対決という課題を背負わされている。そのため思春期そのものがアンテ・フェストゥム的情態性を帯びる。これに引き換え退行期になると、たとえアンテ・フェストゥム的情態性を強く背負っていても、人はいやおうなく自らの理想、自らの願望の限界をきわめて現実的な事実として認めざるをえなくなる。現実は徐々に大きな重みとなってこれらの可能性の足を引っ張る。そのため自己は自己自身に遅れをとり、自らの存在自体が処理能力を越えた負担として感じられるようになる。つまり「手遅れ的情態性」であるとし、中年期のより普遍的な抑うつ心性に触れている。

婚姻に始まるライフコース全体が取り返しのつかない誤りであるとしながら、残された人生や死の影におびえ続けるわれわれの症例も、この視点からは「手遅れ的情態性」に悩む病者であるといえる。本例の境界例性の基本性質を検討する中で、衝動性の病理の背景に、過去をも巻き込んだアンテ・フェストゥム的焦燥感が明らかになってきたがゆえである。このような状態は中年危機的心性のモラトリアム化ともいうことができ、病理的側面の理解と並んで精神療法的に、境界関係ゆえに活性化されるという対人関係のよりポジティブな面の評価が必要であった。ここでは青年期境界例で問題にされる発達論や分析的解釈をいったん離れ、患者の述べる体験記述を通して、モラトリアム化した中年危機的心性に照準をあて、本例の初老期抑うつ病像の基本性質を考察してみることにする。

II　症例呈示

【症例】六九歳、女性。

【家族歴】本人の父親は養蚕会社の社員で、比較的裕福であった。父親の先妻は病死しており、五人の子供がいた。本人の母親は後妻として嫁ぎ、兄と本人が二卵性双生児として生誕した。母親は義子に気遣いながら、一家のために献身的につとめたという。父母、義同胞のうちの二人はすでに他界している。二卵性双生児の兄も、通院経過中に他界している。本人の夫は会社を定年退職し、現在も非常勤の形で元の会社に勤めている。夫はかなりきちんとした規範人である一方、渓流釣りを趣味とし、長年写実的な傾向の油絵を描き、県展にも一〇回ほど入選している。きれい好きで、几帳面な性格であった。本人は夫のことを、神経質で用心深い、金銭面ではけちで、生活態度が強迫的だと述べている。本人夫婦の間に息子、娘の二人の子供がおり、それぞれ結婚して自立している。美術教師であった息子は母親の反対を押し切って公務員を辞め、グラフィックデザイナーとして独立した仕事をしている。娘はデザイン関係の仕事をしていたが、現在は専業主婦。

【生活歴】高等小学校卒業後、洋裁学園に進み（地方都市では戦後初めての洋裁学園）、卒業後は国鉄に勤務し、二四歳で現夫と恋愛結婚した。家事のかたわら、子供服の仕立て直しを引き受け、やがて女性服のデザインや仕立てをするようになった。

本人四〇歳ころから木彫を、四六歳ころから油絵をやるようになった。夫五〇歳、本人四八歳のとき夫は仕事を退き、同じ職場に非常勤として勤めるようになった。夫が家にいる時間が多くなっていった。それでも本人は五五歳まで、創作活動のかたわら、それまでやっていたテーラーの仕事を続け、客とデザインの相談をしたり、仮縫いなどもやっていた。五五歳のとき娘が見合い結婚をした。五六歳のとき、それまで同居していた息子家族が家を出た。彼女はテーラーの仕事をやめ、それまでの子供部屋をアトリエにして、本格的に描画製作に打ち込むようになった。出品作品はこれまでに五回ほど県展に入選している。

【既往歴】三五歳のとき子宮筋腫の手術。

【現病歴】五八歳のとき、「自分の老いのことを思う。人生残り少ないと思い始めた。あと一〇年くらいしか生きられないと思うと、虚しく、死んでしまいたい気持になる」といったことを訴え、当科を初診した。中年危機的心性を呈する抑うつ病像として抗うつ剤が処方されたが、無効であるばかりでなく、paradoxical reaction（夜間もうろう状態）を呈した。

経過中抑うつ病像が続き、夫に対する依存的攻撃性が目立った。精神療法的に一時的な別居を勧めると、こんどは逆に離れられず、両価的感情が前景化してきた。また、二卵性双生児の相手である兄の死を契機に一時期、反応性に抑うつ病像が悪化した。そのような時期でも油絵の創作活動は続けており、欲動性のあり方がきわめて選択的であった。

六〇歳の一〇月、前医より引き継いで筆者が主治医となった。初対面であるにもかかわらず、感情のトーンが高く、よどみない話し方であった。遮って質問をはさもうとしても、一方的に話が先に進んでしまい、取りつく島がない。「還暦を迎えた。もうあんまり生きられないと思った。虚しい。死んでしまいたい気持になる」といった話が続いたかと思うと、話題は一転して「絵画教室での対人関係に困っている。絵をやめるか続けるかといった選択を迫られるほど、ある男性が自分に悪態をつく」と述べ、ことの起こりを詳細に語り続けた。その後長期間、意欲減退感を訴え、抑うつ的で、自宅のアトリエに引きこもる日々が続いた。

六一歳の三月ころより別の絵画教室に通うようになり、外見は小康状態であった。しかし実生活では家事をおっくうがり、「頭がボーッとして働かない」と思考不全感を訴え、「夫は潔癖すぎる。自分の気持を受け止めてくれないので腹が立つ」と不平を述べ、一方では「心の居場所がなく不安。眠ると、このまま死んでしまうのではと不安」と訴え、夫へのclingingともとれる依存傾向が認められた。一貫して希死念慮があった。このような時期でも、絵画製作時は没頭することができた。

六二歳の三月、夫は胃癌の摘出術を受けた。五月には退院し、経過は良好だった。この間、彼女は落ち着いて夫の看病に専念し、「いずれ夫もいなくなる。自分もいなくなる。死とはそういうものだと考えていると気持が楽になった」という。しかし六月ころより、「夫が頼りなく見える。自分は夫の賄い婦みたいだ。このままでは犬死にになる」「夫の本心を確かめたい」と述べ、夫に無断で別荘地の会社の寮の管理人に応募した。結果を夫に報告したところ、「そんなところに行っても、苦労するだけだ」といさめられたが、「どうせやってもできないだろう」という逆説的な意味にとれ、寂しさや退屈感は少しも楽にならなかった、とどのつまり「死ねば楽になる」と考えてしまうという。そのような夜は発作的に死にたい気持が強くなり、クーラーを蹴ったり、かたっぱしから調度品を投げつけたりした。夫の静かな寝息に腹を立て、気がつくとカミソリを手にしていたり、安定剤やウイスキーを多めに一気飲みすることもあったという。このような状態を夫は「まるで妻とは違う人間を見ているみたいだ」と述べている。彼女は、夫が外出の身支度をすると一人になれてうれしいと思い、夫が出て行ってしまったとたんに、寂しい、一人きりだと思えてしまうともいう。さらに耳を傾けてみると、「残り一〇年の命ということがいつも頭にある。あとはそこからどんどん差し引いていくことになる。夢中になれるのは絵を描いているときだけ。死んだら安らかになると考えていると、気持は落ち着いてくる。自分がいなくても、まわりはうまくやるだろうと考えて、あらゆる荷物を下ろした状態を想像することもある」と述べる。

同年秋ころより感情的になると過去のエピソードを詳細に思い浮かべ、悔やむようになった。結婚以来の不満がしきりと頭に浮かんで、気づくと二時間くらい経っているという。「夫を駅で見たとき、別の人と婚約中だったのに、夫（現夫）のところに走り寄っていった。夫と結婚するとき、わたしは結納まですませた相手との婚約を破棄して、そのゴタゴタを乗り越えて、夫好みの女になりたいと思ってやってきた。でも、夫には我慢のしどおしだった。夫は次男なのに、新婚のころのわたしたちのところに夫の両親がよく訪ねてきた。一生懸命受け答えしていたのに、『ウンウン』という答え方ではだめだと文句をつけられた。それで『ハイ』と相槌をうっていた。夫の父親が酒を飲むので、出産後まもなくだったのに、つまみを作るために立ち仕事をしていた。お産は病気ではないからなどと言われた。夫に対して腹が立つと、そのあたりがありありと思い出される」と述べ、あげく「結婚そのものが間違いだった。夫の判断に従ってきた自分は誤りだった」と言い切って、夫を責めるようになった。夫はこの年になって、まるで急に反逆にあっているみたいだと述べている。また家族内での役割についても、「若いころはあえて隙間をなくして、忙しくしていた。予定ずくめで働いていた。テーラーをやってて、お客さんとも自在にデザインの話ができた。子供のためと思えば仕事もいやでなかったし、ずいぶんいろいろやってあげて、二人とも大学にまで出した。でも今の自分には、何の見返りもない」と述懐する。

六三歳の春、市内の家屋を引き払って、少し離れた町に夫婦のためのアトリエを配慮した家屋を新築し、新規まき直しをはかった。引っ越しに際して、テーラーデザイナーを希望していた娘のためにとっておいたたくさんの布地が捨てられず、「荷物ばかり多くて、飛び越えていくほどの人生でもない」と溜め息をついたり、遊びにきた孫が壁にボールペンで落書きをし、夫が「他人だったら慰謝料だ」といった冗談に過剰に反応し、「夫に冷ややかなものを感じた。四〇年近くいっしょに生活して、気持はこうも離れているのかと思った」という。もともと新天地を求めたのは彼女の強い希望だったにもかかわらず、「なぜあんなこと（新築転居）を考えたのか。アパートで一人暮らしがしたいから、お金だけをよこしてくれ」と夫に無理難題をふっかけ、やがて、「今、生きていることに魅力がない。虚しい」と訴え、「夫との婚姻が誤りであり、夫の判断に従ってきたことが誤りだった」と述べて、夫に怒りを振り向ける日々が続いた。秋ころから抑うつ的となり、家事をする意欲もなく、横になっていることが多くなった。このような時期でも面接時の話し方はよどみなく、言語的表出性は豊かであった。「このごろ死や墓が身近に感じられる。急に落ち着かなくなって、自分が死ぬか夫を殺すかだと思ってしまう」と訴え、事実、夜中に「もう死んでもいい」とわめきながら河原に飛び出し、夫に連れもどされている。夫から見ても、そのようなときの彼女の行動は性急で、急に家を飛び出したり、処方薬を次々追加飲みして眠り込もうとし、夫がいさめると必ず、夫と出会って取り返しのつかないことになっていると反撃してきたという。そのような夫婦の状態について、同じ面接の中で「わたしのすべての原因は主人にある。夫の子供を育ててここまできた。これからの残りの年月は、夫が自分に従ってくれるのが当然と思う。なのに、夫はわたしのわがままを受け入れてくれない。自分のペースで本を読んだり、新聞を読んだりして、夫婦間の会話がない。沈黙に耐えられない。復讐だという気持になる」と述べたかと思うと、「自分を抑えられない。ヒステリー症状が出る。自分をコントロールできない」と、ごく断片的に内省的な内容を述べることもあった。しかし、その内容を引き取って面接医が内省的なほうに話を振り向けると、主人の肩をもつだけだと、即座に面接医に攻撃性を振り向けてくるのが常であった。

六五歳の春には、町の美術館で夫婦個展を企画し、かなり安定していた。このような時期には「お前がいない暮らしは虚しい」と夫に言われ、ほっとしたともいう。夫婦個展の最中には「……新聞でも……新聞でも紹介された。美術館始まって以来の盛況といわれている」と誇らしげであった。個展が終わってからも、この一ヵ月間は、これまでにない充実であったという。

しかし、そのあと急激に、かなり抑うつ的になっていった。「落ち込んでいる。何をやっても長続きしない。こんな形で老いたくないと思ったり、一人で老いていくのは寂しいと思ったり、つい死にたいと口走ったりする。夫にはまたその話かと言われる。刺されたと感じる。前はすぐ感情が平静に戻っていたのに、このごろいったん夫に憎しみが起こると、二、三日は続く」と述べたり、「死を漠然と思う。やることをやったという安堵感は安定剤以上だと思う。そんなときは死が少しもこわくない」と、老いや死をめぐる心理を語った。このような時期も絵は描き続けていたが、以前は生きがいだったのに、今では展覧会のために義務で描いている気がすると述べる。

その年の秋ごろから、自分や夫婦関係について、「夫は釣りや絵や非常勤の仕事で、完全にできあがった老後の生活をしている。そのことを思うと、わたしの心はてんかん発作みたいになる。でもわたしはわたしで、自分のやりたいように生きたい。夫に合わせたくない。釣りに誘われても断っている。孫にも『心がいや』なことを言葉にしないと『心』がかわいそうと言って聞かせている。ほんとうは自分に言い聞かせている」と、比較的冷静に述べるときもあった。

六六歳ころからは、自分の感情のことを「硬直した発作」だと述べ、感情の易変性について客観視するところが出てきた。一方、最近の出来事は忘れやすいのに、過去の出来事が鮮明に思い出されるとも述べるようになった。ある場面の夫の態度や表情や物言いまで鮮明に蘇る。なのに、美術館で見たはずの絵の記憶がはっきりせず、画集を見て、初めてこんな絵もあったのかと気づいたりするという。面接では相変わらず夫への怒りをめぐるテーマが大半を占め、「二人でいても孤独」「結婚が誤りだった」「死がすべてを解決する」といったことを述べたてた。後日、前回の面接内容を問い返すと、面接室を出るときには怒りは消えていたと語っている。主治医の勧めに従って一人温泉宿でもとるつもりで車で出かけても、途中で寂しくなり、家に引き返してしまうという。

六七歳ころからそれまで馴染めなかった町の役員をやったり、ローカル番組のインタビューに答えたりして、地域では目立つ存在になった。町の宣伝になるような言葉がすらすらと出て、ほめられたという。しかし、このように活動的に振る舞ったあとは必ずといってよいほど落ち込み、家事もおっくうで、来客を厭《いと》い、家には鍵をかけて過ごした。「心が気持悪くなる」「虚しく、寂しい。結局、絵というより、死が安らぎの場だと思う。死ねば無だと思う」と述べ、すでに他界した母親や自分と双子の兄の姿がよく夢に現れると述べた。落ち込みから回復すると、夫と町のスナックに出かけたり、中川画伯の美術館見学に県外まで出かけたりしていた。中川画伯の偉大な存在を知って、涙が出るほどの感動だったと感想を述べる一方、自分は死ねば何もないと、悲観的な気持になったともいう。この見学旅行のあとも、かなりの期間落ち込みが続いた。「夫の帰りが遅かった。自分一人はつらいと思う」「いつも虚しいし、満足感がない。自分が生きていることにあまり意味がないと思う。自寝言で『死にたい、死にたい』と言っていたと夫に言われた」などと述べた。このころから、「夫がいないと生きられない。夫より先に迎えにきてもらいたい」「昔のことを思い出すと、夫には怒りの気持ばかりが起こる。でも自分はこの先あまり長くない。夫も少しは大事にしようと思う」と述べるようになった。

六八歳、抑うつ気分や希死念慮を訴えながらも、七月予定の展覧会に向けて、絵を描き続けていた。そのころにも「すべての欲望が失われていく。身だしなみにも気配りしなくなった。年のせいだと自分を納得させてみる。自然体でいけばいいとも思う。でも、そうならない。夫はわたしを理解してくれない。生きているのがめんどうという気持になる」と述べていた。展覧会では初めて夫婦がいっしょに入選になった。同月、一五日間、町の美術館で夫婦個展をやった。その後、再び抑うつ状態に陥っていった。加えて、半月板損傷や白内障のため、入院加療を余儀なくされた。

六九歳ころよりますます抑うつ的になり、「物事に対する執着がなくなった。引き換えに、意欲も失っている」「去年の夫婦入選と夫婦個展をピークに衰えている。傷や痛みといっしょに死んでいくのかと、漠然と思う。時間はいくらでもあるのに、気力が出ない。毎日がつまらない。夫といてもつまらない。人が怖いので、鍵をかけて居留守をつかっている。生きていても死んでいても同じという気持になってくる。朝起きて、まだ生きていたのかと考えてしまう。結局五〇年を取り戻すか、死ぬしかないと思う」と述べている。そのようなある日、夫の職場に不安を訴える電話をし、夫が早めに帰宅してみると、本人はすでに外出していた。本人は衣料品の衝動的な万引きのため、現行犯でつかまっていた。面接では自分をコントロールできない。死にたいと訴え、泣き崩れた。温泉旅行か短い休息入院を勧めた。夫によると、入院の準備をしているうちに落ち着いてきたので、車で伊豆まで出かけ、本人の好きな中川画伯の美術館に寄ってきたという。面接時にも「今までは夫に対して憎しみの回想ばかりだった」と述べ、振り返る態度を示した。その後も「希望がない。楽しくない。死にたい」と訴えながらも絵筆は握り続け、グループ展覧会などもやっている。現在も外来でフォロー中である。

Ⅲ　考　察

1　本例における境界例性の基本性質について

近年、抑うつ病像を呈する境界例（Borderline Personality Disorder、以下ＢＰＤと略す）が注目され始めている。[1,5,10,20] 当初うつ病に見えながら、抑うつ病像の軽減とともにＢＰＤ的対人関係や気分・感情の特徴に気づかれるもの、[5] ＤＳＭ-Ⅳの I 軸診断が気分障害で、Ⅱ軸診断がＢＰＤで、病状が遷延経過をとり、ＢＰＤと感情障害の関連が見直されるもの、[5] 一見メランコリー親和型性格に見えながら、心的構造や現象学的特徴が非メランコリー性であるとして記述分析されたもの[10,20]などである。

本例は五〇代後半より一〇年余にわたって抑うつ病像を呈した。当初、中年危機的心性を伴う退行期うつ病が疑われ、抗うつ剤が試みられたが、抗うつ効果がないばかりでなく、paradoxical reactionが認められた。その後一貫している本例の特徴は、慢性的な空虚、コントロールできない夫に対する他罰的な怒り、それが本人も「硬直した発作」だと述べているように、急激に現れること、孤独耐性の低さ、配偶者選択を誤ったとの主張を中心に繰り広げられていく、夫との不安定な情緒的関係などである。

筆者はかつて、抑うつ病像を呈するＢＰＤを内因性うつ病と対比させながら、四つの特徴を整理した。[20] すなわち、

(1)　病相期の生気的抑うつ[18]と慢性的な負性の基底気分[22]

内因性うつ病では遷延化問題を度外視すれば、基本的には病相期に生気的抑うつ気分が患者の精神生活を支配すること、それゆえ、病像の反応性離脱は起こりにくいこと。それにひきかえＢＰＤでは生活史に密接な連続性をもった慢性的な基底気分の抑うつであり、反応性の気分変調が鋭角的に現れやすい、すなわち、対人関係の些細な出来事でも情動負荷がかかりやすく、感情易変性が激しい。

(2)　自責性と他責性

内因性うつ病では病相期には役割喪失感が強く、自己

の所属する規範・秩序世界への自責感に悩まされる。逆にBPDではストレートに他者依存性にうつ病像が現れ、苦痛の由来がパートナーや家族や共同体にあるとされ、とりわけ身近なパートナーや家族に対して、他責的になる。

(3) 他者配慮と他者嗜癖

うつ病の病相誘発的な状況として、役割への没頭性と他者配慮の葛藤が指摘されている[14]。抑うつ病像を呈する境界例でも、規範的な役割遂行という点だけをとれば、その過活動性や強迫性に役割同一性を見てとることができる。しかし役割自我と本来の自我の構成関係でいえば、うつ病像をとるBPDでは役割自我が不安定な本来の自我を被覆するという防衛力動が働いており、被覆力が低下した抑うつ状態では、孤独感や空虚感や自己不確実感が露呈しやすくなり、clinging、demanding、dependentなどといわれるBPD的他者嗜癖の傾向が現れる。

(4) 間接的な怒りの表出と直接的な怒りの表出

内因性うつ病では自己と外界の間に規範や秩序といった間接性が挿入され、怒りの感情が起こっても抑圧されるか、自分の立場を心得て、しかるべき場と時を選び、一般には言語的に表出される。BPDでは感情の抑圧ができず、対象にストレートに怒りが振り向けられる。この際、言葉のみでなく身振り性を含む広範な表出領域が駆動される。爆発的で激しいにもかかわらず、怒りの表出は刹那的で余韻がなく、splitting[21]とか感情の離人化(lack of feeling)[23]などといった現象として指摘されている。

ちなみに、本例では筆者がかつて内省型との対比の中で論じたBPD的な過剰想起の特徴[20][21]も認められる。すなわち、①内省型ではもともと自己がなかったと「今の過去」が語られるのに対して、BPDではあのころの不運によって「今の過去」すなわち現在の悲劇が与えられたと体験されること、②前者は病的なほどに自己を問わずにはいられない実存的危機の中の体験であるのに対して、後者は他者を問い詰めることで現在の悲劇的な自己の生成を体験すること、③前者では自己を問う態度をやめることができないのに対して、後者ではそのときそのつど、現在に集約された過剰な感情性によって過去の情景が志向されることなどである。本例でも刹那的な怒りの感情や過剰想起が因となり果となり、結婚そのものが間違いだったと夫を責め、想起内容も自立的で視覚的な映像になっていく。

いずれにせよ、以上の四標識⑴⑵⑶⑷や随伴する諸特徴①②③から推測する限り、本例の抑うつ病像が非メランコリー性のものであることは確かであろう。かといって本例を抑うつ病像を呈するBPDと考えるのは早計である。

DSM-Ⅳ[2]によると、BPDは前提として「対人関係、自己像、感情の不安定および著しい衝動性の広範な様式で、成人早期に始まり、種々の状況で明らかになる」となっており、青年期に顕在化する特有の人格障害であるとしている。一方、日本では戦後五〇年がたち、中高年者が引退後、夫婦関係が「ボーダーライン状態の温床」として準備されているとの指摘がある。[12]この見方はアメリカ文化圏ですでに中高年の「ボーダーライン状態」が事例化していることが根拠になっている。この場合、必ずしも若き日のボーダーライン状態の再燃や延長ではないという。このような人たちはボーダーラインを顕在化させる資質はあっても弱く、むしろボーダーライン以外の資質や環境要因が症状発現防止的に働いていたのであろうとの主張である。

ひるがえって考えてみれば、木村[10]がBPDの存在様式として指摘した「無差別肯定」は、青年期モラトリアムの中では多少とも一般的な傾向であろう。青年期には規範世界から見たある程度の失礼が許されたり、刹那的な感情を燃焼し尽くすことが、時にはよしとさえされる。中高年者で同じ態度が示されれば、多くの大人は眉をひそめるであろう。このような意味で、鈴木[24]が青年期境界例と成人型境界例を同一視するMasterson, J. F.の立場を批判し、BPDが慢性的な人格障害であるとするならば、成人型にこそ本質特徴があるはずであるとし、成人型境界例の豊かな言語表出を手掛かりに言語現象学的分析をおこなった意義は大きい。

われわれの症例は退行期にBPD的な衝動性の病理をもって始まった慢性的な抑うつ病像を示しており、subclinicalな問題も含めて、「成人早期に始まり」というクライテリアを確認するのは困難である。もともと楽天家で明るく世話好きであり、夫や子供のために懸命であり、養育方針などは彼女のリードであった。一方、テーラーの仕事を夢中になってこなし、生活必需品である子供用の注文洋裁に始まって、成人女性のファショナブルなデザインを手掛けるようにもなっている。「若いころはあえて隙間をなくして、忙しくしていた。予定ずくめで働いていた。テーラーをやっていて、お客さんとも自在にデザインの話ができた。子供のためと思えば仕事もいやでなかったし、ずいぶんいろいろやってあげて、二人とも大学にまで出した。でも、今の自分には何の見返りもない」という彼女の述懐にうかがえるように、むしろ普通以上に活動的であり、家族に献身的であり、テーラーの仕事では感覚性や表出性の資質が生かされていた。それでいて、退行期抑うつ遷延化状態に陥ってからは、結婚後の自分の生活には何の見返りもないと悲嘆する。これは、内因性うつ病の精神生活の形式からは隔たった訴えである。典型的な内因性うつ病の場合には、生活秩序や規範性はむしろ自明であり、他者に献身的な態度は自然であり、うつ病相期には、それまで慣れ親しんできた生活に戻ることを望んでいる。過去を悔やむにしても現在の規範性にとって不都合な場合で、基本的には自責的態度につながっていく。

それでは、本例の衝動性の病理は何に由来するのであろうか。置かれた状況から、中年危機的心性が関与していることは間違いないであろう。湯沢によると中年危機的心性の具体的な枠組みが、次のように規定されている。[25]

(1) 身体的衰えの自覚。

(2) 青年期後半に行った重大な決定、とりわけ配偶者あるいは職業の選択について根本的に誤ったのではないかという疑念、あるいは今までの自分の生き方についての後悔。

(3) もう時間がないのではないかという切迫感ないしは焦燥感、あるいは自分の死の近さの自覚。

(4) すでに確立した社会的地位、家庭的役割のすべてを投げ出したい、現実からドロップ・アウトしたいという内的衝動。

このように枠組みを規定したうえで、湯沢は中年危機的心性を伴ううつ病では、従来の生活秩序、価値体系からの脱出を望んでおり、このような変化の由来を次のように説明している。すなわち、本来同調性と分裂性は対極にある生命原理とみなされがちであるが、成人前期は社会的地位や家庭的役割を確立するために、強迫・無反省的に努力する時期であり、それが外見上メランコリー親和型に見えること、そこでは実は分裂性が否認されていること、中年期にはそれまでのライフコースへの根本的な疑念とともに、この否認されていた分裂性が頭をもたげ、内的葛藤を生み、心的構造が再編成に向かうことがあるという。

本例でも基本的には湯沢の指摘する分裂性の否認があったと推定される。すなわち、遅まきの中年期といってもよい初老期に及んで、二大生命原理の対立と再編成が問題になっているのであり、否認されていた分裂気質が浮上している。では、本例ではどのような点を分裂気質として指摘できるであろうか。本例の場合、外見的な性格傾向がもう一方の真の性格傾向を覆う構造をとっているため、例えばKretschmer, E.[11]が体質精神医学的立場から描いた性格特性から分裂気質を同定するのは困難である。そこで木村[8]がより本質的に人間存在一般の基本構造として主張しているアンテ・フェストゥム的契機とポスト・フェストゥム的契機という人間学的視点から照明をあててみることにする。すなわち木村によると、アンテ・フェストゥム的契機は「オリジナリティーを求める傾向、主体性への欲求、革新的思想、超越的・非現実的なものへの親和性、遠さへの志向などの形をとって現れ、ポスト・フェストゥム的契機は、周囲との同調を求める傾向、自己主張を控える態度、保守的思想、世俗的・現実的なものへの親和性、近さへの志向などの形をとって現れる」という。

この観点で見ていくと、本例の存在様式がアンテ・フェストゥム的契機を特徴づけていることは、症例記述から明らかであろう。抑うつ的な時期でさえ、自己表現のオリジナリティーにかかわる絵画制作には選択的に一定の意欲を示していたし、「孫にも『心がいや』なことを言葉にしないと『心』がかわいそうと言って聞かせている。ほんとうは自分に言い聞かせている」といった言辞は主体性への欲求を表しているのであろうし、よい自然環境と広いアトリエを求めて転居したのも脱日常・脱構築を目指しての行動であり、事実、転居先ではアトリエを中心とした生活であり、土地の人々との同調性は乏しかった。また中川画伯の絵に感動しながら、「自分は死ねば何もない」と述べるなど、現実の自分の表現世界と巨匠の表現世界との間の遠さの感覚をリアルに体験しており、それにもまして「絵というより、死が安らぎの場だと思う。死ねば無だと思う」などという言辞は、一種虚無的な「彼岸感覚」であり、遠さへの憧憬そのものであろう。総じてアンテ・フェストゥム的体験形式であり、ほぼ分裂気質的な世界体験に重なると考えてよい。

臨床的に問題が出てくる前、本例が一見メランコリー親和型に見えたのは、一つには湯沢の指摘するように成人前期の、いやがおうにも役割同一性の求められる社会的外圧がゆえであろう。加えて、それがきわめて時代的な要請であったという面も見逃せない。彼女の青年期はほぼ戦後時代にあたり、程度の差こそあれ、ともかく誰もが生活必需のために精一杯奔走した時代といわれる。夫や子供に尽くすという形の家庭生活を基盤にし、経済の足しにと彼女自身が始めた子供服の仕立て直しの仕事が、やがてファショナブルな女性服のデザインや仮縫いといった彼女の望む本職の世界にまでなっていく。個人の側から見ても、結婚や子育てや職業遂行といった規範的生き方に、さほどの違和はなかったように見える。とはいえ、このような時期の自分の生き方について「若いころは、あえて隙間をなくして、忙しくしていた。予定ずくめで働いていた」という彼女自身の述懐からは、過活動性や強迫性の面もうかがえる。

このように、規範的尺度からは一見うまくいったかに見えるメランコリー親和的生き方も、初老期、役割から解放され、死とか老いといった避けられない事態を前にして自己を問い直したとき、より個人に即した本質的な疑念に答えられないという陥穽をもっている。遅まきとはいえ、このように自己のあり方に本質的な疑念をいだき、問題を掘り起こしていく傾向は、同調性というより分裂気質圏に認められる特質である。この特質を押さえたうえで、本例の境界例性の基本性質の由来を、アンテ・フェストゥム的焦燥感との関係で考えていくことにする。

2 アンテ・フェストゥム的焦燥感と夫婦間の境界関係について

まず、筆者が引き継いだ外来初診時の主訴「還暦を迎えた。もうあんまり生きられないと思った。虚しい。死んでしまいたい気持になる」が端的に示しているように、アンテ・フェストゥム的焦燥感から本例の衝動性の病理が目立ち始めていることに注目すべきであろう。経過中「残り一〇年の命ということがいつも頭にある。あとはそこからどんどん差し引いていくことになる。夢中になれるのは絵を描いているときだけ」と述べていることでも、このことは裏づけられる。いってみれば、アンテ・フェストゥム的未来の極から逆算された、現在の病理である。このあたりの状況を木村[8]はアンテ・フェストゥム的焦燥感とし、「絶望的な『既存的現在』から未来へ向けての離脱の試みの空転であり、Binswanger流に言えば『力、勝利、救いか、それとも敗北か無力か』の二者択一における最後の努力の様相を呈する」と述べている。「朝起きて、まだ生きていたのかと考えてしまう。結局五〇年を夫から取り戻すか、死ぬしかないと思う」というわれわれの症例の言葉は、このことを端的に語っている。

このようなアンテ・フェストゥム的焦燥感を突き詰めれば、問題は限りなくイントラ・フェストゥム的存在様態に近づいてくるであろう。木村[8]によれば、未来や過去は現在の持続という実存的現実から見れば二つの方向線上の虚像であり、現在は未来および過去に対していわば垂直方向から立体的にかかわってくる特異な次元の出来事であるという。この観点からイントラ・フェストゥム的契機はアンテ・フェストゥム的存在構造にとっても、ポスト・フェストゥム的存在構造にとっても構成的な、第三の原理であると述べている。アンテ・フェストゥム的焦燥感といわれる既存的存在から未来に向けての離脱の空転は、今現在の此岸的現実への絶望と、今現在の時間体験を煮詰めた現在密着性の焦燥感に限りなく近づいてくる。

このあたりの事情は卓越した表現者である漱石の次のくだりが余すところなく描き切っている。[16]「人間全體が幾世紀かの後に到着すべき運命を、僕は僕一人で僕一代のうちに經過しなければならないから恐ろしい。一代のうちなら未だしもだが、十年間でも、一年間でも、縮めて云へば一ケ月間乃至一週間でも、依然として同じ運命を經過しなければならないから恐ろしい。君は嘘かと思ふかも知れないが、僕の生活の何處を何んな斷片に切つて見ても、たとひ其斷片の長さが一時間だらうと三十分だらうと、それが屹度同じ運命を經過しつゝあるから恐ろしい。要するに僕は人間全體の不安を、自分一人に集めて、そのまた不安を、一刻一分の短時間に煮詰めた恐ろしさを經驗してゐる」。もっともこのくだりは漱石の病期に書かれた唯一の作品といわれる「行人」の主人公一郎の告白として諸家に好んで引用され[4][14][19]、感情病圏の心性か分裂病圏の心性かという争点にもなっているほど有名である。病跡学的に立ち入るのは論旨からはずれるので、筆者としてはこれがアンテ・フェストゥム的不安心性を描写しているとの見解を示すにとどめたい。ところで、一郎が友人H氏と旅館で過ごしながらこのような告白をするのであるが、次のようにも自分の気持を語り、H氏が家族あてに手紙をしたためる。「兄さんは碁を打ち出せば、屹度碁なんぞ打つてゐられないといふ氣分に襲はれると豫知してゐたのです。けれども又打たずには居られなくなつたのです。それで已を得ず盤に向つたのです。盤に向かふや否や自烈《じれつ》たくなつたのです。仕舞には盤面に散點する黒と白が、自分の頭を惱ます爲に、わざと續いたり離れたり、切れたり合つたりして見せる、怪物のやうに思はれたのださうです。兄さんはもう些《ちつ》とで、盤面を滅茶滅茶に掻き亂して、此魔物を追拂《おつぱら》ふ所だつたと云ひました」。このくだりは先にあげたくだりと連動させて読むと、アンテ・フェストゥム的不安が、今現在のイントラ・フェストゥム的焦燥感、いわば衝動性の病理に限りなく近づいてくることを示している。むろん大学教授である理性の人一郎は衝動性の心理を語っているだけで、われわれの臨床で問題になるような行動化にはいたらない。木村がイントラ・フェストゥム的焦燥感の典型としてあげているアカシジアが純粋の現在における堂々巡りであるとしても、アンテ・フェストゥム的焦燥感にせよ、ポスト・フェストゥム的焦燥感にせよ、焦燥感それ自体の究極形式は限りなくイントラ・フェストゥム的焦燥感に近づいてくるのではなかろうか。臨床的にも分裂病圏の緊張病像や躁うつ病圏の混合病像ではイントラ・フェストゥム的焦燥感が前景化し、未来や過去への志向性が曖昧になる場合がしばしば認められる。その場合のアカシジア的焦燥感は現在の体感や感情と密着している分だけネガティブな意味で自己所属感が強く、逃れようとしても逃れられない心的苦痛として体験されていることが多い。実際このような苦痛のために、患者が性急に治療を求めてくるのも、このような時期に自殺の危険が高まるのも、臨床的事実であろう。

本例の場合、アンテ・フェストゥム的焦燥感の究極形式としてのイントラ・フェストゥム的焦燥感が、慢性的な衝動性の病理に結びついていると考えられる。性急な治療を求めてくるのに代わって、夫婦という二人関係の中で衝動性が発散・解消されているのが特徴である。そこから、夫に対する過剰なほどのclinging、idealization、demandingとdevaluation、aggressionの極端な両価的感情も露呈してくる。症状面では、怒りという感情が、自覚的にも「硬直した発作だ」と述べられるほど、今現在に凝縮した激しさをもつことや、夫と距離をとろうとしてもどうにもならない孤独耐性の低さや、安定剤やウイスキーの一気飲み、経過中に一度だけ認められた万引きなどの行動化傾向や、さらに「考察――本例における境界例性の基本性質について」にあげた四標識を満たすＢＰＤ的な慢性抑うつ病像をあげることができる。

ここで、本例の心的苦痛が夫婦間の境界関係を装いながら、実はアンテ・フェウトゥム的不安に由来するという事実を、彼女の訴えに即して振り返ってみる必要がある。「結婚が誤りだった」「五〇年を取り戻すか死しかない」という彼女の訴えは、一見するとポスト・フェストゥム的後悔に見えなくもない。しかし「結婚が誤りだった」という彼女の断定的な訴えは、「残り一〇年の命ということがいつも頭にある。あとはそこからどんどん差し引いていくことになる」と述べていることでも裏づけられるように、一回限りの自分の人生が終焉に近づきつつあるという自覚ゆえの焦慮に始まっている。これが青年期であれば、アンテ・フェストゥム的不安が現実離脱のさまざまな契機になることもあろう。しかし、彼女には長い歴史を引きずった夫婦関係という現実の重みのために、青年期のように自由な現実離脱の選択肢はない。そこから「五〇年を取り戻すか死しかない」という二者択一的な焦燥感も生まれる。むろん「五〇年を取り戻す」のは不可能であり、本来の自己ではないという未来への自己投企を余儀なくされる。つまりここで起こっているのは、結婚という過去の事実をも巻き込んだ、基本的にはアンテ・フェストゥム的焦燥感であり、ある種の閉塞状況といってもよいであろう。彼女の求めた出口の一端が、夫への依存的攻撃性をベースに展開された衝動性の病理と考えられる。要するにアンテ・フェストゥム的不安に由来するイントラ・フェストゥム的衝迫感が夫婦という、きわめて此岸的な現実にのっとって解消されているのであり、本例の衝動性の病理をアンテ・フェストゥム的不安に対する境界例的な防衛力動と見ることもできるであろう。ここで、此岸的現実への絶望と、夫婦という此岸的現実にのっとった衝迫感の解消は明らかにある種のパラドックスであり、これがボーダーライン関係と呼ぶのがふさわしい、不安定な二者関係をかもしだしたと考えられる。

3　本例と気分障害との関係について

本例でこれまでアンテ・フェストゥム的焦燥感への防衛力動として説明してきた衝動性の病理から、ひとまず症候学的観点に立ち戻り、感情病圏の遷延うつ病者の気分の易変性やそこで立ち現れる攻撃性やclingingといった心性との異同について触れておく必要がある。

Kraines, S. H.[13]はうつ病の経過を六つの病期に分け、病相極期には抑うつ病像が支配的になるため、気分の変動は少なく、これをIntense Melancholiaの相とし、この相への陥入や離脱にあたるより軽い病相では、Irritabilityが特徴的であるとした（図1）。宮本[13]はこれが日常臨床で、日内変動や焦燥うつ病の病像としてしばしば認められるもので、結論的には単相性うつ病といえども潜勢的に感情の混合は認められ、重症のうつ病よりも軽症のうつ病のほうが気分の上下運動は著しく、混合現象もあらわであると結論づけている。

大森[17]は遷延うつ病を動揺型と萎縮型に分類し、動揺型では周囲のものに対する両価的な攻撃と依存、感情の不安定が目立ち、症状の動揺が激しく、周囲の状況の変化によって病状に変化が生じやすいこと、高い要求水準を保持していて、精神療法的アプローチが主たる治療になることを主張している。しかもその動揺性は、周囲から見ると些事に見えることでも誘発されると指摘している。

KrainesのIrritability and Depressionの病相期や大森の指摘する遷延うつ病動揺型の記述から、Schneider, K.[18]が内因性うつ病の本質特徴とした生気的気分の性質についても、今日的な再検討が必要であろう。

Schneiderは循環病の第一級症状を体験分析的に同定することの困難を前置きしたうえで、内因性の気分障害について「気分変調の生気的性格」を想定している。そのうえで、内因性の生気的気分を、正常ないし精神病質的な人の体験する基底気分とは質的に異なった、今日的にいえば、生物学的に強く規定された気分性であるとした。そこでSchneiderは、身体感情の消沈と高揚を生気的気分の有力な標識としてあげながら、それとても結局は論理的要請であって、分裂病第一級症状のように心理的に一次的なものとしては実証できないのだと告白している。

このことは、内因性精神病の診断の重みを経過よりは現在の状態像に置くというSchneiderの立場に由来する帰結であるともいえる。そのような限界を踏まえたうえで、なおSchneiderが内因性の気分変調について指摘した次の特徴は、典型的な病相期では重要であろう。すなわち、非精神病性の気分変調（＝基底気分の変調）は反応性の気分変調に密接に結びついており、その反応の影

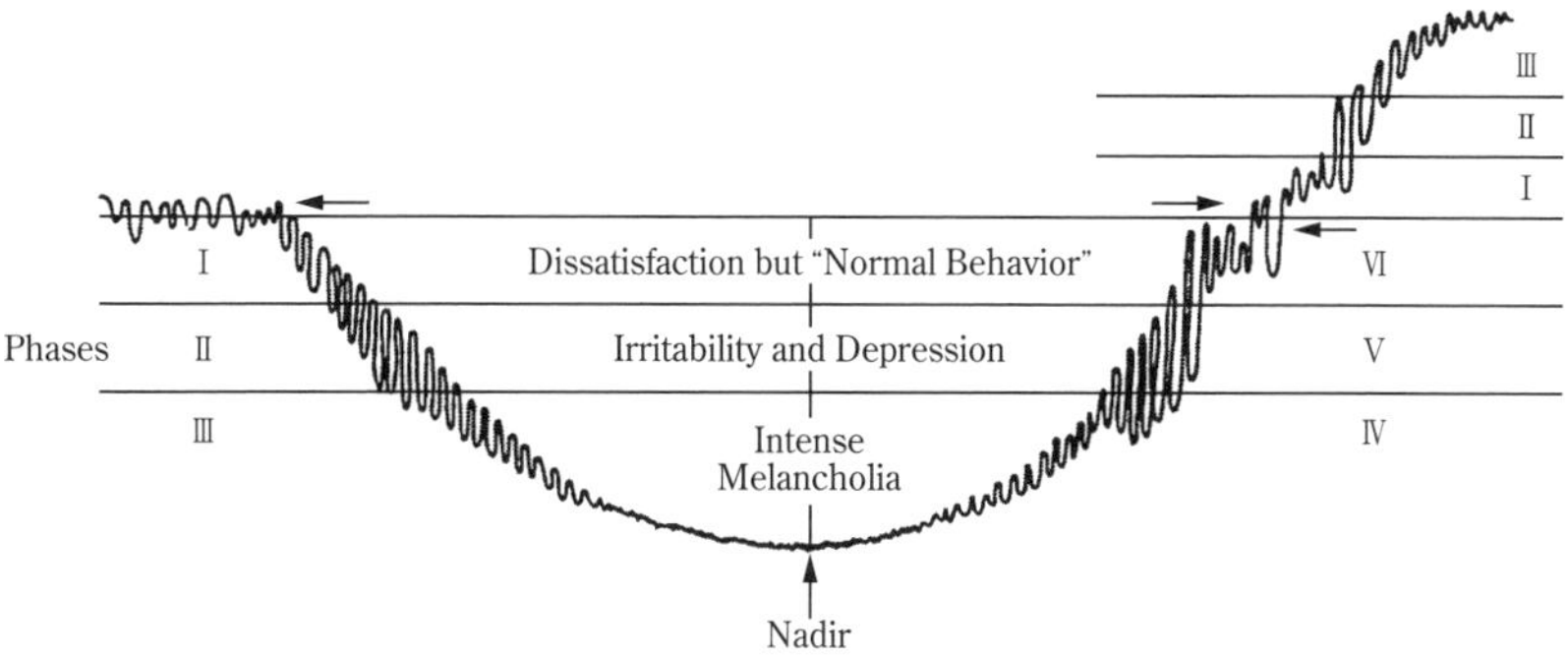

図1　Krainesによるうつ病相のシェーマ
（宮本[13]より引用）

響より強力になることはほとんどない。それに反して内因性の生気的気分は反応性の気分と融合しにくい。このことは抑うつ気分からの反応性離脱を想定するといっそうはっきりしてくると述べている。それだけ内因性うつ病のうつ病像は内因に規定されており、状況の影響を受けにくいとの主張である。これは内因性うつ病のKrainesのシェーマでも、病相極期に近づけば近づくほど、より硬化した固定性の病像として示されている（図1）。

しかし、うつ病の軽症化や遷延化が問題になっている昨今[5][6][17]、Schneiderの指摘する生気的気分変調は理論的のみでなく臨床的にも、むしろまれで典型的な病像のように思われる。Krainesのシェーマに従えば、日常臨床ではIrritability and Depressionに相当するうつ病像が増えている印象が強い。事実薬物療法の導入によってうつ病像は軽症化したが、同時にそれが病相の自然経過を撹乱し、遷延化要因の一つになっているとの指摘も[6]ある。うつ病の神経症化も[5]今日的問題である。うつ病者の依存や攻撃性の病理が重要な精神療法の課題になっている所以であろう。

もっとも、Schneiderもこのような問題に触れていないわけではない。軽度の精神病の場合、まれには長期にわたって、人格の特徴やそれに属する体験様式および反応様式をもって「演じ」られるので、心理学的現象像では、質的に新しいものとしては把握できないと述べている。うつ病像に限っていえば、本例のように軽症で遷延化傾向をたどればたどるほど、生気的気分と基底気分の峻別は困難であり、基底気分の動揺に限りなく近づいていくであろう。

本例が中年危機的心性に始まる遷延うつ病の経過中に示した諸特徴は、基底に軽度の精神病があったか否かの問題はともかく、Schneider流にいえば長期にわたって人格の特徴やそれに属する体験様式および反応様式をもって「演じ」られたのであり、これが本例の直接的な苦痛であり、パートナーである夫の苦悩であったと考えられる。彼女の体験様式と反応様式は、筆者がかつて境界例の気分性について触れた特徴[22]、すなわち慢性的な負性の基底気分と、それと融合しやすい急性に生起してくる感情というBPD的な特徴をもって「演じ」られていたのだということになろう。

ただ、このような臨床的特徴だけからは、大森の指摘する遷延うつ病動揺型との区別がつけられない。本例でも記述的には夫に対する両価的な攻撃と依存があり、感情の不安定さが目立ち、症状の動揺が激しく、周囲の状況変化によって容易に症状が変化している。さらに大森は、遷延うつ病動揺型では、彼らの高い要求水準のために、そこに焦点をあてた精神療法が必要であったと述べている。ただ一言で要求水準の高さといっても、人間が高みに望むものは多種多様である。そこで、患者が高い要求水準にどのような意味願望をもっているのかということに着目し、分裂気質圏とメランコリー圏を峻別する鍵の一つを考えることが可能であろう。その背景にある精神生活の形式も、おのずと異なったものとなろう。

このような観点から、(1)精神生活の形式、(2)要求水準の高さという場合に、高みにどのような意味が志向されているのかという二点から、本例を再検討してみることにする。

精神生活の形式とはきわめて大きな人間学的主題であり、今回は気質圏の鑑別に触れるにとどめたい。便宜的にメランコリー圏の精神生活の形式と分裂気質圏の精神生活の形式を対置させてみることにする。この対置のさせ方は、類型学的に循環病の中で生気的抑うつの型は分裂病からもっとも縁遠いというSchneiderの指摘からも、それなりの正当性があると考えてよいであろう。

本例では、中年危機的心性が問題になる前は、時代や立場の外部的要請によって、メランコリー圏の精神生活の形式に指摘されている役割同一性が優位のライフコースであった。中年危機的心性があらわになって、真の自己性が疑問化し始めて以降の本例の精神生活の形式は、Bleuler, E.[3]が分裂気質ないし分裂病に指摘した、現実生活に対する主観的生活の絶対的ないし相対的優位といえる。そこから、すでに述べたアンテ・フェストゥム的焦燥感に対する防衛力動の負の側面、すなわち境界例的な衝動性の病理が派生したのだと考えられる。防衛力動の正の側面、すなわち本例の創造性の病理については、次に項目を改めて触れていく。そのことで本例の精神生活の形式が、本質的には分裂気質圏に属すると考える根拠がいっそう明瞭になろう。

次に、大森が遷延うつ病動揺型について指摘した高い要求水準という問題に触れてみることにする。この場合、高みに何を志向しているのかという意味方向性で、メランコリー圏と分裂気質圏の本質特性を峻別することも可能であろう。本例の高みへの志向性は現実の規範世界にあるのではなく、耽美的世界や虚無的彼岸世界にあるのであり、基本的には木村の述べるアンテ・フェストゥム的契機、すなわちオリジナリティーを求める傾向、主体性への欲求、革新的思想・非現実的なものへの親和性、遠さへの志向を基調にしている。

もっとも筆者がこの二つの視点をもち込んだのは、あくまで問題の本質を少しでも明らかにしたいがための便宜であり、精神生活の形式にせよ、意味志向性のあり方にせよ、両立し得ない両極的命題の二律背反ではなく、現実生活では成人した一人の人間が力動的な布置でそれぞれの要素を合わせもっているのが自然であり、あくまでも相対的なものであると考えている。いな、分裂気質圏とメランコリー圏の葛藤や再編は、そのつど人間の精神生活の成熟には必須の条件であると考えている。

4　欲動の選択性と創造性について

抑うつ的でありながら、描画製作だけは続けられるという本例の欲動の選択性は、生気的気分変調を基盤にもつ内因性うつ病では考えにくい傾向であろう。夫婦個展をやったあとの急激な落ち込みの中でも細々と絵画製作は続けられ、「落ち込んでいる。何をやっても長続きしない……」と述べる一方、「死を漠然と思う。やることをやったという安堵感は安定剤以上だと思う。そんなときは死が少しも怖くない」とも述べている。祝祭直後の落ち込みでありながら後悔の念は全くなく、アンテ・フェストゥム的不安が緩和さえされている。

ここでイントゥラ・フェストゥム的構造がアンテ・フェストゥムともポスト・フェストゥムとも交叉する垂直的な第三の原理であるという木村の指摘[8]は、本例の創作にまつわる選択的な意欲のあり方を理解するうえで重要である。

本例の場合、創作活動を中心とするこのような選択的欲動のあり方は、すでに述べた中年危機前後からである。程度や切迫感の差はあっても、彼女の言動からアンテ・フェストゥム的焦躁感のあったのはほぼ間違いない。このような焦躁感への防衛力動の負の側面が、夫との二人関係の中で外見上境界例に見える特徴を現していったのは、すでに述べたとおりである。

一方、アトリエでの絵画製作は此岸的現実からの超脱の過程であり、木村[8]の言葉によれば現在の一瞬のイントラ・フェストゥム的契機といってもよく、これがアンテ・フェストゥム的遠さへの予感的憧憬を可能にすることになる。この予感的憧憬は、境界例的現在の衝動性の病理として現れている本例のアンテ・フェストゥム的焦躁感を緩和させる方向の、現実生活の中から無意識に選択された芸術的表現世界といってよいであろう。価値の多寡はともかく、芸術表現とは永遠の現在の祝祭性といった性格をおびるものであり、木村[8]によればこのようなイントラ・フェストゥム的契機があるからこそ、人は過去の記憶や未来の推測から自由になって現在の持続に没頭できるのであり、現実生活の合理的レアリズムを忘れて、美と超越者に触れることができるのだという。本例の日々の描画製作、個展、巨匠の作品との遭遇などは、芸術活動の本質ともいわれるcatharsis、ecstasyを保証するものであり、イントラ・フェストゥム的あり方である。アンテ・フェストゥム的焦燥感への防衛力動の負の側面がすでに述べた境界例的衝動性の病理であるとするならば、このあり方は同様の防衛力動の正の側面であり、創造性の原動力になっていると考えられる。本来卓越した芸術家の病誌研究として始まった病跡学も、このように卑近な症例の表現精神病理を考えていくことで、より臨床的な課題になりうると思われる。

5　治療上の覚え書

最後に、本例の治療上の戦略について、反省も踏まえて述べておくことにする。薬物療法としてはcarbamazepineやbenzodiazepine系の抗不安薬を適宜用いた。外来における面接の枠組みも、ほぼ定石どおりである。ただ、青年期BPDに対するより枠組みはゆるいものであり、鋭角的な感情の表出についても、そのつどその由来を考えてもらうという方法[15]をとらなかった。言い足りなさを言外に感じたときにも、次の約束枠につないで面接を打ち切るといったやり方には必ずしもこだわらず、許される限り余分に時間をとり、第一に湯沢が中年危機的心性への精神療法としてまとめた骨子[25]を踏襲した。第二に初老期心性への共感的態度にも注意を払った。すなわち、すでに述べたアンテ・フェストゥム的不安と、それを煮詰めたイントラ・フェストゥムともいえる焦燥感の理解である。ただ、あまりに一方的に夫への攻撃性が話題になり続けるときには、相手の身になるとどうなのだろうと、率直に内省をうながしてみたこともある。しかしこのような面接者の態度の振り向け方は、患者の怒りを買うことにしかならなかった。振り返って考えてみれば、患者にとっては焦燥感の激しさが苦痛なのであり、彼女の怒りも、焦燥感を理解してくれたかに見えた面接医の態度が偽りであった、ひいては、面接医が本当は自分のことをわかってくれていないのではという疑念に端を発していたのではないのかと反省させられた。そこで第三に、アンテ・フェストゥム的不安に由来する、イントラ・フェストゥム的焦燥感の激しさをどう自覚してもらうかが重要と考えられた。すなわち、「あなたのような激しさだと、ご主人も参ってしまうかもしれませんね」と面接医が中立的立場に立って、患者自身の衝動性に距離をとらせてみることである。それでも残る患者と夫、あるいは患者と面接医との間にくすぶる緊迫感や不全感を解決するために、第四に鈴木の述べる持続的な境界関係[23]に注目した。すなわち鈴木によると、BPDの患者たちは多少ともBPD心性をもつ相手に対して、最初は「礼儀正しい、表面的付き合いの人」（第一段階）から、「おもしろい、機知に富んだ人」（第二段階）に変貌し、やがて共同世界の中でもっともBPD的とされる「感情変化の激しい気分屋」（第三段階）とみなされ、この段階で、ほどほどの境界性をもった平均的な人がそっと患者から離れ、それでも残る関係が持続的境界関係（第四段階）であるという。鈴木はこの持続的な境界関係に、ポジティブな価値を指摘している。すなわち、放置しておけば硬直化に向かう自己の構造や体系を絶えず脱却し再構築していく活力と感受性の錬磨を、われわれは何よりもＢＰＤ患者との接触から得ることができるというものである。これは面接医として傾聴に値するだけでなく、本例での患者と夫との関係を考えていくうえでもおおいに参考になった。話の文脈から、アドリブ的に夫を含めた三者面接の形式にもっていき、心の活性化になるように話題を振り向けてみることである。また表出性の激しさを無理やり内省にもっていくのでなく、例えばこちらからは些事に見えることで患者の怒りがピークに達しているときでも、夫に同席してもらい、氏の指摘に従って、軽み・ゆとり・リズム感を重んじる方向に雰囲気づくりをしてみた。「そんなに仲が悪いのであれば、いくら広いアトリエでも、夫婦間の仕切りが必要ですね」と指摘すると、「物がいっぱいで、とても仕切れるような部屋ではないんです」と苦笑したり、「ここまでくれば、夫から離れて、あなただけ一人で温泉旅行ですね。ぜひ実現してください」という言葉に、「入院かそれしかありません」と決然とした態度で診察室を出るが、後日談では夫と折れ合い、車で中川画伯の博物館まで見学旅行に出かけていたりしている。青年期境界例とは違って、本例の場合、ユーモアやまぜっかえしや反語が、それなりに感情の均衡をもたらすという、いわば言語感受性と表出性の素地があった。見方を変えれば、このような鋭敏な言語感受性と表出性の素地があったからこそ、すでに述べてきた病態を示していたのであろうし、患者の病理性の理解とそれに見合う精神療法とは、鍵と鍵穴ともいえる表裏一体の関係にあったと思われる。面接医がこの関係を自覚するのに手間取ったことも事実であるが、ともあれ数年がかりであったとはいえ、患者自身「今までは夫に対して憎しみの回想ばかりだった」「夫には怒りの感情ばかりが起こる、でも自分はこの先あまり長くない。夫も少しは大事にしようと思う」などと述べるようにもなっている。長い治療過程の中で、所詮、人間は死ぬべき存在であるということを患者は暗黙裡に受容し、同じ運命にある夫をも伴侶として受容できるようになったのであろう。

今後、本格的な高齢化社会に入り、家族形態が変容するにつれて、本例に類した事例は増えていくと思われる。中年とか退行期とか初老期といった概念も、生物学的規定や社会学的規定を越えて、より個人に即した幅の広がりをもってくると考えられる。中年危機的心性の見直しは、今日、避けて通れない課題である。

IV　まとめ

(1)　慢性的な抑うつ病像を呈した初老期女性の症例を紹介した。慢性的な負性の基底気分、夫への他責傾向や急激で直接的な怒りの表出傾向、一過性に現れた器物破損や万引きといった行動化傾向などから、症候学的には境界例的特徴をもつ非メランコリー性の抑うつ病像と考えられた。また、過剰想起の形式にも、境界例的特徴が認められた。

(2)　一方、本例を存在様式という観点で検討したところ、木村の述べるアンテ・フェストゥム的契機に合致していた。そこで、本例の境界例的特徴をもつ非メランコリー性の衝動性の病理は、配偶者を直接的な現実のより所にして展開された、イントラ・フェストゥム的な衝迫感の発散過程であり、アンテ・フェストゥム的な不安・焦燥の病理への防衛力動であると考えられた。

(3)　上記の特徴をもつ慢性的な抑うつ病像の中にありながら、本例では絵画製作時には選択的に意欲を示し、個展の開催時には祝祭性ともいえる例外的な高揚した感情状態を示した。このことから、本例のアンテ・フェストゥム的不安・焦燥への防衛力動の負の側面が境界例的衝動性の病理の世界であるとするならば、芸術的な表現世界におけるイントラ・フェストゥム的契機は、アンテ・フェストゥム的不安・焦燥感への防衛力動の正の側面であり、創造活動の原動力と考えられた。

(4)　本例の精神療法は、①中年危機的心性に対する精神療法、②初老期心性への共感、③アンテ・フェストゥム的不安にかられた患者の衝動性について、面接医が中立的な立場で具体的な感想を述べ、自分の状態に距離感をもたせていくこと。最終的には、④夫や医師といった二人関係の中に現れる境界関係のポジティブな面を評価すること、すなわちマンネリ化に陥りやすい二人関係に患者が新たな脱構築の息吹を与えているという事実を、パートナーである夫や主治医が認めていくことが重要であった。

文　献

(1) Akiskal, H. S. : Subaffective disorders : disthymic, cyclothymic and bipolar II disorders in the

"borderline" realm. Psychiatric Clinics of North America, 4 : 25-46, 1981.

（2）American Psychiatric Association : Quick Reference to The Diagnostic Criteria from DSM-Ⅳ. American Psychiatric Association, Washington DC, 1994.（高橋三郎・大野裕・染矢俊幸訳『ＤＳＭ-Ⅳ 精神疾患の分類と診断の手引き』医学書院、東京、一九九五年）

（3）Bleuler, E. : Dementia Praecox oder Gruppe der Schizophrenien. Franz Deuticke, Leipzig, 1911.（飯田真・下坂幸三・保崎秀夫他訳『早発性痴呆または精神分裂病群』医学書院、東京、一九七四年）

（4）土居健郎『漱石文学における「甘え」の研究』角川書店、東京、一九七二年。

（5）広瀬徹也「遷延性うつ病の経過と予後」『精神科治療学』二、一三-二〇頁、一九八七年。

（6）飯田真・阿部輝夫・石川一郎「躁うつ病の慢性化―その要因の多元的研究―」、宮本忠雄編『躁うつ病の精神病理二』弘文堂、東京、一九七七年。

（7）木村敏「思春期における自己と身体」、中井久夫・山中康裕編『思春期の精神病理と治療』岩崎学術出版社、東京、一九七八年。

（8）木村敏『自己・あいだ・時間』弘文堂、東京、一九八一年。

（9）木村敏『直接性の病理』弘文堂、東京、一九八六年。

（10）木村敏「境界例における『直接性の病理』」、村上靖彦編『境界例の精神病理』弘文堂、東京、一九八八年。

（11）Kretschmer, E. : Körperbau und Charakter — Untersuchungen zum Konstitutions Problem und zur Lehre von den Temperamenten —. Springer Verlag, Berlin, Göttingen, Heidelberg, 1955.（相場均訳『体格と性格―体質の問題および気質の学説によせる研究―』文光堂、東京、一九六〇年）

（12）丸田俊彦「中高年のボーダーライン」、小此木啓吾・大野裕編『精神医学レビューNo20 境界パーソナリティ障害（ＢＰＤ）』ライフ・サイエンス、東京、一九九六年。

（13）宮本忠雄「躁うつ病における混合状態の意義―臨床精神病理学的検討―」『臨床精神医学』二一、一四三三-一四三九頁、一九九二年。

（14）森山公夫「両極的見地による躁うつ病の人間学的類型学」『精神経誌』七〇、九二二-九四三頁、一九六七年。

（15）成田善弘『青年期境界例』金剛出版、東京、一九八九年。

(16) 夏目漱石『行人』角川文庫、東京、一九五四年。

(17) 大森健一「うつ病者と雰囲気―遷延うつ病の治療経験から―」、飯田真編『躁うつ病の精神病理三』弘文堂、東京、一九七九年。

(18) Schneider, K.: Klinische Psychopathologie. 6 Aufl., Georg Thieme Verlag, Stuttgart, 1962.（平井静也・鹿子木敏範訳『臨床精神病理学』六版、文光堂、東京、一九七二年）

(19) 庄田秀志「漱石『行人』をめぐって―エロティシズムの流れから―」『ＰＯＮＳ』五、一九－二二頁、一九八九年。

(20) 庄田秀志「境界例における感情性と他者体験について―家族イマージュの病理から―」『臨床精神病理』一四、二九七－三一七頁、一九九三年。

(21) Shoda, H.: Splitting phenomena from a viewpoint of experiencing time: Spectrum from multiple personality and hysteria to borderline personality disorder. Psychopathology, 26: 240-254, 1993.

(22) 庄田秀志「境界例における急性感情と基底気分について―忌避念慮ないし忌避妄想をもつ女性例の検討から―」『臨床精神病理』一七、九－二六頁、一九九六年。

(23) 鈴木茂「境界例における多義性と表面性の意義―境界例成人の自己表出と対人関係をめぐって―」、吉松和哉編『分裂病の精神病理一一』東京大学出版会、東京、一九八二年。

(24) 鈴木茂「成人境界例の記述精神病理学的研究」『精神経誌』八六、一六七－二〇三頁、一九八四年。

(25) 湯沢千尋「中年危機的心性を伴ううつ病について」『精神経誌』八四、四二一－四二三頁、一九八二年。

第Ⅲ章　心気・強迫症の精神病理

melancholia generosa（高邁なるメランコリア）と強迫性

先史時代から現代にいたるまで、人は本能的に穢れをきらい、超越的な力をもつものを畏怖し、生贄《いけにえ》や供《く》物《もつ》を捧げてきた。古事記でイザナキは冥界にイザナミを訪ね、妻の腐乱死体を見てしまったあと、呪を恐れ、禊祓《みそぎはら》いをする。吉本隆明はこのイザナキの清祓行為で汗垢にすぎない汚穢《おわい》の要素が共同体を担う神々になっている点を取り上げ、わが国における他界概念の由来を説明している。吉本によると、われわれの祖先が法や宗教を考え始めたとき、それを疎外する醜悪な穢れを解消するために禊祓いという風習が現れ、人は自然を畏怖しつつ、醜悪な穢れを共同幻想として天上にあずけるようになったという（吉本隆明『共同幻想論―規範論』現代の文学二五、講談社）。古事記「三輪山の神」によると崇神《すじん》天皇の御代、伝染病の流行で人民が死に絶えそうになり、夢で神託を仰いだところ「三輪山の大物主大神《おおものぬしのおおかみ》が、御夢《みゆめ》の中に現れて、『この、はやり病の現象は、私の意志によるものだ。意富多多泥古《おおたたねこ》をもって、私を祭らせたならば、神のたたりもおさまり、国も平らかになるであろう』と仰せられた」と書かれており（『田辺聖子の古事記』集英社文庫）、伝染病という現世的な穢れ祓いのために神社建立が指示される。吉本はここに、宗教から政治権力優位への変化を指摘し、社会の肥大化（＝〈醜悪な穢れ〉の増加と社会規範の強化）につれて、共同幻想の規範面は個人幻想に逆立していくと指摘している（「規範論」『共同幻想論』）。

アリストテレスの時代、メランコリア（melancholia）は抑うつ、憑きもの、妄想などの暗躍する「夜の禍禍《まがまが》しさ」の意であった。西洋に日本における禊祓いに類する習慣が無かったにせよ、古代、洞窟で瞑想するイニシエーションで雑念を祓う習慣は「夜の禍禍《まがまが》しさ」を反転させて純粋思考に向かわせたのであろうから、それが創造性の源になっても不思議はない。このベクトルを伸ばしていけば「高邁なるメランコリア」（加藤敏『人の絆の病理と再生』弘文堂）の世界も開けよう。強迫症は儀式と創造性の病でもある。

折口信夫がモデルといわれる三島由紀夫の短編『三熊野詣《みくまのもうで》』で、汽車が動き始めると、「先生は美しい白い和紙のような脂気のない手をしておられるが……その手で、たっぷりアルコールを浸ませた綿を、座席の肘掛やら、窓枠やら、およそ指の触れそうなところへ隈なくこすりつけて、丹念に拭われる」と描かれる。

穢れ祓いの神話。「食と性の精神病理」で引用した『死者の書』の「つた　つた　つた」という亡霊の跫音を恐れながら郎女《イラツメ》がとなえた「なも　阿彌陀ほとけ。あなたふと　阿彌陀ほとけ」という祈りの言葉。その作者折口に三島自身の老醜恐怖を投影させた『三熊野詣』の先生の汚染恐怖。どれをとってもゲープザッテルが強迫病の究極としたアンチエイドス（Antieidos）、すなわち「便や汚穢、毒物や腐ったもの、醜いものや淫らなもの、あるいは死人のようなものといった心象の中にのみ現れる非在なるもの、つづめると生命的な形態を喪失した現存在」を人が知的に洞察し、情緒的な抵抗感を乗り越え、神話や物語や詩の韻律に結晶化させたのが「高邁なるメランコリア」だと知れる。いいかえれば形相《エイドス》は暗黒の質料《ヒュレー》と交わり、アンチエイドスとされる形態喪失に陥るものの、人の欲望は反省性によってその不如意を吟味し、無に担保された自由と想像力の名においてそれを反転させる。身体性を生きながら精神的存在でもある人間に特有の志向性である。これによって人は生活に役立つ技術から始まって、制度や宗教や芸術、はては愛知《フィロソフィー》の対象である知の探求に憑かれ、連綿と歴史を刻んできた。

●生活習慣と強迫性

社会の肥大化（＝〈醜悪な穢れ〉の増加と社会規範の強化）につれて、共同幻想の規範面が個人幻想に逆立していくとの吉本のダイナミックな指摘を対幻想領域に限定し、薄めてみる。人はそこで（対幻想領域＝家族ないしそれに類した親密圏）日常生活を営み、社会生活にもかんでいく。火や水を使って炊事をし、洗濯や掃除をし、昨日の新聞を片付けて今日の新聞を読み、パソコン情報の必要なものを残し、不要なものを消去する。学校や職場や作業所に出かけ、帰ってくる。冠婚葬祭、祭りや二年参り。これらは習慣と呼ばれる。

習慣は、前頭葉・大脳辺縁系を中心としたルートをセロトニン系が制御して成り立つ記憶システムであるといわれている。動物なら縄張りチェックで済みそうな中枢神経のこのルートも、言語システムの拘束を受けつつ他人と同調して生きる定めの人間にとっては、必ずしも安定したものではない。リズム・習慣で成り立つ日常も、足下は薄氷で覆われた非日常の沼である。人は暗に足下のこれを感じ取って不安を体験し、日常・非日常、自明性・非自明性、現実・夢、既知・未知の間の相克を、知性で統禦しようとする。前者にモーメントをもつ者は生活者であり、後者にモーメントをもつ者は懐疑主義者である。後者の態度は人が思考・感覚活動に新たな地平を発見するのに必須の精神生活の形式である。これによって論点が整理され、新たなレベルの不安が体験され、世界解釈の形而上学へと欲望のベクトルが伸びていく。すなわち「批判的人間《ホモ・クリティクス》」の立ち位置であり、差異なき反復で日常生活が平板化すれば、常同症という名の病になる。

強迫は習慣化され、自明とされている事を、疑ったり反省したりする思考作用から始まる。ある表象内容が心を占め（obsessive）、その確かさを疑い、硬直した反省性でチェックせずにはいられなくなる（compulsive）のが病（morbus）としての強迫であり、支配観念に隣接している。西洋中世期、修道院で献身的に精神生活を生きた痩せ症の修道女たちも、高邁なメランコリア(melancholia generosa)を生きる人々と考えられていた。近代に入り、現象学や精神分析が人の精神生活を概念化するようになり、強迫心性にもポジティーフとネガティーフの二義性が指摘されるようになった。彼女らは高邁な信仰生活者であったが、強迫性が食生活から精神生活全般にあまねく浸透しており、身体性を生きる人間としては病んでいた。西洋中世の修道女としては神に向かって身を精神世界にささげ、純粋な生をまっとうしたのであった。

強迫心性が創造行為に結びつけば、文学や芸術的発見につながるし、無意味な対象と承知していながらチェックせずにはいられないという悪性反復に陥れば、強迫症者の受苦になる。

●精神科臨床における強迫性障害

日常臨床に目を転じると、illnessの受苦そのものが問題になる。強迫性障害ほどその理解に多分野の関心を引きつけ続けている現象もまた、珍しい。きちんとした生活をしようとすれば、自分の精神生活にはけじめが必要であるし、家計や商売の出納計算も、一度で済むように気持を集中したい。使用済みの道具は、フォークロア的意味のあるものを残して処理(リサイクル)したいし、過度な倫理的禁止ゆえの不安も、「君の肉体のなかに、『本来のおのれ(das Selbst)』が住んでいる」(『ツァラトゥストラ—肉体の侮蔑者—』世界の名著四六　ニーチェ(手塚富雄編・訳))というニーチェの言葉で和らげ、本能と知性のバランスを考えたい。汚染恐怖や洗浄強迫については、妻の腐乱死体を見て呪を恐れ、禊祓いの結果、汗垢が神々になっていった古事記の挿話を思い出してみたい。認知行動療法を補う形で、硬直化した病者の受苦に、遊びの補助線を入れるためである。

すでに触れたように、昨今の脳科学の知見は、習慣づけられた人の精神生活が大脳皮質の高次抑制機能と大脳辺縁系の間のルートを中心に、セロトニン系でコントロールされていると教えている。この系で高次機能の抑制が損なわれると、強迫症状が出やすくなる。精神療法下、薬としてのＳＳＲＩ（selective serotonin reuptake inhibitor）が有効とされる根拠の一つである。計算はできているはずなのに、計算違いを確かめずにはいられない。この無私の衝動も、常識の閾値を越えると、強迫症者の受苦になる。数字に限らず万象のあらゆる対象が、強迫の内容そのものになる。強迫心性と嗜癖性の病理が近接するゆえんである。

病者の体験分析に重きを置いたシュナイダー・Ｋは、強迫を要素心理学的に「思考の障害」の項目で扱っている。強迫症状一般はどのような精神現象にも遍在するものであり、シュナイダー自身も「強迫は思考だけでなく、随意的、統制可能な心的生活でも起こりうる。その場合、欲求や意志の障害として、さらには人格意識の障害としても扱うことができる」と前置きし、それでも強迫でもっともきわだつのは思考障害の側面であるとし、強迫体験を「①強迫体験とは、平静時には無意味であると知りながら、②主観的強迫の体験を伴って現れる、押さえつけられない意識内容のことである」と定義した。①②が出そろっていれば強迫神経症（抑圧と強迫症状）、②が優位の病態では、何らかの病ゆえの思考・感情・意志の統御困難に対する強迫神経症様の防衛的構造力動が考えられる。後者は初期統合失調症、統合失調症残遺期、制縛性緊張病、気分障害からてんかん性精神病、器質性精神病にいたるまで、精神病といわれるものにはあまねく随伴しうる。抑圧の失敗様態と考えれば、境界例、境界例的特徴をもった摂食障害、昨今概念拡大傾向にある広汎性発達障害圏にも生じうる。これらすべてに触れることはできないので、以下、話を統合失調症圏にしぼって強迫神経症様状態を考えていく。

強迫性障害の再認識（自生体験・強迫体験という対極構造）

ブランケンブルグの症例アンネの陳述「大人になるということがどういうことなのか、そういった言葉の意味を考えずにはいられないのです」という訴えがよく議論の俎板《まないた》に乗せられる。ブランケンブルグはこれを「強迫表象」「強迫的思考習慣」ないし「詮索と疑問」にまつわる問題とし、アンネの思考形式をつぶさに分析し、寡症状性統合失調症に統合失調症という病の本質を想定した。勝手に浮かんできたり、考えずにはいられない思考の内容、すなわち「大人になるということがどういうことなのか、そういった言葉の意味」を考えることは、判断作用から見る限り決して無意味ではない。まずシュナイダーの強迫の定義①「無意味性」という標識からは、はずれる。にもかかわらず、「考えずにはいられない」は定義②の標識に相当する。この点についてシュナイダーは「強迫表象」や「強迫的思考習慣」や「詮索と疑問」で批判力が関係してくるとすれば、その内容の無意味性ではなく、単にその圧倒性という事実についてであろうと解説する。①の標識がなく、②のみの標識でも強迫としてよいという方向に概念枠をゆるめると、シュナイダー自身も認めているように、支配観念や妄想様観念との境界がなくなってしまう。心気的、あるいは形而上学的詮索、被害関係念慮も主観的強迫という性格で体験され、理由なく圧倒的だからである。シュナイダーは病者の体験的事実に即して、①②に共通する受苦の様態を、「内からの強迫」とか「強迫は自我の性質をもつ」とか「強迫は自己所属的（meinhaftig）であって、どこまでいってもわたしの強迫である」といった記述で焦点づけようとした。臨床的には①②が出そろっている場合と②のみの場合を峻別しておくほうが、精神症候学に有用である。

中安は、強迫という体験様式に対する従来の理解がその内包と外延の両面において自生という体験様式を過包含していると指摘し、自生と強迫を二律背反的な体験様式として対置させ、その特徴を整理した（中安信夫「自生と強迫―体験様式の差異とその臨床的意義―」、永田俊彦編『分裂病の精神病理と治療五』星和書店）。中安によると両者は、(1)体験の感じられ方、(2)重症化の方向性、(3)体験による主体の苦痛、(4)体験に対する主体の構え、(5)体験内容の単一―多岐、特定―不特定、新規―再現の五項目に整理されうるという（表1）。典型的な第一級症状や緊張病像が減少し、全体に統合失調症が軽症化しているとされる昨今、このよ

表1　自生と強迫の体験特性の比較

		自生	強迫
1	体験の感じられ方	……が勝手に出てくる ＜自生性＞	……を考えず（せず）におられない ＜強迫的能動性＞
	営為に対する自己能動感	なし	あり
2	重症化の方向性	自生性→第二自己能動性→自己被動性→他者能動性（「超越的他者の出現」へ）	強迫的能動性→通常の自己能動性
3	体験による主体の苦痛	体験出現の自生性	体験内容の不合理・無意味性
4	体験に対する主体の構え	自生的な体験出現を抑圧しようとするか、もしくは受身的に翻弄される	不合理・無意味な体験内容に対して抗争する
5	体験内容の 単一—多岐、 特定—不特定、 新規—再現	多岐 不特定 新規	単一 特定 再現

（中安信夫「自生と強迫—体験様式の差異とその臨床的意義—」永田俊彦編『分裂病の精神病理と治療 5』、星和書店）

うな体験形式の違いを念頭に置いておくことは、病者の体験世界を正確に理解しておくうえで重要である。また、ＩＣＤ、ＤＳＭといった操作的診断基準で強迫性障害とされ、ＳＳＲＩといった標準的薬物療法や精神療法が行われたにもかかわらず治療抵抗性が強いとされる症例の治療指針を見直すうえでも、看過できない。

　具体的な自験例で検討してみるとわかりやすいと思う。個人情報であるので、訴えの重要な部分を地の文とし、付随的と思われる部分は問題点をはぐらかさない範囲でアレンジした。

イラスト関係の仕事をしていた二〇代の女性。主訴は「変だと思いながら確かめても、確かめたことが言葉やイメージになって（なおさら強く）浮かんでくる」「確認に手間取って、出社時間に間に合わない」であり、なんとかしようとすればするほどひどくなり、疲弊のはて帰郷し、わたしの外来を受診した。接触は良好で、いくらかせわしない口調で、彼女は以下のような苦痛を訴えた。

「道を歩いていると葬式の場面が頭に浮かぶ」「新聞の見出しで人が殺されたとか、会葬の記事とかを見ると（あとになって）、新聞記事の文字が浮かんでくる」「テレビニュースでアナウンサーが『……殺害された』『事故で死亡しました』などと言っていると、『殺害』とか『事故』とか『死亡』といった言葉が浮かび、そのうち自分の声で、『殺害』とか『事故』とか『死亡』と聞こえてくる」「『事件』『事故』『災い』『葬式』『仏壇』といった言葉とそれにまつわるイメージが恐怖です」「道を歩いているとポストやマンホールに以前自分が見た文字（仏壇やお墓の宣伝文句、通夜の張り紙の文字）が映し出されているように感じ、確かめにいきます。無いと確認しても、そこに戻ってもう一度確かめずにはいられなくなり、遅刻するようになっていました」「香典返しの袋とか、新聞で見た仏壇の広告とかが（今目の前にないのに）ありありと頭に浮かぶ。新聞やテレビで見たいやなニュースの見出しとか字幕が浮かぶ。（すると）新聞やテレビのあった部屋の情景までいっしょに浮かんでくる。手にもその字が映る。払いのけようと手に神経を集中すると、手が脳みそになったように感じる。その手で洋服のボタンをはめると、身近な人が死ぬのではと脅えます」「頭の中に、いやなコマーシャルの音楽が鳴り響いてつらくなる」「（実際に音楽を聴いていると）メロディーの間から『コ』と聴こえてくる。『事故』と聴こえている気がして不安になります」などと述べ、「（そういういやなイメージを払拭するために）対照的な安心イメージの言葉をわざわざ思い浮かべてみる。生命、誕生、幸せ、生きる……。言葉のイメージを思い浮かべながら、手を洗っていると、それが止められなくなります」「（だから）死（にまつわるいやなイメージ）に対して生のついた言葉を、（手を洗いながら）次々思い浮かべてみます。先生、生誕、生命、生存、生活……（きりがなくて）苦しくなります」と述べ、「（時には）デザイン関係の仕事で、自分がうまくいっている状態を空想し、切り抜けていることもあります」といった陳述内容であった。

記述に際して病者の訴えから中安が初期統合失調症で取り上げた自生思考、自生視覚表象、自生記憶想起、自生内言、白昼夢などの受苦の様態を念頭に置き、上記の自生体験と強迫体験の形式的対極構造を押さえたうえで相手の体験内容に耳を傾けながら、訴えそのものを損なわない範囲で繋ぎの言葉を（……）と略記した。面接者が病者のこのような主観的体験優位の受苦の様態を把握しようとするとき、指示的名称や類型概念はありがたい参照枠になる。感覚的把握やマニュアル的な把握に傾きそうなところ、（……）で示したように、面接者も必要に応じて合いの手を入れ、説明しがたい病者の受苦のもどかしさをいっしょに整理できるからである。

シュナイダーのいう強迫①②の標識を満たしているものはむしろ狭義の強迫神経症であり、前記の現症から初期統合失調症を考えるにせよ、解離性障害を想定するにせよ、マニュアルにそって強迫性障害とくくるにせよ、訴えの特徴はイメージや言葉が湧出してやまない自生的表象体験の苦痛であり、その内容はゲープザッテルがアンチエイドスとした生の形態消失、すなわち死のイメージ群である。彼女はこの体験の受苦を解消するために、死という言葉への対抗表象（Gegenvorstellung）として生にまつわる言葉を意識的に思い浮かべ、ますます死にまつわるイメージに憑依される。この自縄自縛状態を切断しようとしてかなわず、洗浄強迫行為がエスカレートしたのであった。随伴した母親の「家中が水びたし」との話も、あながち誇張とも思われなかった。妻の腐乱死体を見てしまったイザナキの禊祓いの神話も、人の死生観や強迫心性に根ざしている。

人間学的立場からゲープザッテルは強迫体験を「強迫とは恐怖に憑かれた状態（phobische Besessenheit）」であり、「憑かれ方が強ければ強いほど、支配観念に近づいていく」と述べている。さらに「病者はこの憑かれた状態から切り抜けていこうと四苦八苦し、憑かれたものがますます異質で不気味な対象になる」と続けている。このような見方も、シュナイダーの広義の強迫の定義における標識②にこそふさわしい。安永は「統合失調症圏の辺縁にしばしば認められる強迫型意識」という名称で概念枠をしぼり、「強迫型意識とは、内在化した（表象される）強い恐怖に、認識空間内で、心像操作によって、排去を図ろうとする意識型である」と定義した（安永浩「分裂病症状の辺縁領域 その二―強迫型意識と感情型意識―」、中井久夫編『分裂病の精神病理八』東京大学出版会）。初期統合失調症に特徴的として中安があげた諸種の自生体験も表象空間内の体験でありながら、その湧出の圧倒性ゆえ統合困難な知覚性質を帯び、病者を苦しめる。安永はこれを強迫的類知覚化と命名した。シュナイダーの①②を備えた強迫の受苦でも、昂じると強迫的類知覚化になり、受苦の様態が強迫型意識に近接してくる。

●統合失調症と強迫神経症様状態

統合失調症圏辺縁の強迫型意識では、「内在化した（表象される）強い恐怖に、認識空間内で、心像操作によって、排去を図ろう」とするため（押されながらの能動感）、「対象極b↑を動因とする自我極a↑」で、何事かを考えたり、企てたりするのに必須の反省意識そのものが狭隘化する。構造力動的にはこのa↑⫩b↑状態が、統合失調症性の構造逸脱に対する防衛になっているともいわれている。

狭義の強迫（不合理性という体験内容ゆえの受苦）も強迫型意識（排去しようとするほど湧出してやまない体験形式の受苦）も、表象空間に浮かんでくる恐怖対象ゆえ避けられず、それを何とかしようとして、症例のように対抗表象（Gegenvorstellung）や洗浄強迫行為といった対処行動も出てくる。そこでは精神生活に重要な反省的現象が後退し、差異なき反復になってしまうため、病者は自縄自縛状態に陥る。反省機能不全のベクトルが思考障害のほうに伸びていくと「不吉な内容のため、そのままにしておけば身近な人に悪いことが起こる」といった彼女の訴え（妄想予感 Wahnahnung）に始まり、妄想様観念に近づいていく。以上は自我の心的エネルギー水準が保たれているとしての話である。自縄自縛状態ゆえ覚醒度は高く、他性に押されっぱなしの受動的自我機能亢進状態は、強迫・心気・離人体験といった神経症様状態を呈する。マイヤーは強迫・離人のいずれもが反芻的疑問（ruminierende Frage）の病であり、強迫では世界への自然な安らぎがそこなわれ、離人では世界からの隔絶に苦しむと指摘した。心気・体感症もまた、強迫・離人症と同様、反省の病であり、どこまでも自分にとって違和的な身体感情がつきまとい、受苦の自己所属性を逃れることができない。反省性が精神や身体にうがって働いているこのような神経症様状態が統合失調症のシュープを被覆していることは、まれならずある。自我が思考や感覚体験の被侵襲性を閾値ぎりぎりのところでもちこたえきれていれば、中安が初期統合失調症に指摘した自生内言、自生記憶想起、自生視覚表象、音楽幻聴などが現れ、病者がこれらの不如意を排去しようとすると、強迫的類知覚化の受苦と区別しがたくなる。防衛的構造力動の閾値を越えれば（＝シムコー・Aのいう反省意識による被覆解除）、自己所属性（Meinhaftigkeit）ゆえのこれらの受苦は変容し、シュナイダーが妄想知覚体験の奥底に想定したNuminose（神聖な魔とでもいうべき畏怖と魅惑の擬似宗教体験）（松田真理子『統合失調症者のヌミノース体験』創元社）が前景化し、表象内容も他性を帯びて自我を侵襲し、ヘフナー、ウィンクラーらの指摘した自我収縮や自我拡散といった力動逸脱になる。すなわち受苦の内容は自己所属性を失って他者に定位され、典型的な場合、病者はそれを、匿名的・圧倒的・実体的・超越的な性質を帯びた他者の気配や声として体験する。

自我機能が衰弱したまま残遺期が慢性化すると、強迫型意識は精神自動症になっていく。

状況意味・思考活動・自明性と強迫性

デカルトは脳をもつ自我が何事かについて考えるという思考体験を、人の精神性（魂）の根拠とした。とはいえ、状況を感受するという原初的体験は、生態学者が解説するように、神経機能をもつ以前の動植物にもある。生命あるものはみな、自然界の意味を受け取りながら息づいており、ギブソンが生態心理学的立場から命名したアフォーダンス（affordance）という視点が注目される。鮭は生誕して稚魚になり、川を下って長い回遊生活を送り、産卵のために母川を遡行して、死ぬ。回遊生活や母川に回帰するという生態のメカニズムについては諸説がある。動物一般に広く認められるグルーミング、餌を個体数によって制限するためとされる縄張りチェックについても同様である。

個体・種の維持に必要な本能・習性が、人間では社会性を担う言語機能を中心に、複雑に分化してきた。例えば生活で火を使う習性をもつ人間。人はプロメテウス神話で語られるように神から火を盗み、科学技術を進歩させ、電力や原子力と、制御の倫理にかかわるものまで自然界から盗み出し、文明生活を生きるようになった。現代、情報ネットワークのグロバリズムはどこに外延の限界をもつのか、はかり知れない。おのずと個と共同体の関係も変容し、バーチャルネットワークアイデンティティーという自我のあり方まで指摘されるようになった。それでも知と非知の弁証法関係は変わらず、人は連綿と母子関係に始まる家族の保護や愛情機能を葛藤的に感じ取り、情緒的な潤いの多寡の中でさまざまな癖・性向・習慣を身につけ、風習・習俗を知り、言語機能を中心にした掟ゆえ、暗々裡に、我慢しなければならない幾多の約束事があることを知る。

犬には犬の直感があり、人とは違う嗅覚地図があるであろう。災害時、訓練された犬は、ゲシュタルト的認知機能によって鋭く状況意味を読み取り、行動する。「……せずにはいられない」という人の強迫心性とて同じで、複雑になった状況意味を読み取るという思考習慣と切り離せない。人は状況を認知し、言語世界への参入者として態度をとらねばならない。

不安から反省意識・強迫性へ

一方、状況意味を担う対象の姿・形、言葉の響きといった相貌は、そのときそのつど、その人の気分・感情にも左右される。思考のリズムや展開に影響を及ぼしやすい感情の代表的なものが、不安であろう。状況意味認知とはいえ、それが蓋然的把握でしかありえない以上、ほどほどとか、自明とか、慣例といった判断そのものがすでに多義的である。ふだんは慣例・癖・常識・マニュアルなど、申し合わせによって身についた判断でことたり、人はさし迫った不安を免れている。

にもかかわらずゲープザッテルが形而下から形而上にいたるまで人の精神生活があまねく嗜癖的であると指摘したのは、ふだん気づかれない足下の不安との人間学的相関ゆえであった。嗜癖性は「……せずにはいられない」との広義の強迫心性にも重なる。不安には対象がない。日常生活や職業習慣になっている主題や対象でも、マンネリ化による判断の甘さを想定して、人はいろいろなチェックを行っている。昨今は情報産業の進歩によって、デジタル化できるようなリスクはコンピューターが制御するようにセットされている。それにもまた、専門化すればするほど、思いがけないトラブルの陥穽がある。情報管理に、人はますます神経質になっていく。

それにしても個別の対象は認知されているのに、それが布置されている状況を見失ってしまうとはどのような事態であろうか。眼前の、あるいは付き合いの苦手な遠隔地のZならZの身体の局所、言葉尻の断片を、任意に強拡大し続けてみる。部分イメージはパレイドリアから妄想気分・偽幻覚寸前のところまで伸びる。変な思考実験をやめれば、われわれは自明な日常世界に戻ることができる。コントロールタワーが地と図のゲシュタルト認知を部分・全体の相関で操縦し、その妥当性をチェックする反省という習慣をもっているからである。思考体験そのものは本来自生的であり、「何かが中から出てくる」「ほんのとりとめもない考え」とのアンネの訴えは、人がぼんやりしているときの雑念と区別がつかない。それゆえ自生と強迫についての中安の二元的類型化は、臨床上の目安として有用である。例示したイラストレーターの場合、湧出してやまない受苦は自生体験であろうし、対処行動（対抗表象、洗浄強迫行為など）は、体験内容のとりとめなさ、形式面での不如意に対してであり、自生体験に対する防衛的構造力動としての強迫現象と考えられる。広義の強迫症は、視野と距離感の病である。ベクトルが反転すれば、リズム感や創造力の世界が見えてくる。

●反省意識・強迫性から創造性へ

恐怖には対象があり、回避行動が可能であり、不安には対象がないため落ち着きが悪く、人は対象化を求め、正体不明の何かと対決してしまう。強迫心性の受苦である。その「何か」はあまりにも茫漠としているので、強迫症者は誰もが思い浮かべそうな量的差異にすぎない平凡・単純な対象を、体験磁場の中心に置いてしまう。ここから、「……せずにはいられない」対象の凡庸さにもかかわらずチェックや反省に心身のエネルギーが費やされ、心が疲弊する。

強迫心性でアンチエイドスを論じたゲープザッテルと同じ現象学的人間学の立場から、シュトラウスはある病者の行動特徴を記録強迫（Registrierzwang）と命名している。残遺期の患者さんはよく新作言語に近い言葉をぎっしりノートに書きつける。書かずにはいられないにしても、共通感覚に訴えるという配慮を欠いているので、われわれがノートを手渡されても、その意味文脈を受け入れるのは難しい。書き付けられた言葉が当人には意味深いのか、単に自生的思考内容の常同症的筆記に過ぎないのか、区別が難しい。言葉のサラダ然の記録を得意げに見せる残遺期統合失調症者も、かつての教科書では取り上げられていた。日記を書かずにはいられない作家、クロッキー（速写）が習い性になっている画家や彫刻家は創作行為に憑依《ひょうい》されているので、強迫心性に発見的な視点が入ってくる。

前世紀「ありふれたものがみな、すでにひとつの奇跡なのである、わたしはただそれを書きとめるだけなのだ」と述べたカフカにとって、日記を書く習慣と小説を書くことは同じであった。記録強迫心性である。カフカ自身不安が強く、決断が苦手で、キルケゴールの「不安の概念」を好んで精読していた。筆記された内容はのべつ内省され、反芻され、推敲され、差異化運動の果て、最後の一筆に結晶化した。カフカの没年（一九二四年）、ブルトンを中心にシュールレアリスム宣言が謳いあげられた（アンドレ・ブルトン著、藤本和夫訳『シュールレアリスム宣言集（一九二四年）』現代思潮社）。表象の自動筆記は前世紀、シュールレアリスムといわれる芸術運動になり、無意識野の意味を吸い上げて表現にしていくための重要な方法論とされ、ふだんわれわれが気づかずにやりすごしているディオニュソス神の魅力を堪能させてくれるようになった。

強迫心性の二義性を地で生きた創作者として身近に思い出されるのは、折口信夫である。女性を不浄と感じ、手に触れるものをアルコール綿で拭かずにはいられないほどの不潔恐怖にさいなまれながら、折口は「食と性の精神病理」総説で引用したように、適切に音韻のルビをふって漢語の格調を高め、日本の土壌ともいえる特有の宗教性を背景に、形而上的なロマンティークの小説『死者の書』を書いた。膨大な日記を虚構の素材として反芻し続けた戦後派作家島尾敏雄もこの系列に入り、筆者は病跡学的に島尾敏雄論を試みた（「島尾敏雄論─生きられる空間を逍遥するシュールレアリスト」『戦後派作家たちの病跡』勉誠出版社）。「……せずにはいられない」という背理性緊張が精神生活そのものであった三島にも強迫心性はあまねくしみこんでおり、筆者は「三島由紀夫論─劇空間の空虚」というタイトルで、病跡学的論及を試みた（「三島由紀夫論─劇空間の空虚」『戦後派作家たちの病跡』勉誠出版社）。

このように強迫心性は人の精神生活のどのような場面にもつながりうる。反省意識と強迫心性は一貫して筆者の関心をひきつけてやまない領域であった。一方、現象としては地味で強迫心性のような魅力を欠くものの、臨床、とりわけ統合失調症における防衛的構造力動を考えるに際して、心気・体感症が強迫性との補完関係をもっている点を看過できない。これについてはシムコーの構造力動的精神病理学という視点での指摘が、統合失調症の臨床、とりわけその潜勢期・寛解期の防衛的構造力動を理解するうえで示唆的であった。以下、筆者の経験症例を中心に、自明な身体意識が強迫心性とあいまって自明ではなくなり、随意運動にまで支障をきたすことになった事例を「分裂病（＝統合失調症）における強迫現象について――身体と空間の病理から――」として論じた（二四四ページ）。「寡症状性分裂病（＝統合失調症）における強迫現象について――防衛的構造力動を中心に――」（二六四ページ）では、反省意識の分化度を座標系横軸に、自我の統合度を座標系の縦軸にイメージし、病態スペクトラムを想定してみた。強迫病で指摘されるアンチエイドスと統合失調症性体験核心に認められる空虚との隣接関係に言及するためであった。そこから特徴的な症状を示さず、内省傾向を示すでもない寡症状性統合失調症、一般には破瓜型統合失調症とされるものについて、寡症状性統合失調症非内省型という類型を想定し、経時的体験陳述から、強迫・心気による特徴的な防衛的構造力動を抽出してみた。この論文は趣意を整理し、先の“Splitting Phenomena from a View Point of Experiencing Time”に続けて、雑誌Psychopathologyに投稿した（Obsessive-Compulsive Phenomenon in a So-Called “symptomarme Schizophrenie”—From the Viewpoint of Structual Dynamics in Defense Mechanisms. Psychopathology, 29 : 109-125, 1996.）。別刷り論文送付依頼は先のものと違って、チェコ、スロベニア、ドイツなど、現象学が好まれている国々のものが多かった。おそらくシムコーの名の知られている地域なのであろう。「精神病理現象における身体化（精神症状の身体症状化）の意味またはその防衛機能」（二八八ページ）は心気・強迫症のうち心気症にモーメントを移して草した総説で、「統合失調症における強迫・心気・体感症の防衛的構造力動」にいちばん多くの枚数を配分した。

論　文

分裂病（＝統合失調症）における強迫現象について
――身体と空間の病理から――

●

寡症状性分裂病（＝統合失調症）における強迫現象について
――防衛的構造力動を中心に――

●

精神病理現象における身体化（精神症状の身体症状化）の意味またはその防衛的機能

原著論文

分裂病（＝統合失調症）における強迫現象について

——身体と空間の病理から——

Ⅰ　はじめに

強迫現象はさまざまな精神疾患に遍在しており、その特性をまんべんなく描き出すのは困難[22]である。強迫神経症における強迫現象が古典的な精神分析理論にもとづいて性的攻撃的欲動に対する防衛過程から了解的に説明されるのに対し、分裂病と強迫現象の関係は、いまだに論述が錯綜している[2,4,9,11,20]。力動論の立場からは、強迫現象が分裂病の代償過程と理解されるし[21]、現象学の立場からは、分裂病性基礎障害に対する対抗処置（Gegenbild）[5]とか被覆（Deckung）[1]とか現存在企図（existentieller Versuch）[14]といった指向性がいわれる。安永[24]はファントム理論によって分裂病症状の辺縁領域にある強迫型意識を「内在化した（表象される）強い恐怖に、認識空間内で、心像操作によって、排去を図ろうとする意識型」と定義し、ファントム空間では$b\uparrow$を動因とした$a\uparrow$が起こり、体験パターン$a\uparrow \fallingdotseq b\uparrow$の硬直状態が生じるのだと説明した。このシェーマに従って分裂病性強迫型意識を考えると、表象像自体の強さや分化度は変わらないのに、主体への与えられ方が知覚に近くなる（強迫的類知覚化）ため、自生表象、心的自動症、幻覚妄想の性質を帯びてくるという。

筆者らは、随意運動の確認が問題になる寡症状性分裂病の症例を経験した。祖母の他界から「喪の作業」を経ての発症であり、特異な身体体験、強迫行為のほかに、地縁・血縁の否定と地理幻想という一貫したテーマに加えて、独特の空間体験が認められた。症例の身体体験や強迫体験、空間体験を記述し、本例における身体意識や強迫行為や空間体験の内的連関をさぐり、本例が固執した地理幻想の意味を考察したい。

Ⅱ　症例呈示

【症例】二二歳、男性。

【主訴】家にいると、自分の体が思うように動かない。

【家族歴】兼業農家。父親は会社員。母親もパートタイマーとして働きながら、ともに農業を支えていた。父方祖母が同居していたが、本人が中学三年のとき他界した。本人より四歳年上の兄は養子。実子である本人といっしょに養育された。本人にはいまだに、兄が養子であるという事実は知らされていない。この兄は活発で世間馴れしており、早々家から自立してトラック運転手を勤め、結婚している。朴訥な父、現実的で押し出しの強い母、それにこの兄と、三者三様に本人の病気のことを気遣っている。

【生活歴】両親は共働きのため不在がちであり、祖母にかわいがられた。身辺のことは自分できちんとやってのけ、素直で、全く手のかからない子供であった。反抗期といえるものがなく、一人漫画を読んだりプラモデルを作ることを好んだ。成績は中位。中学三年時に祖母が他界した。本人はかなりショックな出来事だったと述懐する。高校に進学したが二年次二学期ころから遅刻がちとなり、不登校となった。

【病前性格】両親から見るとおとなしく、周囲に過剰に気遣うようなところがあった。身辺のことはきちんとしており、特に金銭管理は正確であった。反面、不要なものをなかなか捨てられないようなところがあった。他人と深く付き合うのが苦手であり、友人は少なかった。

【現病歴】高校二年次二学期（一六歳）ころから遅刻がち、ついで不登校となり、自室閉居。マンガやアニメーションビデオを見て過ごすことが多くなった。家人とも接触が少なくなり、しだいに部屋の状態も乱雑になっていった。母親がみかねて部屋に掃除に入ったところ、ひどく怒り、戸や壁を壊すような興奮状態となった。その後も同様のエピソードが数回あった。やがて「家から一〇メートルのところに骨が埋まっている」と言い、家人に除霊することを迫った。そのため実際僧侶が呼ばれ、除霊儀式がおこなわれた。僧侶には暗に、除霊ですまない病気の問題がありそうだと言われた由である。一方、このころから「自分の体が自分のものじゃないみたいだ。意志どおりに動かない」と訴えるようになった。一六歳ころから、歩いたり、家の中のある場所からある場所に移動するといった日常動作にも抵抗を感じるようになったという。周囲で見ていても、何度も元の場所に戻って何かを確認し、次に進むといった奇妙な反復行為が多くなっていった。同年秋、出席日数不足で、高校を退学した。そのころから、東京のアニメ学院への入学を希望し、アルバイトを始めた。当時は、前記の強迫行為がいくらか背景化していた由である。家人には「今の状況を脱するためには、家を出ないとだめだ」と言い張っていたという。しかしこのアルバイトも通勤用の自転車が盗難にあってから頓挫し、ふたたび自室に閉居。ビデオを見て過ごすようになった。風呂にも入らず、食事も一人でとるようになり、朝寝坊宵っ張りの不規則な生活になっていった。

一七歳の二月、当科初診。三月に入院となった。入院時、対応は他人行儀でかなり理屈っぽい。話し方は単調で感情表出に乏しく、不安げであり、生活態度は引きこもりがちであった。起立し、歩行を始めるとき、下肢には緊張性の粗大振戦が生じ、弾みをつけて動き出したかと思うと、元の場所に戻って同じ動作を繰り返すといった強迫行為が、当初から著明であった。面接でそのことを問題にすると「自分自身の行動が信用できない。何かしようとすると体が乗っ取られる」「心が体に遅れる。だから一致させるために、元からやり直さねばならない」と訴え、体の痒みとか人の気配、声をかけられるといった些細な影響でも、このような随意運動をやり直さねばならなくなると訴えた。さらに「自分の中にもう一人の自分がいる」「何かに邪魔されている。縛りつけられている」「家の仏間や墓の方向から、ばあちゃんの霊のようなものを感じる」などとも訴えた。前記の強迫行為が心身の分離体験や作為体験、時には憑依《ひょうい》体験がらみであることをうかがわせた。改めてそのような行為の妥当性について聞くと、ばかばかしいことだと不合理性を認めるが、強迫行為の最中は、むしろそれに没頭しているように見えた。また、一度身にまとった衣服はお守りのようなものだからとなかなか脱ごうとせず、同様の理由で財布は眠っているときでも体から離さなかった。臭いが気になるといって水は絶対に飲まず、ヨーグルトなどを用いて服薬していた。一方「東京に完全にプライベートな空間を確保しさえすれば自分の身体を自分のものとして感じることができるはず」「そこからアニメ学院に通う」と主張し、病棟の日課やレクリエーション、作業などはことごとく避けていた。

翌年四月、出立の意味方向性をある程度の現実枠内で支持するという方針で家族の了解を得、退院を許可した。

一八歳の四月より東京のアパートで自炊生活を始め、念願のアニメ学院にも入学手続きをとった。しかし初めのころなめらかに感じられた心身の動きもしだいに悪化し、以前と同様の強迫行為が出現。電灯をつけて終日部屋にこもるようになった。アニメ学院への往復も実際はこの強迫行為のため困難で、二度通学したのみであった。本人の様子を心配して、大家の老婆が時々本人の部屋をたずねるようになった。患者はこれを自分の空間への侵害ととって、いらだつようになった。当科への再入院を希望し、ベッドが空くまでの一ヵ月を自宅で過ごした。その間入浴も更衣も一切せず、食事量も減少。三週間の便秘。後半は一ヵ所をほとんど動こうとせず、トイレにもいかず、牛乳パックに放尿していた。「家は二度と戻って来るはずのない場所だから、できるだけ動かず東京に行く前の自分を維持したかった」と、後になって当時の気持を担当医に述べている。

同年七月、当科第二回目の入院。状態は前回入院時と大同小異。個室で横になっていることが多く、ベッドから離れるところから、必ず同様の強迫行為が始まった。集中し、はずみをつけて一息で数歩進もうとするが、二、三度同じ場所に戻り反復しないと、先に進めない。食事のときの箸づかいなどでも同様であった。「食事のとき、段取りが決まっているんです。しかし食べながらふっと考えが浮かんでくると、元から始めないと落ち着けないんです。ぼーっとしていて、ふとここの非常灯はどうなっているんだろうなんて浮かんでくる。するとその間に（思い浮かべている間に）体を残してきた感じになるんです」「体を動かそうとする。すると動いても心が残った気がして、やり直します」と述べる。このころは、面接で不合理性や強いられる感じについて問うても、「確かめるんではなくて、心と体がいっしょになるように自分でそうするんですけど、なかなか溶け合わさった感じにならない。歩き出しが特にいけない。それでも、やり直せばけっこう元に戻る気がします」と述べ、妄想性思考に近い強迫体験のように思われた。強迫行為とは別に「性格が変わっていく気がする。ぶっきらぼうになっているし、細かいことを考えなくなっているし……」「なんだか自分がつかめなくなっているんです。このまま待てば、それだけでどんどん乾いて、何もなくなってしまう」「自己分析が甘くて、自分の言っていることが伝わってないような気がする……」などと、人格の不確実感や周囲との交渉のあり方への懐疑感を訴えるようになった。

しかしこのような懐疑が、健康な内省や闘病姿勢になることはなく、「東京に行けば自分の安心できる絶対的なスペースがある。そこにはアニメーターになる条件があるはず」との主張を頑として曲げなかった。そればかりでなく、これまでに述べてきた状態の悪さは担当医が入院を引き延ばすからだと合理化し、攻撃感情を向けてくることもあった。病棟では誘われても何も手掛けようとせず、病棟が絶対的なスペースでないことを理由としていた。

一九歳の九月、患者の内的な流れにそって、東京の公立病院を紹介した。相手側の事情で、入院は不可能であった。その秋ころからますます自閉的となり、生活態度は不活発となり、レクリエーションや作業療法への導入を拒み、家庭への外泊や兄の結婚式への出席、正月外泊もかたくなに拒んだ。一方「アニメーターへの掛け橋でなければ、どのような行為も無意味」と述べるなど、アニメ世界への固執はますます強まっていった。スペースに対する感じ方も、この固執と関係して述べられることが多かった。「部屋（個室）の電灯は、看護婦さんにつけたり消したりしてもらっています。病院の中ではあそこがいちばんプライベートな場所。そこで自分が電灯をつけたり消したりすると、根付いてしまう。根付くと考えられなくなる。アニメの世界がほんとうに消えてしまう」「（強迫行為について）体が動いても、心が残るから。ここに心を残すと困るんです。自分の痕跡になるものは、何も残してはいけないんです。前はここでスケッチをしたりしたけど、あれをやると自分が変わるというか、これまでずっと積み上げてきたものが崩れ去ってしまいますから。東京だったら、それはアニメの世界につながっているという感じがあるから、心が残ることはそんなに苦にならないと思う」

病棟生活での彼の身体位置の取り方にも、スペースの病理を思わせる独特のものがあった。個室で一人過ごす時間が圧倒的に多かった。個室外では、身体を中心とした不可視のスペース、とりわけ背後に誰かいることを不安がり、壁を背もたれにして立っていたり、卓球台で腰を支えてデイルーム全体を視野に納め、長時間過ごすことが多かった。

その年の秋入院してきた患者の話に刺激されて、症状の再燃傾向が認められた。入院当初からこの患者は、「家は帰るべきところではない。九州のコミューンに行けばすべてが解決する」といったことを訴えていた。このころから彼は不安定になり「家の話をされると、妙な感じになる。呪縛霊がとりついて、身動きできなくされる。ここでは何をやってもだめです」と訴え、憑依体験の部分については話題にされるだけでそうなりそうだと、その話を避けたがった。

一方、行動療法的な形で患者に付き添い、作業への導入を試みた。強迫抵抗が極点まで高まっているように見えた。作業療法室に近づくにつれて強迫性反復行為は増え、一度は作業療法室につながる廊下の前で立ち尽くし、ついで廊下と作業療法室の境界の前に立ち尽くして、絶対に中に入ろうとしなかった。それ以上の無理強いはしなかった。そこから引っ返すとき、強迫性反復行為はこれまでになく強く、頻回であった。直後に面接すると「初め心の残る感じが強くなってきて、そのうち作業療法室のフロアーが近づくにつれて呼吸が苦しくなって、ホラー映画の中にいるような気持悪さになった。その後放心状態だった。頭がポテンシーの落ちたトランジスターラジオのようだった。ザーッという音だけになってしまったような感じです」と訴えている。

二一歳になったころから、東京にしかるべき場があるということをしきりに訴えるようになった。行動療法も病識を求める面接も膠着状態に陥っており、それまでの方針を変更。無謀な現実離脱の試みにならぬよう現実の枠組みを作り直しながら、東京でのアパート生活を許可した。現実の枠とは、紹介先の病院への通院を前提とすること、アパートに電話を入れ、病院や家族と必ず連絡をとること、生活が固まるまではアニメ学院を保留にすること、可能なアルバイトなども考えるといった内容であった。三月退院。電器製品販売店店員を経て、現在はスーパーマーケットに勤めている。ときたま電話で消息がある。帰途強迫行為が出るが、アルバイト中は消失しており、大過なくやっている様子である。現在、病気のころを振り返って「あのころは（祖母の他界後）自分のまわりの空間を固めないといられなかった。今では自分の中にちゃんとした空間をもっているから、外の空間には以前ほど固執しなくなった。自分のまわりに一つクッションができた感じです」と述べ、強迫行為についても「繰り返し行為が出てもこれで止めておこうと言いきかせることを先生に勧められて、けっこう効いていると思う」と述べている。通院先の病院からも経過良好と聞いている。

Ⅲ　考　察

1　憑依体験と身体意識

廣松渉[6]は「心的存在」が「身体」に内在化する機縁の一つとして、生体と死体の区別といった観察体験をあげている。われわれは眠りの中に生と死の中間状態としての休息した身体を考えることができるし、その極限に死を想像することもできる。死体は解剖学の対象ではあっても、もはやわれわれが身体と呼ぶものではない。身近な人の死を通して生を体感できるということは、本来きわめて生命的な営みである。

本例では思春期といわれる時期に代理母親的存在であった祖母が病死している。家族における死滅と生成という対幻想領域のあり方を、象徴的に示す出来事であろう。これを契機に自我同一性危機があり、やがて祖母霊の憑依と強迫体験が順次現れている。「喪の作業」の失敗と「思春期の身体」というテーマが、本例の症状選択に切り放せない関係をもっているのは明らかであろう。ただでさえ思春期の身体というものは、自己イメージの改変をせまるほど、自己身体イメージというものがインパクトをもっている。そこで本例の身体の病理を考える前に、われわれがふだん漠然としか感じていない身体について、あらかじめ現象学的意味をさぐっておくことにする。

Jaspers, K.[10]は身体について、内部から感覚され、その表面において同時に知覚される世界唯一の部分であると述べている。スポーツで汗を流し、シャワーを浴びたあとなど、われわれは鏡の前に自分を映しだし、同時に内部からくる漠然とした体感によって自己感を感じることができる。右手にコンテをもって自分の左手をスケッチすることもできる。これはJaspersによると身体意識という働きによるものであり、これによって身体は初めて対象化される。これらの例では身体はかなり意図的に対象化されている。一般には対象として意識しようとしてもなかなか明瞭に分離しないのが、この身体意識というものの特性である。本例では発病後、自分の身体が死者霊に憑依されていると体験する。すなわち身体は自我の統制からはずれて他有化されており、患者は「のっとられた体」を取り戻すために意志の力を高める。それがあまりに自明で、ふだんはさほど考える必要もない随意運動の領域に強迫表象が現れ、強迫行為になっている。日常的であたりまえの随意運動が心と体が一致しているか否かという主題の確認対象になるとき、Gebsattel, V. E. F.[5]が強迫に指摘した無動機性や反射性、空虚感や固さといった構造標識をもつことになる。事実ちょっとした体の痒み、誰かの動き始める気配、呼び止められた声でも患者は出鼻をくじかれたと称して、元から随意運動をやり直さねばならない。歩くとか食事をするといった自明な随意運動が、他人には奇妙な反復行為として観察される。この場合、身体はもはやJaspersがいう意味で内部から感覚される自然な対象ではないし、知覚によって体感できる外部でもない。ここには強迫神経症とは異なった分裂病固有の強迫現象の特質が如実に現れている。

ニュアンスの違いこそあれ、このような分裂病固有の強迫現象の特質を適切に説明した先駆者は多い。Binswanger, L.[1]は分裂病における強迫を解体した自然な経験の一貫性を覆い隠すための被覆（Deckung）であると述べ、Lang, H.[14]は分裂病における強迫が、基盤のない無にかき消されるのではといった、境界なく浮動する喪失不安の渦に対抗するための試みであると指摘した。症例アンネ・ラウを通して分裂病の基盤問題を論じたBlankenburg, W.[3]も、彼女の過剰な疑問癖を強迫現象として取り上げ、そこには日常生活の自明性の機能を停止させる根源的な空虚との直接的な対決が認められたと述べている。安永[24]は分裂病の辺縁にある強迫型意識を「内在化した強い恐怖に、認識空間内で、心像操作によって、排去を図ろうとする意識型」と定義し、恐怖の由来に、統制できないという感覚そのものがあげられるとしている。

本例の憑依され、乗っ取られるといった身体体験は、Jaspersのいう身体意識ではとらえられない性質のものであり、まさに無にかき消される恐怖、根源的空虚に向き合った恐怖、自我統制困難という感覚そのものへの恐怖に貫かれており、特異な身体体験であるといわねばならない。Gebsattelが強迫病の究極として主張したアンチエイドス（Antieidos）、すなわち「便や汚穢、毒物や腐ったもの、醜いものや淫らなもの、あるいは死人のようなものといった心象の中にのみ現れる非在なるもの、つづめると生命的な形態を喪失した現存在、すなわち非世界の悪魔ないし反世界」とは、このような症例の強迫行為を見るとほとんど分裂病性体験核心そのものといってもよい。ここでは感情や欲求や自我意識と結びついたJaspers的意味での身体意識というものが、解体している。分裂病性体験核心のため生命的な形態は喪失し(Gestaltlose)、対抗処置(Gegenbild)としての強迫の指向性が鮮明になる。結果として、本例の強迫行為はわれわれに、自然な空間体験の根にある本質を考えさせてくれる。

2 動的空間体験と静的空間体験

病棟生活における本例の行動特徴は、一つには随意運動開始時に見られる強迫行為であり、もう一つは静止時の特異な空間位置の取り方にあった。動と静の差はあっても、いずれにも分裂病性基礎障害に対抗する防衛的指向性が認められ、空間体験の病理が考えられた。便宜上まず強迫行為と身体空間体験の関係を動的空間体験として考察し、ついで静止時の身体と外部空間体験の関係を静的空間体験として考察していくことにする。身体空間とはJaspers的意味での身体意識にまつわる自分についての具象的空間像をさし、外部空間とはこのような身体の具象的空間像の外にある空間をさす。

(1) 強迫行為と身体空間体験(動的空間体験)

山本[23]は身体体験を、自分の身体を主題的に知覚する場合と反省によって見いだす場合に分けている。前者の場合、われわれは対象としての身体を意識しており、自分の身体をくっきりと判明な形で見たり触ったり想像したりできるが、その姿はそのつど部分的であり一面的である。それに反して、何かを意識しているわたしが反省によって見いだす自分の身体はいつも原理的に漠然としており、かつわたしの身体を一挙につつんでいる。だから「わたしが花を見ながらここにいる」というときの「ここ」とは、わたしの身体の場所にほかならないと述べている。通常のわれわれの身体体験というものは、後者に大きな力点をもっている。「花に目を向けるわたしの身体の場所」に類した身体体験をわれわれは生まれてこのかた、連綿と積み重ねているはずである。サッカーボールに目をつけながら走るわたしの身体の場所。川岸をサイクリングしているときのわたしの身体の場所。気になる異性にまなざしを向けているときのわたしの身体の場所。海水に足をひたしながら遠い水平線を見ているときのわたしの身体の場所……。こうしてわれわれはそのつどわたしの場所を身体に同一化し、個人空間を形作る。その完成度は、自我の成熟のあり方に対応している。ある程度完成された個人空間は、Minkowski, E.[16]の言葉を借りれば、一方では明るい空間、いわゆる生きられる空間へと開放されており、もう一方では深さのみが唯一の次元で、距離も延長も広がりもない空間、いわゆる暗い空間につつまれている。

　ところが本例では、身体は「心」と同様、きわめて主題的に意識されている。この場合の身体の主題化は、顔を鏡に映し出して化粧している場合とは違っている。身体への祖母霊の憑依体験のため、すでに自我に統合されていたはずの自明な随意運動が疑わしく、「心を置き忘れた体」もしくは「体を置き忘れた心」としてストレートに主題化する。そのため歩くといったあたりまえの行為が妨げられる。身体は部分的一面的を通り越して、硬化した幾何学図式になる。それでも憑依され、他有化された身体から本来の身体、すなわち漠然とした全体を取り戻そうとして、強迫行為がエスカレートする。そのため身体は前記のようにストレートに主題化され、主題化されればされるほど、硬化した幾何学図式になる。このような原理的矛盾のため、患者は制縛過程に閉じ込められていく。そこには山本のいうわたしの身体の場所はない。個人空間は自然にわたしの身体をつつんではくれず、現実のどのような場所にも同一化できない。Minkowski流にいうと、どこにいても生きられる空間に開放されることがない。作業療法室までいっしょに歩いたとき強迫行為がいつもよりも執拗に繰り返されたが、そのときの空間体験を患者は「はじめ心の残る感じが強くなってきて、そのうち作業療法室のフロアーが近づくにつれて呼吸が苦しくなって、ホラー映画の中にいるような気持悪さになった。その後放心状態だった」と述べている。ここでは個人空間は一過性に崩壊しており、強迫行為は空間体験から解離して常同症化している。このようなときの強迫性反復行為は質的にも本人の操縦意識に異和的であると考えられ、幻覚体験の影響をまぬがれているものの、Clérambaultのいう小精神自動症に限りなく近い。

(2)　静止時の身体と外部空間体験（静的空間体験）

本例に必要とされた個室の外観は、きわめて幾何学的であった。必ず半開閉状態になっているドア。夜中でも必ずついていなければならない常夜燈。枕元にはマンガ、ラジカセ、アニメ関係の入った赤いバッグが幾何学的に配列されている。病棟の比較的自在なスペース、例えば廊下やデイルームにいるときは、必ず壁を背もたれにして立っているか、見馴れた卓球台を腰の支えにしてデイルーム全体を見渡しているかであった。出入り自由であるにもかかわらず、自ら病棟の外に出ることはほとんどなかった。父親が車で外出させようとしても、患者の思い描く道順を少しでもはずれると、車をストップさせ、患者の思い描いた道順に従わねばならなかった。病棟のフロアーに続く病院売店にマンガ本を買いにいくのが、唯一の例外であった。

このような知性による代償性肥大をMinkowskiは病的幾何学主義と呼び、そこには「生の豊饒さ」の必須条件である流動性や変化、発展性や非合理的なものが失われていると述べた[17]。身体の場が十分同一化されてこなかった患者の個人空間は、病的過程によって変化をこうむり、外部空間に投射され、前に描写したような幾何学的空間になったのであろう。しかし患者のこのような生活空間の選び方を、単に病的幾何学主義のみで片づけるわけにはいかない。分裂病性基礎障害に対抗する防衛的指向性から考えると、患者は自分の存在基盤にかかわるからこそ、幾何学的と思えるほどまでに生活空間を制縛するのだともいえる。生活空間の現象学的分析は、このような意味方向性を理解するのにきわめて示唆的である。

宮本[18]は生活空間の心理学的特性を次のように描き出した。すなわち前方は交渉がもっとも密で、しかも十分な広がりをもった空間であり、公共的性質をもち、後方は幾何学的には前方と同じ空間でありながら環界とは没交渉であり、世界と無縁である。横は固有の空間特性としての気分性を備えており、「わたし」のための空間である。さらに上方は「崇高」とか「威圧」といった気分性をもった空間であり、無時間的神秘的空間であるとし、前方、横、上方を「生きた空間」、そして後方を環界との交渉を欠いているという意味で「死んだ空間」と総括した。本例が後ろの物音や気配を嫌って壁を背もたれに長時間過ごしていたということは、静止時のもっとも象徴的な空間体験であろう。後ろは宮本のいう環界との交渉を欠いた「死んだ空間」であり、かつて患者の身体に憑依していた「不在するもの」の巣くう「暗い空間」であり、そこを避けるために患者は、周囲には奇異と感じられる空間位置を選んでいたのだと考えられる。卓球台を腰の支えにしてデイルーム全体を見渡すという空間位置の取り方は、前方の空間のもつ公共性、すなわち他者との交渉に遠く距離をとる必要があったからであろう。個室のドアの半開閉状態は、前方の空間、すなわち公的空間とのきわめて用心深い交渉のあり方をさしている。部屋の置物の幾何学的配列も、外出時絶対ゆずることのできない道順も、失われた患者の生命的形態を、代償的に庇護する働きであると見ていくことができる。治療的空間とは、患者の空間体験の指向性を少しでも明るみに出し、安心できる空間を保障し、身体の場の同一化を手助けすることであろう。

ここで改めて考えさせられるのは、本例の空間の病理が、分裂病性基礎障害に対する防衛的対抗処置として初めて問題になったのかという疑念である。

そこで「身体の場を同一化する」という個人空間の成立に必須の条件について、少し一般的に考えてみることにする。吉松[25]は分裂病性格者と同調性格者では身体体験のあり方がきわめて対照的であることを指摘している。すなわち前者では観念や感覚を通して世界体験をしていく傾向が強いのに対して、後者では筋肉を中心とした身体体験を通して世界を体験していく傾向があるという。わたしの身体の場をどう同一化していくかを考えるとき、感覚や観念を中心に体験していくか、筋肉といった体感によって体験していくかの差はあるにせよ、人は模倣をはじめとする他者への指向という共振の過程をへて共同世界の中の身体を体験する。ゲームや労働や集団スポーツといった共同運動の場合、他者の行動の場とわたしの行動の場の重なりはより広く深くなり、指向的構造の同調も適確になる。これを市川は指向的構造の同調と呼び、身体が共同世界の中にひとまとまりの全体をなして相互的にあるということの前提であると主張している[8]。この同調を観念・感覚的に体験するにせよ、体感的に体験するにせよ、適確に深く同一化されることが、豊饒な個人空間の成立に重要であることはいうまでもない。

本例の「身体の場の同一化過程」をこのような一般命題によって照らし出してみると、本例の生活歴はすでに発病前の身体体験の特性を暗に示している。共働きで不在がちの父母。患者に対する祖母の情愛。身辺のことを全部自分でやってのける、素直で全く手のかからない子供。反抗期の不在。マンガやプラモデルといった、内閉的で観念・感覚優位の遊戯傾向。スポーツでは個人メドレーの水泳が得意であった。

思春期までのこのような生活史特性が示すものは、市川が「身体が共同世界の中にひとまとまりの全体をなして相互的にあるということ」の前提とした、指向的構造の同調の希薄さである。それだけ祖母との共生関係の意味は重かったであろうし、祖母他界後の「喪の作業」の失敗は分裂病の臨床的潜勢力を活生化し、その防衛的構造力動である強迫行為を顕現化するに十分な負荷たりえたと推測される。

3　治療的空間

本例の治療的空間を考えるにあたって、これまで述べてきたことから、便宜上問題を二通りに分けることにする。一つは患者の心理状態にみあう適切な生活空間の設定であり、もう一つはどのようにすれば指向的構造の同調を再体験できるかということである。

(1)　治療的な生活空間

Mehrabian, A.[15]は環境心理学を「ある場が、様々な感受性を持った個人にどのような心理的反応を引き起こすのかといったことを記述し、差異を明らかにしようとすることである」と規定し、人間の行動の納まり方を理論化しようとしている。これは不安の強い患者の治療的な生活空間を考えるうえで参考になるところが大きい。Mehrabianによると、環境に対する人間の反応は接近と忌避という二つの基本的なカテゴリーに分けることができ、環境の負荷量は、次の三つによって測られるとした。すなわち、①環境の負荷量＝環境のもつ情報率（情報率＝単位時間内にその環境に含まれる、もしくは認知される情報の量）。②環境の負荷量は、それがどんな場所か、そこで何が起こっているのかといったことについての不確実さの関数である。③環境の負荷量は物理的、心理的距離の関数でもある。

③の物理的、心理的距離については、安永のファントム論になじんだ者には、自明であろう。物理的距離が近ければ近いほど、心理的距離が緊密であればあるほど、刺激は高負荷であり、その人は高い負荷量を背負わねばならない。さらにMehrabianは環境負荷で人間が情緒反応を引き起こすとき、それに対する反応様式が大きく接近と忌避に分けられるとし、そのときの情緒の状態を快―不快、覚醒―非覚醒という組み合わせで、量的に扱おうとしている。

この前提に立って環境に対する人間の反応の二つのカテゴリー、すなわち接近と忌避行動に与える情緒の影響を、覚醒―非覚醒、快―不快の組み合わせと関連づけると、図1のようになるという。快でもなく不快でもない状況、つまりもっとも普通のニュートラルといえる情緒状態では、きわめて高負荷（覚醒度の高い環境）も低負荷（覚醒度の低い環境）も忌避され、中等度の負荷状況が好まれる。これをMehrabianは逆U字型曲線と命名した。本例の不安、緊張、恐怖といった情緒の状態は不快とまとめることができ、接近を求めるピークはニュートラルな情緒の状態で求められる逆U字型曲線のピークよりも下方左側に移行していくことになる。すなわち覚醒をもたらす環境負荷量の理想形は、中等量よりも少なく、かといって少なすぎないことが求められる。つまり環境負荷のところで説明したように、情報率は少なめに、不確実感はあまりないように、物理的心理的距離も刺激的すぎない適度のところにとる必要がある。先に述べた病棟空間での患者の位置の取り方は、与えられた環境の中で患者自身が不快な情緒状態のときの接近のピーク、すなわち逆U字型曲線よりも下方左側のピークを求める傾向を表している。治療の過程とともに不快の状態よりはニュートラルな状態を、時には快の状態を体験できるようになり、自ずとより高負荷の状態での接近が可能になるはずである。治療とは本人の意思を尊重しながら、このような過程に十分手間暇をかけることであろう。

　作業療法室に誘導しようとしたときの一過性の個人空間崩壊体験を教訓に、不必要な強制、特に随意運動に関係してくるような強制はおこなわないことにした。作業療法士には個室に訪室してもらい、ジグソーパズルなど、初歩的遊戯的接近をはかってもらった。面接をおこなうときも、部屋の落ち着き具合について必ず聞いた。暗い無機的な面接室、あるいは共同利用されているような雑然とした準面接室の類いを患者は忌避した。気に

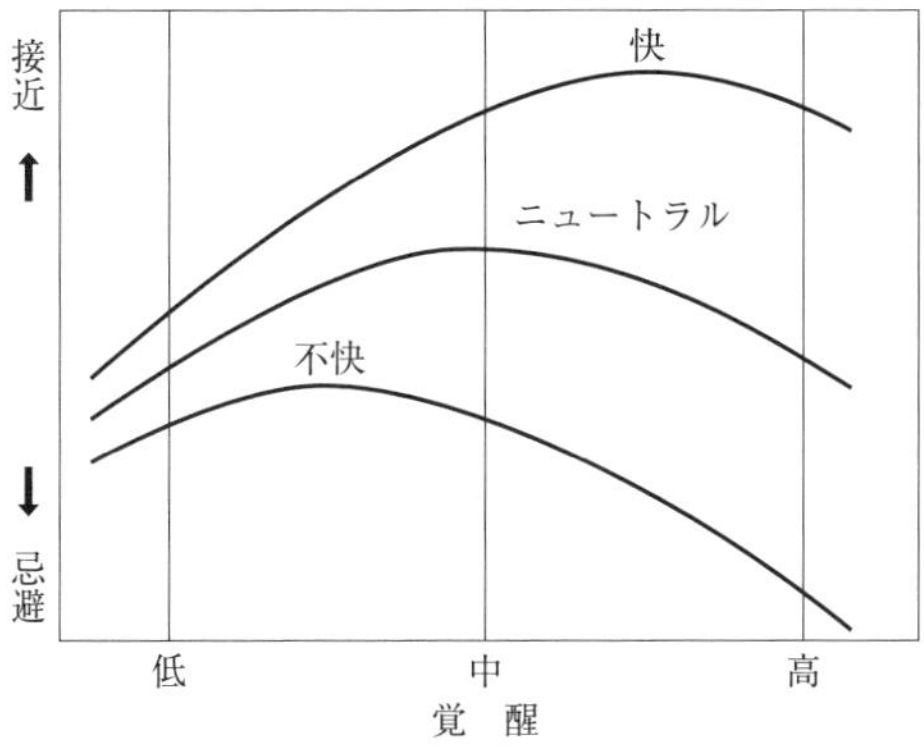

図1　行動心理学的な空間体験イメージ
（文献(15)より）

低中高は環境の負荷量を、したがって個体の側に起こる覚醒水準の程度を表す。

いっている面接室であっても、ドアは個室と同様完全に閉ざすことを嫌い、少し開いている状態を求めた。面接内容も患者が日々体験していることを聞くにとどめ、あばき療法的接近は避けた。内面に触れる質問が、そのまま憑依体験を再燃させかねないという事実を確認したがゆえである。担当医と雑談しながら歩くときの様子がなめらかであれば、はずみでそのまま短い散歩になることもあった。本人が不安を訴えれば、病室に引っ返してくる。夏の暑い日、プールに誘ったこともある。彼はお守りと称して身につけている一式をビニールで完全にパックし、水泳パンツに巻き付け、プールに入った。水の中ではあらゆる運動が、驚くほど滑らかであった。これら一連の話は病的幾何学主義のもつ意味指向性、すなわち操縦意識の代償性復権というあり方を尊重し、制縛された存在基盤を少しでも保障することであったとまとめることができよう。

(2) 指向的構造の同調

祖母他界後の「喪の作業」の失敗を発病の局面と考えれば、同調体験はその時点までの祖母と患者の共生関係を治療者がある程度代理するところから、つまり二人体験を積み重ねるところからしか始まらない。無関心でもなく無関心でもない関心に集中している状態」が存在論的不安にある人を理解する前提であるとして、「患者をありのままに存在させること」の重要性を説いている。このことは患者が指向的構造の同調を体験するうえで欠かせない配慮である。本例で行動療法やあばき療法的接近が破壊的に作用したという事実は、その査証である。実際入院当初、患者は病棟でおこなわれるどのようなグループの動きにも参加しなかった。せいぜい傍観者にとどまった。遠いスペーシングファンクション[7]をとりながら病棟の人間模様を語ることができるようになるまで、かなりの時間を要した。大学病院の特質を利用して、ポリクリ学生や看護学生には長い時間付き合ってもらった。指向的構造の同調の再体験とは有形無形に安心できる日常生活体験が微分されることであり、徐々に自明さが身につくことであり、結局ディテールの描写をこばむような全体的性質のものであるというほかはない。

4 妄想力動としての地理幻想

これまで述べてきた身体と空間の特異な体験のほか

に、本例を特徴づけていたのは地理幻想への一貫したテーマである。患者は家は絶対に帰るべき場所ではなく、「東京に完全にプライベートな空間を確保しさえすれば、自分の身体を自分のものとして感じることができるはず」「そこからアニメ学院に通う」との主張を譲らなかった。彼にとって病棟生活はかりそめのものであり、そこで意志的な行動をとることは不本意な場に根づくことであり、アニメという自分の理想化世界が消えてしまうことであった。本例のかたくななまでの地理幻想の特徴を述べる前に、一般に地理幻想がどういうものであるのかを考えてみたい。

地縁・血縁の否定、それはとりもなおさず人がこれまで自己同一的に身を置いてきた共同体のイマジネーション、いいかえれば個人のイマジネーションを越えて個人を取り囲み続けてきた「ゆかり」からの離脱を、つまり体験記憶の中ではいつでもたぐりよせ可能な空間からの離脱を意味する。地理幻想とはこのような空間の外にある未知の空間に自己の場を求めようとすることである。共同体への負のイマジネーションから幻想と離脱へという流れは、本来分裂気質に親和性のある、きわめて日常的な精神生活の形式である。

本例の地理幻想も、相貌的には健康な精神生活のそれと類似している。しかし本来、地理幻想とは個人や個人を取り囲み続けた「ゆかり」を否定しながら新たな世界をかけがいのないものとして体験し、そのつど新たな経験の地平が切り開かれるといった意味方向性に貫かれているはずのものであり、そこでは人格が経験の厚みをうると同時に、そこからまた新たな自己否定と自己回帰の反復も始まるという時間軸、すなわち歴史性が現れる。このように本来の地理幻想とはそのつど新たな世界に自己同一的に食い込むことであり、能動的な自己意識が前提になる。

相貌的には本例でも地縁・血縁の否定のように見えながら、病的過程の中では亡祖母、ひいては祖先霊がとり憑《っ》くという憑依体験に象徴的なように、地縁・血縁に受動的に食い込まれた状態であり、自己と共同体との境界は不鮮明である。そのため否定という能動感の基盤が自己矛盾をはらんでしまう。憑依状態の派生物は「憑依体験と身体意識」および「動的空間体験と静的空間体験」のところで述べたように、分裂病に固有の、すなわち生命的形態喪失に対する対抗処置といった指向性をもつ強迫体験と幾何学的空間体験をもたらした。しかしその強迫体験および幾何学的空間体験自体、きわめて制縛的である。本例の地縁・血縁の否定は、このような制縛的な病的過程に押されたきわめて受動的回避的性質のものであり、地理幻想も、生命的形態喪失に対するより人格的な反応と見ていくことができる。すなわち願望充足的な妄想力動態勢近縁の状態といってよいであろう。

中井[19]は分裂病における妄想、特に慢性状態での妄想について、妄想要求性という力動を見ていくことの重要性を説いている。治療とは妄想そのものに対してではなく、妄想要求性が低くなる方向にパラメーターを動かすことであるとの主張である。本例における地理幻想は、症候学的には妄想といえなくとも、力動的立場からは妄想要求性と同等に扱ってよいであろう。ここから治療的力点を二つ導き出すことができる。一つは中井の指摘するように、妄想要求性の低くなる方向にパラメーターを動かすことであり、二つには、本例の地理幻想が本来の地理幻想に相貌的に似ていることを逆に利用することである。前者は「治療的空間」で述べたことにつきる。後者は前者の効果を用心深く見すえながら、出立という方向に向けて、無理のない現実的な道しるべをつくることである。具体的な内容は症例の説明で記述した。

Ⅳ　まとめ

(1)　随意運動開始時の強迫体験に悩む分裂病症例を紹介した。「喪の作業」失敗後に分裂病症状と特異な強迫体験が出現し、かたくななまでの地縁・血縁の否定と地理幻想が一貫していた。出立という意味方向性が阻まれていればいるほど、強迫が分裂病の防衛過程として使われていればいるほど、空間の病理は深く、地理幻想は妄想力動態勢に近接していた。

(2)　このような症例では、強迫現象と身体空間体験が切り放せない関係にある。患者は強迫行為というcopingによって身体の他有化を退け、自分の身体の場、すなわち安全な身体空間を取り戻そうとするが、強迫行為では他有化された身体が主題的に意識されるのを運命としており、意識されればされるほど身体は部分的、一面的となり、原理的矛盾が生じる。そのため身体空間と外部空間との境界回復は困難であり、強迫現象に特有の反復の傾向が生じていた。強迫行為に陥っていないときでも、患者には固有の空間位置の取り方が認められた。空間分析が患者の心理理解に有用であった。

(3)　環境心理学の理論を援用しながら、このような患者の治療に必要なヒューマンスペースを論じた。要するに空間の病理にみあうような生活空間の負荷を考えることであり、①環境のもつ情報率が適切であること、②生活空間で起こる不確実さの要因が少ないこと、③対象に対する物理的・心理的距離が自在にとれることが求められた。

（4）　分裂病の治癒過程とは患者がこのような空間を治療者とともに体験し、やがて治療者の保護的空間を自分のものとして同化し、自分自身の身体空間、すなわち外部空間との境界をもった内部空間を取り戻していくことである。このようにして患者は無理のない出立準備をおこなうことができ、相対的に妄想緊張は緩和されていくと考えられた。

文献

（1）Binswanger, L.: Schizophrenie. Verlag Günther Neske in Pfullingen, 1959.（新海安彦・宮本忠雄・木村敏訳『精神分裂病』みすず書房、東京、一九五九年）

（2）Birnie, W. A. and Littmann, S. K.: Obsessionality and schizophrenia. Can. Psychiatr. Assoc. J., 23: 77-81, 1978.

（3）Blankenburg, W.: Der Verlust der Natürlichen Selbstverständlichkeit—Ein Beitrag zur Psychopathologie symptomarmer Schizophrenien—. Ferdinand Enke Verlag, Stuttgart, 1971.（木村敏・岡本進・島弘嗣訳『自明性の喪失—分裂病の現象学—』みすず書房、東京、一九七八年）

（4）Eggers, C.: Zwangszustände und Schizophrenie. Fortschr. Neurol. Psychiat., 36: 576-589, 1968.

（5）Gebsattel, V. E. F.: Die Welt des Zwangskranken. Monatschrift für Psychiatrie und Neurologie, Bd. 99, 10-74, 1938.

（6）廣松渉「他我認識の問題—『心—身』関係論の一位相—」、大森荘蔵編『心—身の問題』産業図書、東京、一三九-一九〇頁、一九八〇年。

（7）市橋秀夫「分裂病のスペーシング機能障害—身体空間の精神病理—」、吉松和哉編『分裂病の精神病理一一』東京大学出版会、東京、二九-五八頁、一九八二年。

（8）市川浩「精神としての身体と身体としての精神」、務台理作・梅本克己編『岩波講座　哲学Ⅲ　人間の哲学』岩波書店、東京、二一一-四八頁、一九六八年。

（9）Insel, T. R. and Akiskal, H. S.: Obsessive-compulsive

disorder with psychotic features : a phenomenologic analysis. Am. J. Psychiat., 143 : 1527-1533, 1986.

（10）Jaspers, K. : Allgemeine Psychopathologie. Springer Verlag, Berlin, 1946.（内村祐之・西丸四方・島崎敏樹・岡田敬蔵訳『精神病理学総論』岩波書店、東京、一九五三年）

（11）Jenike, M. A., Baer, L. et al. : Concomitant obsessive-compulsive disorder and schizotypal personality disorder. Am. J. Psychiat., 143 : 530-532, 1986.

（12）笠原嘉「精神医学における人間学の方法」『精神医学』一〇、五－一五頁、一九六八年。

（13）Laing, R. D. : The Divided Self—An Existential Study in Sanity and Madness. Tavistock Publications Ltd, 1969.（阪本健二・志貴春彦・笠原嘉訳『ひき裂かれた自己』みすず書房、東京、一九七一年）

（14）Lang, H. : Zur Frage des Zusammenhangs zwischen Zwang und Schizophrenie. Nervenarzt, 52 : 643-648, 1981.

（15）Mehrabian, A. : Public Places and Private Spaces. Basic Books, Inc., New York, 1976.（岩下豊彦・森川尚子訳『ヒュマン　スペース』川島書店、東京、一九八一年）

（16）Minkowski, E. : Le temps vécu. Delachaux et Niestlé, Neuchâtel, Suiss, 1933.（中江育生・清水誠・大橋博司訳『生きられる時間』みすず書房、東京、一九七三年）

（17）Minkowski, E. : La Schizophrénie-Psychopathologie des Schzoides et des Schizophrénes- Desclée de Brower, Paris, 19536（村上仁訳『精神分裂病—分裂性性格者及び精神分裂病者の精神病理学』みすず書房、東京、一九五四年）

（18）宮本忠雄「精神病理学における時間と空間」、井村恒郎・懸田克躬・島崎敏樹・村上仁編集『精神病理学四異常心理学講座一〇』みすず書房、東京、二四三－二九四頁、一九六五年。

（19）中井久夫「妄想患者との付き合いと折り合い—してはいけないらしいことと許されるだろうこと—」『精神医学』二一、一三八－一四二頁、一九七九年。

（20）Rosen, I. : The clinical significance of obsessions in schizophrenia. J. Ment. Sci., 103 : 773-785, 1957.

（21）Sullivan, H. S. : Conceptions of Modern Psychiatry. W. W. Norton and Company Inc., New York, 1953.（中井久夫・山口隆訳『現代精神医学の概念』みすず書房、東京、一九七六年）

(22) 浦島誠司「強迫現象」、井村恒郎・懸田克躬・島崎敏樹・村上仁編『精神病理学四　異常心理学講座一〇』みすず書房、東京、八一－一三一頁、一九六五年。
(23) 山本信「『物』と『私』―相補的二元性について―」、大森荘蔵編『心―身の問題』産業図書、東京、一－三七頁、一九八〇年。
(24) 安永浩「分裂病症状の辺縁領域（その2）―強迫型意識と感情型意識―」、中井久夫編『分裂病の精神病理八』東京大学出版会、東京、六五－一一四頁、一九七九年。
(25) 吉松和哉「精神分裂病と身体体験―異常体感を中心に―」、村上靖彦編『分裂病の精神病理一二』東京大学出版会、東京、一六一－一八八頁、一九八三年。

原著論文

寡症状性分裂病（＝統合失調症）における強迫現象について

——防衛的構造力動を中心に——

I　はじめに

強迫現象の定義や疾病分類学との関係、精神病理学的な解釈などについては古くから議論され、現在でも臨床家たちの関心の的であり続けている。Schneider, K.[12]は強迫現象の多様さを念頭に置きながら、あえて「表象と思考の障害」の項目でこれを扱っている。すなわち、「強迫は思考だけでなく、随意的、統制可能な心的生活でも起こりうる。その場合、欲求や意志の障害として、さらには人格意識の障害としても扱うことができる」と前置きしたうえで、それでも強迫でもっともきわだつのは思考障害の側面であるとし、強迫体験を次のように定義した。「強迫体験とは、平静時には無意味であると知りながら、主観的強迫の体験を伴って現れる、押さえつけられない意識内容のことである」

　そこで行為が生じれば強迫行為であるし、行為化しなければ強迫的な意識内容は避けようとしても避けられず、強迫不履行（Zwangsunterlassung）のため、恐怖症の性状が前景化するという。臨床にそった厳密な定義を試みながら、強迫不履行と恐怖症（Phobie）の近接関係に触れていることは興味深い。強迫における恐怖症の側面はGebsattel, V. E. F.[4]が特に強調した点であった。Gebsattelによると「強迫とは恐怖に憑かれた状態（phobishe Besessenheit）であり、憑《つ》かれ方が強ければ強いほど、支配観念に近づいてくる。患者はこの憑かれた状態から切り抜けていこうとする。そこから距離をとろうとして、今度はそれが異質で不気味な対象になる」のであり、ここで強迫の特徴があらわになり、強迫行為がわれわれの目を引くことになるという。

　Schneiderは臨床的事実に力点を置いて強迫を定義し、Gebsattelはその本質に力点を置いて強迫現象を洞察している。根底に原恐怖という同じ事象を見ていたのであり、この点、恐怖症と強迫症の関係を明確に説明し分けたうえで安永がおこなったファントム理論による強迫型意識の定義[16]は、きわめて明快である。すなわち、強迫症における恐怖は、一般に症候学でいわれる恐怖、つまり対象が外にあって知覚できるといったものではなく、表象とともに生じる逃れようのない恐怖であるとし、「強迫型意識とは、内在化した（表象される）強い恐怖に、認識空間内で、心像操作によって、排去を図ろうとする意識型」であるとした。このためファントム空間では$b\uparrow$を動因とした$a\uparrow$が起こり、体験パターン$a\uparrow \neq b\uparrow$の硬直状態が生じるという。このシェーマにのっとって、安永も基本的には正常な強迫型意識（強迫神経症）と分裂病圏の強迫型意識を分けている。この前提に立って安永は、後者では表象像自体の強さや分化度は変わらないのに、主体への与えられ方が知覚に近くなる（表象の強迫的類知覚化）ため、自生表象、心的自動症、幻覚妄想の様態に近くなると述べている。

ここで神経症機制をもつ強迫と分裂病に伴う強迫について現象的特質の差異を描き出し、ついで神経症における葛藤と防衛の力動では説明できない分裂病性強迫の防衛的指向性を、構造的力動の中に照らし出してみたい。問題の拡散を防ぐために、呈示する症例は強迫症状を伴う寡症状性分裂病に限った。

Ⅱ　症例呈示

1　症例1　二八歳、男性

【家族歴・既往歴・生活歴】父母、本人の三人家族。父親は会社員で出張が多く、母親は本人の心身の状態にかなり気を遣った。一歳から二歳にかけて全身に「とびひ」がひどく、母親にせおわれて病院通いすることが多かった。小学校一年時、肺門リンパ腺結核を疑われ、週一回の割合で父母に付き添われて、病院通いをした。約一年間薬物療法を受けた。その後しだいに健康を回復し、スポーツや図画工作に秀で、学業成績も優秀であった。母親も人一倍教育熱心であった。患者は水泳の校内記録を更新したり、弁論大会で発表したこともある。スポーツ界の華やかな雰囲気はあこがれであったと回顧する。実際スポーツ番組のタレントになることをよく空想したという。一方、担任には、感情を外に出さない、物静か、もっと積極性が欲しいなどと評価されていた。

【性格傾向】神経質、まじめ、頑張り屋。要領がよく活発な性格の仲間を苦手とした。親から見るとおとなしく素直で、喧嘩を知らない子供であった。中学生のころから、人づきあいを避けるようになった。

【現病歴】中学二年のころからクラブ活動を休むようになり、学業成績もふるわなくなった。鼻がつまることを苦にし、耳鼻科に通うようになった。一方、このままでは運動不足になると不安がり、夜中になってひとりでマラソンをするようになった。これは毎日欠かさず高校時代まで続いた。高校時代、通学は続いたが、学業成績はさらに低下した。家人とも夕食時に顔を合わせるだけで、ほとんど自室に引きこもるようになった。鼻がつまって、頭がすっきりしない、考えがまとまらないと訴えることもあった。そのころ本人は健康書をとりよせ、その指導どおり食事内容を厳守し、漢方薬を常用していた。高校卒業時の身体検査で視力低下を指摘され、以後ソフトコンタクトによる矯正が必要であった（円錐角膜炎）。本人に聞くと、中学一年のころから野球のボールも見えず、黒板の字も見えなかったという返事だった。

高卒後、大学を数校受験したが失敗に終わった。一浪後、某短大夜間部に合格し、はじめて親元を離れ、下宿生活を体験した。当時も気力が出ない、頭がすっきりしない、考えがまとまらないといった訴えが続き、講義もあまり出席できない状態だった。アレルギー性鼻炎という診断を受け、脱感作療法を受けたりもしているが、効果ははかばかしくなかった。一年留年し、二年目当初は気を取り直して、みな出席した。しかし徐々に歯磨きに時間がかかるようになり、コンタクトレンズを洗浄してから目にはめるまでにはさらに数時間を要するようになった。しだいに「いつ風呂に入ったのだろう」「どの店で買い物をすればいいのか」など、あたりまえのことが考えられなくなり、呆然と過ごす時間が多くなった。自然に講義のほうも欠席がちとなった。

二二歳で短大を卒業したが、就労活動はいっさいせず、身体不調を訴えてほとんど臥床ぎみであった。このため紹介されたクリニックに通うようになったが、状態はあまり改善しなかった。自宅に帰ったおり、「苦しいだけ」「希望がない」などと訴えて処方薬を大量に服薬のうえ、両手首をwristcutした。都内の大学病院で約一ヵ月半入院加療を受け、自宅近くの当院を紹介された。

外来通院で経過を見た。欲動性低下と自閉傾向が著しく、ほとんど自宅閉居の生活であった。面接すると、もじもじしながら実際に手で喉のあたりをさすりつつ、「鼻がつまる」「息がつまる」「鼻が悪くて頭がボーッとしてしまう」などと心気的な内容を小声で訴え、「話すとき、思っていることが話せない。なんと表現していいかわからない。考えがまとまらない」「考えが頭に浮かんでも、それを言ってよいかどうかわからない。思っていることが言えない。頭がおかしな感じ」などと思考不全感を思わせる訴えがあり、言語による自己表出を不安がった。

経過中に思考不全感が前景化し、一時精神運動性不穏状態にまで陥った。「頭の中がまとまらない」「もう自分は治らない」と訴えてガス栓を開こうとしたり、頭を机にぶつけ「おれは死ぬから出て行け」と両親に怒鳴り散らしたりもした由である。平静時に聞くと、そのようなときは記憶に残らないほど考えが浮かんでは消えていくという。内容は部屋がちゃんとしているかとか、どうでもよいようなことだったと思うと述べている。

その後小康状態となり、強迫行為が前景化してきた。再び歯磨きやコンタクトレンズの手入れに何時間もかかるようになった。一方、「考えることが、少しコントロールできるようになった」とも報告するようになった。母親によると、患者が何か考えようとしているときは、家族を寄せつけないという。本人によるとそのようなとき、「考えたくないのに、浮かんできて落ち着かない。内容はたいしたことでない。コンタクトをいつつけたかとか、風呂にいつどういう順序で入ったかとか、どうでもよいことばかりです」という。

二五歳ころから、外来通院のかたわら週一回の割合で作業療法に加わったり、母親同伴で患者会に顔を出したりするようになった。強迫行為は背景化し、頭の中がまとまらないと訴えることもなくなっていた。代わりに、疑問癖や幾何学思考と思われる訴えが目立つようになった。「テレビニュースを見ていて、表現がわからなかったりすると、どういう意味で言っているのかと考え始めてしまう。答えが出ないと、それがいつまでも浮かんでしまう。あることは……ないとか、ないことは……あるといった複雑な言い回しをされると、その言葉の断片が頭に残る。わかるまで考えようとするとパニックになる」「新聞を見ていて、折り畳む。そのとき、なぜ裏が出るのかとか、そのときなぜ字が反対になるのかとか考える。このごろは、わかると思うことを考えている」などの訴えである。一方、自明なものごとを問い詰めるという傾向も認められた。「気になりだすと、茶碗の並べ方はどうか、線香の立て方はどうかなどと考えてしまう。タオルの折り方、巻き方はどうすればよいのか、どこにどういうふうに置けばよいのかなど、普通の人なら考えなくてすむようなことを考えてしまう」

前記のような訴えがありながらも、疑問癖に行き詰まると、医師の勧めに従って簡単にそのことをメモし、インターバルを置くことも可能になってきた。この方法が身につくにつれて、疑問癖はいくらか緩和し、思考することを保留にできるようになった。

●症例1まとめ

(1) 強迫現象——中学二年次、欲動性低下、対人関係の孤立が目立ち始めたころより、夜、決まった時間にマラソンをしたり、鼻閉感を直すためと称して食事内容を制限し、漢方薬を飲み続けるようになった。分裂病性基礎障害過程への代償という意味方向性のはっきりした強迫的態度と考えられた。この態度が崩れてからは、心気的訴えのみが残遺した。二〇歳ころより困惑とあいまって、歯磨きとコンタクトレンズの洗浄に異常に時間がかかるようになった。消長はありながらも、この洗浄強迫は一貫している。

(2) その他の症状——欲動性の低下と心気的訴えが長年続いている。自生思考、思考途絶といった思考障害が存在していた。本人は鼻閉感のために考えがまとまらないと合理化している。家庭内寛解にある現在、疑問癖や幾何学思考が著明であり、本人は普通なら考えないようなことを考えてしまうと自覚している。

2 症例2 三五歳、男性

【家族歴・既往歴・生活歴】 父親の仕事の関係で、生後まもなく副都心部郊外へと移りすむ。父母、本人の三人家族。母親は本人が幼稚園から小学校時代にかけてパートタイマーとして働いていた。素直で反抗期らしいものもなかった。本人は小学校六年ころから、歌手のはなやかな世界を夢想するようになった。高校一年時、本物の歌手をめざし、周囲の反対を押し切って退学した。音楽に関しては当時、時々ひとりでギターを手にする程度であった。

【性格傾向】 親の目から見ると、素直で育てやすい子供であった。もっとも身だしなみや健康状態については神経質であり、我をとおすようなところがあった。病気になってからは短気、横着、あきっぽさが目につくようになった。

【現病歴】 高校一年時、歌手にあこがれて高校を中退し、某人気歌手の付人になった。三ヵ月で理由もなく家に帰り、元気のない様子だった。アルバイトに出ても腹部痛を訴えて長続きしなかった。徐々に心気傾向が強くなり、自ら医療機関を受診するようになった。どこを受診しても、客観的な身体所見は認められなかった。一九歳のとき専門病院に紹介された。抑うつ状態と診断され、約三ヵ月間入院加療を受けた。しかし心気傾向は改善せず、その後もアルバイト先を転々として続かなかった。二八歳のときは実際に十二指腸潰瘍と診断され、通院加療を受けた。三〇歳のとき、父親が退職し、故郷に引き返してきた。本人もそれに伴って父母とともに転居している。転居先でも仕事ぶりは同様であった。

翌年、本人三一歳の六月、父親が肺癌であることを、医師より長男である本人にのみ告知された。父親には本病名が知らされなかった。このころから患者はほとんど自宅閉居の状態となった。易刺激的で、ささいなことでいらだち、母親にあたり散らすことが多かった。父親の病名について母親が疑念をもち、本人を詮索したところ、患者は初めて母親に告知された内容を打ち明けた。以後、父親の病気については、本人と母親のみが知るところとなった。

同年夏、父親と雑談中、「はく」という言葉が頭に浮かんだ。その後、横断歩道の白線を見ても「はく」という文字が頭に浮かんだり、白い洋服やシーツなどを見ても「はく」という言葉が浮かぶようになった。徐々に浮かぶ時間が長くなり、テレビを見ていたり人が話したりするのを見ても、「はくぞ」とか「はいている」などと浮かぶようになった。

三二歳の秋、強迫症状の苦痛を訴えて当科外来を初診、三四歳の秋、入院となった。入院時は、強迫症状と心気的な訴えが中心であった。メモに自分の苦痛を書きなぐってあり、面接時はそれを見ながら質問に答えている。困っていることを問うと、「汚い話ですけど、ずっと『はく』が頭に浮かんでくるんです。『はく』と字が浮いてきます。崩れたひらがなです」と述べる。テレビを見ていたり白い洋服を見たりしても浮かぶが、これに類した症状は喫煙や飲食場面で特に著しいという。「タバコを吸うとき、『きょうはく』と浮かんでくる。それをなくそうと歌（美空ひばり「川の流れのように」のメロディーのみ）を思い浮かべる。このメロディーが流れているときは『きょうはく』は浮かんでこない」「ものを飲むとき、『はきっぽい』と頭に浮いてくる。食べたり飲んだりするとき、その浮いている言葉を飲み込んでしまう。上の空で、味わいの感じがない。食べたあとは『はくなよ』と浮いてきて、その後『はきそう』と浮いてくる」などとも述べている。一方、「左の鼻がムズムズしてクシャミが出る。鼻汁は出ない。気になるのでレントゲンを撮ってもらえませんか。肺癌ではないでしょうか」「あと、体重が落ちるんです。以前は八二kgあったこともあるのに、今は六四kgですから」「ゲップが出るんです。以前食道神経症と言われたんですが胃の精密検査をしてもらえないでしょうか」などと心気的訴えも多彩であった。病気の治癒見込みや服薬内容などについても、面接医に何度も確認しないと落ち着かなかった。

病棟生活は無為自閉的で、職員や他患との交流はほとんどなく、欲動性低下が目立った。「『はく』『はいている』と浮かぶ」といった訴えを中心とする強迫表象ないし自生表象は、実習に来た医学生の接近、エレベーター付近の雑踏、テレビの画面など、刺激的な状況で特にきわだち、食卓空間を中心とする飲食や喫煙あるいは服薬をめぐって、いっそうきわだつ傾向にあった。実際食べ物や飲物や薬を口にするときの仕草は、鶴が魚を飲み込むような奇怪な動作であった。

一方、心気的な訴えも執拗で、「喉に何か引っ掛かっている感じがある」と訴え、頭を後ろに倒して喉を「オーオッ」と鳴らしながらタオルで数回激しくこすったり、「タバコを吸うときヨダレが出てくる。どうも普通の唾液とは違う唾が出ている」と言い、下唇に縦の裂傷ができるほど何度もハンカチで拭いたりしている。

理由不明の無断離院が続き、一二月、父親が再入院して後は、二度と帰院しようとしなかった。やむなく外来通院に切り替えた。父親の病状が比較的よいことを知らされてから、入院中著しかった強迫傾向は軽減した。

●症例2まとめ

(1) 強迫現象——長年、意欲低下と心気傾向が続いた。長男という立場で父親の癌告知を受けた時期と相前後して、「はく」という言葉が強迫的に表象されるようになった。当初は白いもの(壁、服、カーテンや標識)が知覚されるのと同期して強迫的に表象が出現していた。やがてテレビの画面や他者の接近といったことでも強迫表象が激しくなり、たばこを吸う、飲食をするといった習慣化された領域でもきわだつようになった。

表象される内容も多彩になり「はく」「きょうはく」「はいている」「はくなよ」など、音韻連鎖を思わせる言葉であったり、全く異質で意味不明の「ポッケット」という言葉であったりしている。

平静時に不合理という意識があっても、時にこれらの強迫表象群は自生的となり、「お茶を見ただけで『もどす』というひらがなの字が浮かぶ」という訴えに代表されるように、実際の知覚刺激と同時にひらがなが視覚的に表象されている。また「食べたり飲んだりするとき、その浮いている言葉を飲み込んでしまう」と訴えるなど、強迫表象ないし自生表象に対する解釈妄想も認められた。

強迫ないし自生表象に対して、意識的にメロディーを思い浮かべて苦痛を切り抜けるという方法も身につけており、これは強迫表象・自生表象に対する意志的な対抗表象と考えられる。

(2)　その他の症状――強迫症状に先立って、長期間自閉、欲動性低下、心気傾向が続いていた。入院時、強迫表象群が病像を支配していた。同時に心気的訴えも多彩であり、内容はうつろいやすく、心気症状としては未分化な構造であった。

3　症例3　二七歳、男性

【家族歴・既往歴・生活歴】父親は会社員、母親は専業主婦、本人は男二人同胞の長男。中学時代までは野球をやったり、ロックバンド仲間に加わってベースギターを担当したりして比較的活発であり、学業成績もまずまずであった。高校時代は特に専念するものもなく、目立った出来事もないまま、漫然と過ごしている。卒業後七〇～八〇人規模の工場に勤務し、二四歳のとき主任を任された。

【性格傾向】元気のよい子供で、親を困らせるようなことがなく、反抗期もなかった。ある時期から無口で不活発となり、感情をほとんど出さなくなった。

【現病歴】二四歳の夏ころから、それまでの活発さがうせ、あまり感情を出さなくなった。食卓での会話もなくなり、夕食が終わると早々に引き上げ、ほとんど自室に閉居している状態だった。「主任が負担なのか」と父親が声をかけても、「関係がない」と素っ気なかった。

同年秋ころより頭痛があり、内科医院や大学病院内科、脳神経外科などを受診している。身体的な異常所見は認められなかった。このころから自分の状態が気になりだし、素人向けの心理学書などを読むようになった。

二五歳の秋、当科初診。「不安で動悸がする」「特に字を書くときにいけない。手が震えて、なんとかしようとあせるとよけいいけない」など、書痙や不安についての訴えが主であった。二六歳ころより「会社の湯わかし器が爆発する」という考えが頭に浮かぶようになった。平静時にはそんなことはないとわかっているのに、その考えがなかなか頭から離れないと訴える。またあるときは「本屋にいて、フッと狙われている気持がした。そんなことはないとわかっているが、消えない」とか、「死ねば楽になる」と考え、そんなことはないと否定しても、否定するほどかえって浮かんでくるなどとも訴えた。そのころから会社で使ったストーブや電源のことが気になり、何度も確かめるようになった。やがて家庭でも、眠る前は鍵や火の元や電源を何度も確認するようになった。経過中ニュースの殺人事件報道に刺激され、「自分もああいうことをやるのではないのか」と先取り的に不安を訴えたり、「身のまわりにああいう人がいるのでは」と脅えるようにもなった。

同年の秋ころ、「皆が自分を殺そうとしている」「二年前、カーセックスをしていたのをある男に覗かれた。男が覗きの軽犯罪であげられるのを恐れて、自分を殺そうとしている」「高校のころからビデオで自分のことを撮られている気がする」などと訴え、妄追想を伴った一過性の混乱状態に陥った。

入院により、この混乱状態は急速に収斂した。入院一ヵ月後には、ずっと楽になったと述べ、入院前後のことを「いつ殺されるかわからないという不安があった。殺されるということが起こってもおかしくない感じだった。それとつながっているかもしれないけど、自殺すれば楽になるという思いがあった」と回顧するまでになった。

その後の外泊で、街に出ると同様の不安がかすめると訴えた。家庭では、寝る前の鍵、火の元、電源などの確認は三度程度でけりがつくようになっていたという。そのころより、将来について漠然とした先取り不安を訴えるようになった。

その後の入院生活では欲動性低下と自閉傾向が目立った。ベッド上で漫然と過ごすことが多く、作業療法を勧めた主治医には「何をするのか（内容が）わからない。めんどうくさい」と答えて拒んでいる。感情表出もアクセントを欠き、発症の一局面（性同一性危機）であり、後に妄追想の内容にもなったカーセックスの一件にしても、内的葛藤構造として浮上してこないどころか、話題にするだけで妄想刺激的であった。その後、欲動性低下はさらに著しくなり「空虚な感じ」「何もない」「これからのことを考えると不安」「死んだほうがましだ」などと訴えるようになった。

●症例3まとめ

(1)　強迫現象――汎神経症様状態のあとに、不安が増強し、それに伴って強迫観念が強まった。「会社の湯わかし器が爆発する」とか「自分が狙われている」といった恐怖であり、患者はそれがありえないと思っても、考えが強迫的に押し寄せてくると体験している。同時に「死ねば楽になる」という先の内容と対をなす（Phobie と Gegenbild）観念も強迫的に押し寄せている。またこれと相前後して、強迫行為も認められた。すなわち会社を出るとき、電源や火の元を何度も確かめずにはいられなかったり、家庭に帰っても就寝前、同様に電源や火の元や鍵を何度も確認しないと安眠できない状態であった。経過中恐怖内容に批判力を失い、前記強迫観念は妄想念慮といえるものに移行し、さらに妄追想を伴う一過性の混乱状態に陥っていった。

(2)　その他の症状――欲動性低下、汎不安傾向が、性同一性危機への直面化と挫折のあとに出現した。当初は心気症、書痙、不安神経症を思わせる多彩な神経症様症状を示し、汎神経症の傾向が特徴的であった。これに引き続き、前記強迫観念、強迫行為が顕現化した。ついで妄想念慮から妄追想を伴う混乱状態に陥った。この混乱状態は短期間で収斂した。収斂後、強迫行為は明らかに減少した。互い違いに不安や空虚感、希死念慮が前景化した。

Ⅲ　考　察

1　分裂病性強迫の位置と特性

記述現象学では強迫現象を反省的現象の一つとして扱っている。Jaspers, K.[5]によると、そもそも反省的現象とは「わたしは自分が内部体験をもつという意味で意識があるのみではなく、自己意識の中で自分にふり向いている（反省している）。反省ということでわたしは自分を知っているだけでなく、自分に働きかける。すなわちわたしの中で何かが起こるというだけでなく、わたしが自分の中で出来事を企て、喚起し、作り上げる」といったことであり、展開や新たな次元の獲得される契機にもなれば、そこから新たな障害も出てくるとして、強迫現象や心気症の問題を取り上げている。反省意識が自我の統合や成熟と切り離せない関係にあるのは、このような説明からも明らかであろう。強迫現象や心気症に振り向けられた病的反省意識は、その食われ方しだいでは本来の反省意識のあり方を著しく妨げることになる。食われ方の極端な反省意識の様態を未分化な反省意識とすれば、Jaspers的意味で展開や新たな次元の獲得される契機たりえている反省意識の様態を反省意識の理想型とし、分化した反省意識とすることが可能であろう。このような前提に立って反省意識の分化度を横軸にとり、縦軸に自我の統合度をとると、健全な成熟、強迫性格傾向、強迫神経症、強迫病、強迫現象を伴う分裂病を、ごく一般的に図1のようなスペクトル上に並べることが可能である。もちろんこれは論を進めるためのシェーマ化の試みであり、個別には熟達した自我達成と強迫性格傾向や強迫神経症が切り離せない関係にあったり、強迫現象を伴う分裂病でも健康な反省意識が働くことで自我補強のなされることはあり得る。このような個別の問題をひとまず棚上げにしたうえで図1を説明すると、およそ次のようになる。

(1)　反省意識がもっともポジティブに機能すれば、自我は新たな次元を得て統合され、成熟と展開が生まれる。そこには強迫病との対比の中でGebsattelが健康者に見た時間体験の特性、すなわち内的生起の奔流が超越的時間といっしょに歩み続けるといった生成があるはずであり[4]、縦軸の自我の統合と成熟に時間生成度を重ねることができる。

(2)　強迫性格者では完全癖と自己不全、ひいては外部世界への不全感のため、統合された自我も時間生成も硬化せざるをえず、外界への距離の自在さは制縛される。

(3)　強迫神経症とは過度に強い攻撃的あるいは性的な欲動に対する防衛として、譲渡しない超自我に葛藤的に対している状態であり、Freud流には「本来意味深い質問ないし思考内容が、非本来的な、前者を代表する無意味な、したがって解決を要しない、果てしなく続く内容に転ずるような質問や思考の傾向」と定義される[3]。

要するに自我の葛藤と防衛の問題であり、反省意識の一部分が強迫神経症の病理構造に大きく侵食される。そのため全体には一時的な防衛過程であるにせよ、外界への距離感は強迫性格者と同様に制限され、実行意識は妨げられる[5]。葛藤が解消すれば、このような病理現象も解消する。

ここまではたとえ分化した反省意識が病理的反省現象に侵食されても、人格活動全体に及ぶものではなく、図

1では標準まで分化した反省意識上（空白直角三角形の斜線上）にあるスペクトルとして示した。以下の状態は、反省意識の病理が人格全体に及ぶものであり、健康に分化した反省意識と区別して、反省意識の到達点を空白直角三角形の斜線上までとして示した。

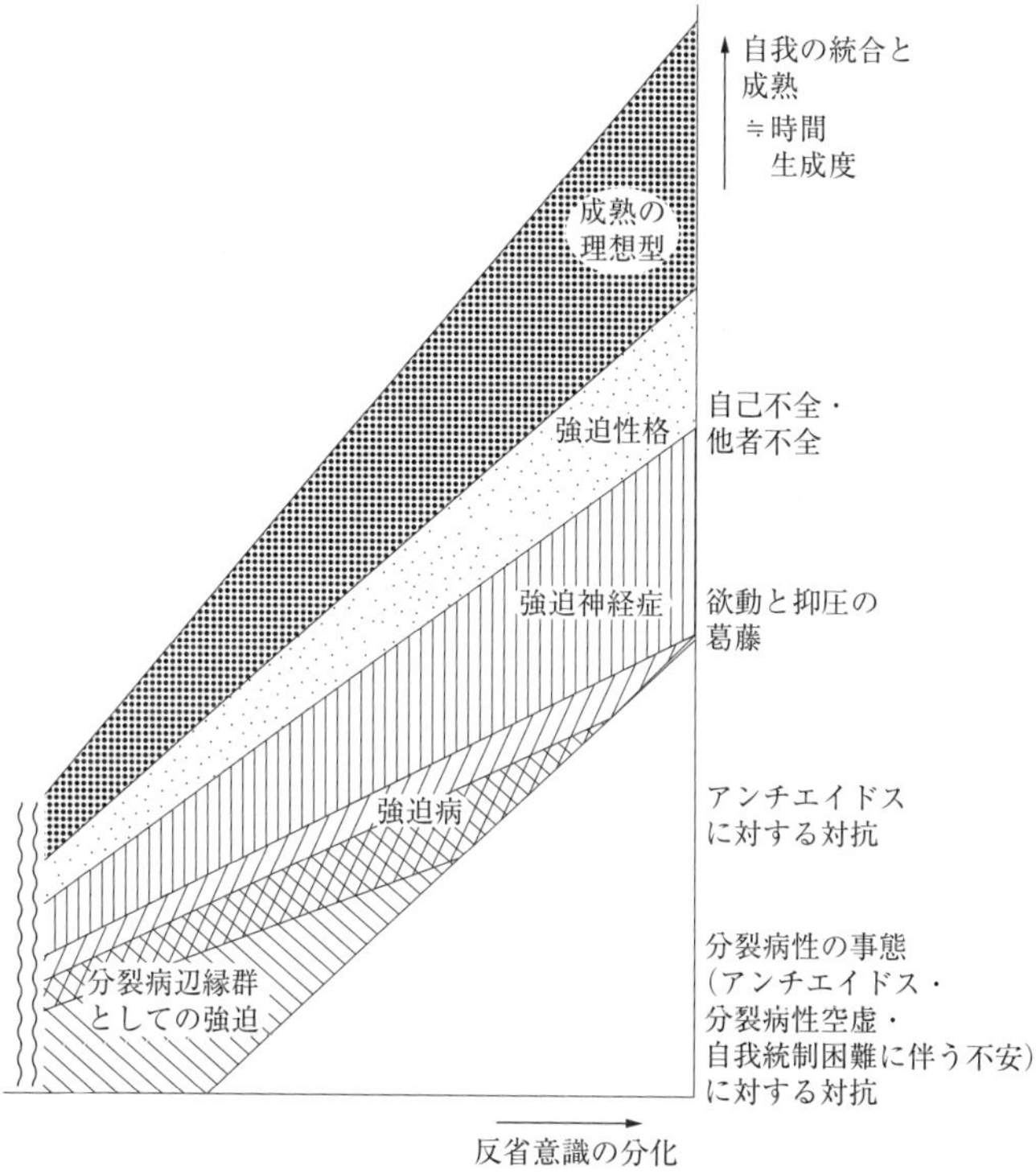

図1　反省意識の分化度・自我の統合度と強迫現象の諸相

（4）　強迫病が神経症とも分裂病とも区別される一疾患単位でありうるかどうかということについては、これまで多くの議論がなされている。Gebsattel[4]は強迫病という見方を前面に出し「強迫とは恐怖に憑かれた状態（phobishe Besessenheit)」であり、基本病理は「便や汚穢、毒物や腐ったもの、醜いものや淫らなもの、あるいは死人のようなものといった心象の中にのみ現れる非在なるものとの不毛の戦い」であり、その究極は「非在なるもの、すなわち形態を喪失した現存在」であり、「非世界の悪魔ないし反世界」ともいうことができるとし、これをアンチエイドス（Antieidos）と命名した。さらに臨床ではさまざまな価値のない対象がこのアンチエイドスの等価物となり、少しでもその等価物について正確に考えねばならなくなり、今度はその正確さそれ自体が無動機性や反射性、空虚さや硬さといった構造上の標識をもつにいたると述べ、この種の正確さは、防衛しきれなかった形態喪失（Gestaltlose）のベクトルを生成の方に向け変えようとする対抗物（Gegenbild）であると説明している。この場合、反省意識は当然、この等価物について正確に考えねばならぬという病理性に大きく取り込まれ、硬化する。結果的に人格の統合度や時間生成度は、大きく制限される。Gebsattelはそのことを「生命的な形態の喪失」と述べた。

より臨床に即して強迫病に相当する疾患単位を主張する立場は多い。Weiss, A. A.⑭は強迫症状が妄想的性質にまで達した三六例を縦断的に記述し、強迫神経症と分裂病の間に位置する強迫精神病（obsessive psychosis）というスペクトルを考え、

1―病前に強迫傾向をもたない。

2―幻覚症状を欠いている。

3―強迫の性質が自我同調的（egosyntonic）でありながら、本能的な欲求の満足といえるほど防衛的ではない。

4―多くは無症状ともいえるインターバルがあり、挿話性経過である。

といった特徴をあげている。洞察と抵抗という観点で見ると、これらの患者たちは強迫を知的には無意味だと言いながら、行動的には受け入れていたという。Jenike, M. A⑥らは治療抵抗性の強い強迫患者の特徴をschizo-obsessiveとして描き出し、DSM-Ⅲではschizotypal personality disorderの範疇に入るものであったとしている。

obsessive psychosisにせよ、schizotypal personality disorderにせよ、症候学に傾いたこのような記述からGebsattelの強迫病に検討を加えるのは原理的に困難である。その点、体験水準で強迫的代償傾向の強い境界型分裂病の類型を切り出した中西の論述は、興味深い。⑨中西は、現象面では相対的に独立していても、病的体験（安永のファントム論に照らして）では分裂病と本質的連続性をもっているような不全型分裂病を、人格障害とは区別すべき一つの病態として取り上げ、境界型分裂病とした。そのうえで、この種の分裂病の不全型病的体験と強迫が相互に親和性をもち、その硬直した反省性のために患者はいつまでも安定することができないと述べ、このような症例に認められる生成の停滞の中に、Gebsattelのいう強迫病の世界との共通性を見ている。

こういった説明を突き詰めると、Gebsattelが強迫の究極として想定したアンチエイドスへの恐怖と分裂病的自我解体への恐怖は、体験的に連続している可能性がある。症例アンネ・ラウを通して分裂病の基盤問題を論じたBlankenburg, W.[2]も、彼女の過剰な疑問癖を強迫現象として取り上げ、寡症状性分裂病における空虚と強迫病におけるアンチエイドスが近縁の関係にありうることを示唆している。図1では強迫病と強迫を伴う分裂病とを、力動的な重なり合いとして示した。

(5)　最後に強迫病とも強迫を伴う境界型分裂病とも異なる強迫現象を伴う分裂病、とりわけ寡症状性分裂病の類型を位置づけた。呈示した症例は、すべてこの類型に属する。いずれの症例でも欲動性低下や自閉傾向、感情生活の貧困化が共通している。症例1ではこの共通特徴のほかに、思考不全感と心気傾向、強迫症状が目立った。家庭内寛解にある現在では、症例記述で触れたように、日常相の言葉や習慣への疑問癖が中心症状であり、「テレビニュースを見ていて表現がわからなかったりすると、どういう意味で言っているのだろうかと考えてしまう。答えが出ないと、それがいつまでも浮かんでしまう」と訴えたり「茶碗の並べ方や線香の立て方やタオルの折り方まで考えてしまう」と述べている。平静時には普通の人なら考えなくてすむようなことを考えてしまうと自覚しながらも、答えが出るまで考えないとパニックになるとも述べている。これはMinkowski, E.[8]が分裂病の空間的思考の中で説明した病的幾何学主義であり、反省によって自我の操縦意識の復権をはかろうとする知性的代償過程と見ることができる。反省意識はここでは本来の機能を失ってこの代償過程に費やされ、Minkowskiが健康な時間生成の本質とみなした「生の豊饒さ」が、患者の精神生活からは失われてしまう。図1に従えば、左下方のスペクトルに位置し、反省意識の分化度も自我の統合度も、それゆえ時間の生成度も、著しく妨げられた病態といえるであろう。症例2では先にあげた共通特徴のほかに、長年続いた心気傾向が加わっている。本例でさらに特徴的なのは、父親の癌告知を受けるという心的負荷状況下で、強迫表象群が反応的に患者の精神生活を圧倒するようになった点である。強迫とはいえ表象のされ方は自生的であり、「食べたり飲んだりするとき、その浮いてくる言葉を飲み込んでしまう」と訴えるなど、解釈妄想的でもあった。強迫表象群の苦痛に対して意識的にメロディーを思い浮かべて切り抜けるといった対抗表象も特徴的であった。父親の病状が比較的よいことを知らされてこれらの諸症状は、反応性離脱という形式で徐々に背景化している。症例1の幾何学思考と同様、この種の対抗表象も、反省力動によって操縦意識の復権をはかろうとする代償機能と考えられる。

症例3では、症例1、症例2との共通特徴のうえに、心気傾向、書痙、不安発作と予期不安といった汎神経症傾向が加わっている。不安の前景化とともに火の元、電源、鍵などを中心に確認強迫が始まった。当初は不合理性の意識がかなりはっきりしており、批判性が保たれていたが、やがて「自分が狙われている」と恐怖するようになり、ありえないといった批判性も弱まり、「カーセックスの一件で狙われている」といった妄想をいだくようになった。入院後、妄想状態は短期間で収斂したが、意欲低下が著しく終日臥床ぎみとなった。そのころから患者は説明しがたいと前置きして「空虚」を訴えたり、「今もこれからも何もない」「死んだほうが楽になる。通りすがりの人が自分を殺してくれたらいいと思う」などと訴えるようになった。死んだほうが楽だと思うほどの直接的で圧倒的な空虚体験であり、この点、操縦意識の復権という力動の見てとれた症例1や症例2とは異なっていた。根源的空虚との対峙ということでは、三例の中で、Blankenburg[2]の症例アンネ・ラウともっとも近いといえる。ただ本例では反省意識は消耗しきっており、アンネ・ラウのような対決ではなく、より受動的に空虚にさらされている状態であった。

以上、反省意識の分化度と自我の統合度という座標の中に健康な様態から強迫を伴うさまざまな病態までを便宜上のスペクトルとして位置づけ、その中に強迫現象を伴う寡症状性分裂病の具体的な症例を配した。

2　分裂病過程での強迫現象の構造力動

Lang, H.[7]は強迫神経症における強迫現象と分裂病性強迫現象の防衛的構造力動を区別し、分裂病性強迫は、基盤のない無にかき消されるのではといった、境界なく浮動する喪失不安の渦に対抗するための試みであるとし、そこに精神病的な人格分裂を阻むための存在企図(existentieller Versuch)が認められると主張している。

この視点は、現存在分析の立場から分裂病の基礎障害過程を考えたBinswanger, L.が、分裂病過程における被覆(Deckung)といういい方ですでに触れていたことである。Binswangerによると、分裂病では自然な経験の一貫性が解体し、患者は自分をとりまく事物の中に安心して逗留することができず、二者択一的に奇驕な理想を追求する。しかしその理想は二者択一のもう一方、すなわち理想と矛盾する現実のすべてにそぐわないため、現存在実現は破滅的となり、理想断念の不安にさらされる。この不安を隠蔽しようとするのが被覆(Deckung)であり、強迫傾向や心気傾向に代表されるような神経症様の状態が果てしなく続く。そこで現存在が消耗すると、患者は現存在実現の場から退却せざるをえず、妄想とはこの退却の一様式にすぎないとした。このように分裂病の基礎障害を説明する文脈で、暗に強迫現象の構造力動が主張されている。ここに意識的に照明をあてたのが、Simkó, A.[13]の立場であろう。

Simkóは現象学から出発し、臨床の場における現象の構造変化に着眼した。それはこれまであまりに抽象的な一般化と定義に傾き過ぎた精神現象を、現象学の源流に立ち返って洗い直すことであった。すなわち現象学でいわれる意識の指向性を構造的な動きとして見ることであり、構造力動論という立場を強調した。分裂病を考える場合も、おのずと対象への意味的な指向構造の有無で、精神病理学的症状の基礎にある現象学的事態は区別されることになる。Simkóによると、一次性欲動欠如、反復的・保続的・錯運動的症状、音連合、反響症状、感情生活での類破瓜病的減弱といった現象は、臨床家には観察されても患者自身の体験の中では非内省的であり、なんら指向構造をもたない。それだけ直接的な症状価値をもっている。一方、妄想形成、現実感喪失・人格感喪失体験、言語性幻聴などは固有のノエシス的指向構造をもっているが、症状価値は間接的であり、人格発展や体験反応に条件づけられるものであるという。強迫現象は分裂病の場合、障害的精神作用因子（＝分裂病性基礎障害事態）に対する防衛的・ノエシス体験（分裂病性の体験核心を被覆し、分裂病らしさを希釈する指向性、先のBinswangerのいい方を借りれば、理想断念の不安を隠蔽しようとする指向性）の結果生じる新たな状態、すなわちノエマであると説明され、図2のようにシェーマ化できるという。

すなわち、強迫現象の障害的精神作用は分裂病性基礎障害事態に相当し、他方、指向的・防衛的体験は、この分裂病性体験核心を被覆し、その分裂病的指標を奪い取る。この力動的均衡が崩壊すると、それまで覆われていた分裂病現象は「被覆解除」され、それ自体の姿を現すことになる。経時的には強迫現象と交代する形で妄想状態が出現したり、欲動の低下や感情生活の貧困化が認められたり、さらには分裂病性の不安や空虚が直接問題化するということを、われわれは臨床の日常として見ている。このような臨床経験を整理するために、Simkóに準じて、分裂病性基礎障害と強迫現象と妄想の相互関係を構造力動的に整理してみることにする。その際、妄想成立の部分は西丸らの指摘[11]にならい、noesis、noemaとは区別して、「何かが妄想される」という対象への指向性にparanoesisという用語を、「妄想されたもの」つまり意味を与えられた対象にparanoemaという用語をあてることにする。

妄想力動は防衛機制という観点から見るとmorbusに対する抵抗性が弱く、分裂病性の事態に対する人格的な体験反応であり、分裂病性強迫体験とは区別される。すなわち図3のようにシェーマ化される。そこで分裂病性基礎障害事態と強迫現象と妄想の関係をまとめてシェーマ化すると、図4のように示すことが可能であろう。すなわち分裂病性基礎障害事態の体験核心を被覆する指向性

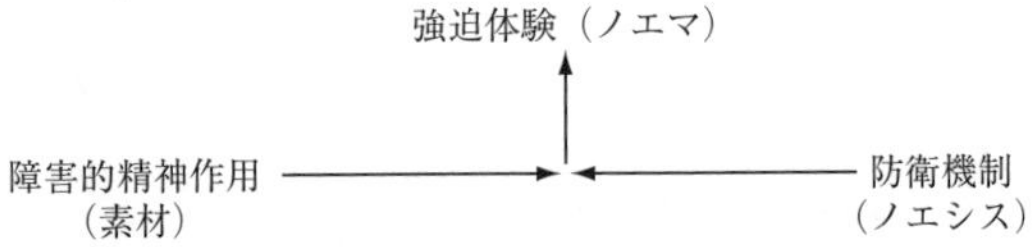

図2　障害的精神作用と防衛機制の合力で生じる被覆ノエマとしての強迫体験[13]

分裂病性強迫は分裂病性基礎障害とそれを防衛的に被覆しようとする指向性（ノエシス）の結果として生じる現象（ノエマ）。

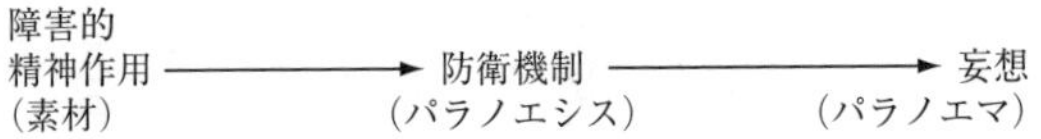

図3　分裂病的な障害的精神作用に対する体験反応としての妄想

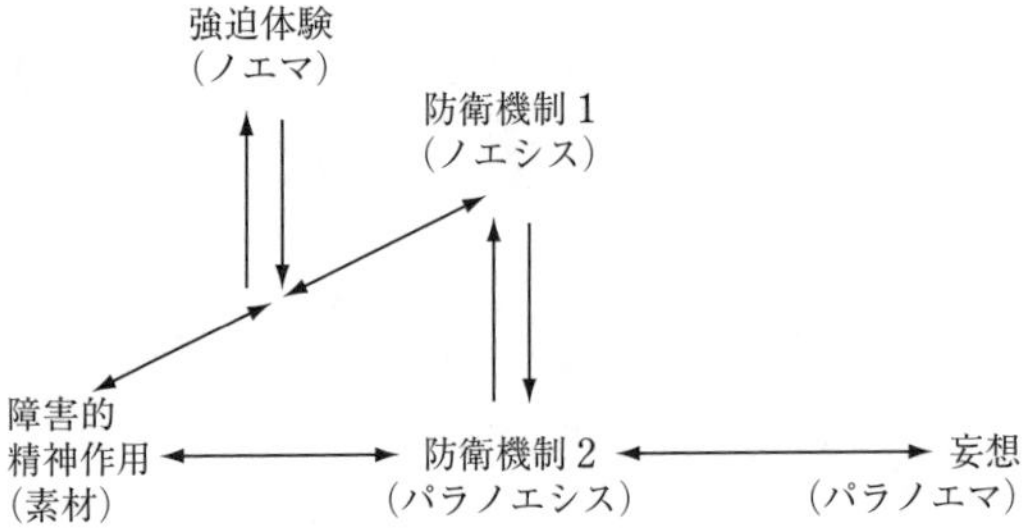

図4　分裂病性基礎障害事態と強迫現象と妄想の構造力動関係

が働けば（防衛機制1）、それ自体ノエシス的（被覆・防衛ノエシス）であり、分裂病性体験核心が被覆された結果としてのノエマ（被覆されたもの）つまり強迫体験が生じる。この被覆が解除されれば、強迫体験は分裂病性の基礎障害事態と防衛機制1に分解され、分裂病性基礎障害事態が直接あらわになるか、防衛機制1のバリアー崩壊が防衛機制2に受け継がれ、防衛的人格反応として妄想が出現するかになる。防衛機制2のバリアーも崩壊すれば、いやおうなし、分裂病性の基礎障害事態は物語構造による安定化を求めて妄想化する（パラノエマ）。

このように考えていくと、Gebsattelが強迫病に指摘したGestaltloseに対するGegenbildとしての強迫の性質と、分裂病性基礎障害事態の体験核心とそれを被覆しようとするノエシスの結果生じる被覆ノエマ、すなわち強迫体験とは、静的、力動的視点の差こそあれ、ほとんど同じ事態を言い表している。先にあげた症例にそくしてこのシェーマを援用してみると、問題はいっそうわかりやすい。

症例1では、一次性と思われる欲動性低下に伴って「スポーツタレント」といった理想化部分がしだいに現実にそぐわなくなる。過剰代償を思わせる強迫的な生活態度が洗浄強迫を中心とする強迫症状と心気傾向にとってかわる。この場合の強迫症状は心気傾向とならんで、分裂病性体験核心の被覆といった指向性（被覆ノエシス）が強迫症状としてノエマ化したものである。経過中陽性症状はいっさい認められない。おそらく「スポーツタレントになる」といった理想化された内的自己は、願望充足、すなわち「何かが妄想される」というパラノエシスの防衛文脈に流れず、強迫体験の中に温存されているのであろう。被覆ノエマであった強迫体験が、長い疾病過程の中で変化し、病的幾何学主義に変質していったことは、すでに触れた。病的幾何学主義がもつ操縦意識の受動的復権という働きの中に、被覆ノエマとしての強迫体験の残遺的な動きを見ることができる。

症例2では、「歌手になる」といった理想を性急な出立によって成し遂げようと図り、挫折する。以後、欲動性低下と感情生活の貧困化、多彩な心気傾向が出現している。この心気傾向も強迫体験に準じて、分裂病性体験核心の被覆ノエマと考えることができる。この症例に特徴的なことは、強迫症状がきわめて反応的に出現している点であろう。一人息子である本人にのみ父親の癌告知がなされ、以来、本人は強迫症状と心気傾向に悩まされ、受診している。重大な秘密隠蔽、大切な他者を失うのではといった不安が分裂病過程を動かしたことは確かであろう。本人の人格にとって危機的な状況下、反応的に強迫・心気傾向が前景化している。これは異常体験反応とは区別すべきであろう。主観的には事態を全く葛藤的に体験しておらず、強迫・心気傾向も、葛藤にみあうようには決して構造化されていない。急激に動き始めた分裂病性体験核心が被覆指向性（被覆ノエシス）の結果急速にノエマ化され、強迫症状や心気傾向になったと考えられる。経時的には反応的に見えても、そこには葛藤と被覆という人格体験の決定的な差がある。父親の病状が比較的よいことを聞かされて、強迫・心気傾向は軽減、すなわち被覆は解除されるが、再浮上してきたのは強迫症状出現前の欲動性低下や感情生活の貧困化であった。この点、葛藤反応を切り抜けた人の人格のあり方とは根本的に違っていた。

症例3では、性同一性危機への直面下、周囲には欲動性低下や感情表出の貧困化、引きこもり傾向として気づかれている。一年後あたりから汎神経症傾向を示し、最後には強迫症状が目立った。経過中に妄追想、被害関係妄想を伴う短期経過の混乱状態が認められた。入院による混乱収拾後しばらくして、欲動性低下はさらに著しくなり、「説明しがたい空虚」「今もこれからも何もない」「死んだほうが楽だ」などと訴えるようになった。この場合、汎神経症は分裂病性基礎障害を被覆する偽神経症であり、強迫体験はこの連続線上に、被覆ノエシス的指向性が強迫症状としてノエマ化したものと考えられる。短期経過の妄想体験は先のシェーマに従えば強迫という被覆解除の結果防衛機制1のバリアーが壊れて分裂病性の基礎障害が防衛機制2に受け継がれ、防衛的人格反応として妄想が出現したと考えられる。防衛機制2のバリアー崩壊後は、患者自身説明しがたい空虚と訴えるように、分裂病性体験核心と思われるものに向き合わざるをえなくなっている。症例1、症例2と比べると、症例3では被覆ノエマは汎神経症傾向に埋もれて内容の相互移行が認められ、全体には弱い被覆力になっている。それだけ被覆解除しやすく、第2の防衛バリアーをもってしても食い止めえない不安定な症状経過になっているのであろう。

一般には、分裂病に前駆する強迫神経症様の経過が長ければ、それだけ分裂病による人格の解体は少ないといわれている。図4でいえば、強迫神経症様の経過が防衛機制1のバリアーそのものを、結果として防衛機制2のバリアーを保護的に強化することを意味する。

Lang[7]は、長期間強迫神経症として治療を受けていた男子患者が性同一性危機の局面で妄想気分から誇大妄想に発展した症例をあげている。Langによると症例では妄想状態からの回復が速やかで、人格の解体もほとんど見られなかったことから、分裂病における強迫現象が精神病的人格分裂を阻むための存在企図であったというだけでなく、強迫的な克服企図によって体験反応としての妄想に対する防衛的な力動作用にもなっていたという。これは図4のシェーマに従うと、長い強迫神経症様の経過が防衛機制1、2のバリアーを強化し、たとえ危機の局面で防衛機制1のバリアー崩壊から防衛機制2のバリアー稼働が余儀なくされたとしても（妄想状態への移行すなわちパラノエシスのパラノエマ化）、そこからの回復が早いことを示している。逆に先に説明した症例3は発病前に強迫性格ないし強迫神経症の傾向をほとんども ち合わせておらず、発病後の強迫現象は分裂病性体験核心への強い被覆力たりえていない。Langの仮説を間接的に傍証する症例といえるであろう。

以上、強迫現象を中心に図4のシェーマにそって寡症状性分裂病の構造力動を見てきた。説明がいささか機械論的に流れたきらいがあるが、文字どおり寡症状であり、しかも非内省型に属するこのような症例で、直接的症状価値のほとんどない強迫や心気傾向の意味指向性をさぐることは、より力動的に病態理解を深める重要なキーポイントであると思われる。

3　寡症状性分裂病における強迫・心気の構造的補完関係

反省でわれわれは自分を知り、自分に働きかける[5]。身体についても同様で、反省によってわれわれは漠然とした全体としての身体を知る[15]。心気症は強迫現象と同様、病理的な反省現象である。心気症では客観的証拠のない身体症状が反省の対象になるため、きりのない自己不全感につきまとわれる。分裂病における心気症は、このような一般に考えられる心気症の形式からはさらに区別される性質のものであろう。

分裂病における心気症を、Simkóは強迫に準ずる形でシェーマ化している。Simkóによると分裂病におけ

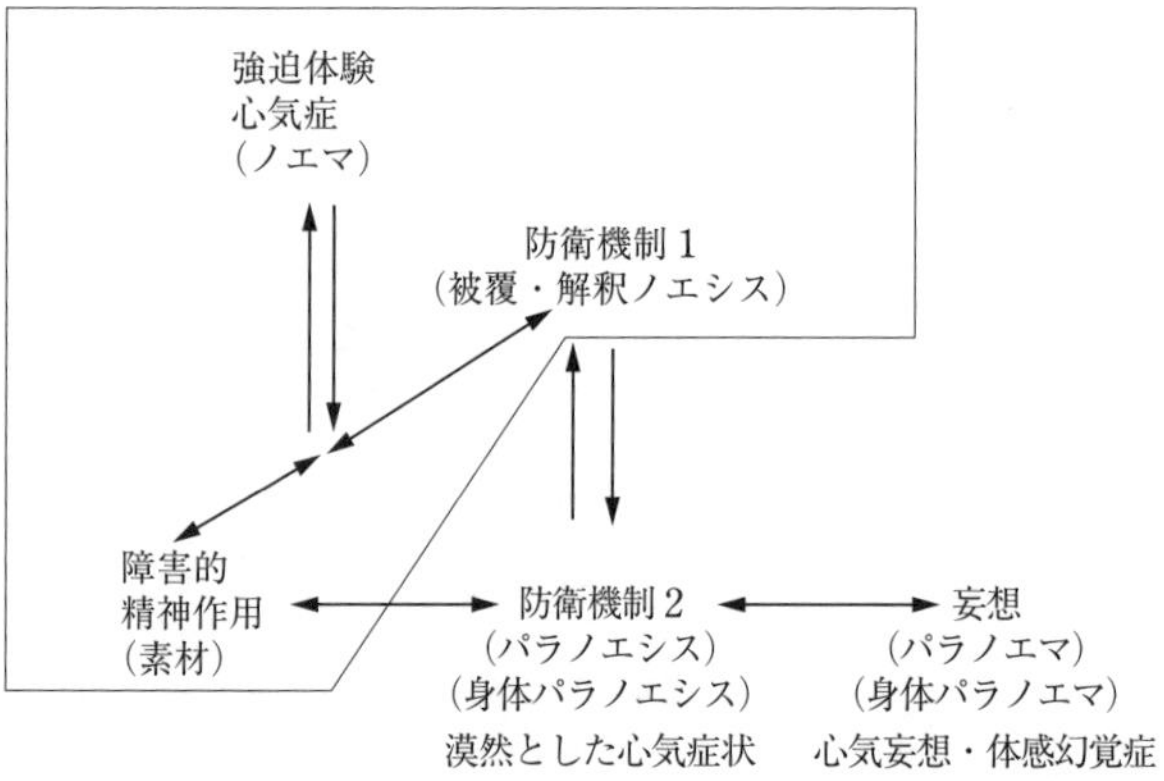

図5　強迫・心気症性の被覆による分裂病の防衛的構造力動

分裂病性基礎障害事態と強迫・心気症の補完関係と幻覚・妄想状態との構造力動的相互関係を示した。実線で囲われた部分は強迫と心気症を防衛的補完構造としてもち、主に防衛機制 1 を中心に比較的固定した病像で長期経過する寡症状性分裂病非内省型の一類型を示している。

る心気傾向は、一次的な精神病性不全体験を形成的に覆い隠す指向性（被覆・解釈ノエシス）を示す解釈ゲシュタルトであるとされる。この心気症を分裂病性基礎障害と防衛ノエシスの結果として生じるノエマと考えれば強迫に準ずる形で、強迫をも含みながら、図5のようなシェーマが可能であろう。すなわち、分裂病性基礎障害と防衛機制1の解釈ノエシスは、結果として解釈ノエマ、すなわち心気症を形作る。この防衛機制1のバリアーが十分作動しない場合には、心気症は基礎障害と防衛機制2に受け継がれ、防衛機制2が作動すれば、パラノエシスに身体を振り込んだ、身体パラノエシスが動いて身体パラノエマ、すなわち心気妄想や体感幻覚症になる。

症例1では、心気傾向は未分化な身体症状から分化した身体症状（円錐角膜炎）にいたるまで重層的であり、未分化な身体症状は解釈ノエシスという指向性をもち、形成的な解釈ゲシュタルトにノエマ化する。症例2でも、心気傾向は未分化な身体症状から分化した身体症状（胃潰瘍）にいたるまで重層的であり、症例1と同様の構造力動を考えることができる。大きな心的負荷状況下で心気症の構造力動のうえに反応的に強迫の構造力動が加重されたのは、経過上きわめて特徴的である。症例3ではもっぱら未分化な身体症状のみであり、防衛・解釈ノエシスからノエマ化した心気症も、被覆力としては弱い構造になっている。強迫・心気、いずれの被覆力も及ばなかった結果が、被覆解除としての妄想状態であり、これでも防衛できずにあらわになったのが、ある時期の直接的な分裂病性基盤喪失感としての空虚感の訴えであったと考えられる。

それでは強迫と心気症の補完関係がなぜ分裂病における防衛的構造力動を強化するのであろうか。分裂病における強迫は表象される自我分裂への恐怖そのものを心像操作によって排去しようとする指向性をもっており[16]、強迫行為や他者巻き込み[10]という形で苦痛が表出されない限り自己完結的である。心像操作による自我分裂の恐怖の排去という指向性は慢性病像の中では幾何学思考による操縦意識の代償という形式に受け継がれ、統合された自我の復権が試みられる。しかし本来防衛機制として作動していることのような反省現象の病理が悪循環の道筋をたどり始めると、制縛性緊張病という別の分裂病類型の中に閉じ込められることになる。一方、分裂病における心気症は分裂病性不全体験を覆い隠す解釈ゲシュタルトである。身体病としてそこに同調することで、かりそめの安定をうることができる。またそれを苦痛として表出すれば現実対象としての客観的身体と解釈ゲシュタルトとの差異が不定愁訴となり、家族や医療機関といった外界の反応を呼び起こすこともできる。それによって身体は共同世界との関係の中に置かれることになり、その生々しさが強迫のもつ自己完結的で制縛的な不自由さを緩和する。逆に強迫は解釈ゲシュタルトを認識空間に囲いこむことで、身体を共同世界にひきとめることができる。強迫・心気補完関係の要であろう。分裂病における心気傾向もこのような補完関係からはずれると、反省現象の病理が単独な純粋形式で悪循環の道筋をたどりやすくなる。極限までいくと強迫の場合と同様に防衛機制2のバリアーを突き抜けて、心気妄想や体感幻覚症といった類型の中に閉じ込められていくことになる。

ここに制縛性緊張病でも心気妄想や体感幻覚症でもない寡症状性分裂病の一構造類型をとりだすことができる。すなわち強迫と心気症を防衛的補完構造としてもち、主に防衛機制1（図5）を中心に比較的安定した病像で長期間経過する類型である。このような類型として先の症例を比較してみると、症例1では強迫・心気の補完構造がもっとも強く、緊張のとれない固定性経過となっている。症例3ではこの補完構造が弱く、不安定な経過となっている。症例2はこの中間に位置づけられるであろう。寡症状性分裂病非内省型と呼ばれるものが、多くこのような類型に振り込みうる可能性が考えられる。この種の類型がなぜ防衛機制1にとどまり続けるのかは不明である。おそらく体験化能力やエネルギーポテンシャルといった別の観点から、改めて検討を要する問題であろう。

Ⅳ まとめ

(1) 反省意識の分化度と自我の統合度という座標軸の中に、強迫性格、強迫神経症、強迫病、分裂病性強迫、とりわけ寡症状性分裂病における強迫を配した。強迫病の究極とされるアンチエイドス（Gebsattel）と分裂病性体験核心に認められる空虚（Lang）とは近接しており、強迫への指向性は共通するものと考えられた。

(2) 寡症状性分裂病における強迫現象と心気症は、分裂病性基礎障害とそれを被覆するという防衛的指向性をもった被覆ノエシスの結果生じた被覆ノエマである。このようにしてできあがった強迫・心気の補完関係は、寡症状性分裂病非内省型の一類型を形造っている。

文 献

（1）Binswanger, L.: Schizophrenie. Verlag Günther Neske in Pfullingen, 1957.（新海安彦・宮本忠雄・木村敏訳『精神分裂病』みすず書房、東京、一九五九年）

（2）Blankenburg, W.: Der Verlust der Natürlichen Selbstverständlichkeit. —Ein Beitrag zur Psychopathologie symptomarmer Schizophrenien—. Ferdinand Enke Verlag, Stuttgart, 1971.（木村敏・岡本進・島弘嗣訳『自明性の喪失—分裂病の現象学—』みすず書房、東京、一九七八年）

（3）Freud, S.: Bemerkungen über einen Fall von Zwangsneurose.（小此木啓吾訳『強迫神経症の一例に関する考察』改訂版フロイト選集一六、日本教文社、東京、三−一一四頁、一九六九年）

（4）Gebsattel, V. E. F.: Die Welt des Zwangskranken. Monatschrift für Psychiatrie und Neurologie, Bd. 99, 10-74, 1938.

（5）Jaspers, K.: Allgemeine Psychopathologie. Springer Verlag, Berlin, 1946.（内村祐之・西丸四方・島崎敏樹・岡田敬蔵訳『精神病理学総論』岩波書店、東京、一九五三年）

（6）Jenike, M. A., Baer, L. et al.: Concomitant obsessive-compulsive disorder and schizotypal personality disorder. Am. J. Psychiat., 143: 530-532, 1986.

（7）Lang, H. : Zur Frage des Zusammenhangs zwischen Zwang und Schizophrenie. Nervenarzt, 52 : 643-648, 1981.
（8）Minkowski, E. : La Schizophrénie—Psycopathologie des Schizoides et des Schizophrénes—. Desclée de Brower, Paris, 1953.（村上仁訳『精神分裂病—分裂性性格者及び精神分裂病者の精神病理学』みすず書房、東京、一九五四年）
（9）中西俊夫「境界型分裂病の周辺—強迫的代償傾向の強い一類型—」『臨床精神病理』一〇、一五三－一六四頁、一九八九年。
（10）成田善弘・中村勇二郎他「強迫神経症についての一考察—『自己完結型』と『巻き込み型』について」『精神医学』一六、九五七－九六四頁、一九七四年。
（11）西丸甫夫・西丸四方「分裂病性痴呆の虚無的血統妄想」『臨床精神病理』一、八五－九六頁、一九八〇年。
（12）Schneider, K. : Pathopsychologie im Grundriß in Handwörterbuch der psychischen Hygiene und der psychiatrischen Fürsorge, herausgegeben von Bumke, O., Kolb, G., Roemer, H., Kahn, E., Verlag von Walter de Gruyter, Berlin-Leipzig, 1931.（湯沢千尋訳『病態心理学序説』中央洋書出版部、東京、一九八九年）
（13）Simkó A. :"pseudoneurotishe Schizophrenien" im Lichte einer Strukturellen Psychopathologie. Nervenarzt, 39 : 242-250, 1968.
（14）Weiss, A. A., Robinson, S. et al. : Obsessive psychosis, psychodiagnostic findings. Isr. Ann. Psychiat., 7 : 175-178, 1969.
（15）山本信「『物』と『私』—相補的二元性について—」、大森荘蔵編『心—身の問題』産業図書、東京、一－三七頁、一九八〇年。
（16）安永浩「分裂病症状の辺縁領域（その二）—強迫型意識と感情型意識—」、中井久夫編『分裂病の精神病理八』東京大学出版会、東京、六五－一一四頁、一九七九年。

精神病理現象における身体化（精神症状の身体症状化）の意味またはその防衛的機能

I　はじめに

「われわれはひとり残らず、監禁の宣告をうけている。めいめいのからだを被うている皮膚という独房の外へは、一歩もでられないのだ。個人的な感動の抒情的な表現それは、生涯を独房に監禁された囚人が、おなじ境遇の囚人にむかって、自己の監房から呼びかける悲鳴なのである」

これは『熱いトタン屋根の上の猫』[32]の序文に出てくるテネシー・ウィリアムズのくだりである。独房という名の身体とは対象として見たり触ったり想像したりできる自己身体であり、身体関連性 Leibbezogenheit[11]に属することがらである。同じ境遇の囚人に向かって呼びかける悲鳴と表されているように、われわれは身体を通して世界とかかわり合っており、世界関連性 Weltbezogenheit[11]という言い方がなされる。分かちがたい両者の関係を通して、われわれは身体体験をする。山本[33]はその身体体験を、主題的に知覚する場合と反省によって見いだす場合に分けている。前者は自分の左手を観察しながら右手にもったコンテでスケッチしているような場合で、身体は明確な輪郭をもつが、その姿はそのつど部分的であり一面的であるにすぎない。鏡に自分の全身を映し出しても、事情は同じである。後者の場合は、何かを意識している自分が反省によって見いだす身体であり、身体はいつも対象としては漠然としており、かつ自分の身体を一挙に包む。このような身体は同時に空間的にも定位されている。例えば、気になる異性にまなざしを向けながら自分がここにいるというときのここは、とりもなおさず自分の身体の場所である。つまりわれわれの身体は自己身体であると同時に世界に開かれている。このような身体の状態意識は、反省によって初めて前記の特徴に気づくとしても、通常は気づかれずに、意識の背景にある。

ここで身体の病理、とりわけ心気症を考えていく場合に避けて通ることができない心理学的要素として、身体の状態意識に溶け込んでいる身体感情の問題がある。これには痛み、色彩や音や臭いや味や触覚についての快・不快の感情のように、意味連続性も志向性もないレベルのものから、身体の内部や表面にびまん性に存在する快・不快の感情、すなわち、「さわやかさ・活力・くつろぎ・満腹・安堵」と、「疲労・窮屈さ・落ち着きなさ・緊張・飢え・渇き」などといった志向性のあるレベルのものが区別[25]される。心気症では最初、生命にとっての危機回避という志向性をもった不快な身体感情が問題になる。人が心気的になると、意識の背景にあった身体の状態意識は不快な身体感情をもつ身体として意識の前景に現れる。ここから、身体の感情障害が現れる。病理性の深さによって、よく知られている身体疾患の症状に類似した形式で体験される同質性身体感情障害と、もはや、われわれの体験する身体全体の自然な分節からは了解できない異質性身体感情障害が区別[4]される。これらの感情障害については、神経症、うつ病、分裂病における心気症状を取り上げながら、その病理性の中で随時論じていきたい。

ところですでに諸家の指摘にあるように、心気症では身体感情障害に加えて、それに対する病者の態度の取り方に特徴がある。Jaspers[13]が心気症を病的反省現象の一項目として取り上げているのは当を得ている。人は反省によって自分を知り、自分の中で何事かを企て、自分に働きかける。一般にはこのような心の営みがあって、人は前に進む。ところが心気症者は自分の身体に反省を振り向け続けるために、健康な身体とそこから開かれるはずの高みの世界を願望していながら、かえってそれらを損なってしまう。この罠に落ちてしまうと、身体を病んでいるという思いは、おおげさに考えてしまうという域を通り越して、支配観念や妄想になる。以下さまざまな段階の心気症の病理現象に触れながら、身体に対する病的な観念についても述べなければならない。

Ⅱ　神経症者における心気症

人は大変な仕事をやりとげたあとの成就感を体感できるし、身体病の回復期でも、その身体感情を体験し、積極的な自覚の動機にすることができる。一方、Ladee[20]は強力な活動への反省が、かえって自分と周囲の世界との素朴な同一化を減じてしまう場合があると述べている。自分の身体とその表現を生き甲斐とするスポーツ選手や舞踏家や歌手が、いったん挫折を味わうとかえって心気症に陥りやすいということは、よく知られた事実である。一般に快の身体感情は不明瞭になり、やがて消え去ってしまうが、不快な身体感情がいったん気になりだすとそれが強化され、固着しやすい。誰もが思春期や更年期や初老期といったライフコース上の特殊な状況では一過性に心気的になりうる。身近な人の重い病気によって、あるいは医療関係者の表現を誤って解釈してしまうという医原性の要因からも、心気症は起こりうる。これらは普通、心気反応という形で生じ、解消していく。

ところが心気神経症では不快な身体感情が強化され、そこに自己観察が向けられ、重大な疾病があると思い続ける。同質性身体感情障害[4]が病者を悩ませ、そこへのこだわりはいくら正確に医学的根拠をあげても、まず納得してもらえない。疾病恐怖という極端な体験形式も含め、自分には何らかの身体疾患があるという確信は、支配観念といってよいほどのものにまでなる。Leonhard[21]は心気症をsensohypochondriaとideohypochondriaに分けているが、身体感情障害も支配観念もそれぞれ心気症を構成する心理学的二大要素であると考えれば、sensoの部分もideoの部分も心気症の構成に必須の条件であり、症例ごとに二大要素のモーメントのあり方が違うだけだということになろう。心気症で自律神経の不安定といった器質疾患よりの見方に重点を置くものはsensoのほうに大きな比重を置くであろうし、敏感性とか強迫性といった人格の傾向ないし、その人の病前の価値観などに力点を置くものは、ideoに大きな比重を置くであろう。

ところでこのような心気神経症は、どのような機制で生じるのであろうか。ヒステリーでは、自分の状況に対処するにあたって自分の欠陥としての身体を表出し、文字どおり身をもって他者を動かそうとするので、そこに何らかの心的葛藤があるのだと推定できる。面接医は推定の根拠としての精神生活を話題にすることもできる。ところが心気神経症者は精神生活の内容を取り上げることに抵抗を示し、心気状態は固定性経過をとりやすい。Janzarik[11]はこのような事態を人間学的に、人間の世界投企が根源的に身体に関連づけられていること（＝身体関連性Leibbezogenheit）とし、病者は世界から脱落し、身動きできない身体を体験している代わりに、安定を得ているのだと主張する。ここでは「体調が悪いので、思いどおりにならない」という心気症者にありがちな言い分の欺瞞性があばかれている。第三者の目で見れば心気症者は満足のいく自己実現からは程遠く、不満や攻撃性が身体領域に転換されている。いわゆる心気神経症における精神症状の身体化 Verleiblichung である。これは心気症者の合理化機制であり、Sullivan[30] 流にいえば、その身体化の程度は対人関係の歪力に正比例する。実際、心気症者は対人関係も含め、現実世界での自己実現が妨げられていると感じていることが多い。「病気さえなければ」という仮定のもとに自己実現への過大な気持が温存されていればいるほど、病的反省現象である心気傾向は内向していく。怒りが抑圧され、大変なプライドに悩む心気症者のこのような傾向を、Ladee[20] は「決して正体をあらわすことのない潜在的な誇大妄想者」と言い切っている。病者が自己実現に対する誇大的な気持をもち続けるにせよ、そのような気持が色あせて、自己保存の最後の砦《とりで》として心気神経症であり続けるにせよ、度の過ぎた自己観察の結果、身体知覚は鋭敏に記銘され、保存され、心気的に体感され、解釈され、それがまた自律神経の失調を促していくという悪循環に陥っていく。

西園ら[24] はこのような心気神経症の発病機制を、分析的立場から次のように説明している。まず発病に際して、心気神経症者は大変な攻撃衝動を抑圧しているために、長期にわたって外界との緊張関係を体験する。そこで心気的合理化が起こると、その防衛機制の強さのために、病者は精神療法的接近に大変な治療抵抗性を示す。結果、病者は望ましくない状況にかえって安定を見いだすようになり、sado-masochistic な状況になる。心気神経症の治療の成否はこの sado-masochistic な状況の打開と、その根底にある攻撃衝動の処理にかかっているという。いずれにしても心気神経症者における精神症状の身体化は、死の恐怖をはじめとする未来の不確実感と、自己の理想にそぐわない現実への不満足感に由来しており、本来なら克服されていなければならないこれら未達成の課題に対する合理化機制が、強く身体症状に投射されている。したがって治療戦略のうえでは、身体化された症状を病者の体験的事実として受け入れたうえで、そのような身体を生きながら、なおかつ病者にも可能な自己実現の道標《みちしるべ》を、ともに考えていくことが重要になる。

Ⅲ　うつ病者における心気症

心気症を前景とするうつ病は古来「抑うつのないうつ病 depressio sine depressione」とか心気性うつ病と

か自律神経性うつ病などと命名されてきたが[20]、昨今、仮面うつ病としての総説が目につくようになった。López Ibor[22]は頭痛に悩まされていた主婦の自殺未遂後の状態が一目で抑うつ的であったことに触れ、身体愁訴で見えにくくなっているうつ病を「うつ病が身体症状の仮面を被っている」という観点で見抜けば、自験例のような自殺未遂は防げるはずだと述べている。その際、仮面としての心気症状はあくまでうつ病の情動負荷的等価物thymopathic equivalentsであり、必ずそこにはうつ病の気分障害が存在するのだとの主張がこめられている。小杉[18]も仮面うつ病を総説しながら、仮面としての身体愁訴を見誤っている間はうつ病ではなく、そこにうつ病の症状を読み取って初めて仮面うつ病が成立することから、啓蒙的意義をもつ診断名であるとしている。

ところが、うつ病も軽症の段階や退行期・初老期では睡眠障害、頭痛、疲れやすさ、胸部圧迫感、食思不振などといった特徴のない身体愁訴が病者を悩ませ、偏頭痛、眼精疲労、神経痛、胃潰瘍などとして不適切な治療を受けていることもまれでない。心気症状に覆《おお》われていて、生気的な気分変調や思考・行動面での制止がはっきりしないような症例では、専門家でも病前性格や状況や軽症段階の抑うつ症状といった布置でよほど注意深く診察しないと、うつ病を見落としかねない。自然な微笑を浮かべ、他人向けの持ち前の活発さで身体愁訴のみを訴えるような場合など、油断せずにうつ病を疑って問診すべきである。

事実、平澤[5]は軽症段階でのうつ病の心気症状に注意を喚起しており、Kielholzの疲弊抑うつErschöpfungsdepressionと下田の執着性格を取り上げている。つまり疲弊うつ病では病者は仕事の過重負荷や周囲との摩擦に疲れ、過敏となる過敏衰弱期から種々の精神・身体症状の生じる心身状態期を経てうつ病が始まるとし、下田の執着性格では、心身の過労状態から神経衰弱状態が生じて睡眠障害や疲労性亢進が現れるが、持ち前の性格のため休息をとらず、疲労に抗って執着・熱中してしまい、疲労の頂点でうつ病を発症するというものである。いずれの記述も、心気的な症状は軽症うつ病の場合、本格的なうつ病への警鐘の意味を含んでおり、うつ病性精神症状の身体症状化の意味を早い段階で読み取り、適切な診断と治療を行うことの重要性を示唆している。つまり心気神経症とは病態水準の異なる、内因に規定された身体化Verleiblichungであるという把握が重要である。

ところで、うつ病は感情と欲動の障害であり、基底に生命感情障害が想定されている以上、諸種の身体愁訴が現れて当然の病態ともいえる。その出現頻度についての指摘はまちまちである。この場合、木村[14]の指摘にあるように、うつ病の随伴症状としての自律神経症状と、うつ病固有の身体症状がより深刻な心気的不安の素材として取り込まれ、加工され、結果として心気主題が形成される場合が厳密に区別されるべきであろう。後者ではすでに心気症者に指摘した身体感情障害と、それによる支配観念ないし妄想的な態度の取り方が問題になってくる。

身体感情障害に対して独特の心気的態度を崩さないタイプのうつ病者がいることは臨床的事実であり、経過中に異質性身体感情障害であるセネストパチーを伴うこともまれでない。この種の病者の心気的態度のかたくなさやセネストパチーへの批判性の欠如は、われわれが慣れ親しんでいるうつ病者の病前性格、例えば同調性、社交性、他者配慮、強い責任感などを念頭に置くと、しっくり理解できないことがある。むしろこれらの性格描写の本質として指摘されているうつ病性自閉という観点から人格特性をとらえ直すほうが、心気的態度の強いうつ病者やセネストパチーを伴ううつ病者の理解に役立ちそうに思われる。

もともとうつ病性自閉という概念は、時代と妄想主題の関係を比較検討したKranz[19]の主張に始まる。それによると、分裂病者の妄想内容は時代や世界を敏感に反映しているのに対し、循環病者のそれはほとんど影響を受けていないという。Schneider[26]もKranzのうつ病性自閉の問題に触れ、分裂病者に比べると循環病者では反応的被影響性がはるかに少ないと指摘し、循環病者の気分変調の根にある人格特徴を追求することは人間学的課題であると述べている。それを照らし出しているのが、木村[16]のうつ病性自閉の概念である。すなわち木村は、自己世界は常に共同世界に担われているという一般的な人間の世界体験のありようを示したうえで、うつ病者は自己世界に執着しながら生きる人々であり、世界体験をする場合にも個別化された全人格的他者に開かれることはなく、自己本位の役割的共生関係にしか生きられないとして、うつ病性自閉というあり方を強調した。さらに木村は規範人として好意的に描写されてきたうつ病者の病前性格も裏面から焦点をあてると、実は他者との摩擦や葛藤に対する耐性の低さを誠実さという仮面が覆っているにすぎないのだと述べ、うつ病親和型性格者の基本的特徴を「現状維持への活動的執着」であると指摘した。自己世界の主題が倫理にあるにせよ財産にあるにせよ身体的健康そのものにあるにせよ、うつ病者がいかにこの世的な価値世界に制縛されているかが端的に示されている。

ところで典型的なうつ病の場合には原不安Urangstが露呈してくるために、罪業、貧困、心気の三大妄想が主題化しやすいといわれている。[26] どのような内容の妄想が現れるのかは、病者の生きてきた病気以前の価値世界しだいである。この観点でJanzarik[10]は、自分の身体の維持と健康をめぐる心気的主題は知的文化度の低い人に多いと結論づけた。Ladee[20]も同様の観点に触れており、検査ではＩＱが高いにもかかわらず、心気的主題に悩み続ける病者は社会的・職業的水準がＩＱで期待されるよりも低いと指摘し、知的能力の水準を下げてしまうような人格特性を描写し、このような病者はその勤勉さにもかかわらず、精神衰弱性の、過敏で小児的構造の、受動的、無力的な極を形づくっていると述べている。先のうつ病性自閉の中でもさらに自閉性がきわだつのは、心気的態度を強くもつ病者ではなかろうか。自分の倫理や自分の財産をめぐるうつ病者の態度の取り方が自己本位の役割関係のために自閉的であるとしても、そこにはまだ、役割を通して他者とかかわり合うという世界体験の契機が残されている。自己の身体をめぐるうつ病者の心気的態度の取り方は、苦痛の素材が自己身体であるため、役割を通しての他者との関係さえ希薄になる。このあたりの事情をJanzarikは、「うつ病者では力動減少（dynamische Reduktion）のために力動不全が起こるが、心気的になる者はそれまでの世界関連性からはみ出し、世界投企が身体に向かって原始化する（leiborientierte[10] Primitivierung）。いったんこうなった心気症者は再び世界に出合おうとしても、身体関連性の媒体を極端に身につけてしまっているため、歪められたゲシュタルトとしてしか世界と出合うことができない」と指摘している。

うつ病者が自己本位の役割関係のために自閉的であることに加えて、心気傾向を伴ううつ病者では自己身体の生命的不安という身体関連性の問題が世界関連性から解離してくるため、共同人間的志向性はさらに希薄になり、二重の意味で自閉的である。そのため形骸化した心気的訴えは治療者との間でも不毛な繰り返しになりやすく、家族との間でも陰性感情の温床になりやすい。

Arieti[1]の要求型うつ病でも心気傾向はしばしば認められるが、極端に退行した対人関係のため、この種のうつ病者が世界と出合うことの困難を範例的に示している。逆にこの種のうつ病者の神経症様症状の背後にうつ病性自閉の二重構造を見ておくことは、治療的見通しを立てるうえで参考になると思われる。

Ⅳ　分裂病(＝統合失調症)者における心気症

1　分裂病病型の非定型化と精神症状の身体症状化

Kraepelin、Bleulerらによって類型化された分裂病も寡症状化し、昨今、慢性分類不能型や軽症の分裂病の増加が指摘[2][8][27]されるようになった。薬物療法の進歩や社会・文化的な背景が取り沙汰されている。この傾向が、一方では病像や経過型の内に共通する特徴を見ていこうとする構造力動的立場[12]にインパクトを与え、もう一方では寡症状性の中に疾病の本質を見ていこうとする現象学的立場[3][15]にインパクトを与えた。症候学的にもこれまでは特徴のない症状としてあまり注目されてこなかった心気症状が、あらためて注目されるようになっている。

分裂病における身体化症状については、自己身体についての心気的不安から漠然とした異常体感を経て体感幻覚による身体不安、さらには被影響体験を伴う体感幻覚にいたるものまで、一つのスペクトル上にまとめて論じられることが多く、いわゆる同質性身体感情障害の系列から異質性身体感情障害の系列のものまで[4]が含まれる。

このような分裂病性の身体化症状に積極的意義を認めているのは、何といってもHuber[7][8]の基底症状群および純粋欠陥症状群の概念であろう。Huberは薬物療法のおこなわれていなかった時代と薬物療法がおこなわれるようになって以後の症状記述の分析から、それまで分裂病に見られた人目を引く症状、例えば第一級症状や滅裂思考や緊張病症状が減少したことに触れ、これまで診断基準になっていた現象はあまり支配的ではなく、むしろ形を変えた内容の乏しい基底症状群や欠陥症状群が支配的であると主張している。いずれの症状群でも分裂病症状の身体化（Verleiblichung）傾向が重きをなしている。

基底症状群は、①おだやかな心気症、②あまり特徴的でない体感症（Coenästhesien）、③主観的な思考障害や集中障害のTriasからなる可逆性の症状群であり、力動不全から時に非可逆的要素にもなりうる純粋欠陥症状群と対置される。Huberは純粋欠陥症状群の非可逆的要素として「要素的な衝動性、生気性、統合性の減弱、全般的な無力性と不全傾向、目的志向性や集中力の不足、情動および志向性の調整不足、負荷に対する不耐性と対人関係の障害」をあげ、純粋欠陥を描写すると、「内的発動性やエネルギー、根気、緊張力などの欠乏。決断不能、集中力の減弱、反省への強迫、楽しむことの不能、感情喪失の感情など。あるいは、刺激性の亢進、強い印象を与えること、切迫した抑制欠如と興奮への傾向など」であり、必ずといってよいほど認められるのは「おだやかな心気症者あるいは、質的に異常な体感として現れる身体感情障害」であると述べている。分裂病の可逆的症状として基底症状群が、力動しだいでは非可逆的にもなりうる症状として純粋欠陥症状群が描き分けられているのは、臨床的経験や論理的要請によるものであろう。ここでは、心気症は基底症状群にも純粋欠陥症状群にも共通する身体化された精神症状として取り上げられており、いわゆる分裂病症状なしに一生涯これらの症状群の続く症例はHuber[8]によって分裂病なき分裂病schizophrenia sine schizophreniaと命名され、寡症状性分裂病を今日的に見直す必要性を示唆している。

わが国でも、清田[17]が異常体験の消退過程と心身の不全感について触れ、Huberの主張する基底症状群に近いと述べている。宮本ら[23]も幻覚・妄想症状と心気・体感症の出現が経過から見るとシーソー関係にあることに触れ、世界関連性と身体関連性の相互隠蔽性として洞察している。

いずれにしても基底症状群ないし欠陥症状群は急性精神病状態でもなく、欠陥分裂病の終末状態でもない、臨床的には分裂病の安定期にわれわれがもっとも日常的に見ている症状群であり、そこに現れる心気・体感症の意義を見直すことは重要であると考えられる。

2 分裂病における強迫・心気・体感症の防衛的構造力動の意義

Simkó[29]は現象学から出発し、臨床の場における現象の構造変化に着眼した。それはこれまであまりに抽象的な一般化と定義に傾きすぎた精神現象を、現象学の源流に立ち返って洗い直すことであった。すなわち現象学でいわれる意識の志向性を構造的な働きとして見ることであり、構造力動論という立場を強調した。分裂病を考える場合も、対象への意味的な志向構造の有無で、精神病理学的症状の基礎にある現象学的事態は区別されることになる。Simkóによると一次性欲動性欠如、反復的・

保続的錯運動症状、音連合、反響症状、感情生活での類破瓜病的減弱といった現象は、臨床家には観察されても病者自身の体験の中では非内省的であり、何ら志向構造をもたない。それだけ直接的な症状価値をもっている。一方、妄想形成、現実感喪失・人格喪失体験、言語性幻聴などは固有のノエシス的志向構造をもっているが、症状価値は間接的であり、人格発展や体験反応に条件づけられる反省的現象であるという。この立場は、異常体験や緊張症状よりも基底症状群や純粋欠陥症状群に分裂病の本質を見ていこうとするHuberの考えとも通底するものである。

ここで注目されるのは、分裂病では非特徴的な症状としてあまり注目されてこなかった強迫・心気・体感症に、分裂病の基礎障害を被覆する防衛的働きを認めている点である。これは、精神病理学でいわれる自己所属性[26]という現象と関係が深いであろう。欲動や感情は本来自己所属的であるが、分裂病では一次性の欲動性減衰や感情生活の類破瓜病的減弱が起こるために、自己能動感の衰弱が起こる。ところで強迫も身体体験も基本的には自己所属的であって、感官や感情の内容が強ければ強いほど、自己所属性は明瞭になる。強迫が自生表象や病的幾何学思考に変質しない限り、身体体験が被影響体験を伴う体感幻覚という特異な次元に変質しない限り、強迫・心気・体感症の自己所属性は失われない。仮面的にせよ、これは欲動性や感情生活の衰えた人格活動において操縦意識を代理する働きをもつものであり、分裂病症状の身体化（Verleiblichung）の意義を、防衛的構造力動という観点から考えていくことができる。

Simkóによると、強迫現象は分裂病の障害的精神作用因子である素材（ヒュレー）とそれを被覆しようとする防衛的ノエシス体験の結果生じるノエマとしての体験であり、同じく心気・体感症的体験は前記のヒュレーに対して解釈的志向性をもつノエシス的働きの結果生じる被覆ノエマであるという。この考え方にもとづいて、筆者[28]は分裂病における防衛的構造力動のあり方を図1のようにシェーマ化した。すなわち分裂病の障害的精神作用であるヒュレーに被覆防衛ノエシスないし解釈ノエシスが働くことで、分裂病性体験核心の被覆・解釈された結果としてのノエマ、すなわち強迫・心気・体感症が生じる。この被覆・解釈ノエシスの働きを防衛機制1とする。この防衛機制1を中心に固定した病像が長期間経過すれば、寡症状性分裂病における基底症状群を中心とし

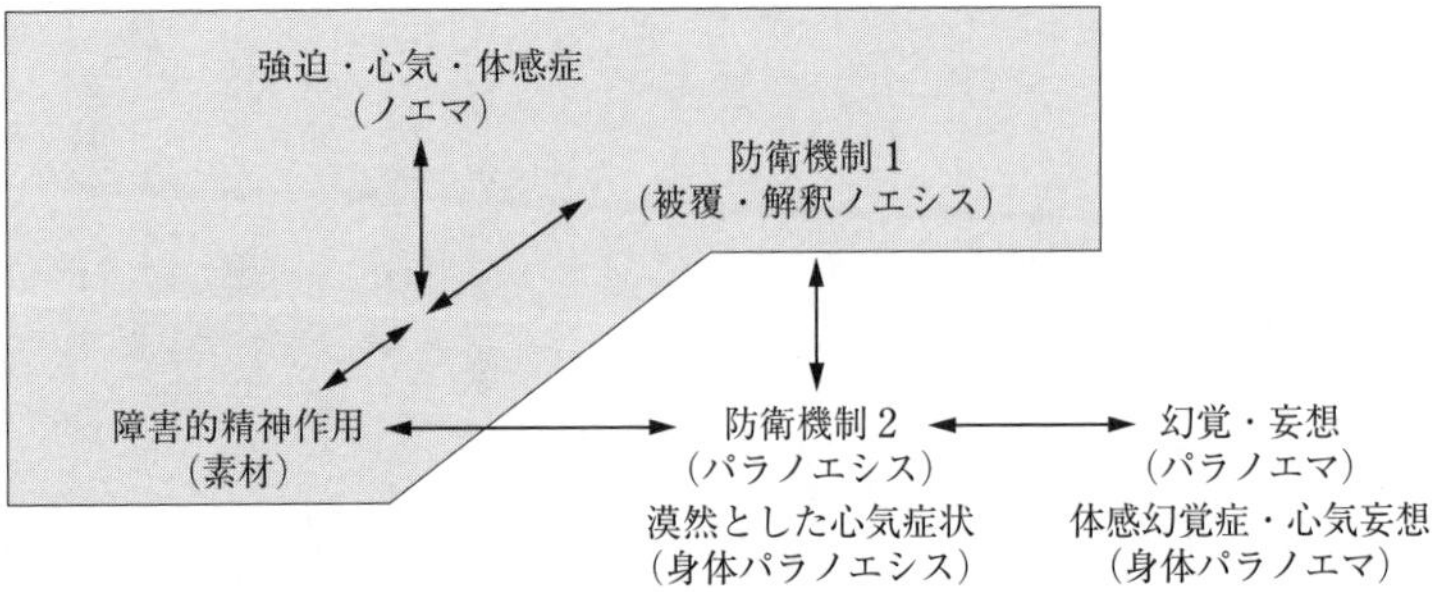

図1　分裂病における防衛的構造力動のシェーマ[28]
（著者論文「寡症状性分裂病における強迫現象について」の構造力動的説明図を一部改変）

実線で囲われた力動が長期に続けば、基底症状群を中心にした寡症状性分裂病の一類型になる。

た経過になる。おそらく強迫・心気・体感症が不快な表象や身体感情障害を伴って自己所属的に体験されるため、欲動・感情生活の減衰にもかかわらずこれらが代理的に操縦意識を促し、思考体験を自覚的な不全体験や集中困難の意識の中にとどめているのであろう。

この被覆・解釈ノエシスの働きが弱まり、被覆・解釈ノエマである強迫・心気・体感症の症状が弱体化すれば、強迫・心気・体感症の体験は分解され、障害的精神作用そのもの、つまり分裂病性基礎障害事態と防衛機制2になる。防衛機制2は漠然とした妄想的世界体験である妄想気分や漠然とした身体体験である体感症（Coenästhesien）[8][9]を中心に成立しており、そこでは何かが妄想されるという対象への志向性に対してパラノエシス、同じく身体的に何かが妄想されるという対象への志向性に対して身体パラノエシスという用語をあてた。このパラノエシスよりなる防衛機制2は防衛機制1よりははるかに力が弱く、防衛機制1のバリアーが崩れて防衛機制2のバリアーにインパクトを与え、これが崩れることでパラノエマとしての幻覚・妄想症状ないし身体パラノエマとしての体感幻覚症や心気妄想が現れる。このあたりの力動は、偽神経症性分裂病における小精神病という挿話性現象にもあてはまる。ちなみに偽神経症性分裂病はHoch[6]によって命名された。その特徴は、①分裂病に妥当する特有な情緒的態度、現実からの疎隔、多価性、②多形的不安、③汎神経症、すなわち心気症状、転換症状、恐怖症状、強迫症状などであり、多くの場合アンヘドニアが認められる、④分裂病に特異的な、繊細な思考・連合過程の障害、⑤小精神病のエピソードとなっている。Hochは、これが単なる精神神経症ではなく、分裂病の一特殊型であるとした。それに対してSimkó[29]は、Hochの記述したものは疾病学的単位でも症候学的単位でもなく、分裂病がさまざまな人格によって反省的に加工されたものにすぎないとした。図1のシェーマに従って説明すると、例えば⑤が前景化するのは一過性に防衛機制1が崩れ、被覆・解釈ノエマであった偽神経症の症状が背景化し、挿間性現象性被覆解除が起こり、パラノエマとしての産出性症状にモーメントが移ってくるためと考えられる。Hochの偽神経症性分裂病に限らず、より広く、寛解期の神経症様症状を被覆・解釈ノエマとし、分裂病におけるシュープそれ自体を挿間性現象性被覆解除と見ていくこともできる。このあたりの事情は、宮本ら[23]が身体関連性と世界関連性の相互隠蔽性として洞察した現象と同じである。世界関連性の事態であるシュープが収斂すれば、身体関連性に重心が移動し、再び被覆され、心気・体感症が前景化する。いわゆる残遺期の心気・体感症である。

Huber[9]の体感症性分裂病の場合はどうであろうか。竹内ら[31]は体感症性分裂病も心気不安の強い段階では体感異常が弱く、逆に局所の対象知覚的傾向が強くなると心気不安は減弱すると述べている。ここでも防衛機制1の働きの結果として被覆・解釈ノエマとしての心気・体感症が成立しており、被覆解除が起こると防衛機制1のバリアーが崩れ、防衛機制2の身体パラノエシスにインパクトを与える。ここが崩れることで症状は右側矢印の方向に進み、身体パラノエマの状態になる。吉松の分類[34]によるセネストパチーⅠ、Ⅱ、Ⅲ群はこの身体パラノエマの固定性経過と考えられる。もっともこれはあくまでシェーマ上の便宜にのっとった説明であり、実際のセネストパチーでは吉松の指摘にあるように、異常体感が単に末梢的な幻覚ないし錯覚体験ではなく、自我に密着した思考障害に通ずる現象であるところに事の重大性がある。それゆえセネストパチーで体験される固定した身体像は、人間に必須の創造への志向性を阻む結果になる。

いずれにしても分裂病の防衛的構造力動という観点で強迫・心気・体感症を押さえておくことや、力動不全による究極病像としてセネストパチーを理解しておくことは、再燃予防という観点で安定期の分裂病を見ていくうえでも、セネストパチーの病理の堅い構造を見抜いていくうえでも重要であると考えられる。

V まとめ

(1) 心気神経症における精神症状の身体化は、死の恐怖をはじめとする未来の不確実感と、自己の理想に見合わない現実の不満足感に由来し、本来なら克服されていなければならない未達成の課題に対する合理化機制が強く身体症状に投射されている。身体化された症状を病者の体験的事実として受け入れたうえで、そのような身体を生きながら、なおかつ病者にも可能な自己実現の道標を考えていくことは、治療戦略上重要である。

(2) うつ病における心気症は、内因に規定された原不安の一表現形式である。本来のうつ病症状が身体化症状に被覆されている場合があるので、神経症とは異なる水準の病態を早期に把握し、適切な治療戦略を立てる必要がある。

うつ病性心気症が遷延化すると、病者は身体的不安にからめとられ、対人関係でも孤立していく。このためうつ病性自閉でいわれている自己本位の役割関係さえも危うくなり、病者はいっそう自閉的になりうる。残された唯一のコミュニケーション手段である心気的訴えの背景にうつ病性自閉の二重構造を見抜いておくことは、治療指針を立てるうえで重要である。

(3) 分裂病における心気症は、分裂病性基礎障害事態に対する防衛的構造力動の働きの中で生じる身体化現象である。強迫・心気・体感症という比較的多い偽神経症症状をはじめ、不安・離人などの神経症様症状でも同様の防衛的構造力動を想定できる。急性シュープでもなく、欠陥分裂病の終末状態でもない安定期の神経症様症状は分裂病本来の障害の被覆された体験形式であり、その動きを観察することは、分裂病の精神療法にとっても、早い段階で再燃の兆候を知るうえでも重要な課題である。

文　献

(1) Arieti, S. : Affective disorders; manic-depressive

psychosis and psychotic depression. American Handbook of Psychiatry, Arieti, S., Brody, E. B.（ed）, Vol 3, pp 449-490, Basic Books, New York, 1974.

（2）Bemporad, J. R., Pinsker, H.: Schizophrenia; the manifest symptomatology. American Handbook of Psychiatry, Arieti, S., Brody, E. B.（ed）, Vol 3, pp 524-550, Basic Books, New York, 1974.

（3）Blankenburg, W.: Der Verlust der natürlichen Selbstverständlichkeit—Ein Beitrag zur Psychopathologie symptomarmer Schizophrenien. Ferdinand Enke Verlag, Stuttgart, 1971.（木村敏・岡本進・島弘嗣訳『自明性の喪失』みすず書房、東京、一九七八年）

（4）Glatzel, J.: Leibgefühlsstörungen bei endogenen Psychosen. Schizophrenie und Zyklothymie, Huber G（Hrsg）, Georg Thieme Verlag, Stuttgart, 1969.（保崎秀夫・武正建一・浅井昌弘他訳『分裂病と躁うつ病』医学書院、東京、一九七四年）

（5）平澤一『軽症うつ病の臨床と予後』、医学書院、東京、一九六六年。

（6）Hoch, P., Polatin, P.: Pseudoneurotic forms of schizophrenia. Psychiatr Q, 23(2): 248-276, 1949.

（7）Huber, G.: Reine Defektsyndrome und Basisstadien endogener Psychosen. Fortschr Neurol Psychiatr, 34(8): 409-426, 1966.

（8）Huber, G.: Aktuelle Aspekte der Schizophrenieforschung. Schizophrenie und Zyklothymie, Huber G（Hrsg）, Georg Thieme Verlag, Stuttgart, 1969.（保崎秀夫・武正建一・浅井昌弘他訳『分裂病と躁うつ病』医学書院、東京、一九七四年）

（9）Huber, G.: Die coenästhetische Schizophrenie als ein Prägnanztyp schizophrener Erkrankungen. Acta Psychiatr Scand, 47(3): 349-362, 1971.

（10）Janzarik, W.: Die hypochondrischen Inhalte der cyclothymen Depression in ihren Beziehungen zum Krankheitstyp und zur Persönlichkeit. Arch Psychiatr Z Neurol, 195(4): 351-372, 1957.

（11）Janzarik, W.: Zur Klinik und Psychopathologie des hypochondrischen Syndroms. Nervenarzt, 30(12): 539-545, 1959.

（12）Janzarik, W.: Schizophrene Verläufe—Eine strukturdynamisch Interpretation. Springer Verlag, Berlin-Heidelberg-New York, 1968.（藤森英之訳『分裂病の経過—構造力動的解釈』みすず書房、東京、一

九九三年）
（13）Jaspers, K.: Allgemeine Psychopathologie. Springer Verlag, Berlin, 1946.（内村祐之・西丸四方・島崎敏樹他訳『精神病理学総論』岩波書店、東京、一九五三年）
（14）木村敏「うつ病と罪責体験」『精神医学』一〇(五)、三七五–三八〇頁、一九六八年。
（15）木村敏『分裂病の現象学』弘文堂、東京、一九七五年。
（16）木村敏「いわゆる『鬱病性自閉』をめぐって」、笠原嘉編『躁うつ病の精神病理二』弘文堂、東京、九一–一一六頁、一九七六年。
（17）清田一民「薬物療法下における分裂病者の異常体験の消退過程と心身の不全感」『精神医学』一八(五)、五〇一–五〇八頁、一九七六年。
（18）小杉好弘・川北幸男「仮面うつ病」『臨床精神医学』二(一)、一三–一八頁、一九七三年。
（19）Kranz, H.: Das Thema des Wahns in Wandel der Zeit. Fortschr Neurol Psychiatr, 23(1/2): 58-72, 1955.
（20）Ladee, G. A.: Hypochondriacal Syndromes. Elsevier Publishing, Amsterdam-London-New York, 1966.（藤田千尋・近藤喬一訳『心気症候群』医学書院、東京、一九七〇年。
（21）Leonhard, K.: On the treatment of ideohypochondriac and sensohypochondriac neuroses. Int J Soc Psychiatry, 7(2): 123-133, 1961.
（22）López Ibor, J. J.: Masked depressions. Br J Psychiatry, 120(3): 245-258, 1972.
（23）宮本忠雄・吉野啓子「精神分裂病と心気症―臨床的考察」『臨床精神医学』七(一〇)、一一六五–一一七一頁、一九七八年。
（24）西園昌久・村田豊久・田辺健一「心気神経症の臨床的特徴と発病機制」『精神医学』一一(五)、三四一–三四六頁、一九六九年。
（25）Schneider, K.: Pathopsychologie im Grundriß. Handwörterbuch der psychiatrischen Fürsorge, Bumke, O., Kolb, G., Roemer, H., et al. (Hrsg), Walter de Gruyter Verlag, Berlin, Leipzig, 1931.（湯沢千尋訳『病態心理学序説』中央洋書出版部、東京、一九八九年）
（26）Schneider, K.: Klinische Psychopathologie. 6 Aufl, Georg Thieme Verlag, Stuttgart, 1962.（平井静也・鹿子木敏範訳『臨床精神病理学』文光堂、東京、一九七二年）
（27）関忠盛『現象学的人間学と妄想研究』星和書店、東京、一九九四年。
(28) Shoda, H. : Obsessive-compulsive phenomenon in a so-called 'symptomarme Schizophrenie'—from the viewpoint of structural dynamics in defense mechanisms. Psychopathology, 29(2) : 109-125, 1996.
(29) Simkó, A. : "Pseudoneurotische Schizophrenien" im Lichte einer strukturellen Psychopathologie. Nervenarzt, 39(6) : 242-250, 1968.
(30) Sullivan, H. S. : Clinical Studies in Psychiatry. William Alanson White Psychiatric Foundation W. W. Norton, New York, 1956.（中井久夫・山口直彦・松川周悟訳『精神医学の臨床研究』みすず書房、東京、一九八三年。
(31) 竹内直治・小田庸雄「分裂病者の体感幻覚と心気状態について」『精神医学』一一(五)、三六一－三六五頁、一九六九年。
(32) Williams, T. : Cat on a hot zinc roof, arrangement with C. E. Tuttle.（田島博訳『やけたトタン屋根の上の猫』新潮社、東京、一九五九年）
(33) 山本信「『物』と『私』―相補的二元性について」、大森荘蔵編『心―身の問題』産業図書、東京、一－三七頁、一九八〇年。
(34) 吉松和哉『セネストパチーの研究』金剛出版、東京、一九八五年。

第Ⅳ章　想像力の精神病理

表現の欲望

眠っているとき、人は夢を見る。通り過ぎてしまえば、その痕跡は記憶のかなたに消え、人は隠喩でありえたかもしれない記号を失う。目醒めてこしらえる造形物とて同じである。それを承知で人は古来、想像力を糧に何ものかを感受し、形あるものに表現しようとしてきた。アルタミラ洞窟天井壁画はデフォルメ化された動物群像であり、旧石器時代の作といわれている。旧石器時代の人間がどうやって闇の中にこのようなものを描きえたのか、なんでこのようなものを描こうとしたのか、定説はない。ギリシャ時代以前、迷宮伝説で馴染み深いミノア文化圏では、成長のイニシエーションとして洞窟の中で瞑想する習慣があったといわれる。闇の中で人は何がしかの形態を表象像として体験し、抽象思考の萌芽になったのではとの推定からである。ギリシャ哲学でいわれ始めた形相《エイドス》概念の源ではとも推理されている。実際「ミノア文字」といわれる三体の文字（絵文字と線状文字A・B）が発掘されており、文字Aは古いギリシャ語であると読解されている。

現実的な理由にせよ、絶対に見ることのできない崇高さへの畏怖にせよ、人は心の裡を表現したいとの欲望と無縁ではありえなかった。その扱いをめぐって、美学や詩学の領域ではプラトン、アリストテレスにさかのぼるミメーシス問題が俎板《まないた》に乗せられ、議論の口火になることが多い。この世への現れを通してイデアの近傍にある真実らしいものを探求するのが哲学《フィロソフィー》であり、プラトンは詩や芸術がそこに触れようとしても、目の当たりに見えるものを魔術的に別の表現に置き換えるだけなので、解毒剤を知らない若者の心を惑わせるとの立場をとった。模倣（ミメーシス）の否定であり、主著『国家』では、哲人理想国家からの詩人の追放が主張される。

とはいえ、すでに第I章「食と性の精神病理」で取り上げたように、プラトン著『饗宴』では、女神官ディオティマに聞いた話として、ソクラテスは美の生成を次のように語る。すなわち「ダイモンという名づけえない霊力によって美の形相《エイドス》は質料《ヒュレー》と交わり、美が生成する。生命や詩や音楽、哲学なども例外でない。永遠絶対不動の美の形相から、質料は美を分かちもちつつ生成消滅する。永遠絶対不動の美の形相そのものは増大減少することなく、永遠に不滅である」。このようなお話からすると、われわれがこの世に姿をとらえたと思っている人の肉体や魂の老廃消滅はもちろん、美の対象そのものである芸術作品や愛知《フィロソフィー》の対象である知そのものまでが、生成消滅する定めであるとも受け取れる。著書ではこのような動きに一役買うダイモンについて、「神と死すべきものとの中間」にある霊力であると説明している。

プラトンの著作活動は前記・中期・後期に分けられ、『饗宴』は前・中期作品群に入り、生を謳歌したソクラテスの人となりがよく描かれているともいわれる。そもそもプラトン以前のギリシャ人はこの世を、自然（ピュシス）の生成消滅として（アプリオリに）あると受け入れていた。

田中美知太郎はプラトン解説（田中美知太郎編　世界の名著六　プラトン一、中央公論社）で、書いたものを一切残さなかったソクラテスに対して、プラトンは直接・間接的対話形式でその人以上にその人自身になりきるミメーシスの名手であり、対立的人物や思想が、さまざまなパトスをもちつつ、ロゴスとミュトス、一問一答と長広舌《ちょうこうぜつ》といった表現形式で主題を広く深くしているので、プラトンの主張とされるものが必ずしも特定の立場に固定されるわけではないと述べている。いな、プラトン的ミメーシスの巧みさは、異質な経験や考えをぶつけ合うことで無自覚なドクサをつきぬけ、絶対たどり着けないより大きく、より美しいイデアを呼び求めずにはいられないところから出ているという。

自然観察を好んだアリストテレスは師プラトンが概念づけたイデア、エイドスのうちエイドスにモーメントを置き、人が観察して見えてくる現象（≒見られた形）にその本質（≒形相《エイドス》）が宿るとした。アリストテレスは『詩学』で劇作家の描写力に触れ、詩人こそがよく自然を模倣し、その本質をつかむものであるとも述べている。「実際に起こった出来事」しか語らない歴史に対して、「起こるであろうような出来事」にまで踏み込んでいくのが文芸であるとの主張である。まねび（模倣≒ミメーシス）・まなび（学ぶ≒知性）によって人は何事かに納得して、情動的な解放感を体験する。カタルシスという言葉の由来である。実際ギリシャ時代ソフォクレス晩年の名作『エディプス王』の物語を舞台俳優が演じ、時を得て音楽が流れ、観客は運命の皮肉や真相の開示に涙を流したのであった。詩人高橋睦郎によると、詩は「poésie＝真の詩＝実在の詩」と「poème＝仮の詩＝作品」に区別され、前者は永遠に人が手にすることができず、まちがいなく実在するのに、詩人の感性に波動を伝えて決して素顔をみせることのない「モノ」であり、それを受けた詩人はそれを捕らえ損なっていると承知で、「モノ」に思いを返そうとして詩作品「コト＝ポイエーマ≒poème」をこしらえるのだと述べている。真の詩poésieは限りなくイデアに近く、高橋にとって詩作とはpoésieの近傍にたむろする無数の死者≒古典を、闇の力で呼び出すことだとされる（高橋睦郎『よむ、詠む、読む―古典と仲よく―』新潮社）。

アリストテレスの考えやこのような現代詩人の主張を端的にわれわれに伝えてくれるのがフロイトの「詩人と空想すること」（論文「妄想の自縛性・虚構の自由性―エイドス論的視点から―」掲載）である。すなわち子供は大人になりたい願望のために遊びながら模倣し、想像上の対象を現実の感覚的な事物にかこつける。詩人はその子供に似て「白昼夢の利己的な性格を、修止と秘匿によってやわらげ」ており、その空想を表現することで「純粋・形式的快感」を人に与えるとした。われわれ臨床家にとってなにより馴染み深いのは、フロイトがアリストテレスに由来するカタルシスという言葉を神経症の治療的実践で重んじた点である。今日、内省型の病者の語りから認知症の病者の物語療法にいたるまで、広く精神療法的意義が認められている。表現の欲望とカタルシスの関係は、普遍的といってもよい。表現されたものによってカタルシスの快感を共有できれば、エクスタシス、すなわち日常的な自己からの解放が体験される。

病者の表現欲求とカタルシス

共同研究者・長峯清英は、第14回国際表現精神病理・芸術療法学会（14th International Congress of Psychopathology of Expression & Arts Therapy 1994 at Kyoto）で、不登校を主訴とする思春期発症の統合失調症三例に誘発線法や風景構成法を導入し、急性期から回復期にいたる描画表現の形式的変遷について発表し、論文化した（Nagamine et al.: Concerning the Changes in the Painting of Patients Recovering from Schizophrenia. Japanese Bulletin of Arts Therapy, 26(1): 34-41, 1995）。いずれも言葉で内面を表現することが困難な思春期例であり、まず体験世界を自在な描画表現にしてもらい、誘発線法や風景構成法を導入しつつ、徐々に言葉で主題を焦点づけていった事例である。絵1はその一事例の、急性期における描画である。

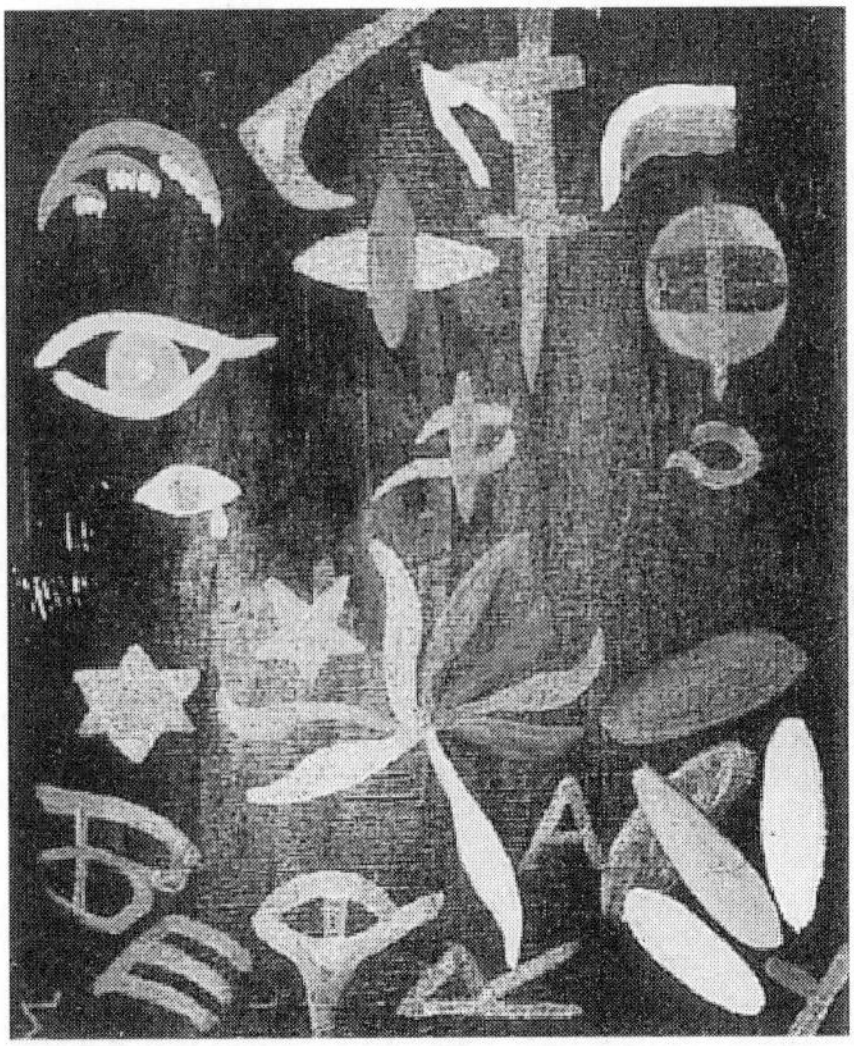

絵1　精神運動興奮時の描画

真っ黒な背景に目や星の断片、アルファベットの文字がちりばめられ、BETRAY と判読される。

症例を素描すると、以下のようである。

【初診時】一四歳、男性。

【現病歴】乳幼児期、発達に問題はなかった。小学校五年のころより家にひきこもりがちになり、家族にも子供っぽい態度を示すことが多くなった。中学二年次より不登校となり、終日自室でテレビや漫画を見て過ごす日々になった。小児科受診を経て、精神科に紹介された。感情表出に乏しく、不登校については深刻味を欠いていた。空想傾向が強く、妖怪や幽霊の漫画を好み、火の玉やUFOを信じていると述べた。一方「あちこちから大人たちの話す声が聞こえる」と、言語性幻聴の訴えも認められ、初期統合失調症の疑い（鑑別診断　不適応反応、器質性精神病）のもと、面接や薬物療法、諸検査が行われた。徐々に幻聴体験はうすらぎ、kleptomania、wristcuttingなどの行動化傾向が目立つようになり、父親に対し「世界でおまえが一番嫌いなんだ。顔が嫌いなんだ。おれは」と怒声をあびせ、興奮しながら泣き笑いし、「頂点に立っていたい。皆を殺せば、一人になれば頂点に立てる」などとわめき、直後に絵1の油絵を描いた。

　診断・加療を目的として、短期間、大学病院に入院した。他患、看護師との交流はなく、呆然としているか漫画を眺めているかであった。補助診断としてSCT、HTP、ロールシャッハテストの結果を参照し、初診時現症や経過から、状況依存性のある一般の不登校よりは重い病態水準が考えられた。誘発線法や風景構成法など、イメージを媒介とした精神療法を導入した。退院後登校するようになったが、ズボンのポケットにはいつも登山ナイフをぶら下げ、ワープロで「LIE BETRAY DESTRUCTION」などの文字を打ちまくった。やがて「気持も体も疲れる」と述べ、再び完全な不登校状態となり、自室で漫画やゲームを相手にする生活に戻った。面接や処方薬の内服は受け入れたが、高校模擬試験は拒否。志望校については「わからん」と書いて提出。

　その後、徐々に意欲が回復し、希望者のみの模擬テストを受け、気の合う友達とサッカーをしたりするようになった。不機嫌な顔をしながら卒業記念写真に加わり、受験した私立高校に合格。この間に描いた描画

た。(絵2　油絵)を主治医にプレゼントして、通院治療終了となっ

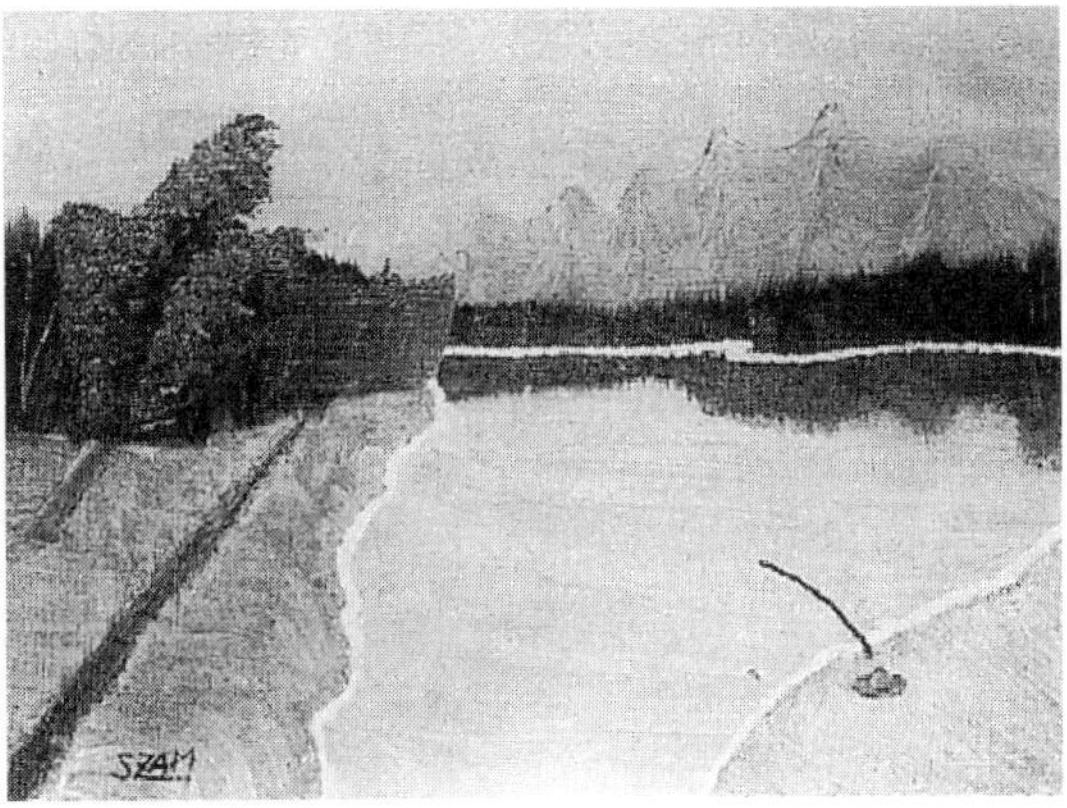
絵2　病状安定期に入って、病者が描いた油絵

結果からすると、統合失調症顕在発症を回避しえた思春期適応障害の一例ということになろう。急性期の精神運動興奮時、病者は一気に表現主義的傾向を思わせる油絵を描いている。そこにはその後ワープロでうちまくることになる「LIE BETRAY DESTRUCTION」のBETRAYをばらばらにした文字表現もちりばめられている。急性期精神状態と表現形式との関係ではムンクの『叫び』とのアナロジーを指摘できるであろう。無意識野の根源的エネルギーの噴出、それによってばらばらになったBETRAYという断片化した文字の象徴性、目や星を思わせる形象イメージの散乱。総じてKhaos体験の緊迫感がストレートに表現されている。この急性期の描画表現を念頭に置き、病者のそれ以前の空想癖、魔術的思考習慣などを尊重しつつ、主治医が誘発線法や風景構成法といったイメージ優位の精神療法を間においた点は卓見であった。少年はクレヨンで描かれる柔らかいイメージといっしょに家族や学校生活への思いを語るようになり、家族への激しい攻撃性もなりをひそめていった。徐々に現実見当識が回復し、絵2に示した遠近感のある風景を油絵の具で描き、治療終結にいたった。急性期の破壊的エネルギーが一気に表現の欲望という自発的カタルシスの迂回路を見つけ、キャンバスの画面という枠組みに秩序づけられたのが絵1の表現である。それを理解しようとした面接医による再形象化(鑑賞者＝理解者＝媒介

者のいだくイメージの形象化）や誘発線法を介した遊び心が、魔性を帯びたエクスタシスを経て、日常生活へのなだらかな道筋を作ったと考えられる。

イメージ精神療法に親和性のあるこの類の病者は、意外と自分の作品への拘泥がない。主治医に作品を預けて離れていく事例は、まれならずある。虚構の欲望ゆえにこの道筋をなぞり返し、自己ミメーシスと差異の洗練化によってキャンバスやノート上の実験を繰り返さずにはいられない一群の人たちが、芸術家である。彼らは現実を無化し（néantiser）、共通感覚に訴える非現実（＝作品）を作り出す技術者である。ネアンゆえの虚構の欲望というダイナミズムはサルトルの指摘どおり作品成立の基本原理であり、その素材は自然であっても民話やフォークロアであっても、すでに書かれた作品の数々であっても数式であっても、一向にさしつかえない。

こうしてみると、西洋における近代精神、明治維新におけるそれの移入という一九世紀の屈折点は大きい。フロイトによる無意識の領野とエスの概念、それが通底器を通して意識野につながっており、無意識野にこそ隠された真実が潜んでいるとしてその湧出を自動筆記しようとしたシュールレアリストたちの方法意識は、斬新であった（アンドレ・ブルトン著、藤本和夫訳『シュールレアリスム宣言集』現代思潮社、一九二四年）。絵1は無意識に突き動かされたKhaos体験の表現であろうし、絵2は表象像に理性というクッションを置いた統合的形象化の結果であろう。芸術作品としての意義はどうか。この点についてカントは『判断力批判』でつとに、「趣味判断はア・プリオリな根拠に基づいている」、要するに美学的判断は実践理性とは関係が無く、表象の主観的合目的性という形式を保障しているにすぎないと述べている。少年の場合、絵画表現そのものが最初のカタルシスになり、創作者・作品・鑑賞者（＝面接者）という三連対《トリアーデ》の響き合いをもたらす指揮棒の動きになっていった。少年の緊迫した心的現実は情緒的空間にくるまれ、自我統合への端緒になったのであろう。芸術療法的にはこれで十分である。本気で芸術家たろうとするものは表現されたもののメタ感覚の妥当性（≒sensus communis）をめぐって、新たなバージョンのトリアーデに身をゆだねるしかない。

ミメーシス概念の変遷と今日的意義

ミメーシス論の歴史

すでに述べたように、ギリシャ時代「自然（ピュシス）においてあるかぎりのものについて、それらの形相《けいそう》（エイドス）が存在している」と考えられていた。人がこの世の現実の側から考え、観察し、「見られたもの」として開示されてくる本質が形相《エイドス》である。ギリシャ時代すでに定義（≒イデア）の側から演繹的に思考する方法に対して、このように観察の側から帰納的に本質を問うという対照的な思考形式があった。

プラトンはイデアとロゴスを重んじ、演繹的にこの世をイデアの影とみなし、詩人や悲劇作家は自分に見えるその影を模写し、影像にするにすぎないと考え、ホメロスを引き合いに出して執拗にこきおろした（プラトン著、藤沢令夫訳『国家上・下』岩波文庫）。

アリストテレスは『詩学』で形相とパトスを重んじた。そこで語られているのは、まねび（模倣≒ミメーシス）・まなび（学ぶ≒知性）によって人はこの世をおもしろいと感じ、情動的な喜びを体験するという事実であり、経験科学的好奇心にも親和性がある。『詩学』は「論題の設定、創作（詩作）と描写（模倣）、描写行為における手段・媒体の差異」というタイトルで起こされ、叙事詩、悲喜劇、音楽……（≒芸術）に共通する規定は描写行為（≒ミメーシス＝模倣≒まね）にほかならないとの前提から始まる。『詩学』によると、悲劇とは「厳粛な行為の、そして一定の大きさをもって完結している行為の、描写（模倣）」であり、以下創作技術論が続き、悲劇とは「いたましさと恐れを通じて、そのような諸感情の浄《きよ》めを達成していくもの」と結論づけられる（藤沢令夫訳『詩学』世界の名著八 アリストテレス（田中美知太郎編）、中央公論社）。フロイトの創始によるエディプスコンプレックスの概念や治療的実践におけるカタルシスの意義にも、詩とテクストのあり方を思弁した『詩学』の影響が感じられる。

「自然は芸術を模倣する」とエキセントリックに創作概念の転倒をはかったのは、一九世紀、近代自我意識をいち早く察知したワイルド・Oであった。『嘘の衰退―ひとつの観察』ではシリルを聞き手にして、ヴィヴィアンがアリストテレスに始まる模倣と芸術の関係を連綿と語り、「……絶対に非難の余地のない唯一の形の嘘は、嘘のための嘘であって、これの最高の発達こそは、われわれのすでに指摘したとおり、『藝術』上の『嘘』なのである。あたかも『真理』より以上にプラトーンを愛さぬ者がアカデメイアの閾をまたぎえないように、そのように『真理』より以上に『美』を愛さぬ者はついに『藝術』の奥の院を知らぬのだ」と論点を煮詰め、前記のテーゼにもっていく（西村孝次訳『嘘の衰退―ひとつの観察』オスカー・ワイルド全集四、青土社）。

二〇世紀、詩、演劇、芸術、哲学の分野で、ミメーシスは人の感性や思考のあり方として肯定的に論じられるようになった。自然の現勢力で及ばないものを、人は芸術家の心を借りて作品化するのだとの見解も、現代では広く受け入れられている。

プラトンがホメロスをこき下ろしている例示の数々は、ラクー＝ラバルトがディドロの「私生児に関する対談」で引用した箇所に相応する。すなわちA「第一級の詩人、役者、音楽家、画家、歌手や、偉大な舞踏家、情愛こまやかな恋人、真の信心家といった、熱狂的で情念に満ちた人びとはすべて感受することにおいて強烈で、反省することにかけては微弱である」。一方、同ディドロの「俳優に関するパラドックス」では、B「偉大な詩人や役者、そしてたぶん一般的に、自然の偉大なる模倣家すべては、どのようであれ、つまり、見事な想像力、立派な判断力、鋭敏な直観力、非常に確実な鑑識力などの天賦の才を授かっていようとも、彼らはもっとも冷静沈着な存在である」はテーゼとして対立していながら、究極的にはともに真、すなわちパラドックスである。ラバルトはこのA、Bを詳細にチェックしたうえでA・Bの双曲線的＝誇張法的論理、要するにパラドックスの論理的マトリックスがミメーシスの構造になっていると結論づける。ゆえに、このマトリックス内では、例えば俳優の資質は透察力と冷静さであり、模倣の技術であり、あらゆる役まわりを演ずる能力である。これを芸術家一般に敷衍《ふえん》すると、感受することにおいて強烈であればあるほど、冷静沈着な存在たりうるとされる。この例示のように、双曲線上には芸術家のミメーシス問題そのもののみならず形而上学的主題まで、対立しつつともに真とされる対概念として配置することができる。無―あらゆるもの、非固有性―自己固有性、主体の不在―主体の多様性、「芸術家は何者でもない」―「芸術家はあらゆる性格を模倣する」となり、どのようなレベルのパラドックスでも成り立つ。ラバルトは切り取る位相こそ違え、このマトリックス内では類似すればするほど異なるという規則は変わらないのであるから、同一＝自同なるものはその自同性において他なるものそれ自体となり（同一＝他なるものそれ自体）、その他なるものも「それ自体」と呼べないところまで遠ざかると説明する。このような双曲線的＝誇張法的論理、ラバルトのいう模倣論理学は人に不安を惹起し、その由来はと問われれば、ダイモンを置いてありえないと結論づけられる（フィリップ・ラクー＝ラバルト著、大西雅一郎訳『近代人の模倣』みすず書房）。「詩人追放論」で評判の悪いプラトンも、すでに述べたとおり『饗宴』ではダイモンの力をおもしろく描いており、ラバルトの模倣論理学と併せ考えることで、プラトンの別の表情に出会うことができる。

現在ではミメーシスは物語論を中心に、芸術作品の成立原理や成立したテクストの解釈原理の前提とされている。芸術家がこの世を生き、経験したことを作品にしようとするとき、心を空にしてポイエーシス的贈与（＃ミメーシスの贈与）を受ける。空と贈与は双曲線的＝模倣論理学の定式にのっとり、空であればあるほど、ほかからより多くのミメーシスの贈与＃才能が与えられると理解される。こうしてできあがった作品を読解・鑑賞するときも同様である。自身が無知であると思う気持が強ければ強いほど、良質のテクストはポイエーシス的贈与を多く与えてくれ、人はよい読書体験をしたと感じる。読者が作家の形象化した作品世界を再形象化し、感動する瞬間である。作家・作品・読者という卑近なトリアーデにせよ、制作・テクスト・受容というトリアーデにせよ、模倣論理学的マトリックスの生成はかくも多元的であり、流動的である。

模倣と創造

ミメーシスに関する議論は古今東西、美学・芸術論の歴史そのものであり、過日第五七回日本病跡学会（平成二二年四月、小諸）を主催した折、「模倣と創造」というタイトルのシンポジウムを組ませていただいた。筆者は改めてミメーシス概念の内包の深さと外延の広さに蒙を啓かれた。内海健（東京芸術大学）・津田均（名古屋大学）両先生に司会役をお願いし（写真1）、小穴晶子先生（多摩美術大学）、上宇都ゆりほ先生（聖学院大学）（写真2）、斎藤環先生（爽風会佐々木病院）、鈴木國文先生（名古屋大学）（写真3）にご登壇いただき、総合ディスカッションが行われた。

「芸術の理念としての模倣と創造―西洋美学の基本思想を中心として―」で小穴は各発表、基調・教育・特別講演を聴いたうえで、壇上に立っていると述べ（シンポジウムは学会の流れの着地点として二日目の最後に設定した）、画家・成瀬政博氏の基調講演要旨「芸術が美をもってする人間の魂の救済だとすれば、その制作者と、それを見まもるもの、それぞれのありようを考えられたらと思っています」との言葉に感銘したと前置きして、西洋美学の成立とミメーシス問題の関係を総説した。ギリシャ由来の思想はヘレニズムといわれ、キリスト教由来の思想はヘブライズムといわれ、前者はミメーシス論そのもの、後者は無からの創造を芸術の成立原理とした。西洋中世期、ヘレニズムとヘブライズムは融合し、哲学の分野ではスコラ哲学の体系化があり、芸術の分野では聖書「創世記」に描かれている無からの創造（ラテン語でクレアチオ・エ

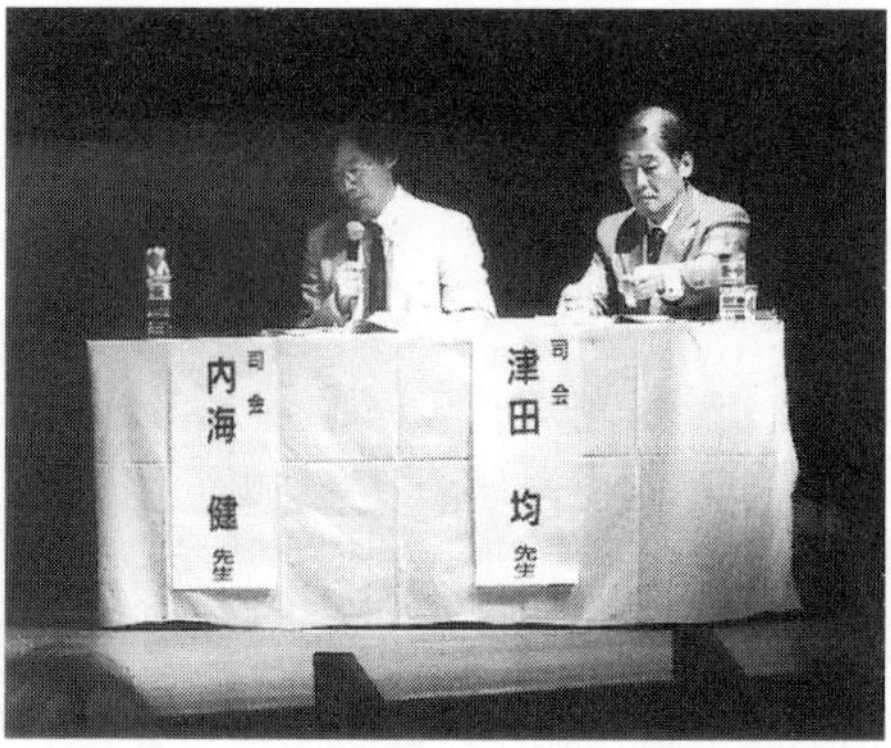

写真1　司会の内海先生・津田先生

内海は現在ミメーシスについて問うことの意義について触れ、シンポジウムに「模倣と創造」という主題をたてた主催者の意図を紹介してくれた。オリジナルとコピー（≒隠喩と換喩）の境界がますます不分明になっていく昨今、芸術作品のリアリティーはどのように担保されうるのか。総合ディスカッションで、これからはますますテクストの分析が重要になるとの見解が出された。状況に見合う新しい病跡学の方法論が問われている。メディア環境が激変しつつある現在、人の表現の欲望は同じでも、テクノロジーの進歩によって、表現された作品世界は広く複雑になりつつある。表現しようとするモノと表現されたコトの間にさまざまなレベルの媒介物が入り込み、身体性の減衰に相反する形で、バーチャルな身体体験空間は拡大し続けている。メディア環境がこうも多様化してくると、何が芸術作品のリアリティーを担保するのかとの問いは、どこにも届かない声になってしまう。スタートラインに戻り、表現を媒介するコードごとに問いかけてみるとわかりやすそうである。コルトレーンのサックスには祈りと叫びの混在したリアリティーがある。古典をテクストにした折口信夫の『死者の書』も、人形作家・川本喜八郎によるアニメーションに置き換えられると、見事にアニメ的リアリティーを発揮する。斎藤による関係平面と象徴平面のシェーマ（『関係の化学としての文学』新潮社）を借りると、これも言葉を直接の素材とする小説『死者の書』が人のメタレベルの享楽を誘うように書かれているがゆえに、メディアを違えても、作品モチーフは関係平面の劇性を動かしつつ、象徴平面をシンクロさせ、新たなバージョンの享楽を与えてくれるということであろう。「イデア・エイドス」（小穴）、「和歌神授説・テクスト媒介性」（上宇都）、「象徴界・ラメラスケープ」（斎藤）、「インファンティア・ミメーシス」（鈴木）。津田はそれぞれの演者から出された回答不能な問いを整理してくれた。ディスカッションの結果は、上記の主題をこれからもわれわれが考え続けねばならないということであったと思う。

クス・ニヒロ　creatio ex nihilo）」という形成原理のミメーシスとして絵画や宗教音楽が創意されたという。小穴によると、ギリシャ哲学がスコラ哲学に影響を与えたとされているにもかかわらず、ギリシャ哲学には「創造する（creator）」に相当する言葉がなく、「作る」を意味する「ポイエイン（poiein）」という言葉があるのみだという。さらに小穴は美学の立場から『旧約聖書』、「創世記」の原典を比較し、もともとそれがルター（一六世紀）以前、ヘブライ語「創世記」ではなく、紀元前二世紀アレクサンドリアで生まれたギリシャ語訳によっており、そこでは「創世記」四節「神は光を見て、よしとし」に相当する部分が「神は光を見た。美しかったからである」と書かれている点に注目している。ギリシャ語訳では神が世界を創造し、人の感覚体験とのアナロジーでそこに創出されたものを「美しい」と思う。結果、「よしとした」となり、創造主は創作した作品をうっとりと眺めていることになる。この美的感動をもって小穴は美学の立場から、ギリシャ語訳聖書の文献的意義を強調した（秦剛平訳『七十人訳ギリシャ語聖書Ⅰ　創世記』河出書房新社）。神の創意の形成ミメーシスという見方は、神の後退につれて、一八世紀には芸術家の特殊な才能による創造、一九世紀には神格化された天才による創造とされたという。二〇世紀、二一世紀、創造行為そのものが新たな実験にさらされ、グロバライズされ、ラバルトやリクールによってミメーシス概念は大幅に見直されることになった。いずれにせよ、紀元前二世紀ギリシャ語に翻訳された聖書で被造物が美しいと感嘆する神の様子は、古代人の自然感から推し量って、むべなるかなである。

小穴晶子には美学や音楽関係の著書が多数あり、わけても『なぜ人は美を求めるのか―生き方としての美学入門―』（ナカニシヤ出版）は古今東西の芸術論を簡明に紹介した入門書であり、筆者の目にとまった。シンポジストをお願いした所以である。同著書でもプラトン・アリストテレス論は踏襲されており、「ミメーシスによって引き起こされた感情は、いわば、知性によってからめとられた感情である」と結論づけられている。同著書は「仏教思想と日本の美意識―滅びの真理としての美―」という副題にも筆が伸びており、藤原俊成著『古来風躰抄《こらいふうていしょう》』という歌論が紹介されている。俊成は仏の真理にじかに近づくにはそれがあまりに遠くにありすぎるので、優れた和歌に学ぶことから始めるようお勧めするとして、『万葉集』から『千載《せんざい》和歌集』にいたる歌集の中から秀歌を選び「人の心を種としてよろずの言の葉となりにければ……なにをか

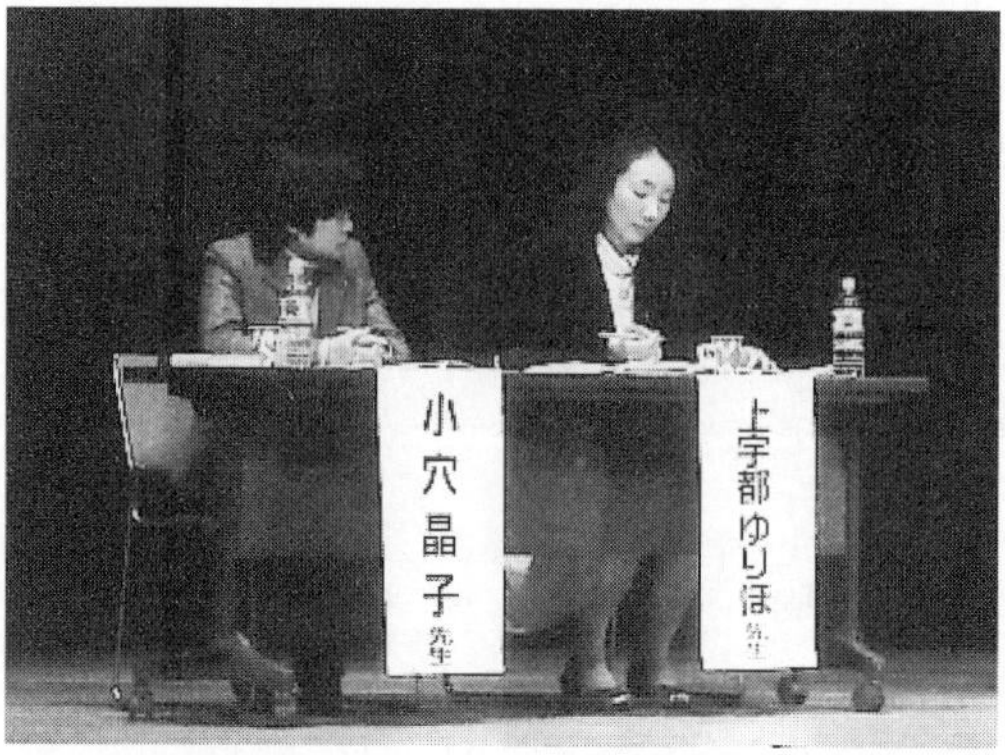

写真2　シンポジウム「模倣と創造」総合討論風景

小穴は西洋中世期、ヘレニズム由来の「模倣」、ヘブライズム由来の「無からの創造」という思想が融合し、現在にいたるまで哲学、芸術の領域にその痕跡を見ることができると述べている。前者はギリシャ哲学でイデアを重んじたプラトンに対して、アリストテレスが現実（＝現象）観察によって見られたものの本質（＝見られた形≒形相《エイドス》）が開示され、知的好奇心が惹起されるとし、「まねび」「あそび」「まなび」を尊重したことに由来する。後者はキリスト教神学の考え方であり、それが世界宗教にまでなっていった大きな理由は、小穴によると、信仰による魂の救済という条件がゆえであったという。ギリシャ思想では魂が救済されるのはイデアの探求者である哲人、あるいは正義そのものとみなされた英雄に限られており、「詩人追放論」で議論のつきないプラトン著『国家』の第10巻は、野辺送りの薪の上で生き返った英雄エルが体験した冥界譚で終わっている。一方聖書の源流はフェニキア由来の簡易な表音文字がヘブライ文字として実用化され、文盲だった庶民の手で口碑伝承が文書化され始めた紀元前1000年代といわれる。小穴によると、西洋キリスト教世界はルター（16世紀）以前にはヘブライ語聖書を用いていたが、「創世記」のところだけはギリシャ語訳であり、旧約聖書「創世記」第1章の3・4節「『光あれ』と神がいった。すると光があった。神は光を見てよしとし、光と闇とを分けた」の4節が、紀元前2世紀アレクサンドリアで作られたギリシャ語訳「創世記」では「神は光を見た。美しかったからである」となっており、創造主がうっとりと被造物に見とれているように書かれているという。小穴は美学者の立場から、「よしとした」と「美しかったからである」の違いはかなり重要だと指摘し、芸術的創造行為では計画にそって何かを作る（製作）のではなく、想像力にリンクした実験性が試されている（制作）という。作品のできばえがうっとり見とれさせるものであれば、それは作者から自立する。

ギリシャ時代、イデアとリンクして神格化されていたロゴス。イエスの死後ヨハネは「ヨハネ福音書」第1章1節で「はじめにことば（ロゴス）があり、ことばは神のところにあり、ことばは神であった」と語り始める。宗教の語りとしてイエスは神から使わされた真の言葉とされる（『聖書』世界の名著12（前田護郎編）、中央公論社）。

宗教・文化・風土の違いゆえとはいえ、上宇都の発表、本源の擬態である王権（天皇）の命による古今和歌集の「古今和歌集仮名序」における和歌神授説（紀貫之《きのつらゆき》）

は、律令体制が整うことと文化政策としての支配力との関係があらわであり、その支配力の減退を逆手にとって≒「他者の欲望の媒介者という個になりきること（上宇都は裡なる超越者という言葉を使った）」によって新古今の歌人たちが新風和歌の方法を編み出したり、仏教思想に近づいていったとの指摘は興味深い。文化政策としての仮名文字の一般化がその後、当初の支配者の意図の逆ベクトル（政治の脱構築・言語表現としての「あいだ」の前景化）で多様な文学表現を生み出していくことになった。

日本の漢語（≒真名）と同様、エジプトの象形文字やメソポタミアの楔形《せっけい》文字は複雑難解であり、王や貴族の占有物であった。フェニキアからもたらされた簡易な表音文字のアレンジによってヘブライ文字が生まれ、それまで文盲同然であったヘブライ人が、口碑伝承を文書化し始めた。ヘブライ語聖書の源流といわれる。日本中世の知識人が支配層の占有していた漢語（真名）を意識しつつ仮名に置き換え、和歌のリズムを広く文字文化に定着させていった文化史的意義にも似たようなところがある。本歌取りというミメーシスの技法は仏教の影響下、和歌陀羅尼観《わかだらにかん》や阿字本不生《あじほんぶしょう》といった思想とリンクして中世知識人に絶大な影響を与えたにとどまらず、さまざまなハイブリッド体の氾濫する現代のメディア文化のもと、われわれが表現形式のあり方を考えるに際して、一つの参照枠にもなりうる。

は本《もと》の心ともすべき」で、和歌は戯れながら人の心を誘う世界であり、「煩悩即菩提《ぼんのうそくぼだい》」と考えれば「本学《ほんがく》（悟りの知慧）思想」に開かれていくと考えていたという。ここまでくると、俊成の子、藤原定家が厳しく規制した「本歌取り」のビジョンと、今日、模倣論理学的マトリックスとされる流動的な創作原理とは、ぐっと近づく。

上宇都ゆりほの「日本中世和歌におけるミメーシス」は、このあたりの事情を国文学の領域から説き起こす発表であった。上宇都は日本中世を王権（天皇≒超越者を擬態しているもの）の衰退・儀書捏造のトポスと位置づけ、そのような時代であったからこそ政治に距離を置き、本源への遡及とその擬態を探求する芸術家の欲望は絶大であり、個が超越者を再発見する＝（個人的な感興ではなく）通時的に洗練されてきた美感を、新たな拠り所にふさわしい作品＝新たなテクストに結晶させるとの主張になったという。和歌における「本歌取り」という形式は、貴族勢力の衰退によるメディア環境の変化を逆手にとった本源の再発見、今日的にいえばテクスト間の関係性から感動に値するメタレベルの表現を求める芸術運動にあたるとの指摘であった。上宇都には「日本病跡学会奨励賞」受賞論文「藤原定家―天才形成の構造―」という先行論文があり、われわれにも馴染みの三夕の歌を具体的に比較検討している。

さびしさはその色としもなかりけり真木たつ山の秋の夕暮（寂蓮）
こゝろなき身にもあはれはしられけりしぎたつ沢の秋の夕暮（西行）
見わたせば花も紅葉もなかりけり浦のとまやの秋の夕暮（定家）

上宇都は、寂蓮、西行が「さびしさ」や「あはれ」という歌語で自らの感興を和歌に直接密着させているのに対し、定家は連綿と歌いこまれてきた「花」や「紅葉」の景物がないと言い切り、下の句の「浦のとまや」で貴種流離に身をやつす憐れを強調した徹底的なテクスト主義者であるとし、先行論文を踏襲しつつ、『源氏物語』「明石」の「はるばると物のとどこほりなき海づらなるに、中々春秋の花紅葉の盛りなるよりは、たゞそこはかとなう茂れる陰どもなまめかしきに」が「浦のとまや」のルーツ、すなわち王朝美の体現者光源氏の流離した住居の意にほかならないとの解釈を強調した。上宇都という現代人による作品の再形象化である。そもそも定家の作品がテクスト間の関係性で成り立った結び目に析出しているがゆえにこのような解釈の奥行きも出てくるのであり、制作・テクスト・解釈のトリアーデが織りなす模倣論理学的マトリックスの運動こそが芸術であるとするなら（フィリップ・ラクー＝ラバルト著、大西雅一郎訳『近代人の模倣』みすず書房）、定家の創作意識はきわめて現代的であったといえる。

いずれにせよ漢語に由来する文字が王権に占有され、一方ではムラ共同体があり、和歌が唱和され、シャーマン的魔力をもつ者がそれを誘い、共同体の均衡が成り立っていたとすれば、『古今和歌集仮名序』にせよ『新古今和歌集仮名序』にせよ、上宇都の指摘のように和歌神授説は王権によって擬態された超越性の巧みな置き換えであろう。上宇都によると前者は「この歌、天地《あめつち》の開闢《ひらけ》初まりける時より、出来《いでき》にけり。

……」で始まり、和歌が世界の開闢《ひらけ》の瞬間より神から与えられたとし、後者は「やまとうたは、昔あめつち開けはじめて、人のしわざいまだ定まらざりし時、葦原中国《あしはらのなかつくに》の言《こと》の葉《は》として、稲田姫素鵞《いなだひめすが》の里《さと》よりぞつたはれりける。……」で始まり、「葦原中国の言の葉」すなわち「日本の言葉」として神から伝えられたとされている。この文言から上宇都は、地方への律令制度の浸透と和歌神授説は二つの勅撰和歌集の仮名序に明らかなように、当時の支配階級の文化政策であったと指摘。かつて共同体の中で自然に唱和されたであろう古代歌謡の韻律は、五・七・五・七・七と決められ、歌人はその韻律に、自分が発見したもっとも適切な喩を振り分ける技術を考えるようになったとも強調。そのような形式の呪縛から解き放たれるために、一方で中世歌人たちは仏教思想に近づき、もう一方ではそのような呪縛を逆手にとって、和歌を作品の結び目に置きつつ、自由な物語文学、とりわけ女性のそれがすでに展開していたことに無関心ではいられなかったであろうと指摘している。事実資料の一部が残されている『定家本源氏物語』やその解釈の書『源氏物語奥入《おくいり》』はこのような時代背景のもと、のべつ下敷になるいい文章を写し続け（＝ミメーシス）、『名月記』と銘《めい》うって日記を書かずにはいられなかった記録強迫（Registrierzwang）の天才、藤原定家の手によっている。質疑の中で明らかになったのは、王権の衰弱と和歌における身体性の衰弱はリンクしており、ミメーシスという方法論によって内なる超越者、すなわち「夢がたり共同体」の根拠が求められ、密教を背景にした「本覚思想」に結びついていったということであった。

　古今集のころはまだ光源氏の身体性が和歌の世界に生き生きと投影されていた。万葉の時代はさらに、言《こと》霊《だま》が身体性に直接シンクロしていた。それが新古今の代表格、藤原定家の「見わたせば……」では、上宇都の指摘のように巧みに光源氏の貴種流離譚が模倣されているにもかかわらず、本歌取りというマニエリスムの手つきによって、観念化された「もののあはれ」は幽玄の感覚世界のかなたに置かれて朧《おぼろ》である。にもかかわらず定家の意識した新風和歌の斬新さを、上宇都は次のように指摘する。①本歌取りを重複重層させることで、享受者を対象物から遠く引き離す。②そこに重層的な連想の構造を入れ、限られた韻律で統一する。③結果、表現されたコト（poème）のベクトルが無意識の深層部にあるモノ（poésie＝集合的無意識という概念の最深部）に伸びていく可能性がある。この①②③によって作品はマニエリスムやディレッタンティズムの弊害にも結びつきえようし、朧な部分が無意識野の深層部に照応すれば、神話のもつ普遍性にも接近しえよう。ここから仏教的世界解釈への道のりは、あと一歩である。発表によると和歌神授説は仏教、とりわけ密教思想と融合し、煩悩即菩提という前提で、和歌陀羅尼観が生まれ、「阿《あ》」という音韻を根源と考える阿字本不生《あじほんぶしょう》という考えが出てきたという。仏の知恵は絶対に人知では届かないかなたにあり、それを感受しようとして一媒体者である個人が心を空にする（心の内の観察＝「観心《かんじん》」）。その実存的真空に、ミメーシスのネットワークで洗練された言の葉の結晶物が析出する（一媒体者の主観による析出物であるがゆえに、それは緻密なテクスト解釈を要請する）。父藤原俊成とのエディプス葛藤を生きた定家が、父俊成の『古来風躰抄《こらいふうていしょう》』の編集意図をなぞるかのように、新風和歌の形骸化をよそに仏道に身をやつしていったとの老境エピソードは、エディプスコンプレックスの反復強迫を思わせ、興味深い。勅撰集であるがゆえに支配者層のバイアスが働いた「和歌神授説」。「煩悩即菩提」という歌心の入口と出口。

筆者はこのあたりの流れに、西洋中世期におけるヘレニズムとヘブライズムの融合、シェーマLでいわれる大文字の他者A（＝阿字本不生《あじほんぶしょう》）とのアナロジーを感じた。

斎藤環は「ミメーシスと身体性」と題し、プラトニズムが現在も隠然とした力をもっていると指摘したうえで、アリストテレスの『詩学』を擁護し、「ミメーシスとは人間に対する哲学的省察から物語を生み出すメカニズムにほかならない」と論を起こした。さらに戦後ドイツでラディカルに社会批判を先鋭化させていったアドルノの絶筆の書『美の理論』から「芸術という認識は概念的認識から切り離される……芸術作品が自己以外の何物をも模倣することがないなら、芸術作品を模倣するもの以外には芸術作品を理解するものはいないことになる」の一文を引用。カントによる「芸術作品は客体、つまりその真実は内部の真実として表象する以外には表象しえない客体」とみなされるとの主張を補足したアドルノの、「模倣はこうした内部へと導く通路にほかならない」との結論の意味深さを指摘した。さまざまな価値の重層性を情報ネットワークシステムが縦横無尽に走っている現在、それが「内部へと導く通路」にもなりうるとの認識は重要である。

斎藤はこの論述に接続する形で、ポール・リクールの徹底したテクスト主義を紹介している。人の心が芸術家のテクスト制作を待っている状態＝ミメーシスⅠ（実践的領域の先形象化）、芸術家が主題にそってカオス的な世界を秩序立て、テクストを制作する過程＝ミメーシスⅡ（テクストの統合形象化）、そこで析出されてきた意味を鑑賞者が味わう過程＝ミメーシスⅢ（作品受容によるその再形象化）のトリアーデである。ミメーシスⅠ・Ⅱ・Ⅲの運動とは、ラバルトの「制作・テクスト・受容」というトリアーデが織り成す模倣論理学的マトリックスの運動にほかならない。

オリジナルとコピー（≒隠喩と換喩）の区別がかくも曖昧になってしまった現代のメディア環境下、テクストのリアリティーとはどのようなものであろうか。斎藤は前記の論述の駒を進め、現在では「生の現実」ではなく、テクストそのものに自立的なリアリティーが求められているといいきる。シンポジウムでは挑発的にマンガやアニメのリアリティーが取り上げられた。同日「日本病跡学会賞」を受賞した『関係の化学』（新潮社）で、斎藤は、一九世紀、ドストエフスキーの個性で頂点をきわめた近代の小説という文学分野は、二〇世紀、「映画にはじまる視覚表現の環境的発展」によって凋落《ちょうらく》した。「階層的に区分された複数の感覚ブロック」のシンクロナイゼーションにより、「ゲーム的リアリズム」が前景化したがゆえである。にもかかわらず「関係の化学における最重要の触媒」が「シニフィアンの運動」である以上、「言語を直接の素材とする小説」の化学反応は人の享楽の欲望を惹起するはずであるとのマニフェストのもと（『関係の化学』あ

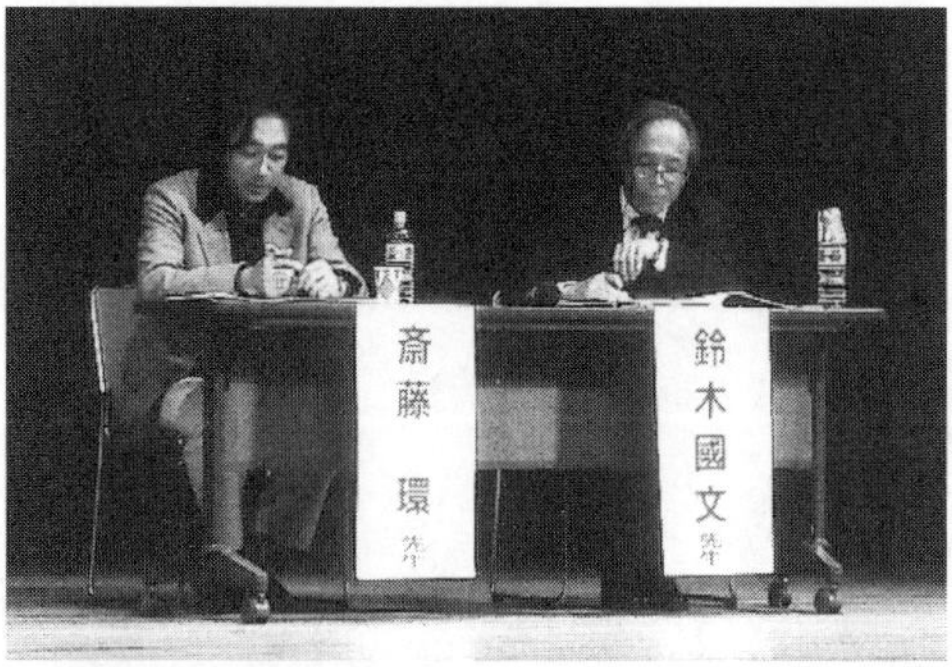

写真3　シンポジウム「模倣と創造」総合討論風景

斎藤環は「ミメーシスと身体性」と題してプラトンの価値の視点を「イデア」>イデアの一次コピー＝「現実」>二次コピー＝「虚構」と整理し、アリストテレスは『詩学』でこれをくつがえしていると口火を切った。斎藤によると「ミメーシスとは、人間に対する哲学的省察から物語を生み出すメカニズム」にほかならず、それによって「物語には、現実とは別次元のリアリティーが宿る」という。斉藤はフーコー、アドルノ、リクールの主張を紹介し、ラカニアンの立場から、批評を含む言語芸術は「他者を参照しつつ、直接にはみずからの身体を媒介とするミメーシスの作用が決定的な意味をもつ」、極論すれば「ミメーシスの作用を抜きにしては、『他者』を認識することすらかなわない」のであるから、想像力の勝負である創造行為でミメーシスの果たす役割が重要なのは当然であると述べた。芸術において制作・テクスト・鑑賞というトリアーデの模倣論理学的シンクロナイゼーションは特に重要である。斎藤は「ミメーシスの淵源である身体性が衰弱」し、精神性がその身体性に下層化しつつある現在、作家や作品は、擬態《ミミクリー》（ふりをする≒仮面をかぶる≒身をやつす）によってメディア空間に転移することで、新たな可能性を模索することになろうと予見している。おのずと制作・テクスト・鑑賞のトリアーデはミメーシスを超えて、他者の欲望の坩堝であるメディアと一体化することが求められる。そこに身をやつしつつそれを無化し、非現実的な作品を創作する原動力がエロスであるとすれば、メディア環境が激変したといわれる現在でも、プラトン著『饗宴』でソクラテスが述べているとおり、「神と死すべきものとのあいだ」に巣くうダイモン（≒他者の欲望）の存在を無視できない。

斎藤が言語芸術を中心にこのような見通しを語ったのに対し、鈴木は描画・写真における表現形式の変遷を取り上げつつ、精神医学概念を洗い直す勢いの「広汎性発達障害」文化とミメーシスの風潮を、Infantiaをキーワードの中心に立てながら論述した。鈴木がキーワードとするInfantiaはアガンベンのそれであり、そこでは物言わぬ幼児は「語りえないもの」（ウィトゲンシュタイン）を経験しつつ人の言語構造へと心を誘引されているのであり、人の言語生活は「語りえないもの≒沈黙するしかないもの」の地層と不即不離の関係をもつことによって初めて「生きられた経験」になると述べられている（ジョルジョ・アガンベン著、上村忠男訳『幼児期と歴史』岩波書店）。この主張を下敷きに、鈴木は「人は、Infantiaを繰り返し生き、それを条件として生へと登録され、語る主体として成立する。人は常にInfantiaという裂開をその瞬間ごとに埋めているのである。そして、その機能の基底にミメーシス、つまり表象像とのかかわりがある」と述べ、今世紀の「アール・ブリュット≒アウトサイダーアート」の代表作2つを例示。1つは無数の漢字、もう1つは無数の電車正面像が画面全体を埋めつくす反復的描画表現であり、鈴木は自閉症スペクトラム障害で認められる「表象像の反復」は「Infantiaと関連した時間性の病理」であると指摘した。

とがきより）、桐野夏生、谷崎潤一郎、中上健次らの小説の特徴を論じている。これらの作家作品では斎藤の定義する関係平面上で関係性そのものが物語を駆動していくので、作家・作品・読者は象徴平面でもシンクロし、創作や読書体験の謎がメタレベルにバージョンアップする。虚構的リアリティーはこの種のダイナミズムによって担保されるのであろう。斎藤はこの関係性を駆動する源が想像力であり、ラカンの倫理格率「汝の欲望に譲歩するなかれ」は「他者の欲望を飽くことなく想像せよ」と翻案できると主張する。各論は鋭いメスさばきによる構造論的作品分析であり、論じられた作家たちの冥利につきる。

シンポジウム総合討論で侃々諤々《かんかんがくがく》と議論されたのが「精神性の下層化」「身体性の衰弱」という主題であった。臨床的に取り沙汰される解離現象の増加とも相関している。精神が衰弱した身体へと下層化すればするほど、かつて小説の主題であった近代自我の個人的葛藤構造は希薄になる。斎藤はそれがメディア環境の重層化に照応していると指摘した。当然虚構が担保できるリアリティーも変化する。斎藤によると、ラカンのいう「想像界」はぶ厚い重層構造で成り立っており、虚構が担保できるリアリティーとは「想像界レイヤー」間の同期がもたらす効果にほかならないと主張した。「キャラクターが自在に移動する重層的虚構空間＝現実空間」を斎藤は「ラメラスケープ」と命名し、「キャラクター」＝「身体性を除去した人格記号」という定義にのっとっているという。「描写＝身体性」の背景化、人格記号としての「キャラクター」の前景化はメディア環境の変化ゆえの必然的帰結であり、身体性への回帰ではなく身体性を現代のメディア環境にどう転移させるかが、今問われている芸術の課題であると結んだ。

鈴木國文も「ミメーシスと創造―広汎性発達障害とスキゾフレニアの病理から―」というタイトルでミメーシス問題についてのプラトン・アリストテレスの見解の齟齬《そご》から話を起こし、「真の知＝知性（ヌース）＝神の叡智」と「表象像を解する知＝可感的な人知＝経験知」がヘレニズム・ヘブライズムの融合を経て二元的に振り分けられ、前者は哲学に、後者は芸術・科学に影響を与えることになったとレビュー。両者が再統合されるのはデカルトの「意識」の概念によってであり、ここから「経験に基づく真の知」＝経験科学が誕生したと概説した。斉藤が言語芸術を例示しつつミメーシスの意義を語ったのに対し、鈴木は絵画や写真を例示し、言語によって欲望が構造化されている人間にとって経験と真理の間の裂開は根源的であり、これを埋めようとする欲望ゆえに、人は真実と出会い損なってはある表象像を連綿と別の表象像に置き換えずにはいられず（＝ミメーシスの運動）、芸術の場合には美の審級に耐えられるところに抜け出ようとするのだと述べた。

換喩の運動にも歴史と同様、劇的な変化は起こるらしい。鈴木によると一九一三年、ヨーロッパの都市部で画家の画面からモノの表象像がいっせいに消えて抽象絵画が群生し、統合失調症の病者の絵画表現が注目されるようになったという。そこに「芸術としての写真」が噛んでいく。抽象絵画がミメーシスを内側に向かわせたのに対して、「芸術としての写真」は視点を徹底させることでミメーシスを純化し、「写真としての芸術」になった。鈴木はこれが抽象絵画の裏面であると主張する。

同発表で鈴木は、今世紀、メディア環境が激変し、広汎性発達障害概念が前世紀の精神医学概念を洗いなおす勢いであると指摘し、写真・絵画というカップリングもまたこの影響下にあるとし、現代アウトサイダーアートに広汎性発達障害の病者の表現形式を見ている。その特徴はなんといっても、①断片（即物的対象としての像の断片）のミメーシス表現であり、②それがおびただしく反復している点である。鈴木はこのような表現をとらせる心性として、アガンベンの「Infantia」概念を援用する。鈴木によると「あれ」という代名詞は「Infantia（言葉のない子供）」と他者との間にある裂け目ゆえに現れる言葉であり、「そこには何もない」という答えによって周囲を参照するように促され、意味の結び目になるのであり、コーエンのいう「共同注視」という態度が求められるという。日常体験から芸術作品の鑑賞や文献検索、あるいは現在ではあたりまえのようにおこなわれているインターネットのチャットにいたるまで、人はミメーシスで得られる表象像で裂開を埋めては次のInfantiaに順送りされる。裂開が深ければ深いほどそれを埋める表象像にはイメージとしての重層性が求められ、斎藤が翻案した「他者の欲望を飽くことなく想像せよ」との倫理格率は、絶対的他性である死にいたるまで、連綿と息づいていくことになる。

鈴木は今日の「アール・ブリュット＝アウトサイダーアート」に認められる前記の傾向、すなわち純粋感覚に訴えて対象を模倣し、おびただしい反復になる傾向を、「隠喩のない換喩」であると分析した。

イマージュ・虚構・精神病理現象

バシュラールはヤスパースのいうJedes Dasein scheint in sich rund（現存はみなそれぞれにまるくまとまっているように見える）という形而上学的命題が詩人の孤独と同じであり、存在と外観の二義性をとりはずせば、das Dasein ist rund（現存は円だ）となり、詩人が物質のイメージを生きる存在保障になると考えている（バシュラール・G著、岩村行雄訳『空間の詩学』ちくま学芸文庫）。筆者はこれを人の世界体験の基本イメージとし、閉ざされた円形図式で示した（図1、図2、図3）。そこにヘフナー・H、ウィンクラー・W・Th.の自我収縮論を重ね、①一般の世界体験布置、②急性アポカリプス期（統合失調症）の世界体験布置、③ポイエーマ成立時の世界体験布置の異同を想定し、安永のファントム理論を人の精神生活における体験イメージとしてアレンジしてみた。

安永によると、人には一般感覚空間で「一定の心的距離を保たせている実体＝個のファントム機能」というものがあり、これによって人は対象に適切な距離をとるという。客観的妥当性を度外視すれば、この種の態度のとり方は、なべて主観的（幻影《ファントム》の）体験だということになる。その論を要約し、自我収縮論に取り込むために、筆者は便宜上ファントム理論を以下のように単純化した。

自我極Aにとって対象極Bはほかなるものであり、人の日常生活はA≧Bという体験構造に安住して成

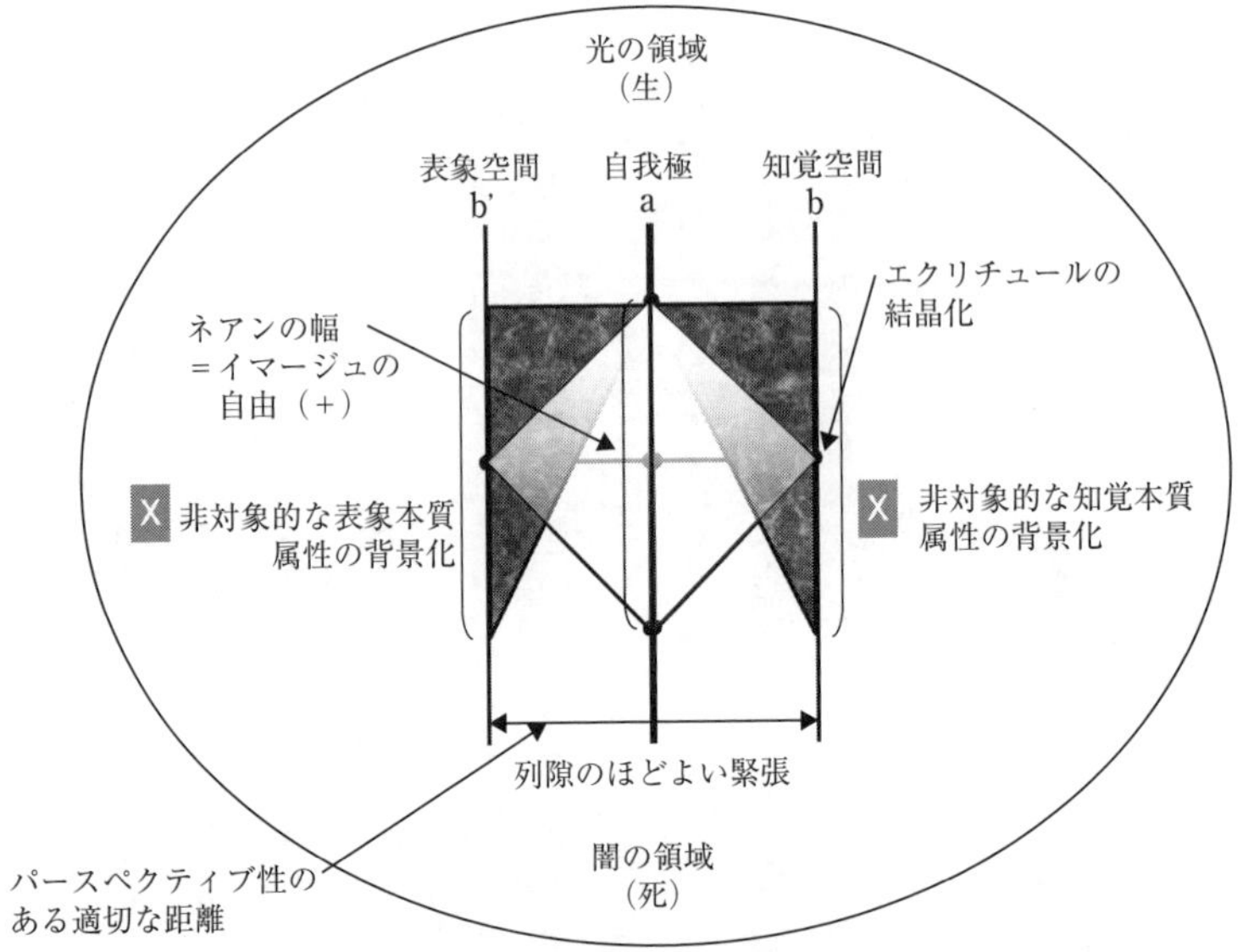

Jedes Dasein scheint in sich rund（Jasper, K.）

図1　日常的な世界体験布置

り立つ。すなわち体験主体Sは、S（主体）⊇自我極A≒{b｜p（b)}、すなわち自我極の精神機能aに対して、ほかなる対象極の対象機能bの、p（b）が成り立つようなb全体の集合で示される。客観的には{b｜p（b)}、すなわち自我極にとって、ほかなるもののトータルのほうが大きいはずであるが、日常的には主体Sは、ほかなるもので成り立つ外界をこのようにしか体験できない。

記述現象学ではさまざまな世界体験を分析するために、便宜上、知覚と表象を区別する。基本骨格をイメージするために知覚体験極の機能をb、表象体験極の機能をそのミラーイメージb'で示す。

自我極の精神機能a、知覚空間の対象機能b、表象空間の対象機能b'を体験空間の円形で閉ざすと、人の日常体験は図1のようにイメージされよう。

手始めに、知覚空間体験を説明してみる。人は状況の流れの中に、知覚空間の対象bを感受する。五感で風景や情景を感じ取っている様子を想像すればよい。その際、自我極Aの側の自我機能のネアンの幅、すなわちイマージュの自由が前提になる。そのとき知覚対象bを取り囲む知覚世界の非対象的な本質属性は、地になりをひそめて背景化している。表象空間でも同様であり、自我機能のネアンの幅とイマージュの自由に担保されて、人は表象空間の対象b'を意識することができる。何かを思い出していたり、あることについて考えていたり、ある場面を空想している様子を思い描けばよい。その場合も知覚対象の場合と同様、非対象的な表象本質属性は地になりをひそめている。この前提で円全体を眺めると、自我極と対象極の間の裂隙は程よい緊張状態にあり、闇の領域から光の領域にいたるまで、多彩な体験内容のグラデーションがありうると知れる。人がふだん、ある言葉に耳を傾けたり、何かを見たり、あることを思い描いたりするとき、知覚や表象は相互浸透しながら統合されており、随時、b機能とb'機能との間でモーメントの移動が起こっていると考えられる。

ヘフナー・H、ウィンクラー・W・Thは統合失調症性アポカリプスでの緊張昏迷病像が、危機回避の本能にもとづく自我エネルギーの凝縮・備蓄であり、興奮病像は自我エネルギーの拡散を特徴としており、臨床的によく見られる第一級症状の発生を自我収縮（Ich-Anachorese）論で力動的に説明した。すなわち急性アポカリプス期、その意識内容は病者の自我に相容れず、主体は防衛機制に従って自我収縮する。その際、同化できない意識内容が自我性質を失ったまま他者に定位されるので、自我は他者の活動の場として体験される。他者にのっとられた自我は他律的にしか世界を体験できなくなり、考想伝播・吹入、作為体験、幻覚、妄想知覚といった非日常的世界体験が現れる。要するに自我は収縮しても自他の間の境界機能は淡く、シュナイダーが第一級症状の成因として説明した自己・環界境界の浸透性（Die Durchlässigkeit der Ich-Umwelt-Schranke）の亢進が起こる。

以上が自我収縮論の概要であり、統合失調症における急性アポカリプス期の症状を形成的（⫲力動的）に

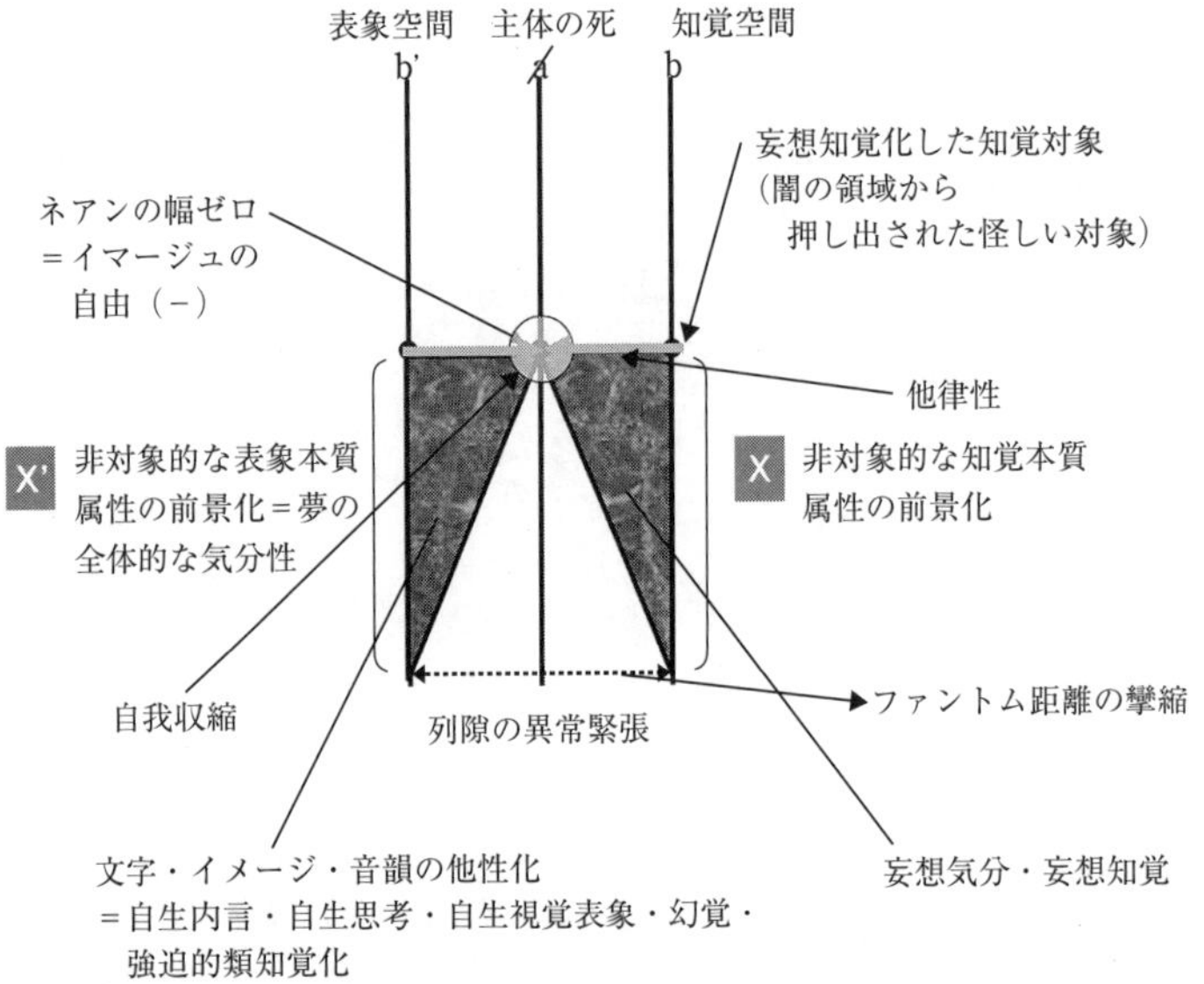

図2　急性アポカリプス期の世界体験布置（Häfner, H., Winkler, W. Th）：自我収縮論

理解することができる。試みにこれを幾何学図式でしめすと、図2のようになろう。

収縮した自我は動物の擬態死に似ているが、自我の皮膜は淡く、ほかなるものの意味群の侵襲にさらされ続けている。知覚空間では非対象的な知覚本質属性が前景化し、対象的なものの知覚関連系は弛緩し（マトウセック・P）、自我は他律的に他性を帯びた意味群にさらされ、病者は異常意味になり変わってしまった妄想気分や妄想知覚を体験する。表象空間でも原理的には同様であり、非対象的な表象本質属性が前景化し、対象的なものの表象関連系は弛緩する。悪夢の気分全体に似た表象本質属性とリンクしながら、自生内言・自生思考・自生視覚表象などの無律的な体験、幻覚・強迫的類知覚化などの他律的な体験が現れる。急性アポカリプス期、病者は知覚・表象界の異変を緊迫したKhaosとして体験する。そのとき収縮した自我極の機能aは擬態死する。急性アポカリプス期が遠ざかると、病者にも徐々に対象の日常的な体験布置が戻り、遠近感（≒パースペクティ

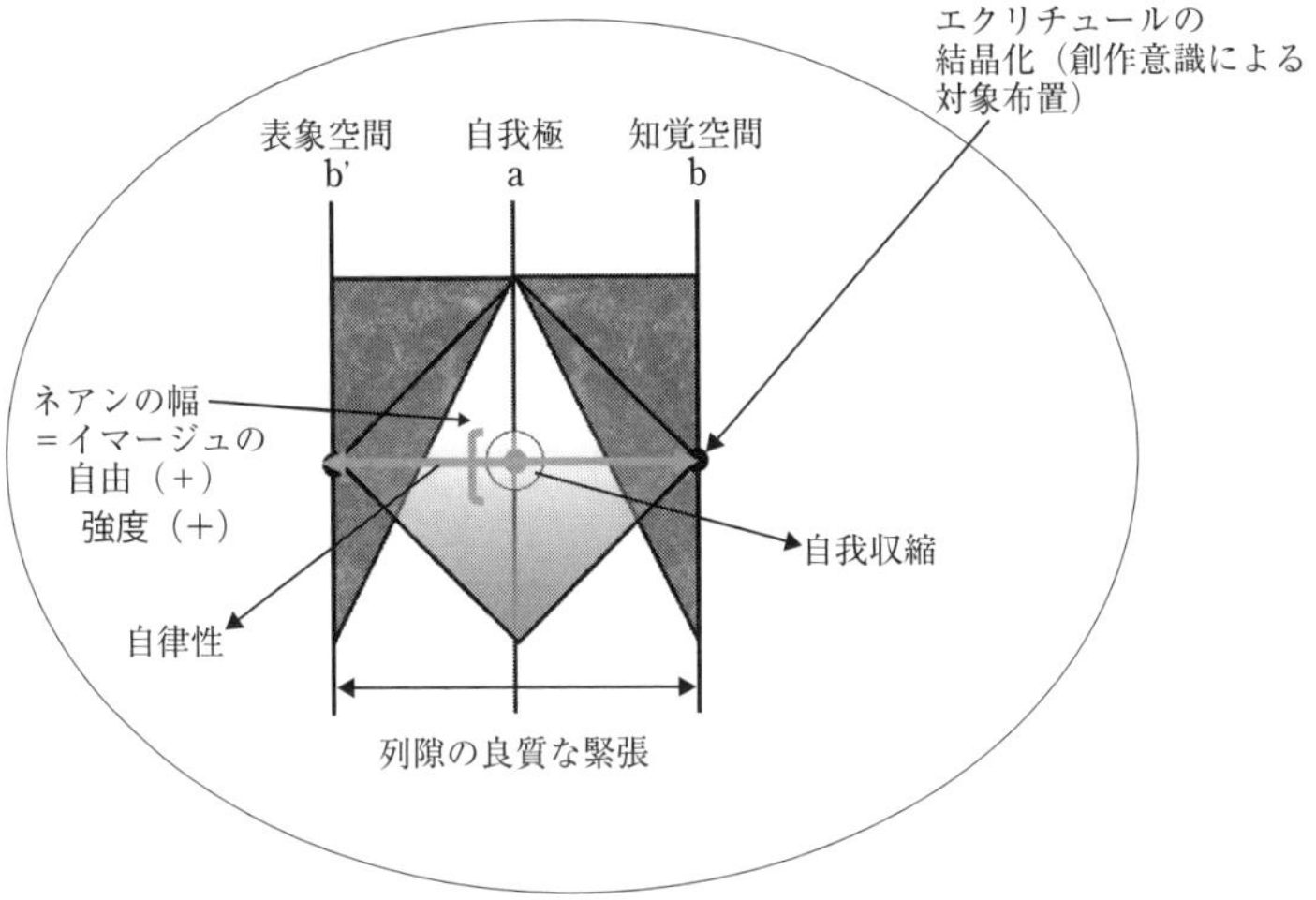

図3　集中と排除という虚構的な世界体験布置を瞬間撮影したイメージ図
（ポイエーマ生成の一瞬）

ブ性）が生まれ、状況の文脈が読めるようになってくる。

作家はイマージュの限界まで集中して現実を無（ネアン）化し（≒虚構エネルギーを圧縮して擬態死し）、「現実と表現の割れ目に巣く」って、「磨きあげられた鏡」に映っている現実を消化し、その本質をイメージに置き換えて言葉の糸を吐き出し、世界をつむぐ（安部公房「消しゴムで書く」『砂漠の思想』）。安部公房のこの創作意識は芸術家が作品をこしらえるときの体験一般にも通じ、ヘフナー・H、ウィンクラー・W・Thの自我収縮論のシェーマでアレンジすると図3のようになろう。

図示したとおりネアンの幅はしぼりこまれ、イマージュの自由はその強度（≒内包量）においても極大値（≒限界値）になり、最初の一筆が入る。それが人の体験空間一般、少なくとも作者と鑑賞者のb・b'極に届き、表現された世界が動き始める。例えば作家安部公房にとって創作行為とは「非現実でありながら現実と等価の世界」をこしらえることであり、結果、「現実が小説を模倣する」ところにまで作品を自立させることであった。安部はこのような作業中、「破滅願望（＝再生願望）で集まった加算集積を一次元高くした積算集積」の中心点に吸い込まれ、「ブラックホールの迷宮におちていく感じ」になると述べている。病跡学会シンポジウム「模倣と創造」で議論された作家のありよう、すなわち作家は擬態《ミミクリー》（ふりをする≒仮面をかぶる≒身をやつす）によって作品をメディア空間に転移させるとの創作ビジョンに近いと思われる。

創作行為においてイマージュや構想力（Einbildungskraft）が重要であるのは、暗に承知していた。虚構の欲望抜きには文明の進歩はありえないであろう。欲望の制御という批判性がなければ、それはどこに暴走するかわからない。その拮抗線上に、creative illnessといわれる表現精神病理学上の主題も現れる。過日、筑波大学主催（平成一五年、中谷陽二会長）の日本精神病理学会第二六回大会で、シンポジウム「妄想研究の新展開」が企画され、シンポジストの依頼を受けた。そのとき考えてみた内容が「妄想の自縛性・虚構の自由性─エイドス論的視点から─」であり、妄想知覚という一精神現象を視覚イメージで把握しやすくするため、論文に出てくるようにイマージュ空間の軸に「ネアンの福↑＝イマージュの自由↑」という出発点を作り、ポイエーマ（≒虚構）と妄想知覚の成立原理を比較してみた。それをアレンジして人の体験形式一般に敷衍したのが、図1、図2、図3である。人の体験形式一般、背理性ゆえに奇妙でありながら病という自覚をもちにくい統合失調症の体験形式、想像力そのものの勝負である芸術の成立原理を対比させ、それらの異同を感覚的に把握するための一助にしたいと思った。

●イマージュ・妄想・虚構

想像力が芸術作品の成立に重要である点は、異論がないであろう。とはいえ、人は芸術という名の嘘を公然と認め、実在しない世界をこしらえたがるのに、妄想、とりわけそれが人と人との間から逸脱したり、言動が世間的な約束枠を踏みにじる場合、なぜ病が問題とされるのであろうか。神話中の悲劇は読者の心を深いところで動かしてくれるのに、精神鑑定のために一件調書を読み始めると、事件は病とリンクしながら、血なまぐさく迫ってくる。このあたりの疑問がくすぶっていたので、第二五回日本精神病理学会でのシュミット・デーゲンハルト教授の特別講演「妄想と想像」(岡島美朗・阿部隆明(翻訳と解説)『臨床精神病理』二三、二一五-二二三頁、二〇〇二年)は大変興味深かった。

人の生活世界は間主観的につくられており、妄想者はそこに立ち位置を求めようとして、その無媒介性ゆえに疎外される。デーゲンハルトによると、従来の精神病理学やマニュアルにのっとるかぎり妄想は重篤な認知機能障害ということになるが、にもかかわらず妄想者に対して同じ人間だとの立場をとろうとすると、人が「構想力」や「想像的なもの(das Imaginäre)」に魅惑を感じるのは何ゆえかとの問いが湧いてくる。妄想でも詩と同様、間主観的実在に背を向けた、ほかなる心的様態(Anderssein)ゆえ聖なる魔界である「ヌミノーゼ体験」に陥りやすく、強い情動負荷がかかる。そこで構想力が芸術に結びつくためには反省や批判が必要であり、このチェックがないと自分勝手な寓話=妄想になってしまう。デーゲンハルトによると妄想者では本来なら寓話にもなりうるものが、しばしば実在以上の強度で体験される幻覚(=表象の擬知覚化)にリンクして、想像的マトリックスを形づくり、了解不能な体験内容になりやすく、それを強引に共約可能なものにしようとして、寓話はいっそう妄想的になるという。ビンスワンガーなら実存の失敗様態とするところ、デーゲンハルトは生活史・精神力動に構成現象学的位相という第三の妄想接近の道があるとし、新たな人間学的妄想理解の可能性を示唆した。このような視点は病跡学や芸術療法に方法論的道筋を示しているにもかかわらず、真夜中の緊急措置鑑定や裁判官依頼の精神鑑定書を書いた経験などから照射し直してみて、筆者には現象を見る目が浪漫的に過ぎると思えた。加藤敏は指定討論の形を受けて、「カントの構想力(Einbildungskraft)からみる妄想」と題し、デーゲンハルトの妄想論の含蓄の深さを評価したうえで、カントの構想力概念、すなわち人間が外界の事物を唯一無二の対象として見るときの「諸印象を統合する批判力」、不在の対象を的確に「直感」するときの形成力が科学・哲学・芸術の成立原理にかかわる点を強調し、クレペリンが急性精神病状態をその受難、すなわち「構想力の障害（Störungen der Einbildungskraft）」と記述している点に言及した（加藤敏「カントの構想力（Einbildungskraft）からみる妄想」『臨床精神病理』二三、二二四－二二八頁、二〇〇二年）。

デーゲンハルトはこの講演でサルトルの『想像力の問題』にも触れており、サルトルは知覚とイマージュを二元的な極に対比させすぎたため、精神病理現象を欠損という視点からしか論じられなかったと批判している。筆者にはサルトルの、虚構（非現実的美）は作者や鑑賞者の想像力で成り立つ夢であり、現実世界に引き戻されたとき、ロカンタンの体験した吐き気としての自分自身になるとの論述が、虚構論として明快と思えた。想像力をてこに、現実の否定作用（ネアン化）で成り立つ芸術。その想像力の受難である妄想。この対比はわかりやすいぶん、トリヴィアルである。にもかかわらず、内沼の妄想知覚論はサルトルの「知覚とイマージュ」の対比を簡潔に整理したところから出発しており（内沼幸雄「妄想世界の二重構造性」『精神経誌』六九、七〇七－七三四頁、一九六七年）、歯に衣を着せぬ論述に魅かれた。日本精神病理学会第二六回大会で企画された「妄想研究の新展開」というタイトルのシンポジストの依頼を受けて草案してみたのが、「妄想の自縛性・虚構の自由性―エイドス論的視点から―」であった。内沼理論で押してもらいながら、デーゲンハルト教授の妄想論でもやもやしていたものを、思いっきり整理してみたかった。『戦後派作家たちの病跡』書評で、上野豊吉氏に、この視点は精神病者の体験形式を予断的に図式化し過ぎているのではとのご批判をいただいた。氏の「妄想の自由性・虚構の自縛性」と言葉を反転させるだけで、カフカ世界が現出するとの指摘は適切な補助線であり、新たな視点を考えさせてくれた（上野豊吉「書評『戦後派作家たちの病跡』」『福岡行動医誌』一八、一〇三－一〇五頁、二〇一一年）。指摘のとおり、「イマージュ・虚構・精神病理現象」は前記論文よりもさらに図式化された予断であり、臨床でこちらが疲弊しているとき、目の当たりの現象を整理するための一手段にすぎない。精神病理現象自体はどろどろしたカオスであり、シュナイダーの指摘のように、体験を言葉にしたとたん、そこではTransponierung（移調＝移し変え＝換喩）の運動が起こっているのであるから。

いずれにせよ「妄想の自縛性・虚構の自由性」という論文は妄想気分・妄想知覚と呼ばれている現象の体験形式をゲシュタルト心理学やファントム理論の幾何学イメージを援用しつつ、少しでも病者の体験世界を理解してみたいとの思いに始まっている。それが「イマージュ・虚構・精神病理現象」一般にも敷衍できると思われ、この章で取り上げた。

論　文

妄想の自縛性・虚構の自由性

――エイドス論的視点から――

日本精神病理学会第二六回大会　シンポジウム「妄想研究の新展開」

妄想の自縛性・虚構の自由性

――エイドス論的視点から――

Ⅰ　はじめに

統合失調症における体験の中で、急性期の妄想気分・妄想知覚と言語性幻聴は古来、諸家の注目するところであった。この二つは人の感覚器の特徴と体験のあり方にも深くかかわっている。前者は視覚優位、後者は聴覚優位の体験である。前者は状況を読むという日常体験にかかわり、後者は人の話に耳を傾けるという日常体験にかかわっている。

今回、筆者は統合失調症の妄想、とりわけ急性期の妄想気分・妄想知覚を論ずるにあたって、生成流転する世界がどのように眼前に現れ、それを人がどのように読んでいるのかという視覚優位の体験に焦点をしぼって、話を進めていくことにする。そのために、イデアのより視覚的概念であるエイドス（Eidos＝形相《けいそう》）という言葉を[1][2][6]援用する。

ギリシャ時代の洞穴宗教では暗黒のシニフィアンから、普遍的な形相が幻視されたといわれる。また存在概念の究極に数学が考えられており、当時はその到達点が幾何学であった。エイドスという言葉はプラトンが「自然（ピュシス）においてある限りのものについて、それらのエイドスが存在している」と述べた言葉に始まり、アリストテレスはイデアに近い意味でこの言葉を[1]用い、Husserl, E. は Wesen の意に用いた。[8] エイドスはこの世の背景世界を通して、そのつどさまざまな相貌をわれわれの眼前に現し、われわれの眺めになると考えられている。妄想知覚では、それを読み違える。

人も動物もひとしく自然を感受し、環界の動きを読み、行動している。ただ言語を知ってしまった人間は、動物のように自然な所与がそのまま自明ではなくなってしまった。人は自然、エディプスコンプレックスや家族・社会といった規範、世界や宇宙といった環界に拘束され、その恩恵を受けるようにもなった。日常世界の背景に測りしれない世界を考えるようになり、虚無や祈りの感情を体験するようにもなった。われわれの風土はそれらをひっくるめて、森羅万象と言い習わしている。

人は子供時代から遊びを通して万象のあれこれを模倣（ミメーシス）し[1]、空想し、隠蔽された世界の顔を見ようとする。畏怖と好奇心の始まりである。その世界の顔を見ながら、子供は、周囲のほとんどのものがすでに名づけられていることを知る。人や植物や動物の名前があり、文章や地図や暦や数字や宇宙生成のあれこれについての呼び名があることを知る。約束という名のしばりがあり、原理や法則があることを学んでいく。このようにしてかつて自在であった子供の模倣も、しだいに言語の複雑な意味層の拘束を受け、その抵抗感のかなたに、さらに連綿と模倣の働きが続いて、人の体験世界は豊饒になっていく。既知で自明と思えたこの世は知ろうとすればするほど背景に不可解さを無限に秘めており、人は日常の明るみを包むこの暗い空間[13]への想像力の働きで、万象のこの世への現れをさらに深く体験しようとする。人の妄想や空想や虚構の欲望は、この暗い空間を目に見える形にしたいというそれのことでもあろう。

Freud, S.[5]は大人になりたい願望のために子供は遊びながら模倣し、想像上の対象を現実の感覚的な事物にかこつけると説明した。詩人はその子供に似て「白昼夢の利己的な性格を、修正と秘匿によってやわらげ」ており、その空想を表現することで「純粋・形式的快感」を人に与えるという。

Ⅱ　言語と世界構成

前記のFreudの指摘は自我の成熟モデルを想定しているために、ミメーシスの意味がかなり限定されている。もともと子供は周囲に庇護されながらありのままに環界の恩恵を生きるシュールレアリストであった。自在に万象を模倣し、空想し、畏怖と好奇心で世界を読んでいた。やがて風景や情景だけでなく、文字どおり書かれたもの（狭義のエクリチュール[4]すなわち「文字言語」）をも読むようになる。徐々に眼前の風景や情景のみならず、言葉遊びで思いがけないお話ができあがるのを体験し、先人の作品を読みながら、自分なりに新たな言葉の世界を作ることができるということもわかってくる。このようにして子供はさまざまなレベルの意味層を体験して成長し、自分が世界にかかわっていると感じるようになる。一方、このような外界はわれわれに不都合な牙をむけてくる災厄の現場だったりもする。すっかり秩序を失ってしまったアンチエイドス（Antieidos＝Gestaltverlust）[6]が直接われわれを呪縛する場合さえある。そのようなときも、人はエクリチュールを読む習慣によって、それを書かれた言葉で緩衝させることができる。アンチエイドス体験そのものでありながら、とりあえず「地獄的風景」などと表現して事態を括弧にくくり、一幅の絵として額縁におさめて、心の距離をとることができるからである。

　このエクリチュールの機能を失った世界を、われわれはSartre, J. P.[16]の自伝的小説『嘔吐』に見ることができる。存在について可能な限り知り尽くした主人公のロカンタンは、マロニエの木の根っこも、公園の柵も、ベンチや芝生も、それらに人が与えた名前をはぎとってしまえばただの化け物じみたかたまりにすぎないと感じて、吐き気をもよおす。

> マロニエの根は、ちょうど私の腰掛けていたベンチの真下の大地に深くつき刺さっていた。それが根であるということが、私にはもう思いだせなかった。ことばは消え失せ、ことばとともに事物の意味もその使用法も、また事物の上に人間が記した弱い符号もみな消え去った。いくらか背をまるめ、頭を低く垂れ、たったひとりで私は、その黒い節くれだった、生地そのままの塊と向いあって動かなかった。その塊は私に恐怖を与えた。

Sartreにとって言葉の剥奪された世界はアンチエイドスの直接現前であり、そのブヨブヨした塊のために、ロカンタンは吐き気をもよおしたのだった。ロカンタンにとって、見るとは抽象的な創作に過ぎず、混沌としてそこに見えたものは、ただそこに投げ出されているだけの余分な偶然であり、無償の存在であった。このようにして存在の空虚を認識した主人公は、黒人の謳うジャズのメロディーに癒され、書物を書くという芸術的創造に一縷《いちる》の望みをつないで、パリ行きを考える。

Ⅲ　エクリチュールと初期妄想体験

　このようにわれわれがありのままに周囲を見ている場合でも、必ず言葉や意味がかかわっている。その究極は「世界という偉大な書物を読む（Descartes, R.）」などとも隠喩表現される。[4] いずれにせよ、われわれはDerrida, J.[4]の指摘するエクリチュールのおかげで、吐き気をもよおすような直接現前を和らげて生きることができる。そこでは(1)外部に目安としての標識があるし、(2)心の遊びがあるし、(3)誰に読まれてもかまわないと考えれば、書き手は漂着点を考えずにただ漂っていればよく、(4)自分がいったん死んだことにして他者に表現するのであるから、生きた状態で墓石に朱塗りの戒名を刻むも同然である。このようなエクリチュールの働きがあるから、われわれは変転きわまりないこの世を、刻一刻の眺めとして見ることもできる。われわれがある程度安心しながら病者の異常な事態を考えていられるのも、同様に『精神病理学総論』というJaspers, K.のエクリチュールのおかげである。

　統合失調症の発症と妄想気分といわれる世界体験は、このような安住を根底から覆すアンチエイドスの直接現前体験である。あまりにも直接的なので、病者は興奮したり狼狽したりして、なかなかその体験を語ることができない。そこでは、本来現前的なものの下部構造としてわれわれの認識のありようを支えてくれていたものが、一挙にその支えの構造を失う。そのため安永[24]の整理した意味層（物体意味、枠組み意味、状況意味、象徴意味）は枠組みや状況のそれを中心に混乱し、世界全体がメタモルフォーゼの目まぐるしい動きとして体験される。発症と妄想気分が不可分であると想定されるのに、その場でも、事後的な想起からも病者の主観的な体験記述が困難なのは、このような体験形式のゆえであろう。混沌の中で出会った象徴意味が新たな発見と世界構成になるといった詩人の希有《けう》な幸運をのぞけば、平均的な病者は「名状しがたい」「とにかく変です」「困った」などと訴えるのがせいぜいである。Jaspers[7]が引用したザルトベルグの女性患者も「何か起っています、ぜひ教えてください、一体何が起っているのでしょう」と訴える。記述癖が日常である作家は、このあたりに近い体験を、分有できる適確な言葉で表現しており、エクリチュールを通してわれわれが病者の気持に近づく手助けをしてくれる。

　いやに陽《ひ》の光が暗い。或いは日食のような現象が起っているのではないだろうか。……私は反射的に走り出そうとさえした。この人気《ひとけ》のない公園の広さは何という空虚だ。それに人々の群れがぞろぞろしている時にはそんなに思えなかった距離が、また何と絶望的に横たわっていることだろう。そしてふだんは殆《ほと》んど眼にもかけずに道端に見捨てていた半円形の天蓋《てんがい》を持った公会堂の舞台が、向こう側までの行手の途中に黒く佇《たたず》んでいるのを、今はひどく意味あり気に感じた……。（島尾敏雄『勾配のあるラビリンス』）

……僕は高い空を見あげ、無数の星の光の中にどのくらいこの地球の小さいかということを、したがってどのくらい僕自身の小さいかということを考えようとした。しかし昼間は晴れていた空もいつかもうすっかり曇っていた。僕は突然何ものかの僕に敵意を持っているのを感じ、電車線路の向こうにある或カッフェへ避難することにした。……こういう僕を救うものはただ眠りのあるだけだった。（芥川龍之介『歯車』）

前者では、過相貌化したアンチエイドスのシニフィアンが、日常世界の不気味な変化として描かれている。後者では、不気味さを通り越して、気配としての敵意まで感じている（Jaspers「実体的意識性」[7]）。主人公は観念操作（宇宙的に自己を遠望しようとする）でこの世を既知のエクリチュールの眺めにしようとして、うまくいかない。眠りしか自分を救うものがないというのは、作者の実体験に近い逼迫感から出た表現であろう。

臨床的には幻覚を欠いた妄想型統合失調症（妄想知覚を論述の中心にするために、あえて幻覚を欠く妄想型統合失調症の症例を想定する）、とりわけ初発例では、妄想気分と妄想知覚はほとんど同時に現れるように見える。この点をSchneider, K.[20][21]は、「妄想知覚は妄想気分の中に埋め込まれている」と静的に記述し、Jaspers[7]は妄想気分があまりにも不可解な世界体験であるために、病者には何が起こったのかという（因果律的）意味志向性が（外から他律的に）現れ、妄想知覚体験になると説明した。Matussek, P.[11]は妄想知覚では知覚関連系が弛緩し、それまで日常秩序（≒対象性）の中に抑圧されていた知覚世界の非対象的な本質属性が現前化するのだと論じた。以下、妄想気分・妄想知覚について考えていくために、幻覚を欠いた妄想型統合失調症の症例を略述する。

【症例】二四歳、男性

【診断】妄想型統合失調症

同棲者が家を出ていったころから不眠、不穏。「車が停まって、ライトを消して、すぐそのあとについてきた車も、後ろに停まって、ライトで合図をして消した」「つかまったら終わり。団体の力は怖い」などと訴えて警察署に保護を求め、ひとしきり話を聞いた警察官が家に帰って休むことをすすめたが、両親も家族もグルなので、病院でかくまってもらうしかないと主張。警察官・保健師を同伴して受診。

【現症】 用心深そうで、視線がせわしなく動く。「人に追われている」と声をひそめ、「それが誰だかわからない。たぶんプロの集団です」「集団でおれをつけねらって、拉致しようとしています。つかまれば殺される。まちがいない」と訴え、同伴した保健師に、誰かいるようだからと、ドアの外を確認させる。ひとしきり語ってから、「つけねらっている元締めは、いちばん考えたくないことです。彼女もおれの友達も、みんなグルです」と訴え、「病院でかくまってください」と任意入院承諾書に署名捺印をした。比較的短期間で妄想症状は消退したが、解消性のある真の病識をもつことは困難であった。外来通院で安定したかに見えたが、指示した少量の維持薬を中断し、三日後に全く同じ形式と内容の妄想状態に陥った。その後、Schubを繰り返すごとに、残遺症状も目立つようになった。

Ⅳ　初期妄想体験と虚構（フィクション）

症例に例示したように、統合失調症の初期に妄想気分・妄想知覚体験が現れやすいのは周知のとおりである。妄想知覚の体験構造については、内沼[23]が「妄想世界の二重構造性」で、安永[24]が「分裂病型妄想の理論的問題点」で論じつくしている。いずれの論文でも、知覚と想像力についてのSartreの本質規定を避けて通れない。

Sartreは終戦後のフランスの世相を熟知し、そこに身を投じる一方、いちはやくHeidegger, M.の形而上学と文化的に密通したフランスの戦後知識人であった。Heideggerが Hölderlin, F.の詩の語りかける「死への存在」たる人間の普遍的な響きを聞きとって、Hegel, G. W. F.の「存在と無とをそれ自身のなかにふくまない実在はひとつもない」の実在がすでに無であると根源的無を語ったのに対して、Sartre[19]は「存在される無」を主張する。前者が無の驚きから存在の故郷に向かう超出の形而上学を考えるのに対して、後者は存在と無の拮抗関係から生じる緊張が芸術的創造を生むとして、虚構の可能性を強調する。このため、Sartre[18]の著書『想像力の問題』はわれわれが妄想や虚構について考えようとする

表1　対象物に対する知覚とイマージュの特性比較

	知覚	イマージュ
Ⅰ	対象物の実在を措定	対象物の不在・非在を措定 現実否定作用→ネアン（＝根源的な記憶）→自由な表象統合の可能性
Ⅱ	対象物は他の時空間関連系の中に、個別的・客観的存在として現れる	対象物は時空間関連系をもたず、断片的・孤立的で、内部表象空間に主観的に現れる
Ⅲ	観察の態度 注意を深めれば深めるほど細部が豊饒に与えられる	準観察の態度 表象の統合の際、対象物は主体にとって限られた決定関係しかもたず、思い浮かべられる（根源的記憶から現前する）以上のものは、与えられない （本質的貧困と直接的明証性）
Ⅳ	受動性	自発性

とき、援用できる多くの心理学的示唆を秘めている。その内容は端的に「知覚世界に呪縛された奴隷（≒世界内存在）であること」から解き放たれる（≒非現実的なものをこの世界の外に生み出す）ために、人には想像力の自由が与えられているとも読める。そこではロカンタンの悩みが引き継がれ、存在の無意味さにむかって、芸術的創造をおこなうとはどういうことなのかが問われる。まさしく妄想と虚構の問題そのものである。

内沼はJaspersが知覚と表象の現象学的特徴を並列して記述したのに対して、Sartreは知覚とイマージュを対象物への志向性の違いから相互否定的な連関のもとに描き出しているとして、その対比を表1のように整理した。

自然な所与では、人は、この世へのエイドスの現れである森羅万象を、形象群の重層的な意味連関のエクリチュールとして読んでいる。その際、知覚は主題的な態度をとらない限り本質的に受動的である。一方、イマージュは知覚世界に呪縛されることを空無（ネアン）化して自発的に成り立つ意識であるが、既知以上のものを与えず（本質的貧困）、時空間関連性をもたず、両者の間には決定的な裂隙がある。これらの特徴を押さえたうえで統合失調症の初期によく現れる妄想気分・妄想知覚体

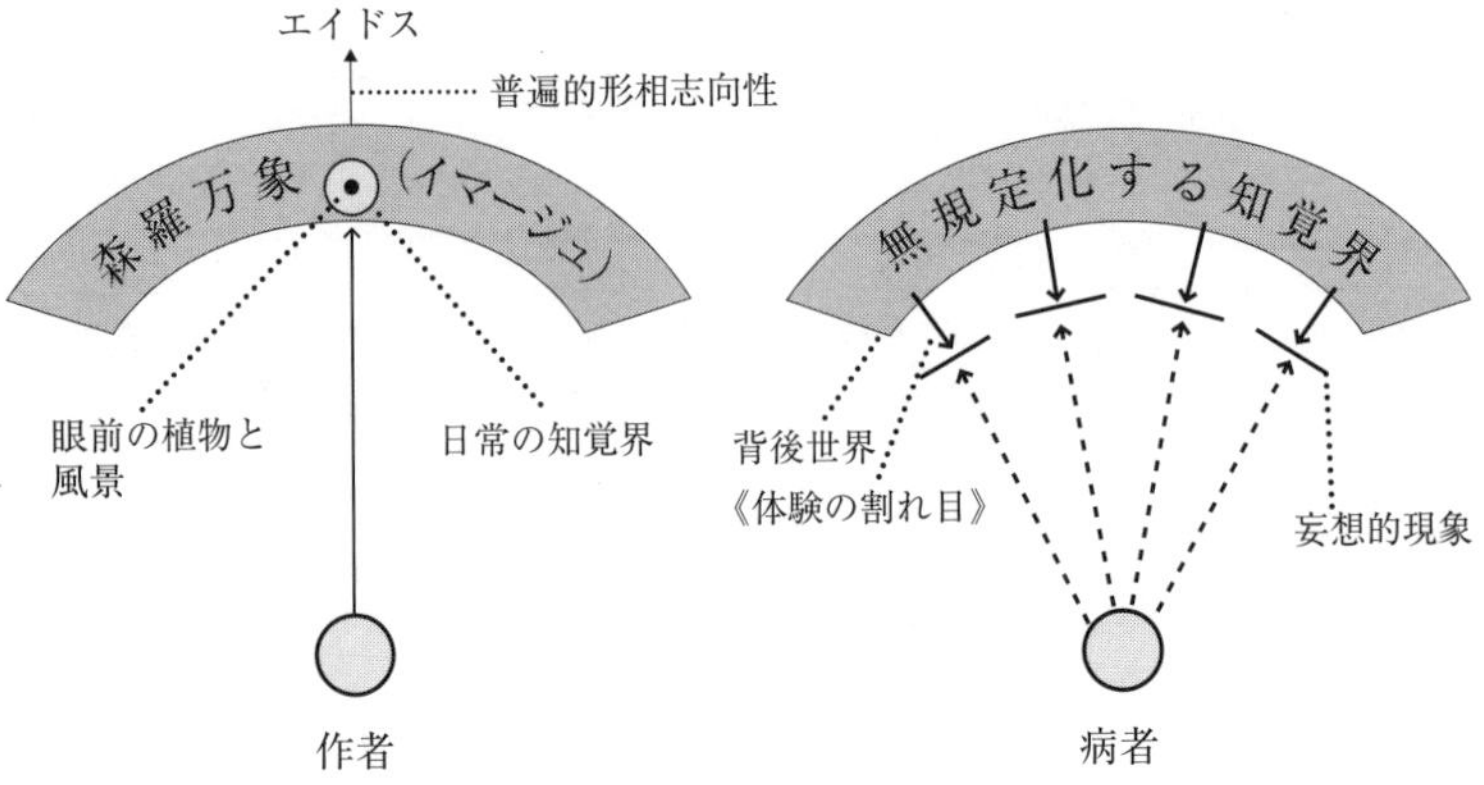

ポイエーマ（作品＝虚構）の成立　　妄想気分・妄想知覚体験

図1　ポイエーマと妄想知覚の空間図式

験と虚構（フィクション）とを対比してみることは意義があろう。とかく妄想と虚構は言葉による世界構成の欲望の結果として同一視されがちであるが、以下に考察するように、妄想、とりわけ統合失調症の急性期における妄想気分・妄想知覚と虚構では、その構造上の異質性がかなりはっきりしている。「あはれなり　わが身の果《は》てや浅緑《あさみどり》　つひには野べの霞《かすみ》と思へば」と中世の歌人が詠むとき、自然はもえぎ色に萌え立って春景色の生命力にあふれているのに、所詮人は火葬されて春霞と見まがわれるはかない存在にすぎないと謳われており、現代でもわれわれの無意識層の情緒神話を撃つ。歌人はエイドスの現前的形象である春景色のかなたに、絶対的な他性である死を想像しており、そのときの漠然とした情緒がポイエーシス（作用）として働き、約束の韻律を踏んでポイエーマ（作品）に結晶している。そのためレトリックによる響きが森羅万象の本質であるエイドスにとどく。すなわちわれわれの集合的無意識の深層を撃つ（＝普遍的な感動）。これを内沼のシェーマを借りて空間的に図式化すると、図1左のようになる。作者は春景色の中に、萌え立つ植物を対象として知覚する。それはイマージュの働きで潤った知覚対象である。イマージュの働きをさらに広げて（知覚世界をネアン化して＝眼をつぶって）みると、萌え立つ植物の背景に、森羅万象が感受される。普遍的なエイドスを志向するポイエーシスの働きに焦点づけられながら、やがて一つのポイエーマが生まれる。Derrida的にいうとそこで中世の歌人は非現前的な意味層に支えられ、差延されながら、虚構を通して新たな発見（≠現前）を体験したことになる（≠墓碑銘の成立）。

統合失調症における妄想気分では、世界は人間的次元を剥奪された事物の断片、すなわちアンチエイドスそのものとして体験される。夢や意識障害とは違って、他者と分有可能な知覚世界にいるはずなのに、（病的過程のために）強いられた（他律的）イマージュの働きしか起こらず、眼前の知覚対象は歪形され、非日常的な闇のシニフィアンに曇らされ、（知覚世界をネアン化できず＝眼を開いているのに）、眼前の人も事物の動きも、怪しく感じられる（＝異常意味）。病的なイマージュのために、それまで自明であった既知の知覚世界がメタモルフォーゼをこうむり、見えない圧倒的な力で不可解な意味を伝えてくる。『勾配のあるラビリンス』では見慣れた公会堂の舞台が意味ありげであるし、『歯車』では誰ともしれない何ものか（限りなく事物に近い無人称的他者）が敵意をもっているようだし、症例では車の動きはただごとでなく、組織ぐるみで自分をねらっていると訴える。見慣れていたはずの日常世界をこのようなメタモルフォーゼと体験してしまうこの種のイマージュを、内沼は「無規定化する知覚界」と命名し、図1右のような図式で示した。[23] そこからはなにがしか、正体不明の意味が、圧倒的な迫力で病者に差し向けられる（＝実線のベクトル）。症例では病者は意味ありげなライトの点滅が気になって、眼前の車の動きをさらに注意して見ずにはいられない（点線のベクトル）。しかし、その知覚対象はすでに幻影化している。内沼はこれを「妄想的現象」と命名した。そこではいくら見ても、車の動きは背後世界に押されて不可解な意味を暗示してくるだけである。このような背理を内沼は「体験の割れ目」と洞察し、妄想知覚の構造的特徴であると指摘したのであった。すなわち妄想知覚とはとりもなおさず無規定化したイマージュである。図1の左右にポイエーマの成立と妄想知覚の成因の構造上の違いを便宜上の空間図式で示した。

刻一刻と動いていくこれらの体験を、ファントム略図[24]を援用して時間の停止した一瞬の幾何学図式で対比させ

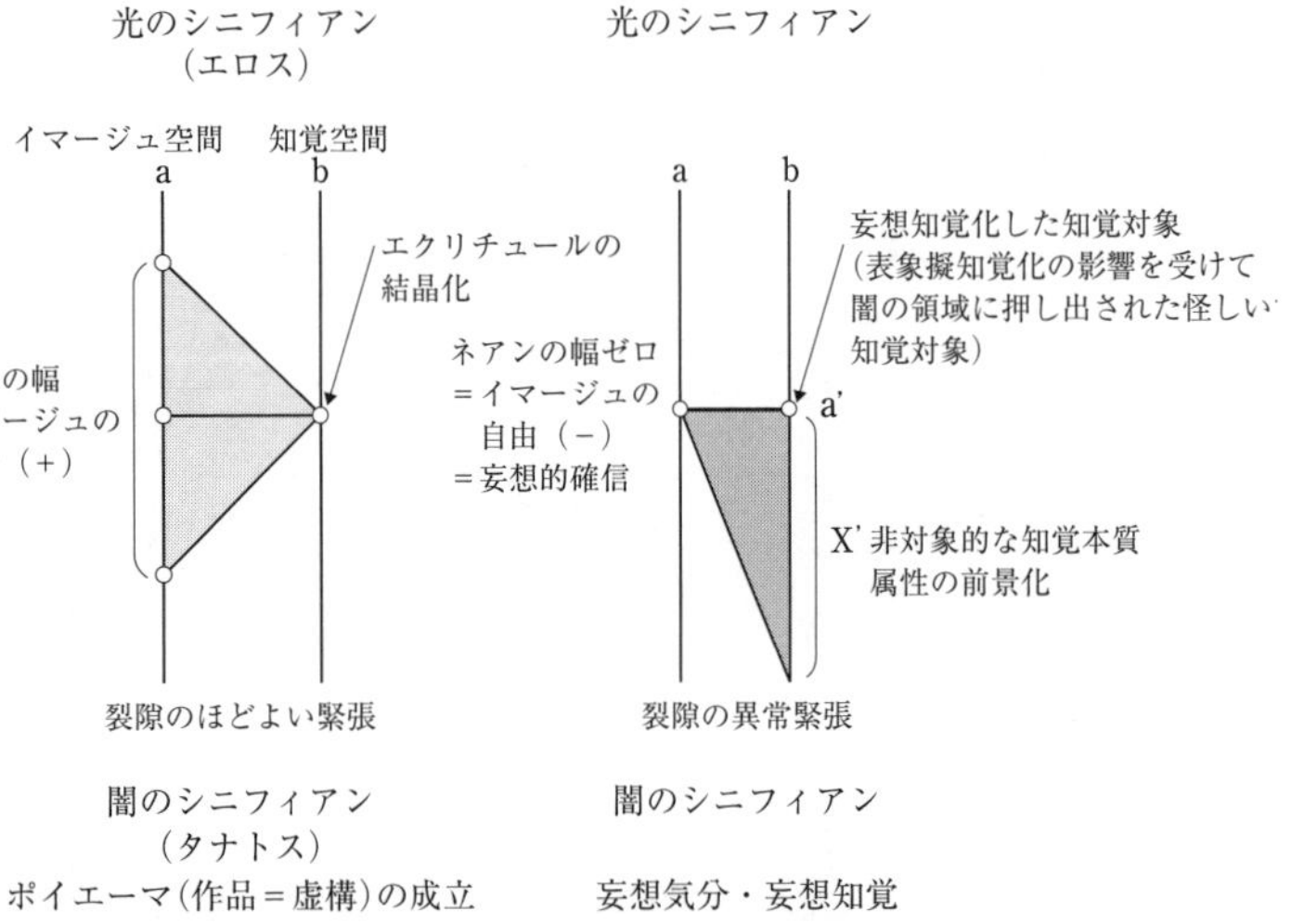

図2　ファントム略図の援用

ると、図2のようになろう。これまでの論述の流れから、自我極aにイマージュ空間を、対象極bに知覚空間を想定する。さらに上に光のシニフィアンで満たされたエロスの空間を、下に闇のシニフィアンで満たされたタナトスの空間を想定する。「あはれなり……」ではイマージュ空間と知覚空間とはほどよい「あわい」で隔てられ、そこには適度な緊張がある。作者は眼前の浅緑の自然、野べの霞といった知覚対象を、自由なイマージュの働きで（≒現実をネアン化することで、イマージュの産物である非現実的なものを存在の外にあらしめて≒エロスからタナトスの間のネアンの幅を可能な限り広くとることで）、死生のシニフィアンを無限に内包するエクリチュール、すなわち作品に結晶化させる（図2左）。

妄想知覚ではイマージュは完全に自律性を失い、刻一刻と流転するイマージュ空間の点として示される。イマージュ空間と知覚空間の「あわい」は異常な緊張をはらんだ非日常的な列隙になる。瞬時、病者は偶然停まった車やそのライトの点滅に異常な意味を感じとる。そこではもはやイマージュの自由はなく、かつて馴れ親しんでいたはずの世界の相貌は急によそよそしくなり、それまで非現前（＝背景）の相Xに抑圧されていた非対象的な知覚本質属性が前景化してX'になり、それに押されてライトの点滅（症例）という怪しい対象a'が現前（前景）化する。これはファントム理論でいえば、擬知覚化された表象の影響を受けて妄想知覚に特有な性質を帯びた対象a'ということになる（図2右）。それにしても病者はなぜ狼狽し、ライトの点滅が自分を拉致するための合図だと確信してしまうのであろうか。これを考えるために、表1の知覚とイマージュの特性を妄想知覚に即して検討し直してみることにする。妄想知覚では知覚界が歪形・無規定化して体験される。これは本来相互否定的な力動関係にある知覚とイマージュの動きが機能不全に陥っているためである。そこでは知覚界を空無（ネアン）化して虚構するイマージュの自由が剥奪されており、対象物が現れる際の本質的な貧困（限られた決定関係）や時空間関連性をもたないといったイマージュの主観的側面が外部から強いられるために、イマージュ本来の自発性も準観察の態度も損なわれてしまう。知覚界の歪形・無規定化とこのようなイマージュの受難が相互に連動し合って悪循環をきたすため、病者は全体と部分、量と質、自と他といった対立概念を矛盾したまま引き受けてしまい[24]、背理性を負った不安定な自縄自縛状態に陥っていく。

図2は瞬間撮影で静止した幾何学図式である。ここに時間が流れ始めても、左のポイエーマは永遠に動かない。右の妄想知覚体験は、瞬間撮影で停めてあった時間が動き始めると、再び刻一刻と変幻してやまない混沌とした運動になる。

これを現象学の思考形式を借りて、次のように説明することもできよう。すなわち統合失調症の急性妄想状態では、基礎障害事態を体験の核（ヒュレー）として、何かが傍らに歪形されながら志向され（パラノエシス）、ノエマ化する（パラノエマ）。この原初的妄想知覚対象をパラノエマa'とし、その背景をX'とすると、このパラノエマa'は、不可解な背景X'に押し出された怪しい知覚対象であり、a'／X'全体が新たなパラノエシスP'となって（P'＝a'／X'）、新たな背景X''から新たな幻影であるパラノエマa''が押し出され、図3に示したような無限連鎖運動が始まる。病者には何かが知覚的に確信されるのに、それはすぐその正体を隠蔽して怪しげになり、新たな不可解さの背景から次の幻影化した知覚対象が押し出される。ついにはまわりじゅうが不可解な意味の暗躍する舞台になって、P^{∞}すなわち確かなものが何一つつかめ

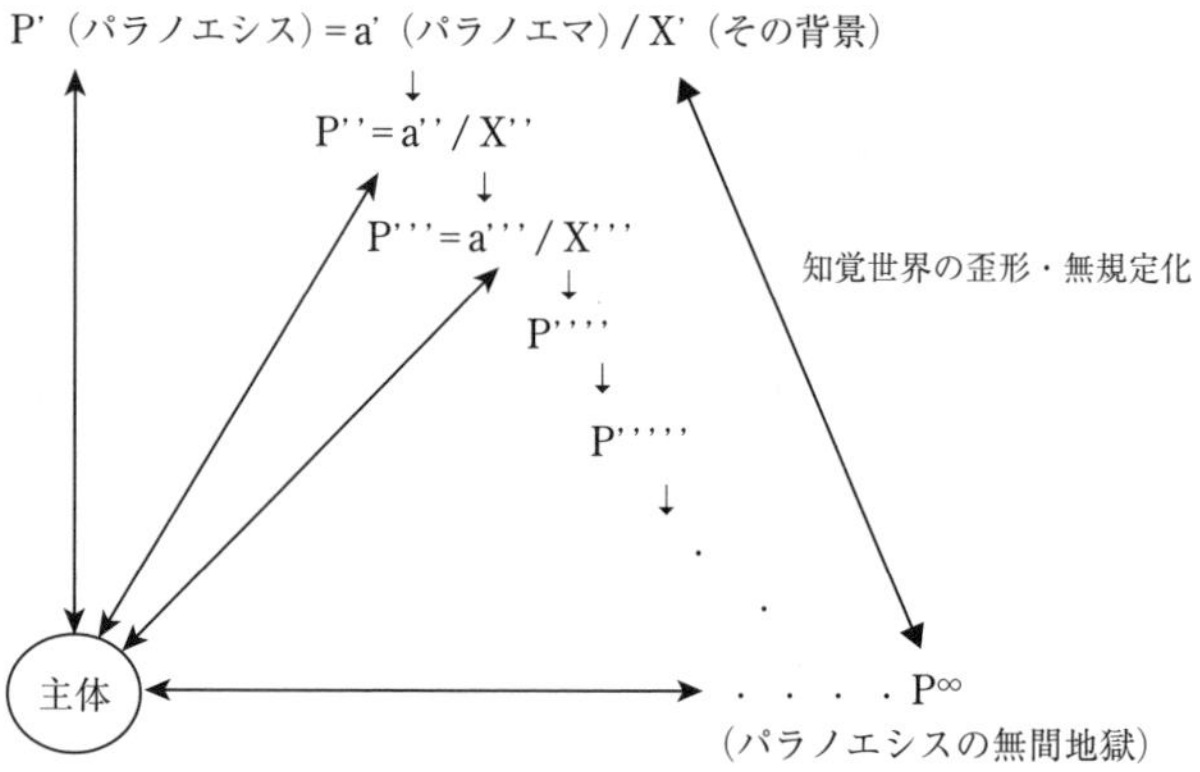

図3　妄想知覚体験の想定シェーマ

ないパラノエシスの無間地獄になる（図3）。病者は何とか共同世界につながろうとして他者の同意を得ようとするが、体験内容がすでに間主観的世界で分有可能な言語規範を逸脱しているので、folie à deuxのような例外を除けば、誰にもこの無間地獄は理解されず、孤独である。『歯車』の主人公は、こういう僕を救うのはただ眠りのあるだけだったと独白し、多くの平凡な病者では、周囲がその言動のおかしさに気づいていく。病者にも妄想の背理性は漠然と体験されていて、症例のように、語っていることはすべて事実だと主張しながら、「病院でかくまってください」と言って、入院承諾書に署名するといったことも起こる。病者は庇護的空間で薬物療法を受け、他者の保護的な自我空間を借りることで、徐々に言葉の秩序を取り戻してアンチエイドスの地獄から抜け出し、周囲の光景を、見慣れた日常のエクリチュールとして見ていくことができるようになる。

　臨床的には病者がこのような落ち着きを取り戻す過程で、急性期の妄想がしだいに物語性を帯びてきたり（妄想加工）、夢想にふけって見かけ上の安定を見せることがよくある。パラノエシスの無間地獄が出口のない緊迫感に満ちたアンチエイドスであり、この時期多くの病者が興奮していたり、話がまとまらなかったり、せわしなかったりするのに対して、妄想加工がおこなわれる時期になると、外見上はずっと落ち着いて見えるようになる。たとえひとりよがりであろうとも、妄想加工では世界が名づけられ、脈絡をもった読み物になるからであろう。現実世界との通路も機能し始めるが、慢性化すると二重見当識と呼ばれる仮の安定状態がいつまでも続くことになる。

　夢想が急性統合失調症における緊迫感の減圧機能になるということは、以前から指摘されていた[10][12]。構造力動論の立場で、この点はさらに強調されるようになった。夢想では非現実世界と現実世界との間の通路を、都合によって開け閉めすることができる。そこでは病者も夢想がちな健康人も、夢想にふけっている間は、自分が非現実のカプセルにつつまれた特別な状態（Anderssein）にあることを知っている。虚構する人（[11]作家）の場合は夢想からさらに非現実の方向に意識的に踏み出し、可能な限り心を集めてたえずシーニュで構成される設計図を点検し[17]、虚構の質を高めようとする。寺山修司は「枯野ゆく棺の友ふと目覚めずや」を「枯野ゆく棺のひとふと目覚めずや」と書き換え、さらに「枯野ゆく棺のわれふとめざめずや」と書き換えた。「友」「ひと」「われ」と全体の中で言葉の布置が一つ変わるだけで、韻律の流れの中で言葉はがらりとその相貌を変え、いっきょに虚構の質が深くなる[14]。

　いずれにせよ、夢想は閉ざされたイマージュの宝庫であり、想像意識の働きで世界を構成しようとする人の欲望の坩堝《るつぼ》である。そこから虚構とその受難としての妄想の対極を結ぶ通底路を想定できる。木村[9]がアンテ・フェストゥム的契機としてあげたオリジナリティーを求める傾向、主体性への欲求、革新的思想、超越的・非現実的なものへの親和性、遠さへの志向などは、夢想のポジティーフとしてのイマージュの自由への志向性であるともいいかえよう。ところで統合失調症の病者も病前、えてしてこのような気質を特徴としていた可能性はあるにせよ、急性妄想状態の病者は決して、もともと非現実を望んでいたわけではない。内沼が指摘するように、妄想知覚体験ではそれまであまりにあたりまえだった平凡な日常世界に、突然異様な意味が現れるからこそ、病者は狼狽する。すでに説明したパラノエシスの無間地獄で悪戦苦闘しているのに、病者はそれが誰にも理解されず、孤独地獄におかれている。虚構するものは人の孤独の根深さを日常世界ですでに感受しており、初めから制度的に保障されている非現実を志向する。妄想知覚でも虚構でも、孤独地獄からはい上がるために他者という蜘蛛の糸を求めている点では共通している。

　このように考えてみると、われわれは孤独を通底項とし、空想を磁場の中心に置いて、妄想と虚構の対極構造を想定できるであろう。臨床的には妄想気分・妄想知覚から妄想加工へ、さらには病者の自己治癒的減圧機能として精神力動的立場からも指摘されている病者の空想、[10][12]夢想がちな健康者にも認められる虚構に近接した空想、イマージュの質そのものが勝負である虚構というスペクトラムが成り立ちえよう。ひとしく言葉による世界構成の欲望の表現という共通性をもちながら、対象意識という視点で比較すると、スペクトラム上のこれらの現象が、その構造特性を異にしているということも、おのずと明らかである。

V　妄想と虚構の構造特性の比較

1　対象に対する主体の態度のあり方

ここで対象意識という場合、知覚にせよイマージュにせよ思惟にせよ、具体的であるか観念的であるかのいかんを問わず、曖昧か明快かの区別を問わず、自我極から対象的な何物かへ向かう志向的構造をもった意識という広い意味で考えておくことにする。[7][8]

まず、対象に対する主体の態度のあり方を、島崎[22]の指摘する他律・無律・自律という人格の様態で比較すると、表2のように要約されよう。

妄想気分・妄想知覚では、対象に対する主体の態度は他律的である。そこではSartreがイマージュの本質として規定したそもそもの標識である自発性が剥奪されている。そのため、眼前の対象は読み替え不能なイマージュとして歪形・無規定化して体験され、イマージュ本来の本質である現実否定作用をもちえなくなる。すなわち妄想気分・妄想知覚ではイマージュの自発性がなく、現実否定作用としてのネアンの幅はゼロに近く、即自の偶然に対する対自の自由は、ない。このため主体は世界に他律的に翻弄されながら、刻一刻の即自の偶然が、絶対的必然であると体験される。このような自縛状態にあるため、病者は内省による運命の受容ができず、強引に乗り越えようとして、かたくなになる。妄想知覚における疑似的な確信のゆえんである。結局妄想気分・妄想知覚とはイマージュの受難であり、乗り越え不能な様態である。

一方、虚構では、対象に対する主体の態度は自律的である。「あはれなり……」の歌人はイマージュの特性である本質的貧困の極限まで主観的になり（イマージュでは思い浮かべられる以上のものが与えられない）、それまで平凡になりをひそめていた春景色を想像力の意識で空無（ネアン）化し、エロスとタナトスの対極イマー

表2　対象に対する態度のあり方

イマージュ体験の諸形式／対象意識の諸相	妄想気分 妄想知覚	妄想加工	空想	虚構
対象に対する主体の態度	他律	無律？	無律	自律
対象に対するイマージュの自発性 （対象志向性）	±	＋＋	＋	＋＋＋
ネアンの幅＝現実否定作用	−	＋	＋＋	＋＋＋
対自の自由 （即自の偶然に対する）	−	±	＋＋	＋＋＋

ジュを対自の自由の名のもとに思い描いて、「あはれ」という情緒を発見する。適確な喩が約束の韻律に布置されているので、現代人の心にも深達する。

　このような虚構の成立条件をSartre[1,7,18]は次のように説明する。虚構するとき、人は(1)いつもの自分とは違う意識の自由状態にいなければならず、(2)その状態で現実の知覚世界に呪縛された奴隷状態から抜け出し、(3)目をつぶって現実を空無（ネアン）化し、非現実的なものをこの世界の外（≒世界内存在の外）に生み出す。その結果、うまくいけば、人は自分の自由を限定しつつ、その屋台骨でもある状況から解きはなたれ、芸術作品をつくることができる。このような虚構のあり方を、われわれの文化は虚実皮膜と言い習わしてきた。Sartreの虚構論ではエクリチュールにおける無責任さや遊びの要素がDerridaのようには配慮されないので、限界状況のさなかの即自の偶然に対しても、対自の自由があらねばならないと主張される。Sartre[15]の短編『壁』の実存的意味の深さは彼の理論どおり、即自の偶然と対自の自由とのきりきりの拮抗関係から生まれている。

　少し急性状態が落ち着いた時期、症例では、「自分を拉致しようとしているのはいちばん考えたくないことでした。彼女が周囲と結託して、自分をなきものにしようとしているのです」となる。この時期、急性状態の妄想気分・妄想知覚の緊迫感はゆるんでくるものの、妄想加工された自己神話はパラノエシスの無間地獄体験に無理やり接ぎ木してできたお話であるので、イマージュの自発性や現実否定作用はいくらか復調してくるものの、そこにはまだ対自の自由がない。これが慢性様態になったとき、病者が新作言語で自分にしか通じないエクリチュールをこしらえ、そこを仮の落ち着き場所にしていることも、臨床的にはまれでない。妄想加工全体が一見想像意識の自由による虚構の欲望とアナロジーをもつように見えながら、それは病的過程によってほかからもたらされたイマージュで成り立っており、対象に対する主体の態度は無律的である。

空想とはほかなる自我に巣くうイマージュである。シュールレアリストである子供にとってはもともと空想が自然であり、まだこのイマージュがほかなる非現実であるとの意識は希薄である。空想も人の成長とともにエディプス葛藤や家族・共同体といった現実規範の抵抗感をくぐりぬけてくるので、内容が人間臭くなり、空想する人もそれがほかなる自我に巣くうイマージュであることを意識するようになる。Freud の指摘したファミリー・ロマンスなどはこの典型である。この段階で、人は現実と空想の間の通底路を、状況に応じて開け閉めしないと不都合だと知るようになる。空想世界が内的理想に凝集して本人に現実行動を促す場合もあるし、逆に Laing, R. D.[10] が存在論的に不安定な人で指摘したように、現実の中では侵襲されすぎたり枯渇したりしないように微量な刺激を求めて擬態としての「にせ自己」を装い、通底路をくぐりぬけたこちら側の内的自己世界では、いったん現実との間の通路を閉ざし、願望充足的な夢想にふけることも可能である。統合失調症の急性妄想状態や内的自己の空無化過程（=貧しい自閉化[12]）に前後して、この内的自己が空想で充満していることもある。作家はペンをもたない時間、意識的に現実への通底路を閉ざし、非現実世界を夢想する。シュールレアリストを標榜する詩人にとっては夢想こそが本質であるので、夜眠るときには「作家は仕事中」とドアに表札をかける。[3]

ところでひとしく空想といっても、微視的に見ると差異を生み出さないオナニー的反復にすぎないものから、虚構の質を求めて絶えず差異の産出に向かおうとする苦行僧のそれまで、構造上の違いがある。ただいずれもこの世では無害なたわむれである点で共通している。そこでは対象に対する主体の態度は無律的であるものの、閉ざされた自己の Anderssein の中での体験であるので、イマージュは自発的であり、好みのように現実を否定してもよく、対自の自由もある。無責任で弛緩したイマージュではあるが、この種のたわむれは人にとって癒しであり、発見のみなもとでもありうる。空想によって人はいつでもその人であることから解き放たれ、大洋の波になりきり、自在さと孤独の魔力を体験する。これは普遍的な魔力であろう。ここから空想のネガティーフとポジティーフの対極も明らかになる。空想が無反省、無媒介なまま自己のAnderssein に浮かび続けていれば、空想のネガティーフ、すなわち妄想加工の残骸物である空想性作話の世界になる。これは太洋に浮かぶ朽ちた枯木である。反省によって、他者へと媒介されていく差異化運動になれば、空想者は自己のAnderssein の殻から抜け出し、読者という乗客を虚構という船に乗せて、それを操縦しながら大洋航行することもできる。空想のポジティーフ、すなわち虚構に向かうベクトルの可能性である。

ここでイマージュを受けとる立場で病者や作家の想像意識の産物を検討してみる。病跡学的な主題を括弧にくくっておくと、とりあえず現実を無化し（néantiser）、新たな世界を構築しようとする点で、両者は共通している。前者ではそれが万人に通じる体験的事実であるとされ、後者ではその価値判断は、作者の裡なる他者に始まる他者たちの判断に委ねられる。おのずと妄想者とその話を聞くもの、作家とその作品を読むものとの関係が浮上するので、イマージュの意識における間主観性の問題を検討せねばならない。

2　超越論的間主観性のあり方

対象の実在判断、すなわちそれが間主観的に妥当な現実であるのかということは、妄想そのものにかかわる重大な問題である。妄想気分・妄想知覚では（差異無き反復であるパラノイアとは違って）これまで説明してきた背理的体験構造ゆえに、パラノエマをすべからく事実であるかのように確信しながら、どこかで狼狽しているのがふつうである。「Ⅳ　初期妄想体験と虚構」で説明した理由から、病者は状況を読み違えているのに、確信したその体験を訂正することができない。そのおかしさは、表出症状のちぐはぐさにせよ、体験内容の奇妙さにせよ、間主観的領域で初めて明らかになる。すでに表1で示したとおり、知覚では対象物は実在し、客観的に体験される。その場合でも、知覚とイマージュの意識は相互否定的でありながら、なおかつ相互浸透しあう力動関係でもある。われわれの日常世界はこの相互浸透性で適度に潤っているので、人はシニフィアン、シニフィエ、シーニュといった言語世界の三角形を急いでつくる必要はない。そこでは事象の多義性があたりまえであり、わ

表3　超越論的間主観性のあり方

イマージュ体験の諸形式／対象意識の諸相	妄想気分 妄想知覚	妄想加工	空想	虚構
実在判断 （現実に対する信憑性）	＋～＋＋＋	＋～＋＋	±	±
イマージュ母体の分有志向性	＋＋＋	＋＋	－	＋＋＋
イマージュ母体の分有可能性	－	－	±	±～＋＋＋

れわれは対自の自由の名のもとに、いくとおりものシーニュを選ぶことができる。

病者の「ライトの点滅が自分をどうかしようとする合図だ」という確信は、知覚対象をめぐる状況文脈の読み違えであり、了解できない究極の主観的判断である。初め病者は妄想体験そのものの理解と解決を望むが、周囲には当然それは是とされない。われわれとて妄想という傷ついたイマージュ母体を病者と分有することはできない。しかし、病者の中で妄想加工された自己神話が病者の孤立感を癒す働きをもっていることも、体験構造の成因からは理解できる。われわれはそのあたりを知っているので、病者の自己神話をそっと括弧にくくって、Ⅳで説明した妄想のパラドックス（裡なる他者からみると、感覚的には真実であるのに、一般的他者は幻《まぼろし》であると判断している）に苦しむ病者の人格全体にかかわる方法を模索する。

結論として表3に示したとおり、妄想気分・妄想知覚では現実を事実と確信していながら、その体験構造ゆえにその現実に裏切られるという一つめのパラドックスが起こる。病者はその妄想内容を含む傷ついたイマージュ母体を他者と分有したいと切実に志向しながら、それが不可能である。二つめのパラドックスである。われわれは二重にパラドックスを抱えた病者の不安を念頭に置いて、病者の不安定なミクロコスモスにかかわっていく。

虚構では、作者は、イマージュの意識で世界を主観性の究極のところまで歪形する。そこでは事実性をめぐる実在判断はほとんど問題にならない。したがって妄想気分・妄想知覚、妄想加工のように、「ほんとうらしさ」と客観的事実が等式である必要は全くない。イマージュの意識で究極まで対象を歪形しながら、それが後光に照らし出されて、少しでも「ほんとうらしいこと」が本質として開示されるのを作者は期待する。「あはれなり……」で中世の歌人が主観的に謳った世界は、当初死生のシニフィアンに引き裂かれた主情的叫びであったかもしれない。たとえそのような生臭いパロールであったとしても、作者はそれを約束の韻律に布置し、エクリチュールとして推敲しつくした喩を置いているので、言葉のレトリックによる効果が「あはれ」という情緒をかもしだす。和歌や俳句ほど極端ではないにしても、われわれは非現実世界を世界内存在の外に置く虚構のあり方を、共同世界で共有できる嘘として公然と認めている。かつては「いずれの御時《おほむとき》にか」「今は昔」と書かれた虚構についての「断り書き」も、われわれの現代文化の土壌では必要なくなっている。

ところで人が虚構として作品を書く場合、妄想知覚や妄想加工と同様、作者はイマージュ母体が他者と分有されることを志向している。作者は自分の裡なる他者に向かって書く。身近な友人、教師、批評家、一般読者、そしてついにその姿を隠蔽して永劫に押し黙り続ける沈黙の天才、神に向かって書く。パロールとは違って書かれたものが残るので、人は書くことで自分の貧しさを知る。これはSartreが思い浮かべられる以上のものが与えられないとしたイマージュの規定、すなわち本質的貧困そのものである。書かれたものは他者の目にさらされるとその貧困もまた決定的であるが、幸いエクリチュールでは、いつでも書き直しのできる猶予（sursis）[17]が与えられている。おかげで本質的な貧困の自覚が、模倣や発見の喜びを促してもくれる。人はこのような契機に触発されて、眼前の現実も、その背景も、かつて表現されたあらゆるジャンルの作品をも、それまでよりは気をつけて読むようになる。虚構するものはひとり自分の貧しさを自覚しながら、対象の奥深くまで潜り込み、自分や自分を包む世界の深さを発見し、ペン先から滲み出た言葉で世界を構成し直す。推敲のはて、ついに作品が一枚の星の静止画（Konstellation）になる。いいかえれば作家は言葉で墓を立てて死に、自分で作った虚構という名の墓碑銘が読者の目に委ねられ、読者はそれを読みながら、感受し、発見し、虚構する。すなわち作品は間主観的領域におけるミメーシスという新たな次元に置かれる。

空想ではそもそもイマージュ母体の分有志向性がない。個人の見る夢と同様で、人に語られることはあまりないし、語られても、人にとってはどうでもよい純粋に個人的で未分化な自己神話ということになろう。

3　物語志向性について

古代でも語る人と聞く人がいて、個人の語りがいく通りにも語り替えられ、唱和され、共同体神話が成立したと考えられる。いつころからか、人はあまり唱和しなくなり、物語る専門家が、その形式と人の主情的叫びの拮抗関係を知悉《ちしつ》して、間主観的領域に訴える作品を残すようになった。作者と読者が分化し、ミメーシスも文字文化の中で一段と重視されるようになった。熱心な読者も現れ、時代や地域や社会のきしみから起こる個の主情的な叫びが、いく通りものエクリチュールとして普遍化されるようにもなった。

以上を要約して、物語構成志向性と、普遍的なエイドス志向性を想定してイマージュ体験の諸形式として比較すると、表4のようになろう。Jaspersがいみじくも因果律的意味願望から妄想知覚体験が始まると述べたように、急性妄想状態の病者はあまりにも不可解なアンチエイドスに翻弄されるので、なにゆえかと物語の尻尾《しっぽ》をつかまえようとする。この世に仮面された妄の尻尾をつかんでしまうので、客観的には妄の物語である妄想加工にしかならない。

表4　物語志向性について

イマージュ体験の諸形式／対象意識の諸相	妄想気分 妄想知覚	妄想加工	空想	虚構
物語構成志向性 （構成の欲望）	−	＋＋	＋＋＋	−〜＋＋＋
エイドス志向性	−	−	−	＋〜＋＋＋

Andersseinの自覚の多寡はともかく、空想では夢想者は自分と人との間で起こる悲喜劇、自然界や宇宙との交歓の物語を、自由につくることができる。ただそれがいかに精緻にこしらえられようとも、間主観的領域に媒介される態度を選ばない限り、エイドス志向性は皆無ということになろう。

一般には、虚構と物語は等式で表せる。探偵小説や推理小説では作品の中で謎が解消されて、読者はカタルシスとともに享楽的な読書の夢から醒める仕組みになっている。メタノヴェルといった方法では、推理小説したてで読者を引っ張りながら、そこにありうる限りの教養や思想をひそませることもできる。成熟神話にもとづいた物語も、ある時代を風靡した。ところで虚構の中には、整えられた物語の脱構築を標榜するヌーボー・ロマンといった方法論もあり、現在では広く受け入れられている。俳句や短歌や詩表現、シュールレアリズム系列の小説、意識の流れの小説などでは、一挙に全体が志向される。要するに虚構では、脱物語性も物語性も物語という形式を意識した構造上の対極にあるということであろう。ともに語りによって普遍的な何かを志向している点では変わりがない。俳句同人誌にささやかな一句を載せることにせよ、Sartreのように「存在の無意味さにむかって、読者を恥じ入らせずにはおかない意味をあたえる」という芸術的創造行為を選択するといった大上段な構えにせよ、虚構において人は、間主観的領域を越えて、沈黙の天才の懐に届くなにがしかを志向している。

4　気分と感情性について

妄想気分・妄想知覚で体験される気分的な緊迫感は、対象性の安定しないアンチエイドスの他律的な直接体験である。そこではすでに説明した体験構造のために、病者はその世界体験を逃れられない。すなわち全体としての気分的緊迫性は曖昧・不可解で、人が想像できる不安の限界を越えている。このような時期、伝達機能を中心に成り立っている日常言語は病者にとって、もどかしい限りであろう。そこではすでにエクリチュールそのものが無規定化しているので、パトスやレトリックといった言葉の感情的分節は真っ先に痛手をこうむる。闇からこの世に送り出されたときの赤子の泣き声、すなわち分節化以前のもっとも原初的なパロールを想定したほうが理解しやすいであろう。臨床的にはこのような時期、病者がわれわれを驚嘆させるような表現主義的傾向の描画を描くこともまれでない。ムンクは『叫び』という作品で、ロカンタンに吐き気をもよおさせたアンチエイドスの深淵を、一幅の絵として開示してみせた。すでに例示した『勾配のあるラビリンス』の妄想気分や妄想知覚を思わせる世界体験の描写は、自動筆記の達人島尾がそれを構成し直してできあがったシュールレアリスムの結晶である。『歯車』の描写は、人が世界に置かれている存在理由を冷徹なアイロニーの目で完璧な鏡に写し出さずにはいられなかった虚構の天才、芥川だからこそできた表現であろう。

精神科臨床で、われわれは『叫び』の変奏を日常的に経験する。病者は興奮しており、一方的にまくしたて、まとまりない言葉で妄想世界をのぞかせる。われわれは症例で示したように「車が停まって、ライトを消して……」と病者の訴えを口述筆記する。病者の代筆は、われわれにとって重要なエクリチュールであるだけでなく、叫ぶしかない病者のパロールを妄の物語として言葉にしていく鎮静的な道筋にもなる。臨床ではあたりまえのこのような現象を、Schneider[21]は、混乱した病者もまた自分の体験を日常秩序の言葉で伝えようとするので、われわれが聞いているのはアンチエイドスの原体験が移調（Transponierung）されたそれであると指摘している。妄想気分・妄想知覚・妄想加工といった急性妄想状態にわれわれがかかわるということは、虚構と形式上のアナロジーをもつ構想力の防衛的構造力動に配慮するということでもある。われわれは病者の観客なきディオニュソス祭の悪夢を、祭りのあとの寂しさにも気をつけながら、収斂の方向にもっていかねばならない。

以上の視点から、気分的緊迫性の外見は、表5のようにまとめられよう。気分の緊迫性で、妄想気分・妄想知覚と虚構は対極に位置づけられるが、その質はネガティーフとポジティーフに反転する。「あはれなり……」と中世の歌人が詠むとき、叫びたいほどの虚無感も、エクリチュールの働きで希釈される。肉声が去勢されるかわりに、感情も言葉も分節され、洗練される。冒頭のFreudの言葉を生かせば、歌人はイマージュのひとりよがりをとことんつきつめて、直接体験を秘匿でやわらげ、われわれに形式的快感を与えているということにもなろう。現代の読者は読者に与えられたイマージュの働きに応じて、日本的ニヒリズムとでもいうべき新たな質の感情と気分を、この和歌で体験する。

気分的な緊張をもたらさない作品を、読者は読まない。虚構が主観性の究極である以上、どのような作品にも、その作者らしさを表す基底気分がある。読者は作品を読みながら新たに感受したり、想像したりする自由があるので、自分の共感のしかたや好みで、墓守りの管理する墓場から好みの墓碑銘を選び、黄泉の世界の作者と交歓することができる。読者はカミュ、ドストエフスキー、ボードレール、西行、芭蕉……といった古今東西のどの作家の作品に憑依されてもよい。われわれは黄泉の作者のかもしだす基底気分から、作家の風貌や作風を感受する。パトスやレトリックで織り成される図書館という世界もまた、それだけで森羅万象というしかないほど、無尽蔵である。われわれが手にした書物の一行に、運よく共感できるシーニュが布置されていれば、それ

表5　気分と感情について

対象意識の諸相 ＼ イマージュ体験の諸形式	妄想気分 妄想知覚	妄想加工	空想	虚構
気分的緊迫性	＋＋＋（非対象的）	±	−	＋〜＋＋＋（対象的）
感情の対象志向性	−	＋	＋	＋〜＋＋＋

は、今この世に生きているわれわれの情念に対象とパースペクティブ性と新たな地平を与えてくれるであろう。時代が、よきエクリチュールと悪しきエクリチュールを洗い分けるからである。感情のこのような対象志向性を念頭に置くと、その明瞭さと強弱はおのずと、表5下段のようにまとめられよう。結論として良質な虚構はイマージュの自由の結晶体であり、不死ではない人間に残されたわずかな希望である。妄想はその受難としての不自由な自縄自縛世界である。

Ⅵ　まとめ

(1)　自然な所与では人は、エイドスのこの世への現れである森羅万象を、形象群の重層的な意味連関のエクリチュールとして読んでいる。統合失調症の急性妄想状態では、精神生理学的基礎障害事態のために世界は混沌としたアンチエイドス（≒Gestaltverlust）として体験される。妄想気分を伴った妄想知覚体験では、それまでその人を保証していた日常的枠組みまでもが歪形・無規定化して体験され、病者を狼狽させる。このような特異な体験は、とりもなおさず病者の中でイマージュが歪形・無規定化しているからにほかならない。この無規定化は知覚とイマージュの相互力動関係で悪循環に陥りやすく、病者はアンチエイドスと化した世界に翻弄される。

(2)　統合失調症における妄想知覚体験の成因を、現象学の思考形式を借りて次のように説明できる。病者の体験の中では、病気のために起こった基礎障害事態を体験の核（ヒュレー）として、何かが傍らに歪形されながら志向され（パラノエシス）、ノエマ化する（パラノエマ）。このパラノエマa'は不安定化した非現前的背景X'から押し出された怪しい知覚対象であり、病者はそれが気になって、そこを注視せずにはいられない。平静なときとは違ってイマージュが無規定化したまま力をえているので、対象a'は主題的な観察の場合のように客観的な知覚対象として安定化することができない。このため幻影化した背景とそこに幻影化して現れた知覚対象a'をa'／X'と表すと、全体が不可解ななにがしかを新たに志向させる新たなパラノエシスP'になる。この新たなパラノエシスがさらに新たなパラノエマを生み出して、次のパラノエシスになる。このような連鎖運動の究極を、パラノエシスの無間地獄P^{∞}と表すことができる。

(3) 病者は蜘蛛の糸をたぐって妄の物語を虚構する（＝妄想加工）。これは間主観的領域では受け入れられないものの、病者の中では自己神話として読み解かれていくので、妄想は既知のエクリチュールに似てくる。妄ではあっても、読めそうな物語になってくるので、急性妄想状態でのアンチエイドスの病的な圧力は緩和される。薬物療法や精神療法がうまくいけば、病者は妄の物語からも抜け出し、見馴れた日常のエクリチュールをとりもどすことができる。

(4) 妄想知覚、妄想加工、空想、虚構のいずれでも、孤独と言葉による世界構成を欲望しているという点で共通している。イマージュの宝庫である空想を中心に、妄想と虚構の対極構造を想定し、妄想気分・妄想知覚、妄想加工、空想、虚構をスペクトラム上に並べ、イマージュ体験の諸形式と対象意識の諸相という観点で整理すると、本論の表2～表5で示したように、その構造上の差異もまたはっきりしてくる。良質な虚構はイマージュの自由の結晶体であり、妄想はその受難としての不自由な自縄自縛世界である。

文献

（1）アリストテレス著『詩学・形而上学』世界の名著八アリストテレス（田中美知太郎編）、中央公論社、東京、一九七二年。

（2）Binswanger, L. : Wahn. Beiträge zu seiner Phaenomenologischen und daseinsanalytischen Erforschung. Neske, Pfullingen, 1965.（宮本忠雄・関忠盛訳『妄想』みすず書房、東京、一九九〇年）

（3）Breton, A. : Les manifestes du surréalisme.（藤本和夫訳『シュールレアリスム宣言集』現代思潮社、東京、一九七五年）

（4）Derrida, J. : De la grammatologie. Les éditions de Minuit, 1967.（足立和浩訳『根源の彼方に—グラマトロジーについて—』現代思潮社、東京、一九八八年）

（5）Freud, S.: Gesammelte Werke Bd. XIV. Copyright by Imago Publishing Co., Ltd., London, 1948.（井村恒郎・小此木啓吾・高橋義孝他編『詩人と空想すること』フロイト著作集三、人文書院、京都、一九六九年）

（6）Gebsattel, V. E.: Die Welt des Zwangskranken. Monatschrift für Psychiatrie und Neurologie, 99, 10-74, 1938.

（7）Jaspers, K.: Allgemeine Psychopathologie. Springer Verlag, Berlin, 1946.（内村祐之・西丸四方・島崎敏樹他訳『精神病理学総論』岩波書店、東京、一九五三年）

（8）木田元・野家啓一・村田純一・鷲田清一編『現象学事典』弘文堂、東京、一九九四年。

（9）木村敏『自己・あいだ・時間―現象学的精神病理学―』弘文堂、東京、一九八一年。

（10）Laing, R. D.: The divided self—An existential study in sanity and madness—. Tavistock Publication London, 1960.（阪本健二・志貴春彦・笠原嘉訳『引き裂かれた自己―分裂病と分裂気質の実存的研究―』みすず書房、東京、一九七一年）

（11）Matussek, P.: Untersuchungen über die Wahnwahrnehmung. 1. Mitteilung. Veränderungen der Wahrnehmungswelt bei beginnendem, primärem Wahn. Arch. f. Psychiat. u. Z. Neur., 189: 279-319, 1952. Untersuchungen über die Wahnwahrnehmung. 2. Mitteilung. Die auf einem abnormen Vorrang von Wesenseigenschaften beruhenden Eigentümlichkeit der Wahnwahrnehmung. Schweiz. Arch. Neur., 71: 189-210, 1953.（伊東昇太・河合真・仲谷誠共訳『妄想知覚論とその周辺』金剛出版、東京、一九八三年）

（12）Minkowski, E.: La schizophrénie. Psychopathologie des schizoides et des schizophrènes. Desclée de Brower, Paris, 1953.（村上仁訳『精神分裂病―分裂性性格者及び精神分裂病者の精神病理学―』みすず書房、東京、一九五四年）

（13）Minkowski, E.: Le temps vécu, Études phénoménologiques et psychopathologiques. Delachaux et Niestlé, Swisse, 1968.（中江育生・清水誠・大橋博司訳『生きられる時間―現象学的・精神病理学的研究―二』みすず書房、東京、一九七三年）

（14）斎藤慎爾・瀬戸内寂聴『生と死の歳時記』法研、東京、一九九九年。

（15）Sartre, J. P.: Le mur. Gallimard, Bureau des Copyrights Français.（伊吹武彦訳『壁』サルトル全集五、人文書院、京都、一九五〇年）

(16) Sartre, J. P. : La nausée. Gallimard, Bureau des Copyrights Français.（白井浩司訳『嘔吐』サルトル全集六、人文書院、京都、一九五一年）
(17) Sartre, J. P. : Situations, II. Gallimard, Bureau des Copyrights Français.（加藤周一・白井健三郎・白井浩司訳『シチュアシオンII 文学とは何か』サルトル全集九、人文書院、京都、一九六四年）
(18) Sartre, J. P. : L'imaginaire. Gallimard, Bureau des Copyrights Français.（平井啓之訳『想像力の問題―想像力の現象学的心理学―』サルトル全集一三、人文書院、京都、一九五五年）
(19) Sartre, J. P. : L'Être et le néant. Gallimard, Bureau des Copyrights Français.（松浪信三郎訳『存在と無I、II、III』サルトル全集一八、一九、二〇、人文書院、京都、一九五六－一九六〇年）
(20) Schneider, K. : Klinische Psychopathologie. 6 Aufl., Georg Thieme Verlag, Stuttgart, 1962.（平井静也・鹿子木敏範訳『臨床精神病理学』文光堂、東京、一九七二年）
(21) Schneider, K. : Klinische Psychopathologie. 14 Aufl., Georg Thieme Verlag, Stuttgart, New York,1992.
(22) 島崎敏樹『人格の病』みすず書房、東京、一九七六年。
(23) 内沼幸雄「妄想世界の二重構造性」『精神経誌』六九、七〇七－七三四頁、一九六七年。
(24) 安永浩「分裂病型妄想の理論的問題点」『精神医学』二一、一二七－一三七頁、一九七九年。

第Ⅴ章　統合失調症における防衛的構造力動

第二七回日本精神病理学会抄録集まえがき

過日、小諸高原病院が第二七回日本精神病理学会（平成一六年　佐久勤労者福祉センター）を主催させていただいた。精神医学全体が世の趨勢でマニュアルやガイドラインに傾いていくのを利便性や合理主義という点で認めつつ、「喪失と成熟」という前世紀後半の世代感覚が、今世紀、勢いづく一方のＩＴグロバリズムで一挙に押し流されてしまったことに危惧の念をいだいてもいた。改めて自分の立ち位置を考え直す必要があると思えた。

そんなときに出会った武満徹のエッセイ『骨月』が胸をついた。琴の名手であり、静かに狂死した武満の伯母へのオマージュである。それによると、伯母の実家は前野良澤に私淑した蘭学医原養澤の血筋で、伯母は養澤の日誌や関係資料から、日本近代医学の元祖とされる杉田玄白訳著『解体新書』について、共訳者であった前野良澤の名前が消えた謎を次のように推論し、武満に語って聞かせたという。話では当時西洋がたどりついていた緻密な解剖学体系をオランダ語から訳した二人の対照的な医学者、杉田玄白、前野良澤の人となりをおもしろく描き分けている。「骨ケ原」刑場で処刑された五〇歳の女罪人「青茶婆《ばば》」。罪人は腑分けの検体にするため斬首ではなく、革紐で縊《くび》られ、解剖される。五臓六腑とされていたそれまでの人体概念からすると、西洋がたどりついている解剖学の緻密さは驚くにあまりある体系だった。『解体新書』という貴重な訳業を成り立たせた前野良澤の名前が、なぜ共訳者名から消えたのか。伯母は「原養澤の日誌には、その腑分けの模様が細心に描写されていました。朱色の布で目を蓋われた老婆の屍体は、腑分けに備えて、斬首の刑ではなく、細い革紐で縊《くび》られていたと謂います。……原養澤は、臓腑、脈絡、骨節の様が、夷狄の図譜と寸分の違いなきことに驚愕《びっくり》しています。これによって人間の内外は共に明らかにされたのだと、昂ぶった筆で書いています。／人間は冥府よりも暗い闇を現世で背負っています。遠い過去から、そしてこれから先も、闇は緩慢に垂直な満干《みちひ》をくりかえしています。太陽の淫乱な力で闇は肉体に注がれるのです。……」と語り、武満の伯母によると、師、前野良澤はひっそりと家にもちかえった骨片を手に弟子の原養澤に、「ひとつが明らかになると、その脚下《あしもと》で闇がすかさずぽっかと口をあける。玄白が申すように、この仕事（訳業）が、今日の治療の上の大益あるべきを疑うのではないが、さりとて人間《ひと》それぞれが負った業《ごう》は如何ともしがたい」と述べ、「骨は心の闇に懸《かか》る月、闇深い夜（世）に皓《しろ》く冴える」という内容の歌を添え、その骨片を養澤に手渡したとのことである。杉田玄白はいかにも実際家らしく、腑分けが終わって散乱する骨の様子まで客観的に描いている。オランダの解剖図譜の緻密な体系に驚き、解体新書の訳業と解剖による検証という大仕事を終え、杉田玄白は当時の医学界に名をとどろかせ、前野良澤は忽然と姿を消した。

このエッセイに魅力を感じてしたためたのが抄録集前書き「……世の中はグロバリズム合理主義に流れています。精神医学も例外ではありません。計量精神医学、画像診断学、脳内伝達物質や受容体についての分子生物学的解明。クリィティカルパス、EBM、電子カルテ。これらは五臓六腑から『解体新書』ほどの画期的な事実認識の変化かもしれません。しかしあの有名な訳業をなしとげた杉田玄白も、いっしょに仕事をして、その後忽然と江戸を去った前野良澤のことを気にしていて、『……良澤のすでに覚え居し譯語書留をも増補しけり。そのなかにZinnen《シンネン》（精神）などいへること出でしに至りては、一向に思慮の及びがたきことも多かりし』と述べています。前野良澤は解剖された『青茶婆《ばば》』の骨片をひそかに持ち帰って眺めながら、『事物のいっさいの理《ことわり》は空しく思える』と弟子に語ったといわれます。何かが明らかになっても、それを囲む闇の深さを感受してしまった人のようです。……」の一文であった。前野良澤の感性に魅かれた。理由は会長講演の最後「Ⅵ　結びにかえて」（三九二ページ）で述べたとおりである。

中沢新一著『フィロソフィア・ヤポニカ』と特別講演「症例南方熊楠―思考の生きた対称性」について

中沢新一氏の著作や実践活動は多岐にわたる。故河合隼雄氏との対談の流れの中で一言「エイドス」という言葉が出てきて、重要な概念であるのにあまり取り上げられていないと述べていた。対談はすぐ別の話題に移っていて、「エイドス」については何も語られていなかった。筆者はゲープザッテルの著書に出てきたEidos Antieidosという言葉の前後文脈から、その意味を勝手にイメージしていた。どのような概念かを正確に知りたいと思ったのは、「妄想の自縛性・虚構の自由性―エイドス論的視点から―」（三三七ページ「想像力の精神病理」を参照）を考え始めてからである。日本精神病理学会第二六回大会でかかげられたシンポジウムの主題「妄想論の新展開」の一シンポジストとして発表依頼を受け、この概念を使ってみようと思った。イデアやダーザインという言葉は精神病理学の基礎用語として出てこなくもない。エイドスとイデア概念の異同は気にかかるところであった。特別講演依頼もかねて、中沢氏に抄録原稿に要約したエイドス概念が大丈夫か否かを打診した。氏はミノア文化時代、ラビリンス神話で有名なクレタ島ではすでに洞窟にこもって瞑想する習慣があった可能性を述べ、暗闇の中で何かが視覚的に現れる、この視覚像が思考習慣と深く関係しており、後にギリシャ哲学で出てくる「見られたもの」の本質、すなわち限りなくイデアに近づいていくエイドスという概念の起源になったのではと説明してくださった。講演依頼をお願いしたいと思ったのは、雑誌『すばる』連載の『フィロソフィア・ヤポニカ』（集英社）に触発されるところが多かったがゆえである。片柳治編集長や担当編集部員長谷川浩氏、装丁担当の祖父江慎氏への謝辞からすると、著者にとっても、良質のテンションを維持しながらの連載であったらしい（中沢新一著『フィロソフィア・ヤポニカ』集英社）。

著書で中沢は、「西田哲学が西洋的父性隠喩の否定という独自の骨格で組まれているにもかかわらず、観照する力を論理的に押し出した分、見られた対象が完璧に磨きぬかれた鏡に映るという文脈になる。主体がそのことに自覚的であればあるほど、念じて観る（観念）力ゆえ、見られた『モノ』は叡知的一般者に超越していく。とするとこの姿勢は、ラカンのいう鏡像段階の抑圧ゆえの空間性の強化であり、限りなく宗教哲学的自覚に近づいてしまう」と指摘。西田幾多郎が幾人もの子供に恵まれたにもかかわらず、幼児期に他界したもの、成長期に精神変調をきたしたものなど、深い懊悩をかかえていた事実が、「哲学の動機は『驚き』ではなくして深い人生の悲哀でなければならない」というビジョンに重なっている点に着眼し、西田哲学は精神分析のいう「原初的去勢」という事態にじかに触れて成り立っているとも指摘している。西田哲学の思想形成過程をビオグラフィーのエピソードで語っており、日本独自ともいわれる西田哲学が哲学・仏教の基礎知識を前提にしていて難解であるにもかかわらず、creative illnessという人間臭い面があると知れ、興味深かった。抑圧された無意識野を潜り抜けて初めて、悲哀は深い情趣に調律される。

「SハPデアル」は西洋に伝統的な主語・述語論理学の基本骨格である。著書によると、西洋の主語主義的論理学はギリシャ哲学以来「個体は述語になることができず、どのような普遍者の中にも包摂できなくなる」は徹底した前提であり、新たな概念の創出が不可能であったという。中沢はそこを「具体的な普遍者が自己を限定するときに、個体があらわれる」という「述語主義」で乗り越えようとしたのがヘーゲルであると解説している。すなわちシニフィアンのシニフィアンである父性隠喩（≒神）が息づいているので、結局「普遍が無限の個体を包摂する」事態を説明できない。父性隠喩が「横すべりしていくシニフィアンの動揺にストップをかけて、真理を固定」するためであるという。西田はその「具体的な普遍者」に深さと奥行きを与え、「場所」と呼ぶ。「あらゆるPを包摂するPは無限大のP＝無」を引用しつつ、中沢は西田の考える「普遍者の系列」、すなわち「普遍者1⊂普遍者2⊂普遍者3⊂……無限すなわち無」で、父の名の機能が解除されていると述べている。中沢によるとそこは、「不確固な多数者がたがいを映し出しあっている、華厳経的な『世界ならざる世界』が広がっていく」場所であり、仏教的宇宙観を印象づけているという。この視点は梅原猛が語っている仏教思想の変遷、すなわち仏性が人間中心主義から悠久の時間や宇宙的広がりの中で考えられるようになったという華厳宗の世界観（吉本隆明・梅原猛・中沢新一鼎談『日本人は思想したか』新潮文庫）に照応していて、興味深い。

中沢によると、西田哲学にもっとも近い概念を生み出したのがカントールの「無限1⊂無限2⊂無限3⊂……無限n……」とされ、「対角線」的に進行する無限の濃度という数学的発見が逢着した場所に照応するという。結果、数理的に「父の名の排除」された「『不確固な多数者』のつくりなす、底なしの系列」を認識せざるを得なかったという。中沢はカントールの「対角線論法」を説明したうえで、それがシェーマLと同型《どうがた》構造であり、「ラカンのいう『父の名』のしめだし＝統合失調症潜在発症のリスク」につながったであろうと推理する。結果、哲学的・神学的素養が深く、信仰心にも篤かったカントールの発狂は、「超限集合論」という理論そのものがはらむ父の名の解除、すなわち象徴界・想像界・現実界を結びつけていた蝶番《ちょうつがい》が外れてしまったがゆえであるとのシャローの分析（ナタリー・シャロー著『無限と無意識　ゲオルグ・カントール論』）が首肯されるとしている。

吉本隆明・梅原猛・中沢新一鼎談では、本学論や山川草木悉皆成仏《しっかいじょうぶつ》がわれわれの感覚に受け入れられやすいのは何ゆえかが論じられている。卑近な話、例えば梁塵秘抄に出てくる「仏は常に存《いま》せども　現《うつつ》ならぬぞあはれなる　人の音せぬ暁《あかつき》に　仄《ほの》かに夢に見え給う」といった常在仏観は、われわれにも馴染みやすい。鼎談はこの時代を前後に含みつつ「歌と物語りによる『思想』」という話で佳境に入る。中沢は両大家の中に立ち、ギリシャでは自然（フィシス＝ピュシス）を越えるものとしてメタフィジックな思考を展開し、ヘブライ系でも「はじめに言葉（ロゴス）があった」（『ヨハネ福音書』）の文言どおり、眼前の事象を言葉に移し変えるのが習わしであった。いずれも西洋的思考形式に流れ込んでおり、哲学や数理思考の根になっている。ひきかえ日本人は、言葉の間《はざま》の曖昧さを尊重し、和歌、物語、芸能、芝居などの造形技術（事物の背後に隠れているものを引き出す「テクネー」）を通して、観られた形にひそむ本質（＝形相《エイドス》）を探求してきたという。オリジナルとコピーが区別できないところまで接近している間こそ虚実皮膜であり、日本的美の特質であると考えれば、中沢の主張は得心できる。中沢は日本人のテクネー、特に文化面のそれが、流動性に身を任せつつ「もののあはれ」という情趣を洗練させてきたこと、したがって原理的に概念を拒みながらの表現技術の練磨であり、西田・田邊哲学の源流《ジェネシス》になっているとも述べている。

『フィロソフィア・ヤポニカ』で、中沢は西田哲学とカントールの数学とのアナロジーを指摘し、その文化的背景の相違を病跡学的方法で印象づけつつ西田哲学を評価する一方、西田哲学が「当たり前のことを厳密に考えるという哲学の基本的態度から離れ、諦観という名の宗教的態度になりはしないか」との田邊元のクリティークにも肩入れしている。中沢によると「宗教体験では、『最後の一者』が開く『絶対無の自覚』が現実のあらゆる点においてそのままに現前し、働きを行っている様子がありありと直感される（宗教は積分である）」のに対して、「微分はそのつど現実の中で拘束を受ける。しかしその拘束は現実の各点における微分原理の浮動性を押さえることはできない。その意味で、哲学をおこなう有限なる人間は、現実の各点で、目的論に対して自由（哲学は微分する）」であろうとする態度こそ本来の哲学であり、終生単身で生き、モナド論をかかげたライプニッツの思考傾向に通じるという。『フィロソフィア・ヤポニカ』では、その田邊が老境にはいり、野上弥生子との交流を通して、負のエネルギーをもつ粒子の解をふくむとされたディラックの先端的量子論を受け入れ、「量子論をその相対性論的契機において対自化することにより、両理論の具体的総合を敢行し……無即愛、愛即無の還相に徹底し……」として、ディラックの量子力学を実存主義的に取り込み、数学・物理学・哲学を越えようとしたと書かれている。中沢によれば、最期の田邊哲学はルベーグ積分という現代数学思想に通じ、「資本の運動がつくりだす『砂漠』の中で、個体性をその完備概念にまで剥ぎ取られながら生きている無数の人間の魂が、その砂漠のまっただなかで、新しい協同性と愛を実現しようとしていた『意志』に、象徴的に呼応している」という。筆者はこの説明に、安部公房が小説『砂の女』で「この（砂の）無形の破壊力」を「流動そのものが砂なのだ」と構文交差させた意味に通じるものを感じた。

中沢が「フィロソフィア・ヤポニカ」という主題で連載を開始したのが一九九九年六月、エピローグにたどりついたのが二〇〇〇年一一月であり、西田幾多郎の「絶対的述語」の「場所」の論理がモダニズムの圏外に超え出た思考的展開であり、田邊元哲学はそれを見すえたうえで量子力学を視野に入れ、絶対媒体概念を主張したという説明は、難解ながらも重要なことのように思えた。中沢によるとこの二本柱はすでにハイブリッドな対象が氾濫し始めている二一世紀、「グローバル・スタンダードという『類』（個とリンクする内包そのもの）のふりをする『種』（＝外延＝多様性の出現領域）の膨張体が、地球惑星を覆い尽くす」勢いの現在、その本質を冷静に見据える思考方法になりうるという。

特別講演「症例南方熊楠—思考の生きた対称性」で中沢は、フロイト・ラカンの無意識野に想定される対称性、すなわち言語活動や原初的抑圧以前の幼児の心を基体と呼び、そこから非対称的に分化していく精神生活のシステム自体は構造という目で見ると、神話や経済活動や生命活動や素粒子で成り立つ物質の運動と同型であり、レベルの違うこれらのシステム間に、媒介通路を想定する必要がある。そのためにはまず、合理主義思考によってできあがった非対称的システム間の関係を翻訳するハイブリッドな「前対象」を想定する必要があると指摘している。講演によると、一九世紀、そのような思考の正当性をガロアはすでに数学的に予想していたという。ガロアはそれまで図形でイメージされていた対称性を方程式に発見し、集合、その構造、違った構造群の間の同型性、それらを横断的につなぐ媒介概念の探求により、数学、ひいては諸学問全体の体系化が可能であると考えたのであった。

精神分析の「夢の語法」は中沢によると「思考の生きた対称性」そのものであり、フロイトのいう「心的エネルギーが圧縮されたもの＝隠喩」が「さまざまなイメージに置き換えられ＝換喩」、のべつ夢の構造を変化させ、象徴表現になると語っており、神話や宗教儀式を構造主義的に整理したレヴィ・ストロースの「野生の思考」と同型の心的構造であるという。南方熊楠が粘菌の生態を通して思考した生命の本質や、その回答としてたどりついた華厳経や真言密教的宇宙観も同型であり、われわれに馴染みのフロイト・ラカン理論は現実と数理理論の後押しを受けて、二一世紀的練磨が求められていると結んだ。

統合失調症における防衛的構造力動

主催させていただいた日本精神病理学会第二七回大会の会長講演は「Schizophrenieにおける防衛的構造力動について」という主題を選んだ。一つにはシュナイダーの『臨床精神病理学』が読まれ続けていく息の長さは何故であろうかとの問いに答えるためであった。臨床に対する勘だけでは説明できない。シュナイダーもハイデルベルグ学派の伝統どおり、根は西洋的な概念優位の緻密な思考を得意とする学者であったと思われる。シュナイダーはDasein Soseinをめぐる伝統的な概念を精神科臨床にもちこむにあたって、心的現象を理解するために、意味法則性という観点に限定してこの概念を用いるとして、わざわざ前置き論文をしたためている。意味法則性の限定によって、体験分析をしようとする者の意識が自覚的になり、現象の射影面をよりシャープに切り出すことができるというビジョンゆえであろう。そのあたりを簡明に整頓しておきたいと思った。

二つ目は、これまで筆者がしたためてきた精神病理学の論文、とりわけ統合失調症関連で、多くは神経症性被覆のため、ＤＳＭやＩＣＤの基準からは診断困難な症例を考えるために論をしたためることが多かった。ならば、あまり確たる特徴をもたない、にもかかわらず筆者には統合失調症と思われた類型を、典型的な症例の境界域に位置するという共通性で整理することはできないか。この問いにイメージレベルで答えるために、人の三次元的体験を、心的なもののSoseinという二次元の図式に置き換えてみた。文体は講演時の話し言葉のままとしてある。

講　演

Schizophrenieにおける防衛的構造力動について

会長講演（日本精神病理学会第二七回大会）

Schizophrenieにおける防衛的構造力動について

Ⅰ　はじめに

Schizophrenieというドイツ語圏由来の概念は、西洋近代という時代背景から生まれ、日本の近代に移入されました。その西洋の近代と日本の近代とは、どう連動していたのでしょうか。

巨視的に見ると、いずれも一九世紀の出来事ということになります。日本の近代は、封建社会の崩壊、明治維新という形で始まりました。日本には古来、大陸文化を自分たち固有の精神土壌に吸収してしまうという、よい意味でのミメーシスの素養がありました。漢語もデウスも仏陀もことごとく作り替え、固有の精神世界を作ってきたのです。生活の古層に稲作文化があり、アウトサイダーといわれる人たちがそれを潤沢にしてきました。汎神論といわれる自然観も、われわれにはおなじみです。明治維新になり、日本は西洋文化の移入に意識的になり、土俗的な古層とコスモポリタン的な翻訳文化が、以前にはなかった緊張をかもしだすようになりました。

その翻訳文化のもとにあった一九世紀西洋の近代とはどういう時代であったのか。

(1)　市民革命、産業革命、資本主義と階級対立

(2)　科学主義の驚異的発展（自然科学の進歩、啓蒙主義と百科全書的知識の共有化）

(3)　精神世界では、大きな他者の衰退と、そこに生まれた空白（↓神経症理論と新たな形而上学の創出）

と整理することができます。

今日われわれにおなじみの神経症理論や精神医学は、このような背景のもとに生まれ、日本にももち込まれました。そのエキスのみをあげると、

(1)　Freud, S.に始まる神経症理論

①　ギリシャ神話のミメーシス（エディプス・コンプレックスの発見⇒考古学・民俗学の研究方法）

②　自我と無意識問題の自覚

(2)　Kraepelin, E.によって体系づけられた内因性精

神病の概念

内科学をモデルにした、身体医学の一分野としての精神医学（臨床観察、症状記載、命名化、類型化）

⑶　思想界に重きをなした現象学

すなわち存在者の存在を問う新たな形而上学といった項目に整理されます。Jaspers, K.[13]は⑵の領域にかかわる手始めとして、あらゆる精神現象の記述を試みました。いわゆる記述現象学です。Jaspersによると「現象学の課題は、患者が現実に体験する精神症状をまざまざとわれわれの心に描き出し、近縁の関係に従って考察し、できるだけ鋭く限定し、区別し、厳格な述語で名前を付けること」となります。その体系が『精神病理学総論』でした。この著書のおかげで、われわれは、感覚的にしか認識できなかった人の心の動きを、いくらか規定的に認識することができるようになりました。とはいっても、心の働きは複雑ですから、草花を名づけるようにはいきません。記述現象学自体が否定的指示性を運命づけられているゆえんです。そのため、いったん考察され、限定され、区別され、述語で名づけられていたものを批判的に見直し、既成概念を検討していくのも精神病理学の重要な仕事でした。そこでは、臨床的な症例記述を基礎資料にするという点が唯一の約束事になります。おのずと信憑に値する記述と怪しい記述という差が問題になります。

Schneider, K.[19]は信憑性のある病者の体験記述を足だよりに、Jaspersのいう記述現象学の方法でPsychoseのSoseinを体系づけました。具体的で、緻密で、余分な説明をいっさいおこなわないそれは、『臨床精神病理学』[21,22]の主要骨格になっています。臨床をおこなう精神科医なら誰もが今日、ＤＳＭやＩＣＤを通して、このSchneiderの著書の恩恵を受けています。Schneiderが臨床的に実りあるもののみを概念化することに徹してくれたおかげでした。しかし、これらは病者の心の存在様態（Sosein）を整理した結果にすぎず、Schneiderの探求のまなざしは、その奥底の存在自体（Dasein）に向けられていました。

Ⅱ　精神病理学における**Dasein**と**Sosein**について

Schneiderは『臨床精神病理学』[21,22]の中で、人が環界を体験するときには必ず心が反応するようになっており、異常体験反応といえども了解可能であるとして、精神病、今日的にいえばＩＣＤ-10[33]F0・F1・F2・F3をF4から厳格に峻別します。その点に触れた一文が「Psychosen tritt mit ihnen etwas auf, dessen Dasein im Gegensatz zum thematischen, inhaltlichen Sosein aus Erfahrungen und Erlebnissen nicht verstehbar ist.（精神病では、その主題的、内容的なSoseinに対して、経験や体験からはそのDaseinを了解することのできない何物かが現れてくる）」です。

ここに出てくるDasein、Soseinとは何か。Schneiderはさりげなくこのような一文で純粋に心的な反応と、身体的に基礎づけることに重心のある精神病の間には経験二元論的に隔壁があるのだといいきっています。そういわれても、著者がDasein、Soseinという言葉に込めた思いにわれわれがにわかになじめるものではありません。これは、論理的な思考能力の個人差問題以前に、東西に横たわる思考形式の習慣の違いに由来すると思われます。

日本語文法は述語的であり[14]、主語がなくても間主観的領域に起こる心のありようをかなり了解し合えるようになっています。おのずと、精神生活の形式も述語的です。例えば「月明の死者を剝ぎたる青畳」という俳句を思い浮かべてみます。何が主語であってもかまいません。曖昧ですが、言葉の空間が自由なため、惹起される情緒は多義的になります。長い間臥せっていた病人が他界し、野辺送りだの葬儀だのとあわただしく過ごして人心地ついてみると、病人の臥せっていたところだけが青畳になっていて、月明かりがさしていたのかもしれません。べつのストーリーを思い浮かべる方もいるでしょう。いずれにしても根源的寂しさという基底気分が通奏低音として間主観的領域に響いていることに変わりはありません。

欧米語の基本文法では主語が不可欠です。これが文法的に固まってきたのは一二世紀あたりともいわれますが、ヨーロッパではギリシャ時代にまでさかのぼる主語・述語論理学という伝統的な思考習慣がありますから、われわれの情緒親和的精神生活の形式を述語的とするなら、西洋人の精神生活の形式を主語・述語論理学的とすることができます。一般にはコプラ（copula）をいれて、「S is P（SハPデアル）」と表記され、「Sハ」を主概念、「Pデアル」を賓概念とします。Daseinは主概念の中で、Soseinはコプラを使って、賓概念の中で説明されます。古くはAlistotelesの論理的存在論、新

表1　西洋における主語・述語論理学

	Sハ（主概念）	Pデアル（賓概念）
アリストテレス（略）		
スコラ哲学	Esse = Existentia Dasein …「が」アル エイドス（形相） 〜ヒュレー（質量） （本来的対象）	Sosein …「で」アル エイドス（形相）的範疇 （時間・空間・質・量などの存在範疇） （その本質を知る方法的対象） Auf-dem-Wege-sein （探究の「途上にあること」を運命づけられている）
ハイデガー（略）		

しくは前世紀のHeidegger, M.による存在の存在論で、このDasein、Soseinが問われますが、難解なうえ、

Schneiderがいおうとする Dasein、Soseinとはあまり関係がありませんので、（略）として括弧にくくります（表1）。スコラ哲学でいうDasein、Soseinは、表1に示したように、思考内容の一部にSchneiderが考えたものを含みます。つまり、西洋中世では主語側の存在をExisitentia ≒ Daseinとし、「Sガアル」と動詞形で表現し、述語側の存在をEssentiaとして、「Pデアル」とコプラ的に表現しました（コプラによって「Pでない」ともなりえます）。これは神学に重きをなした概念で、神のExistentiaのみが唯一Essentiaと等式で表され、それ以外のものでは、Existentiaは必ずしもEssentiaではないという考えからきています。

Existentia = Essentiaで表されるS = Pを除いてしまうと、残されたSとPの種類は、必ずしも神的ではないが普遍的な存在者そのものと、その存在範疇という関係になり、Schneiderが使おうとしたDasein、Soseinの意味に近づいてきます。すなわちSの側には魂や精神や生命や物質のDaseinがあり、形相（エイドス）と質料（ヒュレー）というあり方が想定され、Pの側に形相的範疇（エイドス的範疇）、すなわちDaseinの側の本来的対象を知るための方法的対象であるSoseinとして、時

間・空間、質・量などの存在範疇が想定されます。例えばMinkowski, E.の「深さがそのまま独特の次元として通用する暗い空間」[17]といった言葉は、Soseinの側の存在範疇を示したものということになります。われわれはあるところまで範疇的にSoseinを名づけ、定義づけ、観察し、計測することができますが、決して完璧ではありえず、すべてが探求の途上にあることを運命づけられているということになります。

表2　心的なもののKernへの還元可能性

	Kernへの還元可能性
体験反応（神経症）	＋ （Konstellationと沈黙）
精神病	± （als-ob-Verstehen以前）

われわれが心の病を診るとき、具体的な心的様態の外観を観察し、把握することから始めます。SchneiderはF0・F1・F2・F3とF4の隔壁を厳密に想定するに際して、純粋に心理学的意味においてのみ、Dasein、Soseinという言葉を使いました[20]。一般にわれわれは、体験したものを心の深層に還元していると考えられます。心的なものの存在自体であるKernがあって、陰に陽にさまざまな影響を受けながら、その人となりができあがっていきます。ですから神経症では覆われた外皮をはがしながら、自分の心の痛手が全体の状況の中でどのように布置されていたのか（Konstellation）を知りつくしてしまえば、もはや分析すべきものは何もなくなり、良質の沈黙のみが残ることになります。例えば性愛問題から嫉妬の鬼になって荒れ狂い、異常な行動で積年の恨みを晴らすといった事態でも、Schneider的には異常体験反応であり、Konstellationにたどりつきうる一篇の物語ということになります。SchizophrenieのSchubで性愛が主題になることは、珍しくありません。時間関係から、それが明らかに誘因と見える場合もあります。それが病者の語る幻覚や妄想の内容を彩っていたりすると、それをモンタージュして、体験内容に意味をもたせてみたくもなります。しかしそれは、Jaspers的にいうと、als-ob-Verstehen（かのごとき了解）以前のところにある無理な解釈ということになります。一見誘因に見える性的主題も、Schneiderが指摘するように、内因といわれるMorbusに、vitaler Stoßとして作用したにすぎないと見るほうが、診断的には有用と思われます。整理すると、表2のようになります。

このような問題をはっきりさせるために、Schneider[20]はDasein、Soseinという概念を、意味法則性という観点に限定して使いました。心的なものの存在核（Kern）を想定すると、その存在自体と存在様態は、Schneiderによると表3のように整理されます。Soseinは賓概念ですから、コプラによって、「デアル」「デナイ」、要するに意味性（＋）（－）、といいきってみることができます。表3を見ながら、Schneiderといっしょに意味性（＋）（－）を吟味していきます。まず、およそ人の心の営みで、Soseinの主題が無意味なものは何一つありません。せん妄状態の人が体験する幻視や痴呆症の人が目の前の赤の他人をお母さんだと思うことも、SchizophrenieのSchubで現れるあらゆる体験も、すべからく人の心にまつわるSoseinの主題であるという点では意味があるということになります。

表3　心的なもののDasein Sosein（Schneider, K.による意味法則性）

	心的なものの存在（Kern） ↓ Dasein（存在自体）	Sosein（存在様態）	
		主題＝内容	主題としての存在様式＝形式
体験反応的なもの	有意味	有意味	たいてい有意味
下層的なもの	無意味	有意味	たいてい有意味
精神的なもの	無意味	有意味	しばしば無意味

また、その意味ある主題の存在様式（＝形式）の妥当性を問うた場合、下層的なもの、例えば夢で無意識野に抑えられたものが形を変えて現れる場合などはたいてい意味があります（なんとかals-ob-Verstehenができます）が、せん妄で体験する幻視やSchubの最中に現れる幻覚や妄想は、存在様式として意味をもたせることが難しい（als-ob-Verstehenもできないほどの混乱）ということになります。次に、意味法則性という観点で主概念のDaseinの側を問うた場合、Schneider的には

有意味なものは、体験反応的なもののみとなります。無意下層的なもののDaseinも、ただあるがままでは、無意味であるということになります。人がいなくなって何となく寂しいのは、Daseinという点ではまだ意味に結晶せず、「月明の死者を剝ぎたる青畳」といった表現意識によって、初めて（内面的な）意味になるということになります。シュールレアリスムの意味性の深さも、下層的なSoseinの意味を意識的に結晶化させるところにあります。Schizophrenieの人のDaseinもまた、われわれには了解しがたい何物かだということになります。そこに意味をもたせるとすれば、Laing, R. D.[16]のおこなったような新たな次元の論述が必要になってきます。Schneiderも狂気の詩人Hölderlin, F.では、精神病のDaseinに超越的意味を認めないわけにはいかないが、問題を精神医学的に整理するために、あえて捨象するのだと断っています。

要するに意味法則性という観点にしぼると、F4ではそのDaseinが意味をもっているのに（神経症では下層を深くかいくぐってくればくるほどその体験の意味も深くなるのに）、F0・F1・F2・F3ではそのDaseinの意味を了解することができない何物かが現れてくるということになります。

ところで神経症的装いをもったSchizophrenieは、臨床的にはよく観察されます。これはSchizophrenieが神経症化したということなのでしょうか。神経症といってもいいほど軽症化したということなのでしょうか。否です。ここで今日これから主題として述べていく、Schizophrenieにおける防衛的構造力動という問題に入っていくことになります。

Ⅲ　神経症的装いをもったSchizophrenie

Kraepelin, E.[15]が身体医学をモデルにして、状態像・経過から特異性をもつ早発性痴呆を一臨床単位として抽出しました。その後、Bleuler, E.[5]は連合心理学を援用し、その心理学的特徴を整理し、基本症状と副次症状を特徴とし、いくつかの経過類型をもつ臨床単位としてSchizophrenieという疾患概念を提唱しました。以来、病者の臨床像がさらに緻密に検討されるようになり、Schizophrenieにおける神経症様様態も注目されるようになりました。主要なものとして、

○偽神経症性分裂病（＝統合失調症）（Hoch, P.）

○潜在性分裂病（＝統合失調症）（Bleuler, E.）

○多形型分裂病（＝統合失調症）（Binswanger, L.）
○寡症状性（≒内省型）分裂病（＝統合失調症）（Blankenburg, W.）
○体感症性分裂病（＝統合失調症）（Huber, G.）
○分裂病性（＝統合失調症性）幻覚症（Wyrsch, J.）
などがあげられます。以下、昨今のならわしによって、本質を希釈したぶん、耳触りのよい言葉になった統合失調症という言葉を使います。統合失調症における神経症様様態が、意味法則性の存在様態（Sosein）という観点でどのようなところに布置されているのかを知るために、図1のような座標系図式を考えます。縦軸の極にエロスとタナトス、横軸の極に心的（世界関連性 Weltbezogenheit）・身体的（身体関連性 Leibbezogenheit）領域を想定し、それぞれが対等な四つの主語領域の極であると考えます。その述語領域に成り立つ自我を、座標系の中心に置かれた円形でイメージしてみます。さらに自我の存在様態の逸脱（＝自我拡散・自我収縮）と凝縮（≒実存的真空）を相反するベクトルで示します。

1　まずエロスと世界関連性で織り成される座標系に目を向けてみます。統合失調症での自我の存在様態からの逸脱形式は幻覚・妄想性アポカリプスという方向への拡散としてイメージされ、これが述語方向に凝縮すると、芸術神話になります。両者の拮抗する境界域にパラノイアや言語性幻覚症が布置されます。過日の本学会で、この座標系の本質を Degenhard, S.[6] は Einbildungskraft と述べました。妄想と虚構の関係が問われるゆえんです。この領域では人はイカロスの翼の快感を知ってしまっているので、翼が焼けそうな危険を承知していながら、上昇し、神託を求め、世界を俯瞰せずにはいられません。「人は空虚な現在を未来につなぐためにすくなからず何かにとり憑かれて（süchtig）生きている」という精神生活の形式[8]をもっとも色濃く背負わされているのも、この領域の心的 Sosein の本質といえます。嫉妬妄想（Eifersucht）や、さまざまな分野の芸術表現に誘引されてやまない人たちのことを想像してみてください。

2　これと対照させた場所に、タナトスと身体関連性で織り成される座標系を考えます。そこでは自我の存在様態からの逸脱形式は、制縛性アポカリプス[29]という名の呪縛で示されます。昆虫の擬態死と同じです。これが述語方向に凝縮すると、健康・身体神話になります。アポ

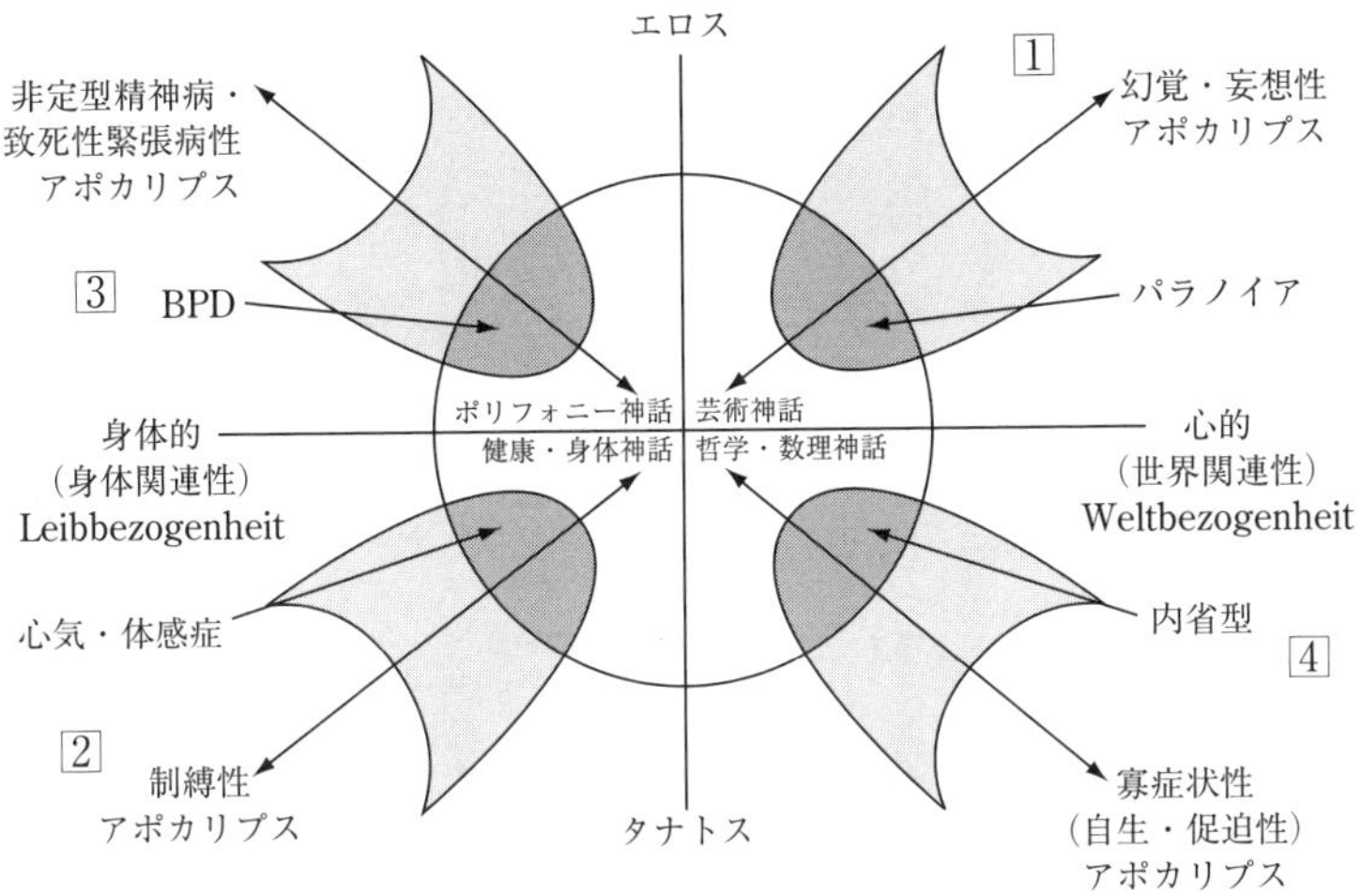

図1　心的なもののSosein（凝縮と統合失調症における逸脱形式）

ロ的な身体、例えばスポーツ選手の身体や舞踏家の身体、美学的な意味をこめて倒錯的に改造された身体などはここに想定され、一般的には健全な肉体ということになります。両者の拮抗領域に心気・体感症が布置されます。Janzarik, W.[12]は死や制縛性緊張病をまぬがれているにもかかわらず、心気的にくすぶっているこの境界領域の心的Soseinを、世界投企が身体に向かって原始化(leiborientierte Primitivierung)していると表現しました。

この[1][2]の逸脱形式は、図示するように対照的な対極に方向づけられ、「太陽の黒点と自分の死は、直視することができない」という、詩人の言葉どおりのSoseinになります。中心の究極では、芸術神話も身体神話も溶け合います。そこでは完璧な静けさの中に、根源的な生命リズムの響きがかもしだされます。

[3]　次にエロスと身体関連性で織り成される座標系に目を向けます。統合失調症での自我の存在様態からの逸脱形式は、非定型精神病・致死性緊張病性アポカリプスという方向への拡散としてイメージされます。統合失調感情障害が意識の解体に近い人格の解体病像を示すことは、われわれの臨床でもさほど珍しいことではあり

ません。ここに、てんかんにまつわる病像が混入してくればくるほど、その究極の逸脱形式は致死性緊張病に近づいてきます。これが述語方向に凝縮すると、ポリフォニー神話になります。演劇や『ドストエフスキーの詩学』[1]といった世界をイメージしてみてください。その究極は、アリョーシャ的コムニタス[28]、すなわち人がすべてを許し、大地と混淆する空間ということになります。【3】での逸脱と凝縮の拮抗する境界領域に、境界型人格障害（BPD）や多重人格やヒステリーが布置されます。この領域の心的Soseinの本質は、Blankenburg, W.[3]がヒステリーのそれとしてあげた、Schein（みせかけ）、Mittelbarkeit（媒介性）、Oberfläche（表面性）、Rollenhaftigkeit（役割性）であり、これらを母体にして、表出が滑らかに媒介されると、その資質の肯定すべき面、すなわちRollenflexibilität（役割弾力性）の結果、ありうる限りのInszenierung（演出）が可能になってきます。情念の沸き立つ瞬間が神がかりに見えたり、魅惑的に感受されたりするゆえんです。

【4】　これと対照させた場所に、タナトスと世界関連性で織り成される座標系があります。自我の存在様態からの逸脱形式は、内省型寡症状性統合失調症でいわれる「自明性の喪失」です。これをBlankenburg[4]は「自明性と非自明性の弁証法関係が後者の側に逸脱した様態」と説明しました。そこでは重大なテーマを終日問わずにはいられなくなり、やがてそれが自生的に生まれ、とり憑《つ》いて離れなくなります。臨床に即して、これを自生・促迫性アポカリプスと名づけておくことにします。そこでは反省で差異化されて次に進むはずの根拠自体がすでにひび割れた薄氷ですので、存在論的不安の病理も深くなります。これが述語領域に結晶すると、哲学・数理神話の発生ということになります。

【4】での逸脱と凝縮の拮抗する境界領域に、内省型の一群の存在様態が布置されます。湯沢[35]は実存的絶望に彩られた運命的な人格欠損体験をその特徴の一つとしてあげ、ある種の治療者の運命的共感との相互作用を指摘しています。この領域の心的Soseinの本質は、Eigentlichkeit（本来性）、Wahrhaftigkeit（真実味）、Echtheit（誠実）、Seinsidentität（存在同一性）となります。実はこれらの標識は、Blankenburgがヒステリーの精神療法に際して、われわれの中に根づいている「みかけより実体」という呪縛をさして示したアイロニーです[3]。

【3】【4】座標系の本質は、いきつくところ行為と内省の対

照的な極であり、「死についての観照は、演出が前提になる」とも隠喩表現できます。これが究極まで述語領域の中心に向かえば、アリョーシャ的コムニタスで霊感にうち震える役者が、同時にそれを数理的に思索してやまない哲学者でもありうるということになります。

すべての座標系の究極の中心はBlankenburgの述べた実存的真空（existenzielle Vakuum）という表現[3]に相応すると思われます。そこを満たすのは、表現行為＝内面化で示されるあくなき弁証法運動であるということになります。結果、欠けたところのない流動的知性が充溢する対称性の世界[18]という新たな次元が現れるということも、ありえないことではありません。死生をめぐる心の調律がなされる、無意識の最深部ともイメージできます。

このように全体の力動をおさえておくと、諸家の指摘する神経症的装いをもった統合失調症が布置される場はおのずと明らかになります。

［1］の境界領域に「パラノイア」「言語性幻覚症」が、［2］の境界領域には「偽神経症性統合失調症」「潜在性統合失調症」「体感症性統合失調症」が入ってきます。わたくしがかつてまとめた非内省型寡症状性統合失調症[25]もここに入ります。［3］の境界領域には「多形型統合失調症」が入ります。わたくしがかつて報告した、統合失調症と境界を接する境界例[26]もここに入ります。［4］の境界領域に「内省型寡症状性統合失調症」が入ります。

以上のように整理してみると諸家は、［1］［2］［3］［4］の境界領域での病者の話を記述し、それぞれの領域の病気のSoseinに、人によってはDaseinに言及していることがわかります。そこでは体験記述に際して、Schneiderが心配した移調（Transponierung）[22]ゆえの誤解が少なくてすみます。先に述べた主語・述語論理学でいいますと、諸家は精神病理学の領域で賓概念のエイドス的範疇を研ぎ澄まし、その本質を知るための方法的対象（＝Auf-dem-Wege-sein の道しるべ）を示していることになります。

ところでこの領域を論じる諸家の方法意識には、かなりの違いがあります。Hoch, P.[9]は純粋に記述的立場から、それまで等閑視されていた統合失調症の一類型を主張しようとしました。Bleuler, E.[5]は詳細な経過研究から、事後的に見て一見神経症のように見えて非なる潜在性統合失調症を明らかにしました。Huber, G.[11]は状態像と経過に注目し、それまであまり注目されてこな

表4　神経症と統合失調症における心的存在様態（Sosein）の構造比較

	統合失調症における神経症様状態	神経症
葛藤構造	形式的（＝力動的）	発生的
下層的≒無意識の意味≒連想性の意味	±	＋
精神療法	被覆状態をそっとしておく（再燃予防）	カタルシスによって、被覆（抑圧）されたものを解消≒Konstellationへの道→静的観照
還元的構造（Antieidosに抗って、対象とパースペクティブ性と地平が見えるようにしたいという意味志向性）	±	＋
反省的環境設定	＋*	＋**

*防衛的構造力動によって被覆されたかりそめの安定。
**体験の内面化運動。

かった心気・体感症を中心に、基底症状群と体感症性統合失調症の力動を論じました。Wyrsch, J.[32]も経過観察から、人格解体が目立たないのに、自我違和的言語性幻覚に悩まされてやまない臨床例を記述し、幻覚における制縛性の力動を論じました。以上はJaspersのいう記述現象学の方法論によった研究です。Binswanger, L.[2]は症例エレン・ウェストを詳細に記述し、現存在分析・精神分析的考察をすすめ、多形型統合失調症（polymorphe Form der Schizophrenie）という結論を導き出します。そこでは現存在実現が破滅的になっていて、病者は大変な不安に陥っています。夢中でそれを被覆（Deckung）して距離をとろうとしますので、結果として多彩な神経症様状態が現れます。現存在分析でありながら、このような見方はすでに、今日よくいわれる力動的視点です。Blankenburg[4]はJaspers的意味で経験に密着しながらアンネの面接記録をおこない、その形相的範疇を問い、寡症状性統合失調症（symptomarme Schizophrenie）の本質を論じました。おのずと静的記述現象学の方法論を越え、超越論的なSoseinの問い方がもち込まれ、かなたにDaseinが暗喩されます。われわれがその著書からアフォリズムの響きを強く感じるゆえんです。

これら諸家の主張する神経症様状態と、狭義の神経症の基本性質の相違を整理しておくことは、臨床的に重要です（表4）。まず、葛藤の役割が違います。前者では統合失調症による一次的なMorbusがヒュレーとしてあり、それに対する構造形成物として、力動的に、多くの場合、防衛的構造力動の結果として神経症様状態が布置されます。後者では葛藤それ自体がすでに一次的なMorbus（心的な病）の発生ということになります。このため、前者では下層的なものの意味は曖昧ですが、後者では、下層的なものの意味こそが、きわめて重大であるということになります。そこでは無意識野の意味層をかいくぐって、心的現実を深く体験する道が開かれていきます。このことから、おのずと精神療法にも違いがでてきます。前者では神経症様状態はMorbusが防衛的に被覆されてできた痂《かさぶた》ですので、それをそっとしておくのが一般的です。後者では下層的なものは意味性の宝庫ですから、カタルシスによって被覆された内容が語られ、整理され、解消されていく過程は、その人にとって重要な意味をもちます。それゆえ、その過程が十分時間の恩恵を受けたとき、自分の心的体験が状況の全体の中に文字どおり星の静止画のように、すっきりと布置されて見えることにもなります。

次に人は、この世のAntieidos（エイドス的範疇を失ったもの、混沌としたもの、不可解さ）に抗って、対象やパースペクティブ性や地平が自分に納得のできる一幅の絵のように見えることを望んでいると想定してみます。因果律的な意味願望のことです。統合失調症でMorbusそのものが剥き出しになっている場合にはこのような志向性はあまり考えられません。図1のマージナリティーの領域に現れる妄想・言語性幻覚、心気・強迫・離人症、スプリッティング、内省的自生思考では、このような志向性を否定はできないにせよ、空振り状態が反復しているといわざるをえません。すなわち統合失調症の安定期にわれわれがしばしば目にする神経症様状態では、外からは安定しているように見えて（⫲明らかなアポカリプス的逸脱をまぬがれてはいて）も、還元的構造は（±）ということになります。神経症的乗り越えでは、体験された意味は自我の下層に積もっていきます。すなわち、体験は還元的構造をもっているということになります。

ここでSimkó, A.[30]にならって、反省的境界設定(reflexive Demarkation)というふうに問題をたてることにします。Simkóはその基準として、①内容の二律背反、②強迫(Zwang)、③アピール(Aufruf)をあげます。矛盾したものを意識し、憑かれたように反芻し、その内容を他者にむけて表現する。この①↔②↔③の往還運動は人の精神生活を豊かにする必須条件です。つづめると、すでに述べた表現行為＝内面化という精神生活の基本的な運動ということになります。作家は推敲を重ね、学者は理論化に精進し、哲学者は追思惟を続け、役者や運動選手も自分の表出のすみずみまで、たえずチェックしています。われわれも何とはなし、間主観的領域での自己のあり方を問いながら日々を暮らしています。

興味がもたれるのは、統合失調症の防衛的構造力動のほうに食われて還元的構造(±)であっても、反省的境界設定の条件①②③を満たすタイプの統合失調症は逸脱と凝縮のマージナリティーに布置されるということのみでなく、同時に体験豊富な統合失調症の類型でもあるという点です。例えば、4のマージナリティーに限って考えてみても、アンネや内省型の多くの症例は、反省的境界設定ゆえに自明性からの疎外という豊かな病像を示してくれます。ひいては、鈍感さを不自然なまで自明に生きてしまう月並みな統合失調症の本質をも照らし出してくれることになります。

Ⅳ　統合失調症における反省的境界設定の臨床的意義

Jaspersは反省を、人がSelbstseinとして自己開示するための必須条件であるとしました[13]。反省でわれわれは自分を知るのみでなく、何事かを企て、喚起し、新たな展開を求めます。そのとき人は、自己開示の可能性の裏側に、病的反省現象の契機(離人・強迫・心気症状の発生)をもはらむことにもなります。Simkó[30]も自己反省(Selbstreflexion)を、「それによって人は自分で自分自身を知り、自分自身に態度をとることができる」とし、人が自分の体験を批判的・統合的に把握するための必須要件であると主張します。精神病でもそうだといいきっている点で、Simkóの言い分はさらに臨床的になります。すなわち、Schneiderのいう意味法則性でのDaseinが誰の目から見てもはっきりと損なわれてしまう器質性精神病(例えば痴呆による人格の解体)といえども、反省機能が息づいていることで、病んだ人格の代償的・調整的機能が認められる（＝精神的力動安定）という、一見あたりまえのようにも見える主張です。そのようなときにもよく見るとしばしば強迫症状があると、Simkóの臨床の眼がとらえます。Simkóはそれを神経症的ということでも、ましてや神経症化ということでもない範例だといいきります。いいたいことは、神経症が精神病に移行するとか、逆に精神病が神経症になるといった還元的単純化は、臨床家の観察眼を曇らせるということです。ましてや、統合失調症で、病的反省現象である強迫体験が構造形成的＝構造力動的に、さらにいえば逸脱に対する防衛的構造力動として布置されていないはずはないという論法になります。Simkóは用意周到に、Freud的意味での「強迫神経症」という呼び名をみだりに用いることを戒めます。Freud[7]的には強迫神経症は「本来意味深い質問ないし思考内容が、非本来的な、前者を代表する無意味な、したがって解決を要しない、果てしなく続く内容に転ずるような質問や思考の傾向」と定義されます。実はわたくしはすでに、反省・内省・強迫という言葉を、自明であるかのようにワンセットにしています。定義の幅を少しゆるめるだけで、強迫現象自体は円形で示した自我の存在様態のあらゆる辺縁に遍在しえます。人はGebsattelのいう意味で、何かに憑かれて生きている存在（Süchtigkeit）だからです。それでもわたくしは、3 4の両極をにらんで、BlankenburgがInszenierungとSeinと規定した対極構造を、さらに強拡大しておきたいと思います。Inszenierung（演出）とは、そのつど一回きりの表出行為です。そこでは一つ一つが最後の行為になりますので、パロールが痙攣的に空気を振動させます。一方、Sein（存在）とは、問わないわけにはいかない死の幻影のことです。それを知りたくてわれわれは内省しますが、ここではパロールは空気を微動だにさせません。動きが内部に向かうためです。InszenierungとSeinは、「最後の行為」と「死の幻影」と読み替えることもできます。卑近ないい方をすれば、表現行為＝内面化という働きはすべて、この読み替えを暗示しています。

Simkóの主張を意訳すると、このように重要な意味を担う人の反省機能は、強迫体験という形で傷を負っても、なお人格機能の維持に貢献しているということになります。事実、統合失調症では、自我の逸脱に対してこの病理的反省機能が大変重要な防衛的働きをします。

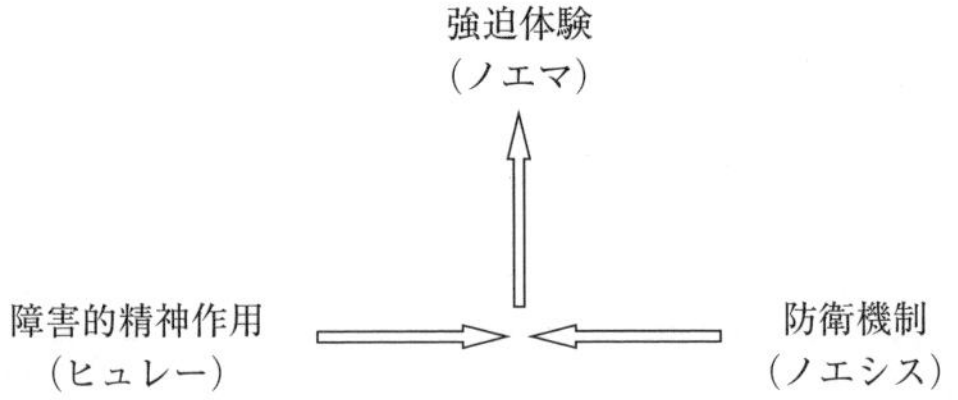

図2　強迫体験はMorbusの原基（pathologische Radikale）である障害的精神作用（ヒュレー）とそれを防衛的に被覆しようとする志向性（ノエシス）の合力の結果生じる現象（ノエマ）

Simkóは強迫現象についてのSchneiderの定義「強迫体験とは、平静時には❶無意味であることを知っているか、❷あるいは理由もなく圧倒的であることを知っているにもかかわらず、主観的強迫の体験をともなって現れる、おしのけられない意識内容のことである」[20][21]に準拠しながら、障害的精神作用（Störungspsychismen）であるヒュレーと防衛機制であるノエシスの合力として、ノエマである強迫体験が生じると整理しました（図2）[31]。ヒュレーとしてのMorbusは、純粋に心的なものから器質的なものにいたるまで想定可能であり、その限りではこのように示される強迫体験は全く非特異的現象ということになります。今日は統合失調症についての話ですので、ヒュレーは統合失調症のMorbus（＝pathologische Radikale）を想定することになります。おそらく昨今の薬物療法の進歩や病初期の心理・社会的介入のおかげで、われわれは統合失調症におけるヒュレーの質量をかなり弱めることができるようになったと考えられます。アポカリプス的逸脱が早々に収斂して、一見平凡な神経症様状態に見える統合失調症も、このごろでは珍しくありません。だからこそ臨床では、操作的診断学では見えにくい構造力動を見抜く鑑識眼がますます重要だともいえます。

　このように考えてみると、抽象的な一般化に傾きすぎた現象学を、その原点である意味志向性という目で洗い直すというSimkóのいいぶんは、統合失調症での逸脱そのものよりも、マージナリティーでの病像を見る機会が多くなった昨今、かえって新鮮味があるといえます。安永のファントム理論[34]はそれをさらにわれわれの臨床に近づけてくれます。安永はまず「強迫型意識とは、内在化した（表象される）強い恐怖に、認識空間内で、心像操作によって、排去を図ろうとする意識型」であると定義し、統合失調症の辺縁領域での強迫現象を「ファントム空間でb↑を動因としたa↑が起こり、体験パターンa↑≠

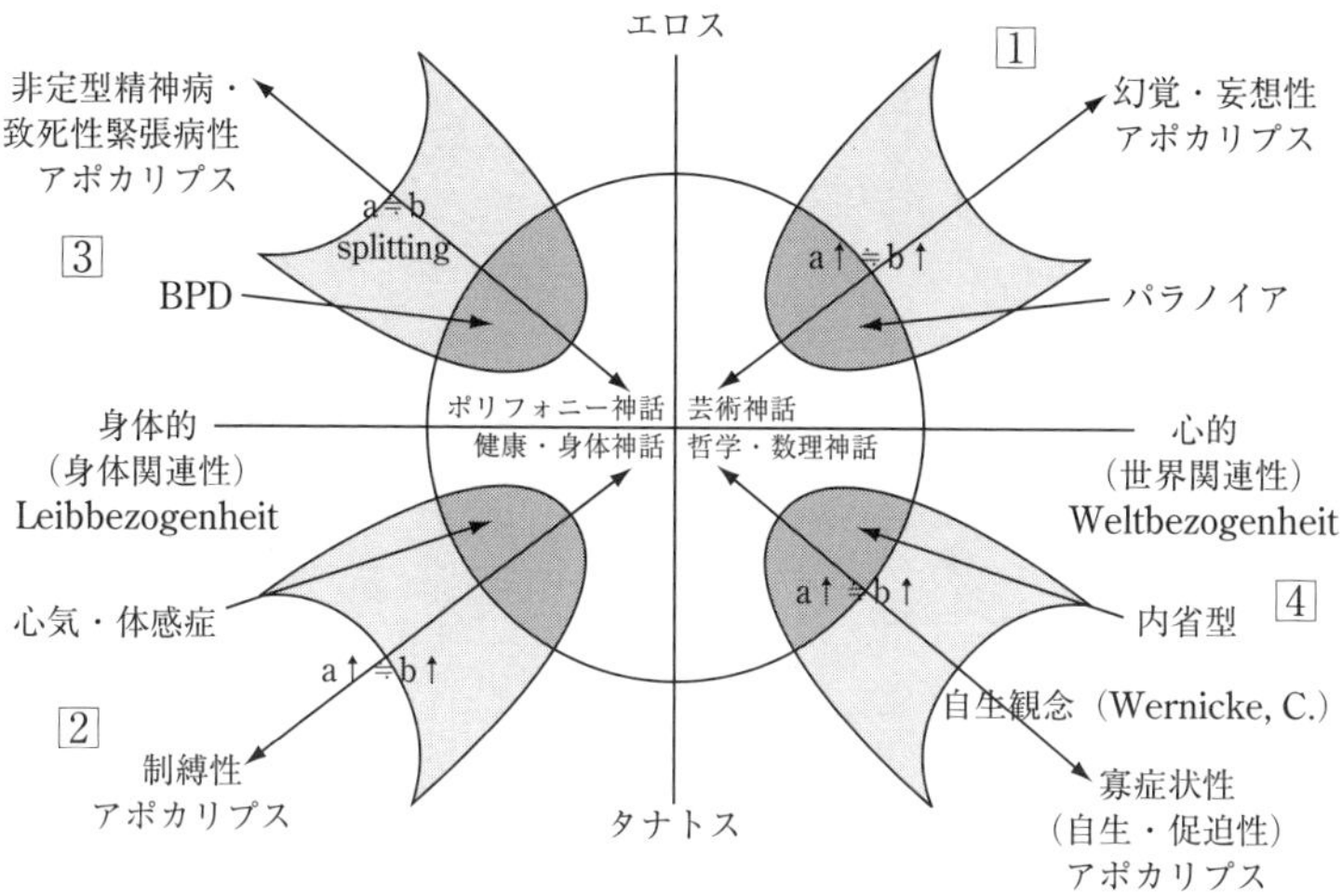

図3　心的なもののSosein（凝縮と統合失調症における逸脱形式および境界域におけるファントム緊張の諸相）

b↑の硬直状態になる」と説明しました。a↑はb↑の結果余儀なくされた体験者の緊張状態を表します。この見方で図1の境界域を見直すと、あまねくa↑≒b↑といえなくもありません（図3）。1領域でのパラノイアや言語性幻覚症で現れる制縛的性質、2領域での心気・体感・強迫症、3の境界域症例エレンの肥満恐怖、4でよく観察される離人・強迫症などです。12の境界域でのa↑≒b↑は、パラノイアや心気症を考えてもらえばわかるように、環境の変化をこうむりにくく、かなり堅い構造で推移します。3の境界域でもa↑≒b↑がありえなくはありませんが、一過性であったり、多彩な症状の一つにすぎなかったりします。そこではスプリッティングという特異な現象が役割を演じます。このため病的な緊迫感は減圧されますが、人格成熟の契機を譲り渡してしまうという病理性もクローズアップされてきます。この点については別の機会に論じてあります[24]ので、今日は割愛します。

反省の病と強迫傾向がリンクして重きをなすのは何といっても、'Sein'、「死の幻影」といったキーワードで表される座標系4のマージナリティー領域です。Anderssein の意識に悩まされ続けた症例アンネは「大人になるということがどういうことなのか、そういった言葉の意味を考えずにはいられない」と訴えます。強迫体験についての先のSchneiderの定義（三八八ページ）に照らし合わせますと、アンネのこの思考内容は、決して無意味ではありませんから、「無意味であると知っている」という標識❶を満たしません。しかし、「考えずにはいられない」のは、標識❷「理由もなく圧倒的であることを知っているにもかかわらず、主観的強迫の体験をともなって現れる、おしのけられない意識内容」にあたります。Schneider自身も、強迫体験にこの標識❷を加えることで「強迫」という言葉が広く使える反面、支配的思考や形而上学的詮索で起こりがちな「理由もなく圧倒的」体験と区別がつかなくなると危惧します[19]。そこでSchneiderが強調したのは❷の苦痛の様態、「強迫はどこまでいってもわたしの強迫である」という、病的な自己所属性（Meinhaftigkeit）の性質でした。

4の境界領域で起こっていることは、人が内省するという営みを通してしか感受されないAnderssein をめぐる重大な主題（意味深かすぎる主題＝anti・標識❶＝例えばアンネの自明さが欠けているという自覚や、湯沢症例に共通する運命自覚的な欠損体験など）が、❷のような性質で起こってしまう苦しさです。このパラドックスのために、病的反省現象である強迫が、Morbusに対する防衛的構造力動になりにくくなります。結果、括弧にくくって述語領域に後退すればなんとかなりそうな問が、自生的に現れるようになります。これをWernicke, C.は自生観念（autochthone Idee）として記載しました。すなわち「自分に属さないと感じられる思考の発生」であり、病者はそれを「執拗に押し入ってくるもの（lästige Eindringlichkeit）」と体験します[23]。a↑≒b↑という防衛的ファントム緊張が、容易にa≦bになり、周囲には静かに見えながら、内容・形式ともに、当人にとってはかなりつらい自生・促迫性アポカリプスという逸脱体験になります。これはのぞまずして「死の幻影」にさらされてしまう状態です。

V　統合失調症性一次障害に対する二次性神経症様状態の防衛的構造力動について

昨今薬物療法や初期介入で、四座標系で示したアポカリプス的逸脱の様態を直接目にすることが少なくなってきました。それだけに、統合失調症の現象学的事態を志向的構造の違いで区別しておくというSimkóの主張は、

表5　統合失調症性一次障害に対する二次性神経症様状態の防衛的構造力動（症状・症状価値・体験構造の比較）

		神経症様状態		一次障害
症状	Simkó	離人・強迫・心気症	一次性欲動性欠如 反復的・保続的錯運動、音連合、感情生活での類破瓜病的減弱
	Huber	基底症状群（心気・体感症・思考不全感）	純粋欠陥
症状価値		間接的	直接的
体験構造	内省型（反復的境界設定：Simkó）	＋	±
	ノエシス的志向性（防衛的・被覆的）	＋	±
	自己所属性	＋	±
	ファントム機能	a↑ ≒ b↑	a↓ ≦ b↓

操作的診断学で平板になりがちな臨床家の目に、奥行きを与えてくれます。Simkó[31]によると、一次性欲動性欠如、反復的・保続的錯運動、音連合、反響症状、感情生活での類破瓜病的減弱といった現象は、臨床家には観察されても病者自身の体験の中では非内省的であり、何ら志向的構造をもたない。それだけ診断的には直接的な症状価値をもっているということになります。一方、妄想形成、現実感喪失、人格喪失体験、言語性幻聴などは固有のノエシス的志向構造をもっているが、症状価値は間接的であり、人格発展や体験反応に条件づけられる反省的現象であるとされます。これは、Huber[10]の基底症状群と純粋欠陥の関係に相当します。すなわちHuberによると、基底症状群とは、(1)おだやかな心気症、(2)あまり特徴的でない体感症、(3)主観的な思考障害や集中障害のTriasからなる可逆性の症状群であり、純粋欠陥症状群とは「要素的な衝動性、生気性・統合性の減弱、全般的な無力性と不全傾向、目的志向性や集中力の不足、情動および志向性の調整不足、負荷に対する不耐性と対人関係の障害」と記述される非可逆的症状群のことです。いずれも今日、統合失調症安定期にわれわれがよく目にする症状群です。以上を整理すると、表5の症状・症状

価値・体験構造の記載になります。

反省的境界設定はすでに説明したとおり、①矛盾する内容がつかえ→②それをなんとかしようともがくのに、けりがつかず→③そのような自分を他者に伝え、他者という鏡をとおしてふたたび③→②→①へと戻る往還運動のことです。一般にはこれが表現行為＝内面化の基本リズムになりますが、離人・強迫・心気症、とりわけ統合失調症のMorbusに防衛力動的に布置されて現れる離人・強迫・心気症（≠基底症状群）や思考不全感といった神経症様状態では体験としてなかなか差異化されず、苦痛のみが反復します。防衛力動のバリアーが崩れたときには、すでに示したアポカリプス的逸脱の諸形式になりますし、[25][27]慢性化すればバリアーが崩れたまま、体験形式の残骸が一次障害と区別しがたい形で残ります。病的幾何学主義とか心的自動症といわれる症状が、意欲の減退や感情生活の減衰とリンクしてわれわれの目を引くゆえんです。そこでは反省的境界設定のバリアーが劣化してMorbusそのものがあらわになり、結果として一次障害が支配的になりますので、神経症様状態で認められた志向的構造はなく、主観的に感受される苦痛ゆえの自己所属性（Meinhaftigkeit）も、希薄になります。神経症様状態がa↑≠b↑という自我極の機能aとほかなるものの極b機能の拮抗した緊張関係で示されるとすれば、一次障害、とりわけ慢性期のそれはファントム逆転のまま、拮抗する緊張が緩んだ状態（a↓≦b↓）とシェーマ化できます（表5）。

Ⅵ　結びにかえて

わたくしは昨今隆盛の生物学的精神医学や計量精神医学や経験を集大成したマニュアルやガイドラインを、必ずしも否定するものではありません。計測可能な現象は明らかになればいいし、経験知も根拠にもとづいて整理されていけば、臨床的有用性につながります。心配なのは、知性の名のもとに、人の心という複雑な営みが解明でき、コントロールできるとする妄念の発生です。マニュアルによってしか判断できなくなるといった機械主義です。計算的思惟の優勢な昨今であるからこそ、それを疑う追思惟の方法として、精神病理学が元気であって欲しいと思います。Simkóのいう反省的境界設定は臨床家に、そのあたりを考えるための原点を教えてくれます。それさえ承知していれば、精神病理学は、精神症状学を洗練させるために役立つといった道具存在であることを超えて、思惟の峠をたどりながら、かなたのDaseinをさがして歩み続けることができます。これは虚心に森羅万象を読み続ける営みであり、どこまでいってもAuf-dem-Wege-seinという終わりのない逍遥世界です。精神病理学は臨床のために、自分のために、人の心的現実の理解のために、このような営みを続ける学と考えます。

今回の講演は、わたくしのささやかな仕事をレビューするよい機会になりました。会場の皆様の御清聴、ありがとうございました。このような機会を与えてくださった前精神病理学会理事長松本雅彦先生に、心よりお礼申し上げます。またこの場を借りて、そのつど精神病理学に必要な文献の数々を教えてくださり、貴重な示唆をあたえてくださいました湯沢千尋先生に深謝します。

文　献

（1）Бахтин, М.: Пробдемы поэтики Достоевского, Изд. 2-е. Москва, 1963.（望月哲男・鈴木淳一訳『ドストエフスキーの詩学』筑摩書房、東京、一九九五年）
（2）Binswanger, L. : Schizophrenie. Verlag Günther Neske, Pfullingen, 1957.（新海安彦・宮本忠雄・木村敏訳『精神分裂病Ⅰ』みすず書房、東京、一九五九年）
（3）Blankenburg, W. : Hysterie in anthropologischer Sicht. Praxis der Psychotherapie, 19 : 262-273, 1974.
（4）Blankenburg, W. : Der Verlust der natürlichen Selbstverständlichkeit—Ein Beitrag zur Psychopathologie symptomarmer Schizophrenien—. Ferdinand Enke Verlag, Stuttgart, 1971.（木村敏・岡本進・島弘嗣訳『自明性の喪失』みすず書房、東京、一九七八年）
（5）Bleuler, E. : Lehrbuch der Psychiatrie. 12 Aufl. von Bleuler, M., Springer Verlag, Berlin・Heidelberg・New York, 1972.
（6）Degenhard, S. : Delusion and imagination.（岡島美朗・阿部隆明訳・解説「妄想と想像」『臨床精神病理』二三、二一五-二二三頁、二〇〇二年）
（7）Freud,. S. : Bemerkungen über einen Fall von Zwangsneurose.（小此木啓吾訳「強迫神経症の一例に関する考察」『改訂版フロイト選集一六』日本教文社、東京、三-一一四頁、一九六九年）
（8）Gebsattel, V. : Die Störungen des Werdens und Zeiterlebens im Rahmen psychiatrischer Erkrankungen（Gegenwartsprobleme der psychi-

atrisch-neurologischen Forschung. S. 54-71, Hrsg. H. Roggenbau, Stuttgart, 1939.（村上仁訳「精神病者に見られる時間体験の障害」『精神病理学論集二』みすず書房、東京、一五九－一七五頁、一九七一年）

（9）Hoch, P., Polatin, P. : Pseudoneurotic forms of schizophrenia. Psychiatr. Q., 23 : 248-276, 1949.

（10）Huber, G. : Rein Defektsyndrome und Basisstadien endogener Psychosen. Fortschr. Neurol. Psychiatr., 34 : 409-426, 1966.

（11）Huber, G. : Aktuelle Aspekte der Schizophrenieforschung. Schizophrenie und Zyklothymie. Huber, G.（Hrsg）, Georg Thieme Verlag, Stuttgart, 1969.（保崎秀夫・武正建一・浅井昌弘他訳『分裂病と躁うつ病』医学書院、東京、一九六六年）

（12）Janzarik, W. : Zur Klinik und Psychopathologie des hypochondrischen Syndroms. Nervenarzt, 30 : 539-545, 1959.

（13）Jaspers, K. : Allgemeine Psychopathologie. Springer Verlag, Berlin, 1946.（内村祐之・西丸四方・島崎敏樹他訳『精神病理学総論』岩波書店、東京、一九五三年）

（14）金谷武洋『日本語に主語はいらない』講談社、東京、二〇〇二年。

（15）Kraepelin, E. : Psychiatrie—Ein Lehrbuch für Studierende und Ärzte—. Verlag von Johann Ambrosius Barth, Leipzig, 1913.（西丸四方・西丸甫夫訳『精神分裂病』みすず書房、東京、一九八六年）

（16）Laing, R. D. : The devided self—An Existential Study in Sanity and Madness—. Tavistock Publication, London, 1960.（阪本健二・志貴春彦・笠原嘉訳『引き裂かれた自己—分裂病と分裂気質の実存的研究』みすず書房、東京、一九七一年）

（17）Minkowski, E. : Le Temps Vecu.—Études phénoménologiques et psychopathologiques—. Delachaux et Niestlé, Neuchâtel, Suisse, 1933.（中江育生・清水誠・大橋博司訳『生きられる時間—現象学的・精神病理学的研究二』みすず書房、東京、一九七三年）

（18）中沢新一『カイエ・ソバージュV　対称性人類学』講談社選書メチエ、講談社、東京、二〇〇四年。

（19）Schneider, K. : Pathopsychologie im Grundriß in Handwörterbuch der psychischen Hygiene und der psychiatrischen Fürsorge（her. Bumke, O., Kolb, G., Roemer, H., Kahn, E.）, Walter de Gruyter, Berlin, Leipzig, 1931.（湯沢千尋訳『病態心理学序説』中央洋

書出版部、東京、一九八九年）

(20) Schneider, K. : Klinische Gedanken über die Sinngesetzlichleit. Mschr. Psychiat. Neurol., 125 : 666-670, 1953.

(21) Schneider, K. : Klinische Psychopathologie. 6 Aufl., Georg Thieme Verlag, Stuttgart, 1962.（平井静也・鹿子木敏範訳『臨床精神病理学』文光堂、東京、一九七二年）

(22) Schneider, K. : Klinische Psychopathologie. 14 Aufl., Georg Thieme Verlag, Stuttgart・New York, 1992.

(23) Schröder, P. : Fremddenken und Fremdhandeln. Mschr. Psychiat., 68 : 515-534, 1928.

(24) Shoda, H. : Splitting phenomena from a viewpoint of experiencing time—Spectrum from multiple personality and hysteria to borderline personality disorder. Psychopathology, 26 : 240-254, 1993.

(25) Shoda, H. : Obsessive-compulsive phenomenon in a so-called 'symptomarme Schizophrenie'—from the viewpoint of structural dynamics in defense mechanisms. Psychopathology, 29 : 109-125, 1996.

(26) 庄田秀志「境界例における急性感情と基底気分について—忌避念慮ないし忌避妄想をもつ女性例の検討から」『臨床精神病理』一七、九–二六頁、一九九六年。

(27) 庄田秀志「精神病理現象における身体化の意味またはその防衛機能」、松下正明総編集『臨床精神医学講座六』、吉松和哉・上島国利編「身体表現性障害・心身症」中山書店、東京、三七–四七頁、一九九九年。

(28) 庄田秀志「井上光晴論—虚言から虚構の彼岸へ」『日本病跡学雑誌』六七、二三–三九頁、二〇〇四年。

(29) Simkó, A. : Zur Phänomenologie und Strukturgenese der sogenannten anankastischen Katatonie. Arch. f. Psychiat. u. Zeitschr. f. d. ges. Neurol., 201 : 191-208, 1960.

(30) Simkó, A. : Die Reflexivität als strukturdynamisches Prinzip in einigen Formen der Schizophrenie. Nervenarzt, 33 : 312-316, 1962.

(31) Simkó, A. : "Pseudoneurotische Schizophrenien" im Lichte einer struktuellen Psychopathologie. Nervenarzt, 39 : 242-250, 1968.

(32) Wyrsch, J. : Über Schizophrene Halluzinosen. Allg. Z. Psychiat., 108 : 231-253. 1938.

(33) World Health Organization : The ICD-10 Classification of Mental and Behavioural Disorders—Clinical descriptions and diagnostic guidelines—. 1992.（融

道男・中根允文・小宮山実監訳『精神および行動の障害―臨床記述と診断ガイドライン』医学書院、東京、一九九三年）

（34）安永浩「分裂病症状の辺縁領域（その二）―強迫型意識と感情型意識―」、中井久夫編『分裂病の精神病理八』東京大学出版会、東京、一九七九年。

（35）湯沢千尋『内省型の精神病理』金剛出版、東京、一九八六年。

出典一覧

第Ⅰ章

- 「晩発性アノレクシア・ネルヴォーザについての一考察—思春期痩せ症との異同を中心として—」『臨床精神病理』11 : 65-74, 1990.
- 「強迫という名の配偶者支配—嫉妬をテーマとした hypermnesia の経過から—」『臨床精神病理』11 : 241-249, 1990.
- 「Incubus 体験と erotomania について—体感幻覚症を伴う分裂病女性例の経験から—」『精神科治療学』10 : 1029-1035, 1995.

第Ⅱ章

- 「体験時間から見た splitting 現象について—多重人格・ヒステリーから境界例へのスペクトル—」『臨床精神病理』12 : 145-162, 1991.
- 「境界例における感情性と他者体験について—家族イマージュの病理から—」『臨床精神病理』14 : 297-317, 1993.
- 「境界例における急性感情と基底気分について—忌避念慮ないし忌避妄想をもつ女性例の検討から—」『臨床精神病理』17 : 9-26, 1996.
- 「慢性的な抑うつ病像を呈した初老期女性の境界関係について—アンテ・フェストゥム的焦燥感との関連を中心として—」『臨床精神病理』18 : 215-231, 1997.

第Ⅲ章

- 「分裂病（＝統合失調症）における強迫現象について—身体と空間の病理から—」『臨床精神病理』13 : 333-344, 1992.
- 「寡症状性分裂病（＝統合失調症）における強迫現象について—防衛的構造力動を中心に—」『臨床精神病理』14 : 53-68, 1993.
- 「精神病理現象における身体化（精神症状の身体症状化）の意味またはその防衛的機能」『臨床精神医学講座』6 : 37-47, 1999.

第Ⅳ章

- 「妄想の自縛性・虚構の自由性—エイドス論的視点から—」『臨床精神病理』25 : 143-159, 2004.

第Ⅴ章

- 「Schizophrenie における防衛的構造力動について」『臨床精神病理』26 : 17-30, 2005.

あとがき

人の話を聞く。あるところは淡く、あるところはできるだけ正確に、あるところは括弧にくくって。精神科臨床でわれわれは情報の意味の軽重を、どこかで測り分けている。その目安は相手の事情の緊迫度だったり、病者を抱える家族の思いだったり、さらに広く周囲の状況だったりする。われわれはそこで、それまでつちかってきた知識や勘、概念化された既成のキーワードや症候群の組み合わせ、マニュアルやガイドライン、病者の人権尊重といった法的枠組みなどを念頭に置き、病者に起こっている事態の全体を、流れとしてつかもうとする。感情の移入をできるだけ抑えながら、病者や家族の語りを自動筆記し、焦点づける作業は、シュールレアリズムで夢の語法を尊重する態度に似ている。とりわけ統合失調症（二〇〇二年、日本精神神経学会で「精神分裂病」から「統合失調症」へと病名を呼称変更することが決定された。シンポジウムの論文や会長講演以外はそれ以前のものであるので、呼称はそのままの記述になっている。「統合失調症」と読み替えていただきたい）の病初期や再燃時には体験世界が緊迫していればいるほど、言葉にしがたいものを言葉にしようとする病者の表現は、貴重な隠喩になっている。夢と同じで、それはすぐ姿を消してしまうので、言葉によるスナップ写真にして残しておく必用がある。自ずと言葉のシャッターを切るとき、私なら私が何を見、何を意味深いと思ったのかという視点が問われることになる。それが確かなものであるためには、下敷きにできる良質の概念が必用である。時代の風雪に耐えてきた精神病理学の概念も、もともとは眼前に漂っている臨床事例をどう名づけ、整理すればよいのかという戸惑いが出発点になっていたであろう。シャッターを切るにしても、その視点に意味を持たせるためには相応する標識が必用と思え、四〇代に入って、精神病理学関係の著書を渉猟するようになった。

思い返せば、故西丸四方教授は教養課程のわれわれにJaspers, K. の meine Weg zur Philosophie の原書講読を講じてくださり、キルケゴールに関する論述や、Grenzsituation（限界状況）という概念についても、説明をいただいたはずである。あてられたら訳せるようにしておくのが精いっぱいで、当時肝心の内容は理解できていなかった。ついで学園紛争でキャンバスも世相も騒然としてきて、造反有理まがいのアジテーションばかりになった。何人が一貫して有理について考えつづけただろう。それも下火になり、周囲がさっさと衣替えしているころ、私の進路選択はぐずぐずしていた。原田憲一先生のもとで精神医学の研修がスタートできたのは、幸運というほかはない。必須の研修項目の一つが、Schneider, K. の klinische Psychopathologie の原書講読であった。どのように批判するにせよ、まずこの著書を原書で理解するようにとの前置きであった。内容が目の当たりの臨床と照応するようになったのは、精神病理学という探求方法を意識し始めてからである。このたび、症例記述に始まる関連論文の数々を、現在の眼で編んでみたいと思った。備忘録的に今思うあれこれを総説として書き下ろし、ひとまとめにできそうな論文を各章だての中に並べた。そこでも各章の総論のつもりで、現在の筆者の関心事から筆を動かしてみた。

総説には「内因性精神病における不安の意義」というタイトルのもと、主催させていただいた第二七回日本精神病理学会（平成一六年　小諸）でのシンポジウムの主題「不安の精神病理」から、シンポジストの先生方の論を再読させていただき、著者なりに要約をして、内容を挿入してみた。一人で苦闘しても回答の出てこないこの種の主題を、シンポジストの先生がたならどう考えるだろうかとの素朴な思いに始まっている。それぞれの発表内容の補助線に示唆を得て、会場の方々と一緒にすこしでも何らかの展開を体験できればと期待した。文化圏で違う不安という言葉のニュアンスの差異（高橋）、シュナイダーが指摘した

Transponierungという現象の意味深さ（津田）、精神科臨床で必須の複眼的視点（五味渕）、西洋哲学史を実存主義に屈折させた『不安の概念』についての指摘（新宮）。論述の要約や総合討論内容は、総説項目「内因性精神病における不安の意義」に書き下ろしたとおりである。シンポジストの先生方のそれぞれの論文や司会者の解説を今読み返してみて、古さを感じない。グロバリズム砂漠の中では、一滴の涙のようにさえ感じられる。

境界例の精神病理で引用した英語圏のsplittingという言葉は、今も引っかかっている。今回上梓された岩波版「フロイト全集」は論文の書かれた年代順に翻訳や解題が整理されており、亡命を余儀なくされる前後、フロイトが一生涯の仕事を教義のようにまとめたとされる「精神分析概説」（津田均訳『フロイト全集二二　一九三八年』岩波書店　二〇〇七年）の論述の流れの中で、「現実を考慮に入れる」心的態度と「欲動の影響下に、自我を現実から引き離す」心的態度は拮抗しており、後者のモーメントが閾値を越えると、精神病のリスクが強くなると書かれていた。フロイトは人の一般的な心性から神経症、精神病に至るまで、非対称的に分化した精神生活の形式を、いつでも横断的に繋いだり比較したりできるように観察と概念化を進めており、今日でも通用する広い視野の持ち主であったのだと気づかされた。上記の主張を駄目押しするかのように、フロイトは亡命先で病と闘いながら、「防衛過程における自我分裂（Die Ichspaltung im Abwehrvorgang）」という有名で短い論文（津田均訳　同上）を書いている。引き合いに出されているのは、ある被分析者の少年時代の振る舞いについてである。少年は欲動の満足に対する現実からの異議という葛藤的状態に置かれているのに、引き裂かれたままであり（自我過程の統合は決して自明ではないので）、将来（精神病も含めて）何らかの障害の芽になりうると洞察し、少年の空想エピソードが挿入されている。ナルシシズムは自我の組織される幼児期以来の欲動のありかたを指しており、リビードが対象に向かわず自我につきまとってしまうと、現実との関係は失われ、統合失調症にもなりうると理解される。このビジョンは精神活動の芽であるナルシシズムが充分潤されていないと、将来vertical splitting、すなわち一人の人間の中で同時に矛盾する人格組織が表面化するような事態にもなるとのコフートの指摘に汲み上げられているように思う。

この視点は、人格障害圏の病者を前にしてわれわれがしばしば目にするmicropsychosisを思い浮かべるとき、納得させられるところが大きい。Ichspaltungという説明概念にフロイトの思想体系の大きさを感じはするものの、これを今日統合失調症とされている病の臨床に持ち込むと、概念の効力が薄れてしまうと思えた。境界例の精神病理を論じるに当たってはこのIchspaltungという概念をいったん括弧にくくり、スプリッティングというキーワードに限定しておいてよかったのではないかと思っている（第Ⅱ章　境界例の精神病理）。

強迫性についてはゲープザッテルが人間学的に敷衍した嗜癖性の概念が興味深く、同じ立場をとりながらシュトラウスが取り上げた記録強迫という概念を、面白く思った（第Ⅲ章　心気・強迫症の精神病理）。書かずにはいられないという嗜癖的精神生活に憑かれ、藤原定家は身辺雑記を『名月記』に書きとめ、『源氏物語』を写し続け（資料の一部が残っているといわれる『定家本源氏物語』）、和歌と物語の解釈をしたため続け（『源氏物語奥入』）、新風和歌をおこし、大乗仏教的な世界観に身をやつしていった。人のリビードゆえの生命性を、のべつ調整し、リズム感にし、精神性を高めていった天才の一人といえるであろう。第五七回日本病跡学会（平成二二年　小諸）を主催した折も、人の想像力の働きや虚構の生成原理を知りたくて、「模倣と創造」という主題でシンポジウムを組ませていただいた。この主題は本歌取りやプラトン・アリストテレス論争にとどまらず、ラバルトやリクールといった現代の思想家の主張まで照らし出す今日的意味を持っており、啓発されるところの多い討論内容であった（第Ⅳ章　想像力の精神病理）。「Schizophrenieにおける防衛的構造力動について」（第Ⅴ章）は、第二七回日本精神病理学会主催時の筆者の講演内容であり、ささやかな精神病理学的論考の総決算のつもりだった。当時の気持は、講演記録の最後「Ⅵ　結びにかえて」および謝辞に述べたとおりである。書籍上梓にあたっては、星和書店の岡部浩氏に労をおといただいた。この場をかりて深謝いたします。

平成二五年二月

庄田　秀志

著者略歴

庄田　秀志（しょうだ ひでし）

1946年茨城県生まれ。信州大学医学部卒。同大精神医学教室で研修。

1979年より7年半沖縄に赴任。この間、江場秀志（えばひでし）の名で、第八回新沖縄文学賞、第九回すばる文学賞受賞。小説著書『午後の祠《まつ》り』（集英社）、『黄泉《よみじ》の森』（審美社）、『花酔い』（新風社）など。

40代から精神病理学を始め、学術雑誌“Psychopathology”や『臨床精神病理』に、神経症や統合失調症についての諸論文を発表。信州大学医学部精神医学教室助教授、独立行政法人国立病院機構小諸高原病院院長・信州大学医学部臨床教授を経て、現在同上名誉院長。

著書『戦後派作家たちの病跡』（勉誠出版社、平成24年、日本病跡学会賞受賞）

応用人間学としてのパトス
—臨床から精神病理学へ—

2013年3月27日　初版第1刷発行

著　　庄田秀志
発行者　石澤雄司
発行所　株式会社星和書店
〒168-0074　東京都杉並区上高井戸1-2-5
電話　03（3329）0031（営業部）／03（3329）0033（編集部）
FAX　03（5374）7186（営業部）／03（5374）7185（編集部）
http://www.seiwa-pb.co.jp

ISBN-978-4-7911-0838-1

うつ病論の現在 精緻な臨床をめざして	広瀬徹也、 内海 健 編	A5判 224p 3,600円
統合失調症とその関連病態 **ベッドサイド・プラクティス**	中安信夫 編集 中安、関、神尾、 広沢、本田、吉岡、 針間、船山、堀 著	B5判 304p 6,800円
モデルで考える精神疾患	P.タイラー、 D.スタインバーグ 著 堀 弘明 訳	四六判 392p 2,800円
三つの文化を生きた **一人の精神科医**	曽文星 著 林建郎 訳	A5判 416p 5,800円
精神病性うつ病 病態の見立てと治療	C.M.シュワルツ、 E.ショーター 著 上田 諭、 澤山恵波 訳	A5判 336p 3,800円